Arzneipflanzen – Arzneidrogen

Botanik – Eigenschaften – Anwendung

Bettina Lube-Diedrich

Arzneipflanzen – Arzneidrogen

Botanik – Eigenschaften – Anwendung

Bettina Lube-Diedrich

Hrsg. Herbert Gebler und Christiane Eckert-Lill

2. überarbeitete Auflage

Govi

2., überarbeitete Auflage 2017
ISBN 978-3-7741-1367-1

Apothekerhaus Eschborn, Carl-Mannich-Straße 26, 65760 Eschborn, www.avoxa.de

Titelbild: © Botamochy – Fotolia.com
Satz: Reemers Publishing Services GmbH, Krefeld
Botanische Zeichnungen: Mathias Wosczyna, Wandlitz, I. Senftleben (2.2-4), F. Hilbert (2.2-5), B. Lube-Diedrich (3.2-1)
Farbige Abbildungen: Dr. Ilse Zündorf, Frankfurt; Avoxa – Mediengruppe Deutscher Apotheker GmbH, Eschborn, B. Lube-Diedrich (3.2-2; 3.2-3; 3.2-7; 3.2-8a; 3.2-14; 3.2-17; 4.4-6a), C. Orlok (B 3.10-1)
Druck und Verarbeitung: Beltz Bad Langensalza GmbH, Bad Langensalza
Printed in Germany

Bibliografische Information der Deutschen Nationalbibliothek
Die Deutsche Nationalbibliothek verzeichnet diese Publikation in der Deutschen Nationalbibliografie; detaillierte bibliografische Daten sind im Internet über http://dnb.d-nb.de abrufbar.

Inhaltsverzeichnis

Vorwort zur 2. Auflage

Für die zweite Auflage wurden Fehler korrigiert, Ergänzungen und Aktualisierungen vorgenommen. Im Botanikteil sind Abbildungen ausgetauscht worden und neue Abbildungen dazugekommen. Die Systematik der Pflanzen ist großen Veränderungen unterworfen, so ist die jetzige Aktualisierung nur ein Zwischenergebnis, das sich weiter verändern wird. Im Drogenkundeteil wurden die Fertigarzneimittel aktualisiert. Die Monographien der Kommission E beim BfArM haben ihre Gültigkeit verloren, sie sind von den Monographien des Ausschusses für pflanzliche Arzneimittel (HMPC) bei der EMA abgelöst worden. Dies wird bei den Angaben zu Wirksamkeit, Dosierung und Anwendung der Drogen bei verschiedenen Altersstufen vermehrt berücksichtigt.

Sehr herzlich möchte ich mich bei Herrn Dr. Herbert Gebler für die inhaltliche und kritische Begleitung bedanken. Frau Dr. Ilse Zündorf, Institut für Pharmazeutische Biologie der Goethe-Universität Frankfurt am Main, danke ich für die Bereitstellung zahlreicher mikroskopischer Abbildungen. Den Teams des Govi-Verlages und des DAC-Labors danke ich sehr für die Umsetzung des Konzepts und die Abbildungen der Drogen.

Meinen Schülerinnen, Schülern und Kolleginnen an den Dr. von Morgenstern Schulen danke ich sehr für die Hinweise auf Fehler und die Bereitstellung ihrer Fotos und Zeichnungen.

Wolfenbüttel, Mai 2017 B. Lube-Diedrich

Vorwort

Ziel dieses Lehrbuches ist, die botanischen Grundlagen für die Prüfung von Drogen zu legen und die wichtigsten Drogen praxisnah darzustellen.

Der Botanikteil legt den Schwerpunkt auf Morphologie und Histologie, um die makroskopische und mikroskopische Untersuchung von Drogen zu erlernen. Die Systematik stellt kurz die Zusammenhänge dar, die für das Verstehen der Arzneibuchmonographien und für die Einordnung der Stammpflanzen in das Pflanzenreich notwendig sind. Viele Fotos, ergänzende Zeichnungen, Merksätze und das Verzeichnis der Fachbegriffe sollen das Lernen erleichtern.

Der Drogenkundeteil ist nach Indikationsgebieten gegliedert. Makroskopische und mikroskopische Merkmale der Drogen sind ausführlich dargestellt, auf weitere Analytik und chemische Formeln wird weitgehend verzichtet. Hinweise für Patienten, Beispiele für Fertigarzneimittel und sinnvolle Teemischungen bieten eine schnelle Orientierung und erleichtern später die Information und Beratung der Patienten. Apothekenübliche Drogen werden im Bild vorgestellt.

Wiederholungsfragen zu den einzelnen Kapiteln unterstützen das selbstständige Lernen und dienen der Vorbereitung auf Klausuren und Prüfungen. Durch den praxisnahen Aufbau eignet sich das Buch auch für einen handlungsorientierten Unterricht.

A Botanik

1 Was ist Botanik?

Botanik ist die Lehre von den Pflanzen. Sie ist ein Teilgeb et der Biologie, der Wissenschaft vom Leben. Dazu gehören neben der Botanik die Zoologie, die Lehre von den Tieren, und die Anthropologie, die Lehre von den Menschen. Für das pharmazeutische Personal sind Kenntnisse der Grundlagen der Botanik notwendig, um die makroskopischen und mikroskopischen Identitätsprüfungen der Arzneidrogen durchführen zu können.

Die Pflanzenlehre gliedert sich in mehrere Teilgebiete. Die Zytologie, die Zellenlehre, beschäftigt sich mit dem Feinbau der pflanzlichen Zelle. Fasst man mehrere Zellen gleicher Form und Funktion zusammen, spricht man von Histologie, der Gewebelehre. Zytologie und Histologie werden zur Anatomie zusammengefasst, der Lehre vom *inneren* Aufbau der Pflanzen.

Morphologie ist die Lehre vom *äußeren* Aufbau der Pflanze, sie beschreibt die verschiedenen Formen der Pflanzenteile. Ordnet man die Pflanzen nach ihren Merkmalen, wie äußere Gestalt, innerer Aufbau, Inhaltsstoffe in einem System, so erhält man einen Überblick über die verwandtschaftlichen Beziehungen der Pflanzen untereinander. Die Verwandtschaftslehre der Pflanzen bezeichnet man als Systematik. Für die Untersuchungen der Drogen nach dem Arzneibuch sind Kenntnisse aus diesen Teilbereichen der Botanik notwendig, deswegen werden nur diese hier behandelt.

2 Zytologie – Zellenlehre

2.1 Die Zelle

Jede Pflanze ist aus Zellen unterschiedlicher Form und Funktion aufgebaut. Zellen sind als Bausteine der Pflanze zu Stoffwechsel, Wachstum und Vermehrung fähig, dabei können junge Zellen alle Funktionen ausüben. Erst im Laufe ihrer Entwicklung findet eine Arbeitsteilung statt, die Zellen differenzieren sich und übernehmen eine bestimmte, gleichbleibende Funktion, z. B. als röhrenförmige Zellen zur Wasserleitung oder als Steinzellen zur Stabilisierung der Pflanze. In Anpassung an ihre Funktion sind Form, Größe und Struktur der Zellen unterschiedlich.

Einige *Zellformen* sind in Pflanzen häufig, besonders: isodiametrische, polygonale und prosenchymatische Zellen (Abb.2.1-1). Isodiametrische Zellen sind annähernd rund, der Durchmesser ist in alle Richtungen etwa gleich. Dieser Zelltyp kommt hauptsächlich im Grundgewebe der Pflanze, dem Parenchym vor. Deshalb nennt man diese Zellform auch parenchymatisch. Polygonale Zellen sind vieleckig. Prosenchymatische Zellen sind lang gestreckt und an den Enden oft zugespitzt, sie sind mehr als fünfmal so lang wie breit.

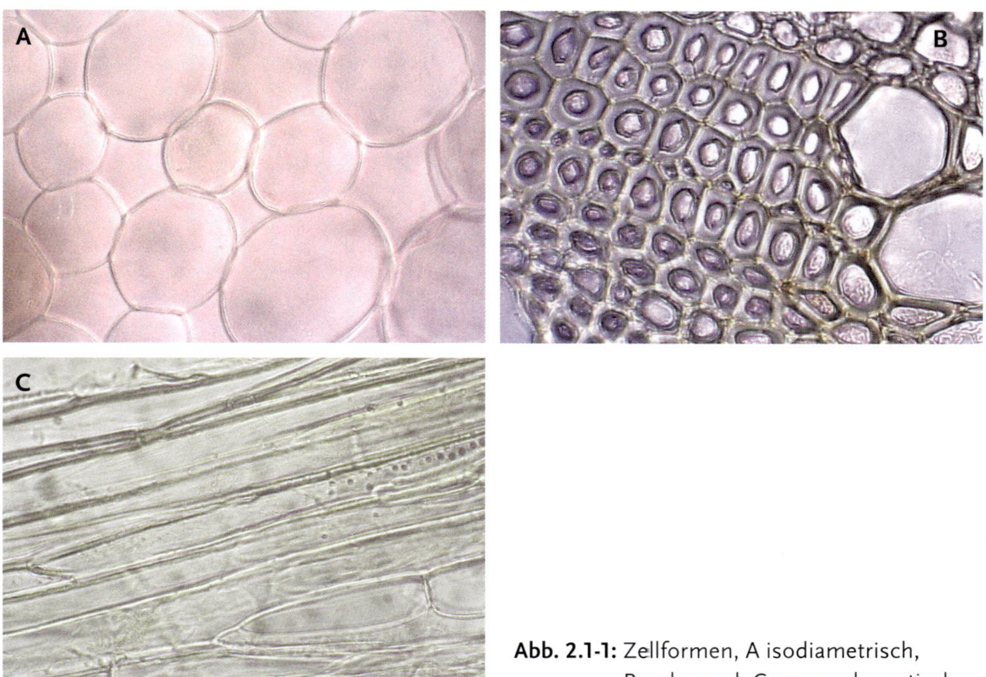

Abb. 2.1-1: Zellformen, A isodiametrisch, B polygonal, C prosenchymatisch

Die durchschnittliche *Größe* der Zellen beträgt 10 bis 100 µm (1µm = 1/1000 mm). Sie sind daher nur unter dem Mikroskop zu erkennen. Faserzellen können mehrere Zentimeter lang werden, z. B. Leinfasern mit einer Länge von 4 bis 6 cm, aus denen das Flachsleinen hergestellt wird.

> **!** **Merke**
> Zellformen: isodiametrisch = annähernd rund, polygonal = vieleckig, prosenchymatisch = langgestreckt.

2.2 Aufbau der Pflanzenzelle

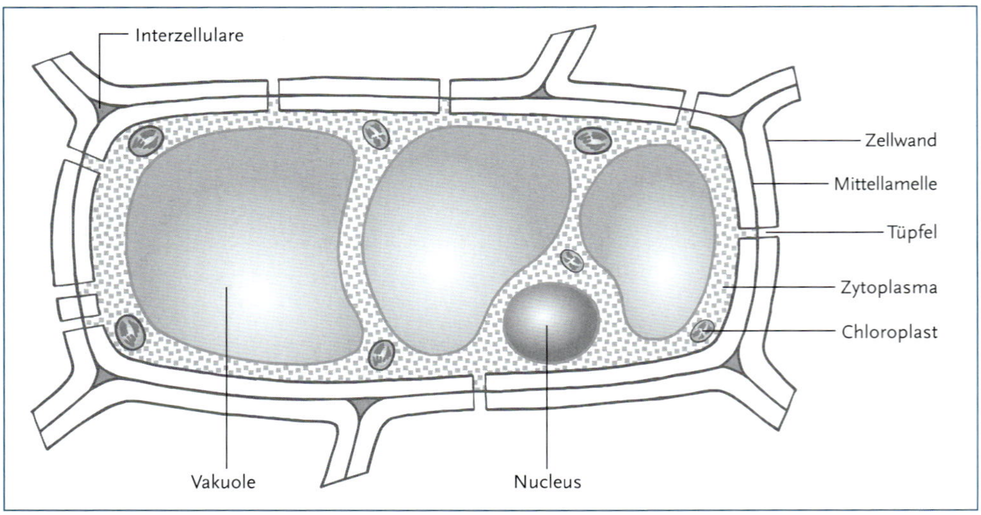

Abb. 2.2-1: Schema einer Pflanzenzelle im Lichtmikroskop

Im Gegensatz zu tierischen Zellen haben pflanzliche Zellen eine *Zellwand*. Diese feste Außenhülle besteht hauptsächlich aus Cellulose und dient dem Schutz des Zellinneren und der Festigung der Zellen und damit der Pflanze. Für Wasser und gelöste Stoffe ist die Zellwand durchlässig. Sie ist mehrschichtig aufgebaut, aus der Primärwand, die schon während des Wachstums der Zelle vorhanden ist, und aus der Sekundärwand, die später auf die Primärwand aufgelagert wird und teilweise sehr dick werden kann. Die Sekundärwand kann auch auf bestimmte Bereiche der Zelle begrenzt sein; z. B. haben Zellen, die Wasser leiten, eine ringförmige Verstärkung. Benachbarte Zellen in einem Zellverband werden durch eine Mittellamelle miteinander verbunden. Im lichtmikroskopischen Bild sieht man die Mittellamelle zusammen mit der Primärwand meist als eine Linie, die Sekundärwand folgt darauf mehr oder weniger dick (Abb.2.2-2).

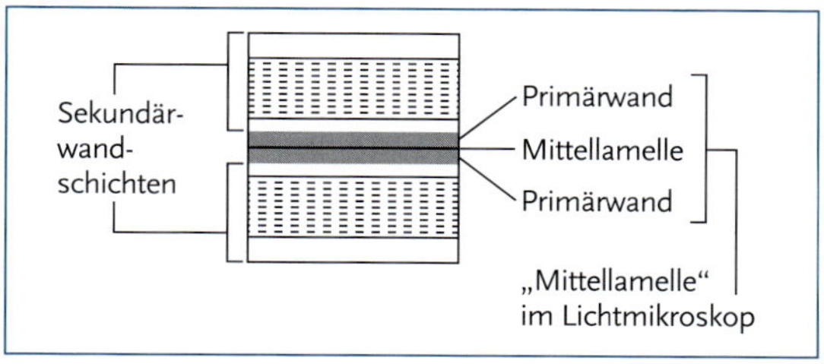

Abb. 2.2-2: Teilstück der Zellwand stark vergrößert mit schematischer Darstellung der Mittellamelle

Die Sekundärwand der Pflanzenzellen ist meist an mehreren Stellen durchbrochen. Diese Aussparungen werden *Tüpfel* genannt. Die Primärwand bleibt erhalten, sie besteht im Tüpfel aus einem Sieb. Wenn die Sekundärwand einer Zelle sehr dick ist, bildet sich ein Tüpfelkanal, dies ist z. B. bei den Steinzellen des Festigungsgewebes der Fall. Zwei benachbarte Zellen haben ihre Tüpfel immer an genau der gleichen Stelle, so dass sich Verbindungswege zwischen den Zellen bilden und der Transport von Stoffen möglich ist. Durch diese Tüpfel stehen die Zellinnenräume miteinander in Verbindung und bilden eine Gesamtheit. Im lichtmikroskopischen Bild kann man Tüpfel gut als dunkle Linien erkennen, wenn die Sekundärwand relativ dick ist (Abb.2.2-3).

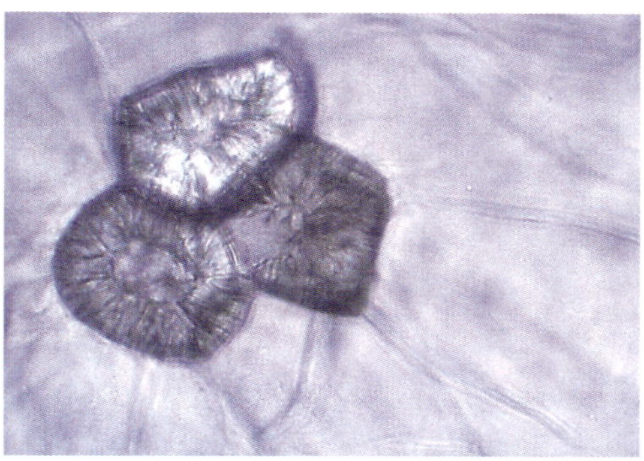

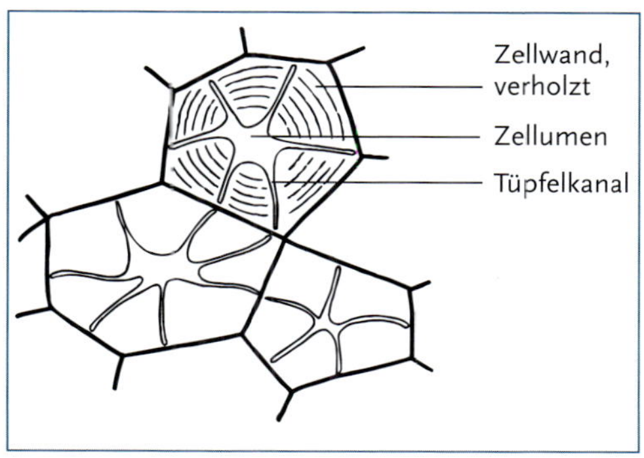

Abb. 2.2-3: Tüpfelkanäle in Steinzellen

> **!** **Merke**
> Tüpfel sind Unterbrechungen der Sekundärwand der Zelle, Verbindungswege zwischen den Zellen.

Um bestimmte Funktionen erfüllen zu können, verändert sich die Zellwand. Es werden Inkrusten oder Akkrusten gebildet. *Inkrusten* sind Einlagerungen von Substanzen in die Zellwand. Die Verholzung ist die wichtigste Inkruste. Es werden Holzstoffe (Lignine) in die Wand eingelagert, die Zellwand wird dadurch fester und ist nicht mehr so dehnbar. Die Durchlässigkeit für Wasser und gelöste Stoffe bleibt jedoch erhalten. Verholzte Zellen findet man z. B. im Festigungsgewebe. Oder in die Zellwände werden Gerbstoffe eingelagert, um sie vor Fäulnis zu schützen.

> **Merke**
> Holzstoffe in der Zellwand verbessern die Stabilität, Gerbstoffe schützen vor Fäulnis.

Akkrusten sind Auflagerungen auf die Zellwand, entweder zum Zellinneren hin oder nach außen auf die Zelle. So werden bei der Verkorkung Korksubstanzen innen auf die Sekundärwand aufgelagert, so dass die Zellen für Gase und Wasser undurchlässig werden. Diese Eigenschaften kennen wir vom Flaschenkork, der von der Korkeiche gewonnen wird. Zellen mit Verkorkung findet man im Abschlussgewebe zum Schutz der Äste und Stämme, dem Periderm, sowie im Abschlussgewebe der Wurzel, der Exodermis. Eine andere Schutzschicht ist die Cuticula. Sie wird als Abschluss nach außen ausgeschieden und besteht aus Wachs und Cutin. Als Schutzschicht auf Blättern und grünen Stängeln ist sie für Gase und Wasser undurchlässig.

> **Merke**
> Durch Auflagerung von Korksubstanzen nach innen oder einer Cuticula nach außen werden Zellen für Gase und Wasser undurchlässig.

Der Innenraum einer lebenden Pflanzenzelle ist mit *Protoplasma* ausgefüllt. Es besteht aus einer zähflüssigen, durchsichtigen und fließenden Masse, dem Zytoplasma, und Funktionsbereichen der Zelle, z. B. den Zellorganellen. Zur Zellwand hin begrenzt das Protoplasma eine Biomembran, das Plasmalemma. Bei der Untersuchung der Drogen in der Apotheke wird totes Zellmaterial verwendet, das zur Mikroskopie meist in Chloralhydratlösung erhitzt wird. Der Zellinnenraum, das Zellumen, erscheint häufig als leerer Raum, einige wichtige analytische Merkmale bleiben jedoch erhalten. Aus diesem Grund wird hier nur auf die wesentlichen Bestandteile des Zellinneren eingegangen.

Der *Zellkern*, Nucleus, liegt als kugeliges Gebilde im Zytoplasma. Er ist Träger der Erbanlagen und die Zentrale für die Steuerung der Zellfunktionen.

Plastiden sind Zellorganelle, die nur bei Pflanzen vorkommen. Sie sind rund bis linsenförmig und enthalten häufig Farbstoffe. *Chloroplasten* sind durch das Chlorphyll grün gefärbt. Sie geben den Pflanzen die grüne Farbe und sind Ort der Photosynthese. *Chromoplasten* enthalten gelbe bis rote Farbstoffe und sind an der Färbung der Blüten und Früchte beteiligt. Leukoplasten sind farblose Plastiden, die z. B. in Wurzeln und Wurzelstöcken vorkommen. In den Speicherorganen bauen sie aus Zucker Stärke auf und heißen dann *Amyloplasten* (Amylum = Stärke). *Stärke* dient der Pflanze als Energiereserve. Da Stärkekörner einer Pflanze einen charakteristischen Aufbau haben, sind sie ein typisches Merkmal und für die Analytik einer Droge wichtig. Stärke ist in Chloralhydratlösung löslich, weswegen für mikroskopische Untersuchungen ein Wasserpräparat angefertigt werden muss.

Wichtige Merkmale eines Stärkekorns sind Form und Größe, dazu kommen evtl. Spalten, Trockenrisse, Schichtungslinien. Stärke hat eine kristalline Struktur, das Korn wird um ein Bildungszentrum herum in Schichten aufgebaut. Dieses Zentrum kann konzentrisch in der Mitte liegen oder exzentrisch seitlich verschoben sein. Durch den unterschiedlichen Wassergehalt sind die Schichten bei einigen Stärken als Linien erkennbar (Abb.2.2-4).

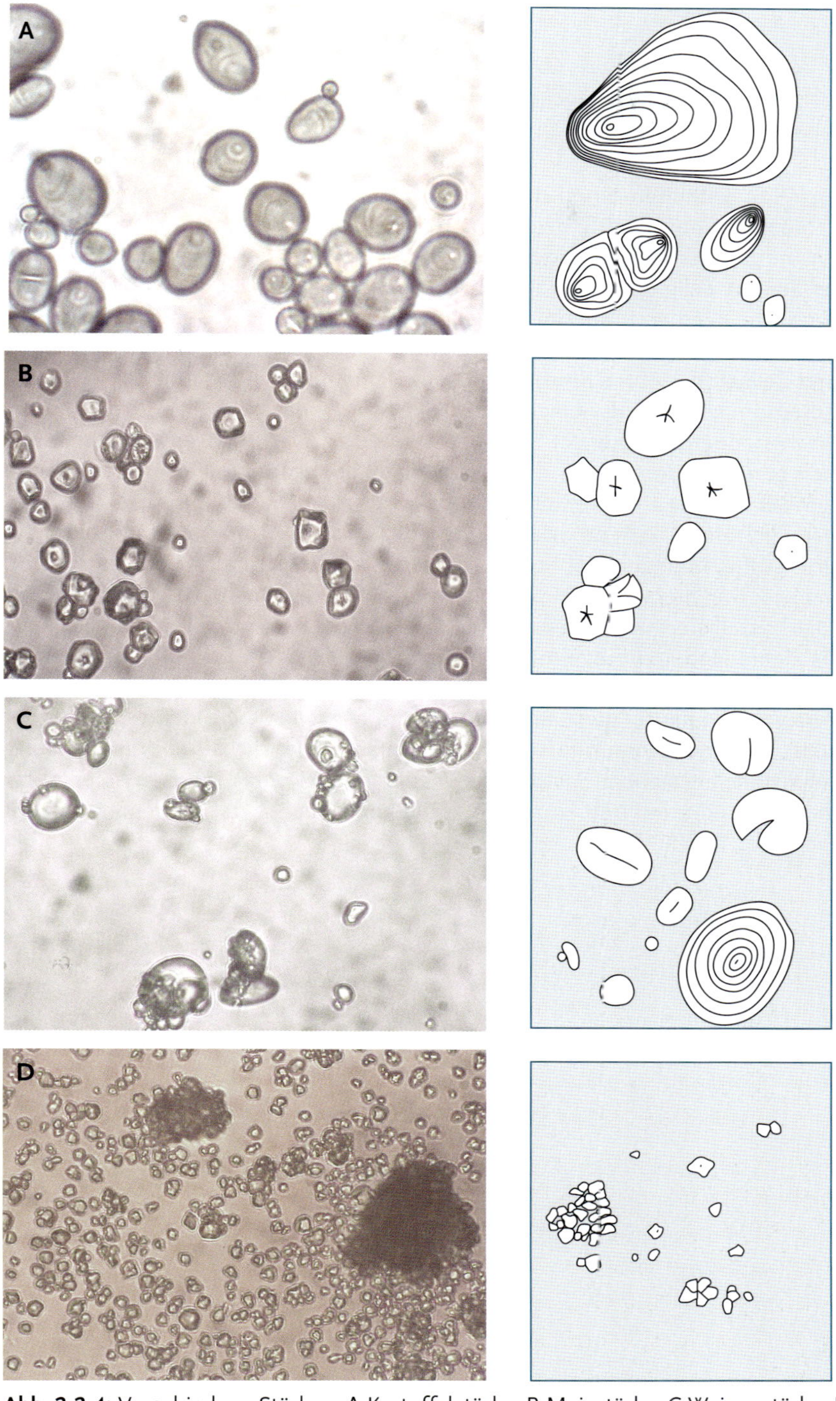

Abb. 2.2-4: Verschiedene Stärken, A Kartoffelstärke, B Maisstärke, C Weizenstärke, D Reisstärke

Merke
Stärkekörner sind ein charakteristisches Merkmal einer Droge. Sie unterscheiden sich in Größe, Form, Spalten, Trockenrissen, Schichtungslinien und Lage des Bildungszentrums.

Ältere Pflanzenzellen enthalten einen mit wässrigem Zellsaft gefüllten Hohlraum, die *Zentralvakuole*. Sie entsteht im Laufe des Wachstums der Zelle, da das Zytoplasma nicht an Menge zunimmt und der verbleibende Raum mit Wasser gefüllt wird. Zum Zytoplasma hin, das bei der älteren Zelle nur noch als schmaler Schlauch auf der Zellwand sitzt, ist die Vakuole durch eine Biomembran, den *Tonoplasten*, abgegrenzt, so dass der Transport von Substanzen in die Vakuole kontrolliert stattfinden kann. Vakuolen dienen durch ihre pralle Füllung mit Zellsaft der Aufrechterhaltung der Zellspannung und damit der Festigkeit der Pflanze. Außerdem können sie viele verschiedene Stoffe enthalten. Die Zelle nutzt die Vakuole als Zwischen- oder Endlager der Stoffwechselprodukte. Häufig werden diese Substanzen arzneilich genutzt oder sind in der Drogenanalytik zur Identifizierung der Droge geeignet. Ein großer Teil der Pflanzeninhaltsstoffe wird in der Vakuole in gelöster Form gespeichert. Dazu gehören Alkaloide, wie z. B. Nikotin, Coffein, Atropin, Anthranoide, Saponine oder Bitterstoffe. In ungelöster Form kommen in Vakuolen häufig Salzkristalle vor. Für die Drogenanlytik sind hier vor allem die *Calciumoxalatkristalle* von Bedeutung (Abb.2.2-5). Calciumoxalat kristallisiert in vier verschiedenen Formen: *Raphiden* sind nadelförmige Kristalle, die als kleine Nadeln unregelmäßig in der Vakuole verteilt sein können oder als Raphidenbündel aus größeren Kristallen ein Paket bilden. *Kristallsand* besteht aus kleinen Kristallen, die die Vakuole häufig ganz ausfüllen und im Mikroskop wie kleine Sandkörner aussehen. *Drusen* sind morgensternförmige, kugelige Kristalle, die durch Verwachsung mehrerer Einzelkristalle entstehen. *Solitärkristalle* sind große Kristalle, die an einen Sargdeckel oder ein Prisma erinnern und einzeln in der Vakuole liegen. Das Arzneibuch nennt sie häufig einfach nur „Kristalle“.

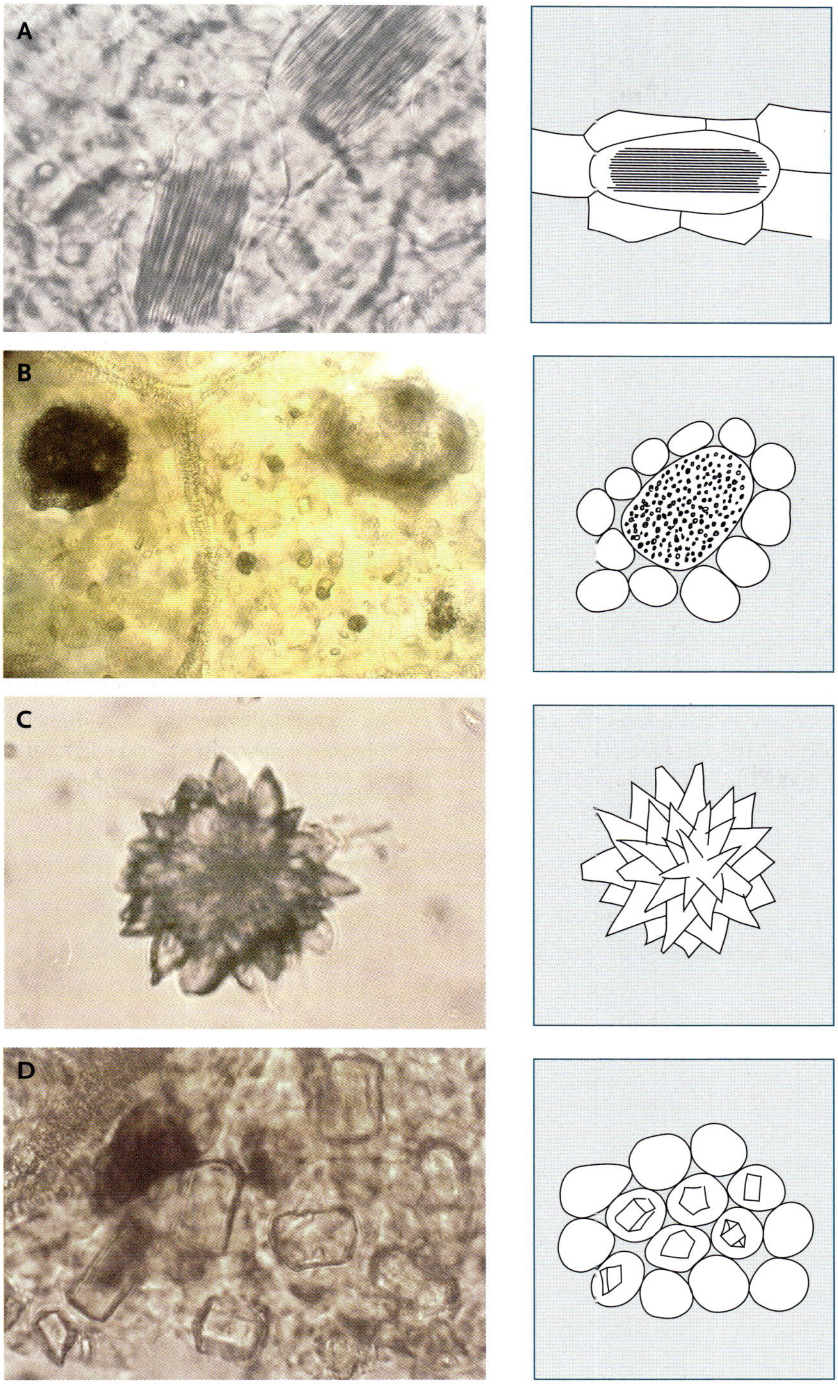

Abb. 2.2-5: Calciumoxalatkristalle, A Raphiden, B Kristallsand, C Druse, D Solitärkristalle

> **! Merke**
> Es gibt vier verschiedene Arten von Calciumoxalatkristallen:
> Raphiden = Nadeln
> Kristallsand = sehr kleine Kristalle
> Drusen = morgensternförmige Kristalle
> Solitärkristalle = große Einzelkristalle.

2.3 Aufgaben

Z 1. Was bedeutet der Begriff Zytologie?

Z 2. Ordnen Sie den Fachbegriffen für die Zellformen die richtigen Bedeutungen zu:

A isodiametrisch	1 vieleckig
B prosenchymatisch	2 annähernd rund
C polygonal	3 langgestreckt

Z 3. Sind folgende Aussagen richtig oder falsch?
- Tüpfel sind Unterbrechungen der Sekundärwand der Zelle. Sie dienen dem Stofftransport zwischen den Zellen.
- Inkrusten sind Auflagerungen auf die Zellwand. Beispiele: Kork oder Cuticula.
- Akkrusten sind Einlagerungen in die Zellwand. Beispiele: Holzstoffe oder Gerbstoffe.
- Vakuolen sind Zellsafträume, in denen arzneilich genutzte Substanzen, z. B. Alkaloide wie Coffein, gelöst vorkommen können.

Z 4. Zeichnen Sie die vier verschiedenen Formen der Calciumoxalatkristalle und beschreiben Sie diese kurz.

Z 5. Welche Merkmale dienen der Erkennung typischer Stärkekörner?

3 Histologie – Gewebelehre

Das Gewebe ist ein Verband von Zellen mit gleicher Form und Funktion. Die einzelnen Organe einer Pflanze, Blatt, Stängel, Wurzel, sind aus unterschiedlichen Gewebesystemen zusammengesetzt. In Anpassung an ihre Funktion bestehen die einzelnen Gewebe aus typisch aufgebauten Zellen. Die Gewebe einer Pflanze werden nach zwei Gesichtspunkten eingeteilt, nach ihrer Teilungsaktivität und nach ihrer Funktion.

3.1 Bildungsgewebe – Meristeme

Meristeme bestehen aus Zellen, die teilungsfähig sind. Sie garantieren durch die Bildung von Zellmasse das Wachstum der Pflanze. Bildungsgewebe befinden sich an der Spitze der Stängel und Wurzeln, sie werden *Scheitelmeristeme* oder *Vegetationspunkte* genannt und sind für das Längenwachstum der Pflanze zuständig. Weil diese Meristeme direkt auf den Keimling zurückgeführt werden können, heißen sie *primäre Meristeme*. Dazu gehören auch die Meristeme, die an der Bildung der Stämme und Äste beteiligt sind. Beispiel: das Leitbündelkambium. Im grünen Stängel der Pflanze sind sie zwar schon vorhanden, aber noch nicht aktiv. Wenn die Pflanze eine bestimmte Größe hat, werden die Meristeme aktiv und bilden die Zellmasse für die Äste und Stämme. *Sekundäre Meristeme* oder *Folgemeristeme* entstehen aus Zellen der Dauergewebe. Diese hatten schon eine andere spezielle Funktion übernommen, gewinnen dann aber ihre Teilungsfähigkeit zurück. Das Abschlussgewebe der Stämme und Äste wird von einem Folgemeristem gebildet, dem Korkkambium. *Meristemoide* sind Bildungsgewebe, die häufig nur aus einer Zelle bestehen, die teilungsaktiv wird. Daraus entstehen z. B. Spaltöffnungen und Haare.

Im Mikroskop sieht ein Meristem häufig wie eine „Ziegelsteinmauer" aus. Beispiel: im Leitbündel (Abb.3.1-1). Es besteht aus kleinen, dünnwandigen, plasmareichen, dicht aneinander liegenden Zellen.

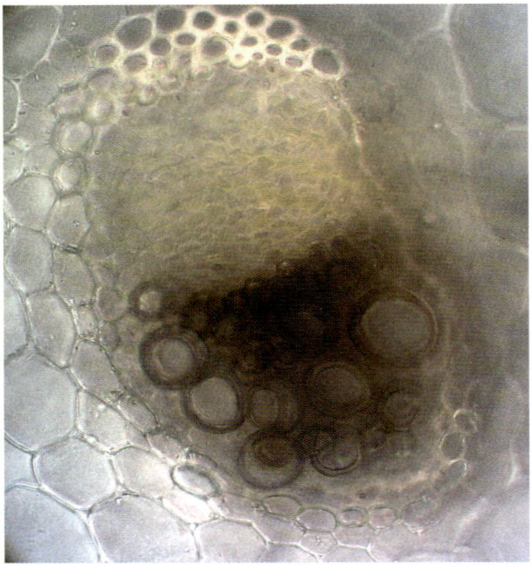

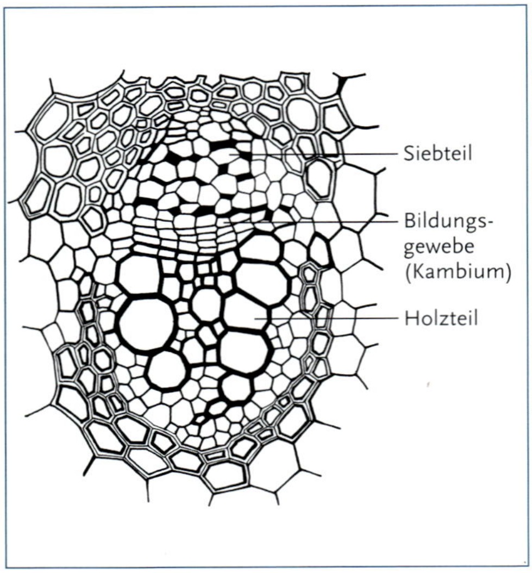

Abb. 3.1-1: Leitbündel mit Bildungsgewebe (Kambium)

> **Merke**
> Meristeme bestehen aus teilungsfähigen bzw. teilungsaktiven Zellen. Der Begriff Kambium bedeutet immer „Bildungsgewebe".

3.2 Dauergewebe

In Dauergeweben finden keine Zellteilungen mehr statt. Die Zellen sind ausdifferenziert, d.h. sie haben ihre endgültige Form erreicht und sich auf bestimmte Aufgaben spezialisiert. Sie sind relativ groß, lebend oder tot und haben verschiedene Formen.

Häufig sind die Zellen in den Dauergeweben nicht mehr lückenlos miteinander verbunden. Durch deren Abrundung und Auflösung der Mittellamelle entstehen Zwischenräume, die *Interzellularen* (Abb.3.2-1). Diese sind mit Luft gefüllt und bilden, ähnlich wie bei einem Schwamm, ein zusammenhängendes System. Sie dienen der Durchlüftung des Gewebes. Ein Interzellularraum kann auch durch Auflösung ganzer Zellen oder Zerreißen der Zellen entstehen. Bei manchen Pflanzen werden in den Interzellularräumen ätherische Öle oder andere Substanzen gespeichert. Es bildet sich ein abgeschlossener Raum, wie das z. B. bei den Ölbehältern der Zitrusgewächse der Fall ist.

> **Merke**
> Interzellularen sind Zellzwischenräume.

Nach Ihrer Funktion werden die Dauergewebe eingeteilt in Grundgewebe (Parenchym), Abschlussgewebe, Leitgewebe, Festigungsgewebe, Ausscheidungsgewebe.

3.2.1 Grundgewebe

Der größte Teil einer grünen Pflanze besteht aus *Parenchym* (Abb.3.2-1). Die Zellen sind meist isodiametrisch, lebend, haben schwach verdickte Zellwände und große, mit Zellsaft gefüllte Vakuolen. Ihre pralle Füllung dient der Festigung einer Pflanze. Verliert das Parenchym Wasser, welkt die Pflanze. Im Grundgewebe befinden sich immer mehr oder weniger große Interzellularen. Die Bezeichnungen der einzelnen Parenchyme geben Hinweise auf den Ort, wo sie sich befinden, z. B. Rindenparenchym, auf die Funktion z. B. Speicherparenchym, oder auf die Form, z. B. Schwammparenchym.

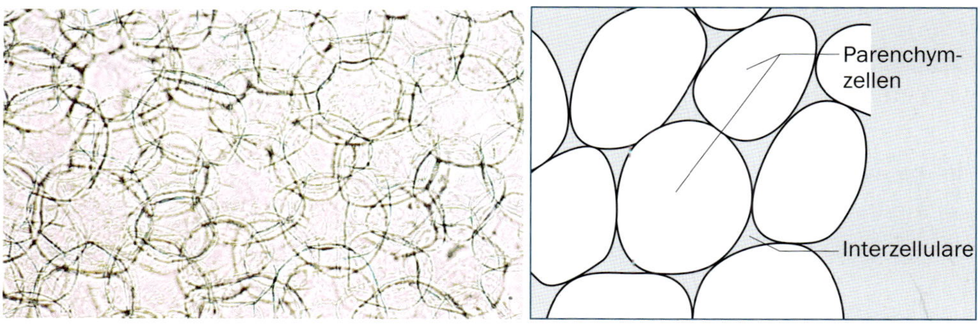

Abb. 3.2-1: Parenchym

> **Merke**
> Das Parenchym ist das Grundgewebe der Pflanze, besteht meist aus isodiametrischen Zellen und enthält Interzellularen.

Im Grundgewebe können einzelne Zellen vorkommen, die sich in Form, Größe und Funktion vom übrigen Gewebe unterscheiden. Sie werden *Idioblasten* genannt (Abb.3.2-2). In diesen häufig sehr großen Einzelzellen können besondere Inhaltsstoffe, wie z. B. ätherisches Öl oder Calciumoxalatkristalle, enthalten sein. In dem umgebenden Gewebe sind diese dann nicht vorhanden.

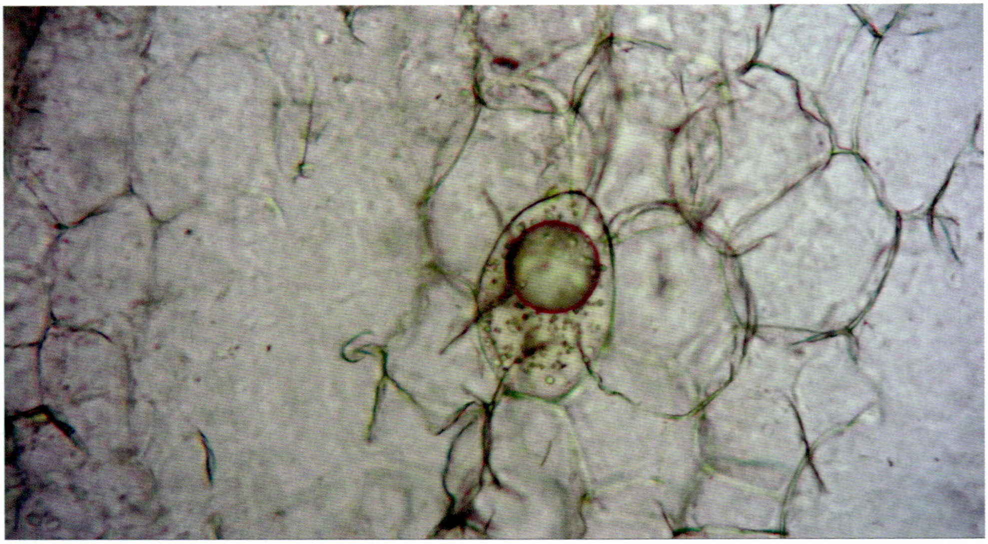

Abb. 3.2-2: Idioblast im Grundgewebe

> **! Merke**
> Ein Idioblast ist eine Einzelzelle im Grundgewebe mit besonderer Form und Funktion.

3.2.2 Abschlussgewebe

Die *Abschlussgewebe* einer Pflanze sollen vor äußeren Einflüssen schützen, die unkontrollierte Verdunstung verhindern, aber gleichzeitig den Stoffaustausch mit der Umwelt ermöglichen. Man unterscheidet verschiedene Arten der Abschlussgewebe.

Primäre Abschlussgewebe

Die grünen Pflanzenteile sind von der Epidermis, die Wurzelspitzen von der Rhizodermis umgeben. Es handelt sich um dünne Schichten mit unterschiedlichen Eigenschaften. Daneben kommen auch Abschlussgewebe vor, die im Inneren der Pflanze liegen. Beispiel: die Endodermis in der Wurzel.

Der grüne Stängel und die Blätter sind von einer einschichtigen Oberhaut umgeben, der *Epidermis* (Abb.3.2-3). Deren Zellen sind lückenlos miteinander verbunden, die Zellwände häufig nach außen hin verdickt. Die Form der Zellwände ist vieleckig bis wellig-buchtig, was zur Erhöhung der Festigkeit führt. Die Epidermis ist nach außen von einer Cutinhaut, der *Cuticula*, überzogen Diese Haut ist mehr oder weniger dick und häufig faltig, im mikroskopischen Bild ist dies als Cuticularstreifung zu erkennen. Durch die Cuticula wird die Epidermis wasserabweisend und undurchlässig für Gase und Wasserdampf.

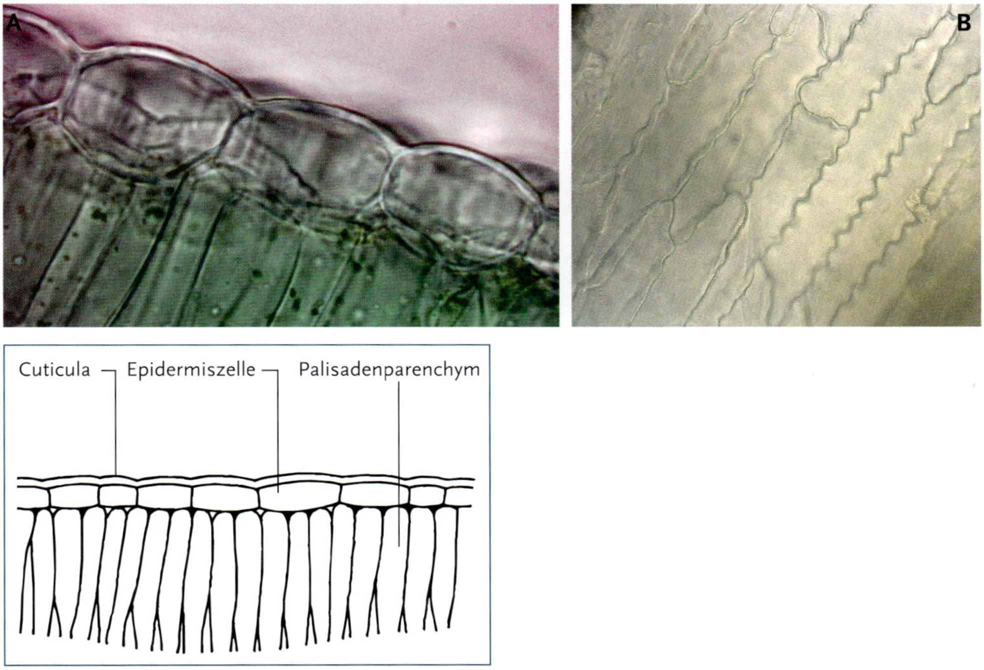

Abb. 3.2-3: Epidermis, A Querschnitt, B Aufsicht

> **Merke**
> Die Epidermis ist das Abschlussgewebe der grünen Pflanzenteile. Sie ist von der Cuticula überzogen.

Für den Gasaustausch und die Abgabe von Wasserdampf hat die Epidermis *Spaltöffnungen*, so genannte *Stomata* (Einzahl: Stoma). Sie bestehen aus zwei bohnenförmigen Schließzellen, die einen Spalt, den Zentralspalt bilden. Dieser steht mit dem Interzellularraum des Blattes oder Stängels in Verbindung. Teilweise sind die Zellen, die an die Spaltöffnung angrenzen, anders gestaltet als die übrigen Epidermiszellen. Sie werden Nebenzellen genannt und sind an der Funktion der Spaltöffnung beteiligt. Spaltöffnung und Nebenzellen bilden den Spaltöffnungsapparat. Der Zentralspalt zwischen den Schließzellen kann geöffnet oder geschlossen werden. Dadurch wird die Wasserdampfabgabe reguliert. Bei hohem Wasserdruck in den umliegenden Zellen wird der Spalt geöffnet, bei Wassermangel wird er geschlossen. Andere Faktoren, wie Licht, Temperatur und Kohlendioxidgehalt im Interzellularraum, haben ebenfalls Einfluss auf die Funktion der Spaltöffnungen.

Das Arzneibuch beschreibt verschiedene Arten Spaltöffnungen. Sie werden nach Anzahl, Größe und Anordnung der Nebenzellen in vier Typen eingeteilt (Abb.3.2-4). Für die Analytik der Blatt- und Krautdrogen sind die Spaltöffnungstypen ein wichtiges Merkmal.

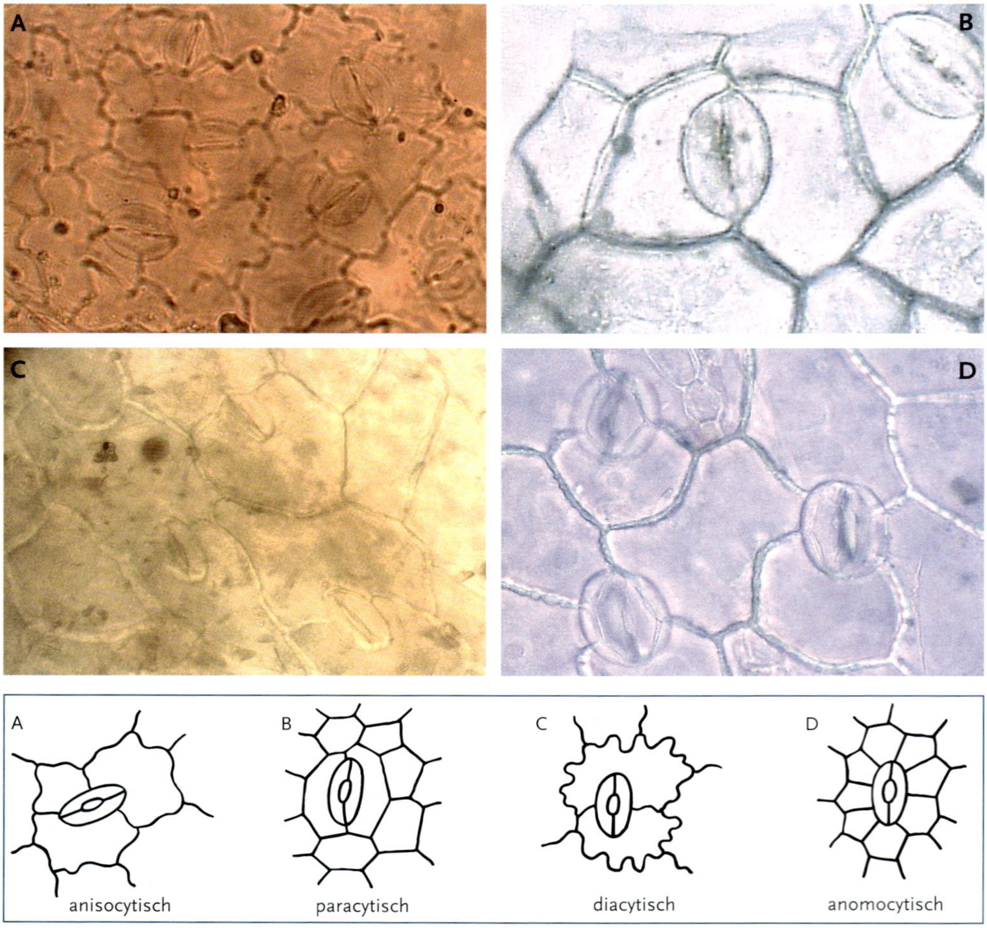

Abb. 3.2-4: Spaltöffnungstypen, A anisocytisch, B paracytisch, C diacytisch, D anomocytisch

Anisocytisch:
Die Schließzellen sind von 3 bis 5 Nebenzellen umgeben, eine ist wesentlich kleiner als die anderen. Beispiel: Belladonnablätter.

Paracytisch:
Die Schließzellen sind von zwei Nebenzellen umgeben, deren gemeinsame Zellwand in der Achse des Zentralspalts liegt. Beispiel: Sennesblätter.

Diacytisch:
Die Schließzellen sind von zwei Nebenzellen umgeben, deren gemeinsame Zellwand quer zum Zentralspalt liegt. Beispiel: Spitzwegerichblätter.

Anomocytisch:
Die Nebenzellen unterscheiden sich nicht von den übrigen Epidermiszellen, die Anzahl der Nebenzellen ist unterschiedlich. Beispiel: Fingerhutblätter.

> **!** **Merke**
> Das Arzneibuch unterscheidet vier verschiedene Spaltöffnungstypen: anisocytisch, paracytisch, diacytisch, anomocytisch.

Ein anderes analytisches Merkmal ist der *Spaltöffnungsindex*. Er errechnet sich aus der Anzahl der Spaltöffnungen im Verhältnis zur Anzahl der Epidermiszellen einer bestimmten Blattfläche. Dieser Index ist für jede einzelne Pflanze typisch.

$$\text{Spaltöffnungsindex} = \frac{100 \cdot S}{E + S}$$

E = Zahl der Epidermiszellen pro Fläche
S = Zahl der Spaltöffnungen derselben Fläche

Haare (Trichome) sind Anhangsgebilde der Epidermis und entwickeln sich aus einer Epidermiszelle. Die meisten Pflanzen bilden Haare, die charakteristisches Aussehen haben und sich gut zur Identifizierung der Drogen eignen. Sie werden nach Aufbau und Funktion eingeteilt:

Auf Grund ihrer unterschiedlichen Struktur unterscheidet man einzellige und mehrzellige, unverzweigte und verzweigte Haare. Kleine Ausstülpungen der Epidermiszellen heißen Papillen (Abb.3.2-5). Die Zellwand der Haarzellen ist dick oder dünn, weich oder hart. Jedes Haar ist von einer Cuticula umgeben, die nicht immer glatt ist. Die Haare des Thymians z. B. haben eine körnige Cuticula, die im mikroskopischen Bild als Punktierung zu erkennen ist.

> **!** **Merke**
> Es gibt einzellige, mehrzellige, unverzweigte und verzweigte Haare.

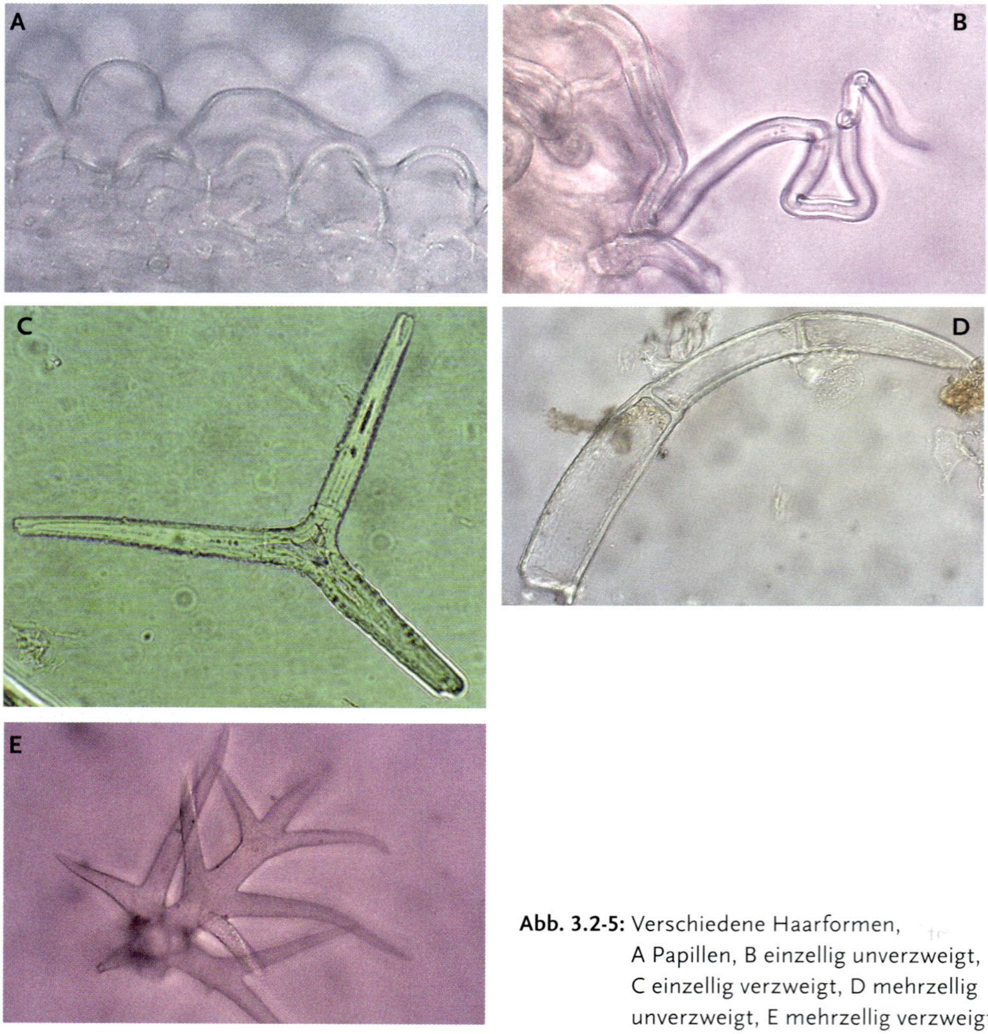

Abb. 3.2-5: Verschiedene Haarformen, A Papillen, B einzellig unverzweigt, C einzellig verzweigt, D mehrzellig unverzweigt, E mehrzellig verzweigt

Haare haben unterschiedliche Funktionen. Häufig ist die Blattunterseite mit einem dichten Haarfilz überzogen, der aus toten Haaren besteht. Sie bezeichnet man als Deckhaare. Sie helfen, die Verdunstung herabzusetzen, da sich der von den Blättern abgegebene Wasserdampf im Haarfilz ansammelt. Das Brennhaar der Brennnessel schützt vor Fraßfeinden. Es ist ein einzelliges, lebendes Haar, das u.a. Ameisensäure, Acetylcholin und Histamin enthält (Abb. 3.2-6). Sein Köpfchen bricht bei Berührung so ab, dass eine Kanüle entsteht, die in die Haut sticht. Der Inhalt des Haares wird in die Haut gespritzt und ruft die bekannten Symptome Juckreiz, Brennen und Quaddelbildung hervor.

Drüsenhaare bestehen aus einem ein- bis mehrzelligen Stiel und einem Köpfchen aus einer bis mehreren Drüsenzellen (Abb.3.2-7). Sie produzieren ätherisches Öl, das der Anlockung von Insekten dient. Das Öl wird durch die Zellwand abgegeben und sammelt sich unter der Cuticula, die dadurch abgehoben wird. Es bildet sich eine kleine Blase, der Subcuticularraum. Einige Drüsenhaare werden auch als Drüsenschuppen bezeichnet, z. B. bei den Korbblütlern und den Lippenblütlern (siehe Ausscheidungsgewebe). Die Haare der Rhizodermis der Wurzel sind dünnwandig und durchlässig, sie dienen der Wasseraufnahme.

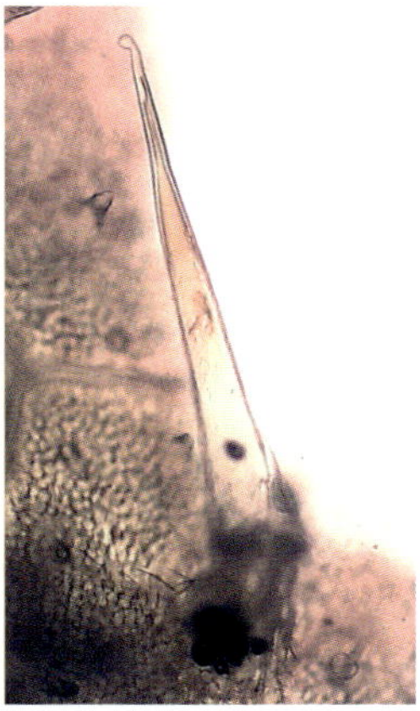

Abb. 3.2-6: Brennhaar

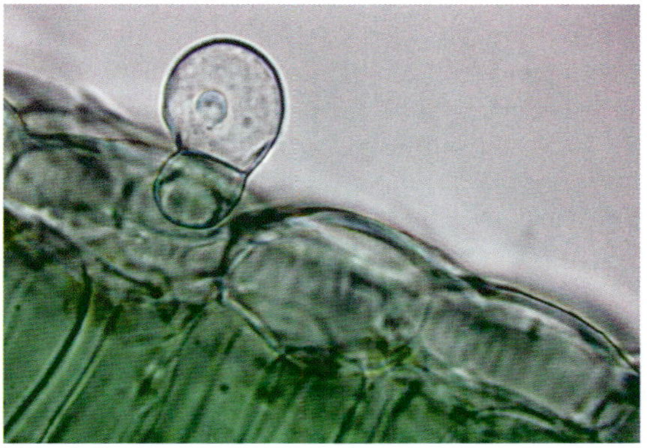

Abb. 3.2-7: Einfaches Drüsenhaar

> **Merke**
> Drüsenhaare sind lebende Haare, deren Drüsenzellen z. B. ätherisches Öl produzieren.

Besondere Anhangsgebilde der Epidermis heißen *Emergenzen*. Sie werden nicht nur von Epidermiszellen, sondern auch von den darunter liegenden Parenchymzellen gebildet. Die Stacheln der Rose oder Brombeere und der Sockel des Brennhaares der Brennnessel sind Emergenzen. Stacheln sind im Unterschied zu Dornen oberflächliche Bildungen, die sich leicht abbrechen lassen. Dornen sind oft verkürzte Seitenäste, z. B. beim Weißdorn, und können nicht leicht entfernt werden (Abb.3.2-8).

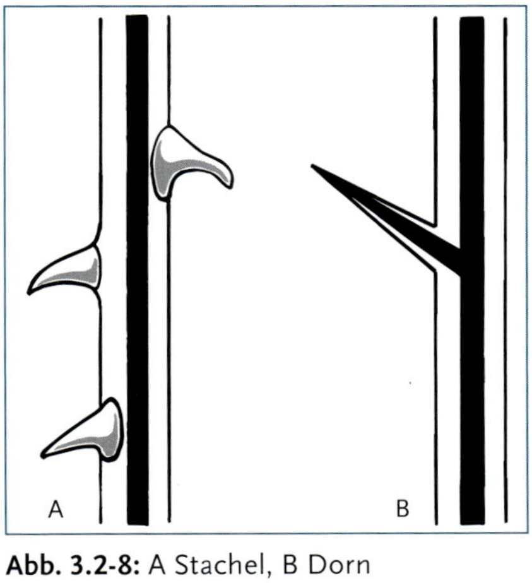

Abb. 3.2-8: A Stachel, B Dorn

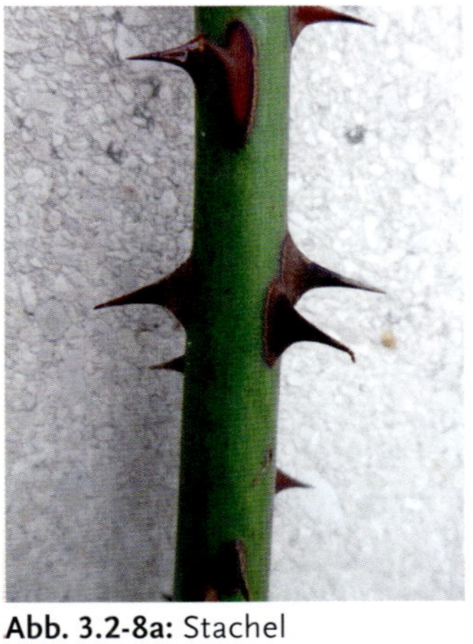

Abb. 3.2-8a: Stachel

> **!** **Merke**
> Emergenzen werden aus Epidermiszellen und darunter liegendem Parenchym gebildet.

Das primäre Abschlussgewebe der Wurzel ist die *Rhizodermis*. Sie befindet sich nur im Bereich der hellen Wurzelspitze und ist mit bloßem Auge als weißer Flaum zu erkennen. Wie die Epidermis ist sie einschichtig, hat aber dünne Zellwände und keine Cuticula. Sie soll die Wurzel nicht abdichten, sondern dient der Wasseraufnahme. Jede Rhizodermiszelle bildet ein Haar aus und so entsteht eine sehr große Oberfläche, über die Wasser und gelöste Salze aus dem Erdreich aufgenommen werden (Abb.3.2-9).

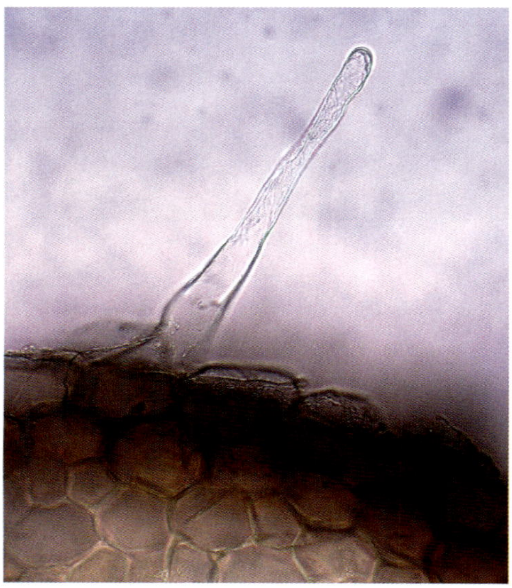

Abb. 3.2-9: Rhizodermiszellen mit Wurzelhaar

> **!** **Merke**
> Die Rhizodermis ist das wasserdurchlässige Abschlussgewebe im Bereich der Wurzelhaarzone.

Auch innerhalb einer Pflanze, meist in Wurzeln, gibt es Abschlussgewebe, die Endodermen. In der primären Wurzel trennt eine einschichtige *Endodermis* das Rindenparenchym vom zentral liegenden Leitgewebe. Diese Zellschicht besteht aus teilweise verkorkten Zellen und unverkorkten Durchlasszellen, die den Wasser- und Salztransport zum Leitgewebe regulieren (Abb.3.2-10).

Sekundäres Abschlussgewebe

Bei Pflanzen mit sekundärem Dickenwachstum, die Äste, Stämme und sekundäre Wurzeln bilden, reicht die Epidermis als Abschlussgewebe nicht aus. Sie wird durch ein stabileres, sekundäres Abschlussgewebe, das *Korkgewebe (Periderm)*, ersetzt (Abb.3.2-11). Das Korkgewebe ist dreischichtig aufgebaut. In der Mitte liegt das Korkkambium (Phellogen), das für die Bildung des gesamten Korkgewebes zuständig ist. Dieses einschichtige, sekundäre Bildungsgewebe wird angelegt, wenn die grünen Stängel dicker werden und Äste oder Stämme entstehen, die dann außen braun oder grau aussehen. Das Korkkambium bildet *nach außen* den Kork (Phellem). Er besteht aus regelmäßigen Zellreihen ohne Interzellularen. Auf die Zellwände werden nach innen Korksubstanzen (Suberin) aufgelagert, dadurch wird der Kork für Gase, Wasserdampf und Wasser undurchlässig, die Zellen sterben ab. In die Korkschichten sind Gerbstoffe eingelagert, die das Eindringen von Mikroorganismen verhindern und dem Kork die braune Farbe verleihen. Der Flaschenkork z. B. besteht aus den dicken Korkschichten der Korkeiche. Das Korkkambium bildet *nach innen* weniger Zellen, die Korkrinde (Phelloderm). Diese Zellen verkorken nicht und werden zu chlorophyllreichen Rindenzellen.

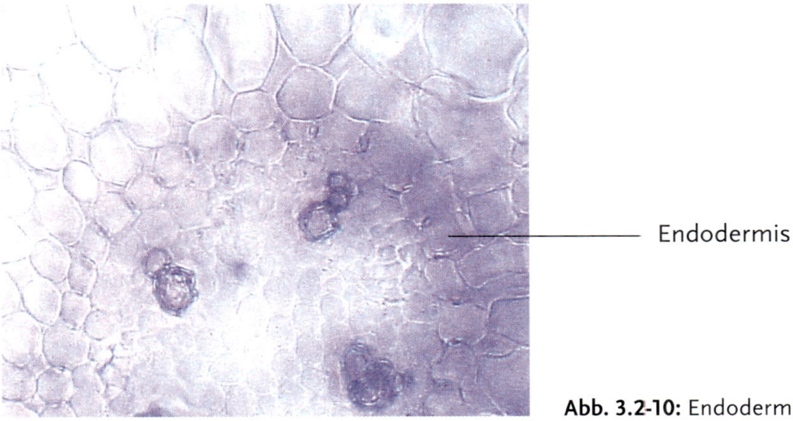

Abb. 3.2-10: Endodermiszellen

> **Merke**
> Die Endodermis ist ein inneres Abschlussgewebe, das den Transport von Wasser und Salzen reguliert.

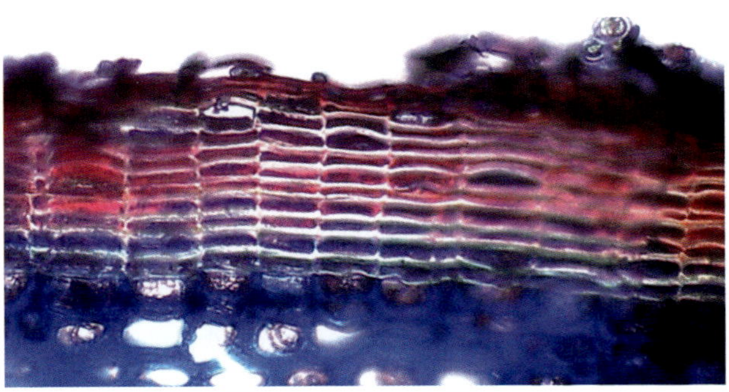

Abb. 3.2-11: Korkgewebe – Periderm

Merke
Das dreischichtige Korkgewebe besteht aus Kork, Korkkambium und Korkrinde.

Um den Gasaustausch des Rindengewebes, das unter dem Korkgewebe liegt, zu ermöglichen, werden *Korkwarzen* (Lentizellen) angelegt (Abb.3.2-12). Sie entstehen an Stelle der Spaltöffnungen, haben aber keinen Schließmechanismus. Das Korkkambium bildet im Bereich der Korkwarzen statt der Korkschicht viele unverkorkte Füllzellen, die das darüberliegende Gewebe durchbrechen. Es bildet sich ein Kanal, der mit den Füllzellen locker gefüllt ist, vergleichbar einem Zylinder voller Bälle. Damit ist der Gasaustausch möglich. Die Korkwarzen sind an Ästen und Stämmen mit bloßem Auge als runde oder schlitzförmige Erhebungen zu erkennen. Im Flaschenkork sind die Lentizellen als Kanäle zu erkennen, die mit einem braunen Pulver, den Füllzellen, gefüllt sind. Anzahl, Form und Farbe der Lentizellen ist ein Merkmal der Rindendrogen. Beispiel: Faulbaumrinde.

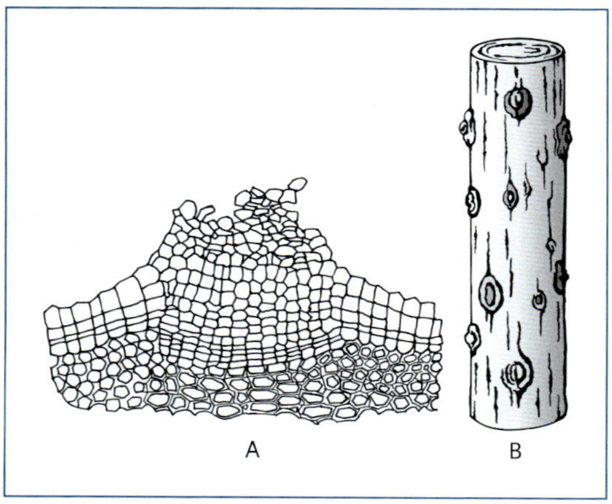

Abb. 3.2-12: Korkwarze – Lentizelle, A Querschnitt, B Außenansicht Zweigstück

Merke
Die Korkwarzen sind Öffnungen im Korkgewebe für den Gasaustausch.

Tertiäres Abschlussgewebe

Das Korkgewebe, das einen Ast oder Stamm umgibt, bleibt meist nicht lange erhalten. Der Ast wächst weiter in die Dicke, das Korkgewebe kann dieses Wachstum nicht mitmachen, es wird zu eng. Deshalb wird weiter innen in der Rinde ein neues Korkkambium angelegt und ein neues Korkgewebe gebildet. Gleichzeitig stirbt das außen liegende, ältere Korkgewebe ab und reißt auf. Dieser Vorgang setzt sich fort, es werden regelmäßig neue Korkgewebe angelegt und die älteren sterben ab. Dadurch entsteht eine dicke, widerstandsfähige Außenschicht, die *Borke*. Die Borke besteht also aus den abgestorbenen Gewebeschichten, die außerhalb des funktionsfähigen Periderms liegen. Jeder Baum hat seine charakteristische Borke, weil sich an festgelegten Stellen Risse in der Borke bilden. So entstehen z. B. die Ringelborke der Birke oder die Schuppenborke der Eiche.

Merke
Die Borke ist die äußere Schicht von Ästen und Stämmen und besteht aus abgestorbenen Korkgeweben.

3.2.3 Leitgewebe

Höhere Pflanzen haben spezielle Gewebe, die dem Transport von Wasser, gelösten Salzen und Stoffwechselprodukten dienen und die Pflanze in Längsrichtung durchziehen. Sie bestehen aus langgestreckten, röhrenförmigen Zellen, in denen schnellerer Transport möglich ist als durch Diffusion über die Parenchymzellen. Es gibt zwei unterschiedlich gebaute Leitgewebetypen, das Phloem und das Xylem.

Im *Phloem* werden *Stoffwechselprodukte (Assimilate)* der Pflanze nach oben oder unten transportiert. Die röhrenförmigen Zellen werden Siebröhren genannt (Abb.3.2-13). Sie sind lebende, unverholzte Zellen, deren Querwände häufig schräg stehen und siebartig durchbrochen sind, damit der Stofftransport nicht behindert wird. Die Siebröhren enthalten keinen Zellkern und der Tonoplast ist aufgelöst. Der Stoffwechsel der Siebröhren wird von den angrenzenden Geleitzellen organisiert, die selbst keine Leitungsfunktion haben. Sie sind kürzer als die Siebröhren und haben einen kleineren Durchmesser. Siebröhren erfüllen ihre Aufgabe meist nur in einer Vegetationsperiode, dann werden die Siebplatten verstopft und in der nächsten Vegetationsperiode übernehmen neue Phloemteile die Leitung der Stoffwechselprodukte.

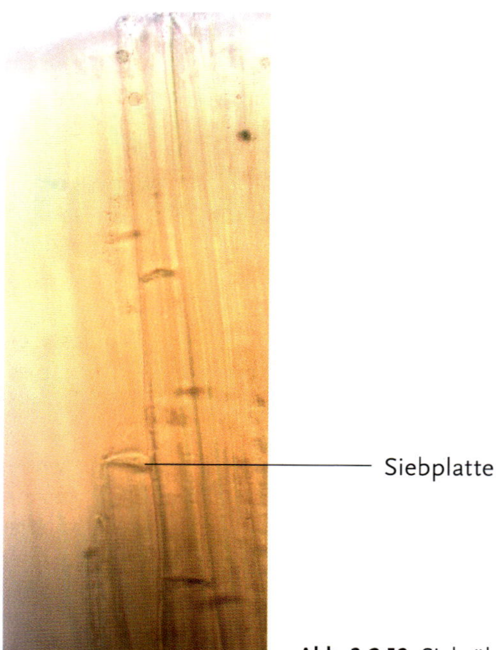

Abb. 3.2-13: Siebröhren mit Siebplatten im Längsschnitt

> **!** **Merke**
> Der Siebteil transportiert in den Siebröhren die Stoffwechselprodukte der Pflanze.

Im *Xylem* werden *Wasser* und *gelöste Salze* von der Wurzel nach oben geleitet. Die röhrenförmigen, toten, getüpfelten Zellen heißen Gefäße, Tracheen oder Tracheiden. Tracheiden sind langgestreckte Einzelzellen mit schräg stehenden Querwänden. Tracheen entstehen aus mehreren Einzelzellen, deren Querwände sich auflösen und eine Röhre bilden. Im Xylem bildet sich durch die Verdunstung des Wassers über die Blätter Unterdruck. Daher müssen die Zellwände durch Verholzungen stabilisiert und so offen gehalten werden. Nach der Art der Verholzung werden vier verschiedene Gefäßtypen unterschieden (Abb.3.2-14). Ringgefäße haben nur schmale, ringförmige Verholzungen. Schrauben- oder Spiralgefäße sind mit Schraubenbändern versehen. Diese Gefäßtypen sind elastisch und dehnbar und kommen in wachsenden Pflanzenteilen, z. B. Blättern, vor. Im mikroskopischen Bild sehen sie häufig wie kleine Korkenzieher aus. Netzgefäße und Tüpfelgefäße sind stärker verholzt und Bestandteil ausgewachsener Pflanzenteile.

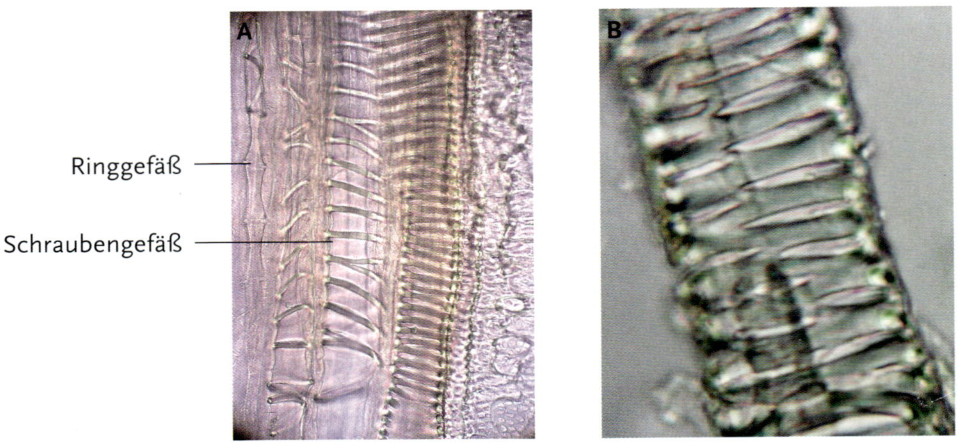

Abb. 3.2-14: Gefäßtypen, A Ring- und Schraubengefäß, B Netzgefäß

> **!** **Merke**
> Der Holzteil transportiert in den röhrenförmigen Gefäßen Wasser und gelöste Salze von der Wurzel zu den Blättern.

In primären Geweben, wie Blättern und grünen Stängeln, bilden Xylem und Phloem Verbünde, die *Leitbündel*. Sie durchziehen die Pflanze als Röhrenverbund. Äußerlich sind sie als Blattadern (Blattnervatur) zu erkennen. Jedes Leitbündel ist von einer Leitbündelscheide umgeben. Sie besteht aus Parenchym ohne Interzellularen oder Festigungsgewebe. Je nach Anordnung von Xylem und Phloem in einem Leitbündel unterscheidet man verschiedene Typen (Abb.3.2-15):

Kollaterale Leitbündel: In kollateralen Leitbündeln liegen Phloem und Xylem nebeneinander. Im geschlossen kollateralen Leitbündel grenzen Phloem und Xylem direkt aneinander. Im offen kollateralen Leitbündel sind Phloem und Xylem durch das Kambium (Bildungsgewebe) getrennt. Das Kambium bildet zur einen Seite Phloem-, zur anderen Seite Xylemzellen und ist so am sekundären Dickenwachstum beteiligt. Diese Leitbündeltypen kommen bei den Arzneipflanzen am häufigsten vor.

Konzentrische Leitbündel: In konzentrischen Leitbündeln sind Phloem und Xylem kreisförmig angeordnet. Beim „konzentrischen Leitbündel mit Innenxylem" liegt das Xylem in der Mitte und wird vom Phloem umgeben, beim „konzentrischen Leitbündel mit Außenxylem" liegt das Phloem innen und das Xylem außen.

Radiale Leitbündel: Das radiale Leitbündel kommt nur in Wurzeln vor und liegt dort zentral in der Mitte. Es besteht aus einem Xylem in der Mitte, das unterschiedlich viele Arme ausbildet. Zwischen den Armen liegen jeweils die Phloemteile.

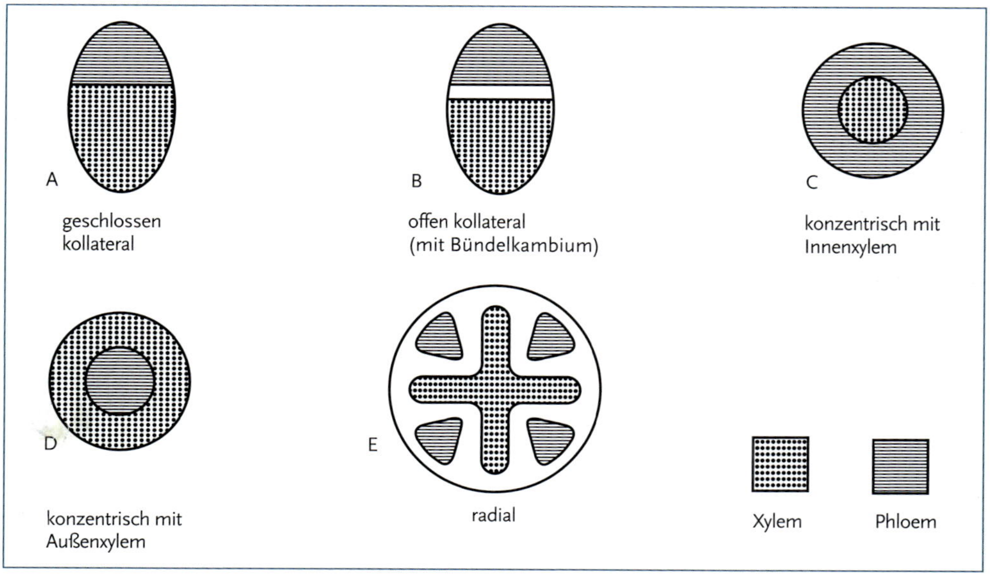

Abb. 3.2-15: Leitbündeltypen, A geschlossen kollateral, B offen kollateral, C konzentrisch mit Innenxylem, D konzentrisch mit Außenxylem, E radial

Merke
Ein Leitbündel ist ein Verbund aus Xylem und Phloem. Im geschlossen kollateralen Leitbündel liegen Xylem und Phloem nebeneinander, im offen kollateralen Leitbündel sind sie durch ein Kambium getrennt.

3.2.4 Festigungsgewebe

Pflanzen benötigen zur Stabilisierung, also damit sie mehr oder weniger aufrecht und gerade stehen, spezielle Gewebe. Sie haben kein Skelett wie beispielsweise die Wirbeltiere. Außerdem wird die Stabilisierung der Pflanzen auch durch den hohen Innendruck der Zellen bewirkt und ist daher an eine ausreichende Wasserversorgung gebunden. Bei Wassermangel welken Pflanzenteile, die keine besonderen Festigungsgewebe haben. Die Festigungsgewebe geben der Pflanze aber nicht nur Stabilität, sondern auch Elastizität, d.h. Stängel biegen sich im Wind und können sich dann wieder aufrichten. Die Eigenschaften der Festigungsgewebe werden durch den speziellen Bau der Zellwände bestimmt.

Krautige, wachsende Pflanzenteile haben ein *lebendes Festigungsgewebe (Kollenchym)*. Die Zellwände sind nur teilweise mit Cellulose und Pektinen verdickt, deshalb sind Wachstum und Stoffwechsel weiter möglich. Man unterscheidet zwei Kollenchymarten (Abb.3.2-16). Beim Ecken- oder Kantenkollenchym sind die Zellwände in den Ecken verdickt, beim Plattenkollenchym sind die gegenüberliegenden Zellwände verdickt. Im mikroskopischen Bild sehen die Wandverdickungen hell und gelblich aus. Interzellularen fehlen oder sind klein. Kollenchyme haben hohe Reißfestigkeit.

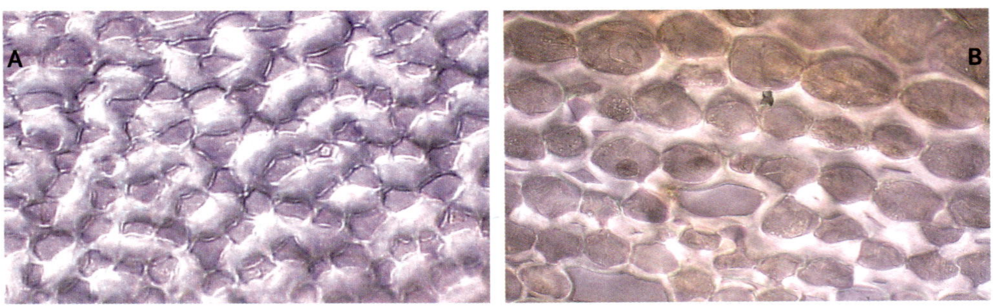

Abb. 3.2-16: Kollenchyme, A Eckenkollenchym, B Plattenkollenchym

> **!** **Merke**
> Im Kollenchym sind die Zellwände nur stellenweise mit Cellulose verdickt und dadurch stabilisiert. Es gibt Ecken- und Plattenkollenchym.

In ausgewachsenen Pflanzenteilen befindet sich *totes Festigungsgewebe (Sklerenchym)*. Die Zellwände sind allseitig verdickt und verholzt. Man unterscheidet zwei Sklerenchymarten, die unterschiedliche Eigenschaften haben:

Steinzellen oder *Sklereiden* sind isodiametrische Zellen, deren Zellwände häufig sehr dick und stark verholzt sind. Wegen der Dicke der Zellwand sind die Tüpfel hier als Kanäle zu erkennen (Abb.2.2-3). Der Zellinnenraum, das Lumen, ist häufig nur noch sehr klein. Sklereiden bilden Verbände und haben eine hohe Druckfestigkeit. Beispiel: die Schalen der Nüsse.

Sklerenchymfasern sind prosenchymatische Zellen mit zugespitzten Enden. Die verdickten Zellwände sind mehr oder weniger verholzt und daher unterschiedlich elastisch. Die Tüpfel sind hier als kleine dunkle Trichter zu erkennen (Abb.3.2-17). Sklerenchymfasern können sehr lang sein, z. B. beim Lein bis 6,5 cm, bei der Brennnessel bis 7,5 cm. Sie bedingen die Biege-, Zug- und Standfestigkeit der Pflanzen. Z. B. kann ein hoher Roggenhalm von etwa 3 mm Durchmesser noch die Last seiner Ähre tragen. Die Fasern kommen in der Pflanze meist als Bündel vor. Je nach dem Ort ihrer Funktion werden sie unterschiedlich benannt. Im Holz vorkommende Fasern heißen Holzfasern, im Bast oder der sekundären Rinde heißen sie Bastfasern, teilweise werden sie vom Arzneibuch einfach nur als Fasern bezeichnet.

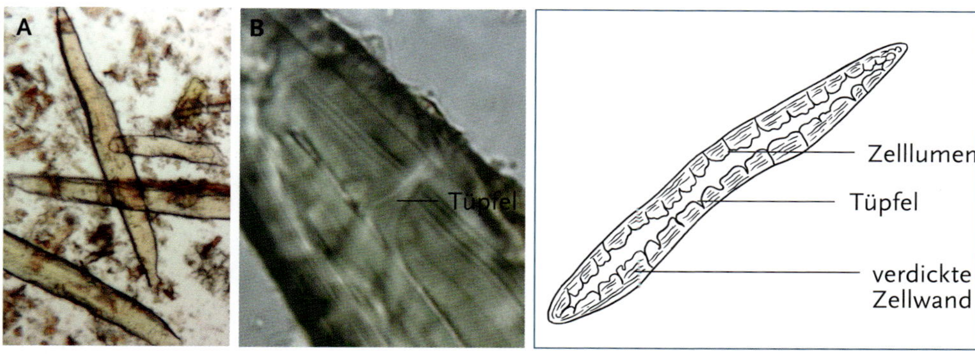

Abb. 3.2-17: A Sklerenchymfasern Übersicht, B Sklerenchymfaser Detail

> **! Merke**
> Im Sklerenchym sind die Zellwände allseitig verdickt und verholzt. Es gibt isodiametrische Steinzellen und prosenchymatische Sklerenchymfasern.

3.2.5 Ausscheidungsgewebe

Auch Pflanzen scheiden Stoffe aus. Diese können nicht nur gasförmig, sondern auch flüssig oder mehr oder weniger fest sein. Einige Ausscheidungsprodukte werden arzneilich genutzt, z. B. ätherische Öle oder Harze. Die Produktion dieser Stoffe wird von besonderen Geweben übernommen, die in zwei Gruppen eingeteilt werden, Exkretzellen (Exkretionsgewebe) und Drüsenzellen (Drüsengewebe).

Beim *Exkretionsgewebe* verbleiben die Ausscheidungsprodukte im Inneren der Zellen, sie werden nicht durch die Zellwand nach außen abgegeben. Hierzu gehören die *Ölidioblasten*. Sie sind große Einzelzellen, die ätherisches Öl produzieren, das die Zellen häufig fast ganz ausfüllt. Die Zellwand ist durch Kork abgedichtet (Abb.3.2-2). Ölidioblasten findet man z. B. im Ingwer- und Curcumawurzelstock.

Milchröhren durchziehen die Pflanze als Röhrensystem und enthalten einen meist weißen Milchsaft. Der Milchsaft ist eine Emulsion, in der auch arzneilich genutzte Substanzen vorkommen, z. B. die Opiumalkaloide Morphin und Codein im Milchsaft des Schlafmohns. Werden die Röhren verletzt, läuft der Milchsaft aus und wird an der Luft schnell fest. Je nach Aufbau unterscheidet man zwei verschiedene Milchröhrenarten. *Ungegliederte* Milchröhren bestehen aus einzelnen, meist verzweigten Zellen, *gegliederte* Milchröhren entstehen aus mehreren Zellen durch Auflösung der Querwände.

Lysigene Ölbehälter entstehen durch Auflösung der Zellen, die das ätherische Öl produzieren. Das Öl bleibt in dem entstehenden Hohlraum zurück. Beispiel: Zitronen, Orangen (Abb.3.2-18).

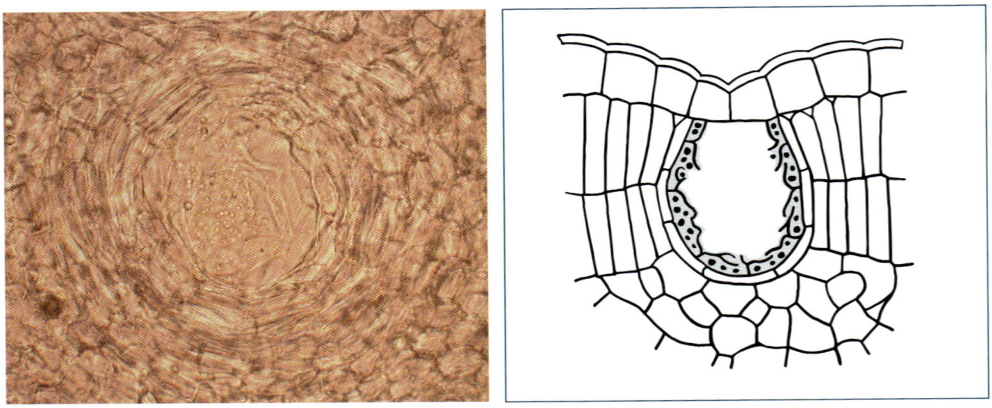

Abb. 3.2-18: Lysigener Ölbehälter

> **Merke**
> In Exkretzellen werden die Ausscheidungsprodukte nicht durch die Zellwand abgegeben. Dazu gehören Ölidioblasten, Milchröhren und lysigene Ölbehälter.

Von *Drüsenzellen* werden die Stoffwechselprodukte durch die Zellwand hindurch abgegeben. Befinden sich die Ausscheidungsgewebe an der Pflanzenoberfläche, werden sie nach außen abgegeben. Bei Drüsengeweben im Inneren der Pflanze bilden sich Interzellularräume oder Gänge, die mit den Ausscheidungsprodukten gefüllt sind.

An der Pflanzenoberfläche sitzen *Drüsenhaare* und *Drüsenschuppen*. Deren Drüsenzellen produzieren ätherisches Öl, das durch die Zellwand abgegeben wird und sich unter der Cuticula ansammelt. Das Arzneibuch unterscheidet zwei verschiedene Arten von Drüsenschuppen, den *Asteraceen*-Typ und den *Lamiaceen*-Typ (Abb.3.2-19). Zur Familie der Asteraceen (Korbblütler) gehören wichtige Arzneipflanzen, wie z. B. Kamille und Wermut. Bei diesen, aber auch bei allen anderen Pflanzen dieser Familie ist der Typ der Asteraceen-Drüsenschuppe vorhanden und damit ein Familienmerkmal. Im mikroskopischen Bild ist der Aufbau in der Seitenansicht gut zu erkennen: Die Drüsenschuppe besteht aus zwei Stapeln von Zellen, deren untere Stielzellen und die folgenden Drüsenzellen sind. Die Cuticula ist abgehoben und es hat sich ein Subcuticularraum mit ätherischem Öl gebildet. In der Aufsicht sieht die Drüsenschuppe so ähnlich wie ein Brötchen aus, weil man von oben auf die Cuticula und die beiden Zellreihen sieht, die Zellwand zwischen den obersten Drüsenzellen ist deutlich zu sehen.

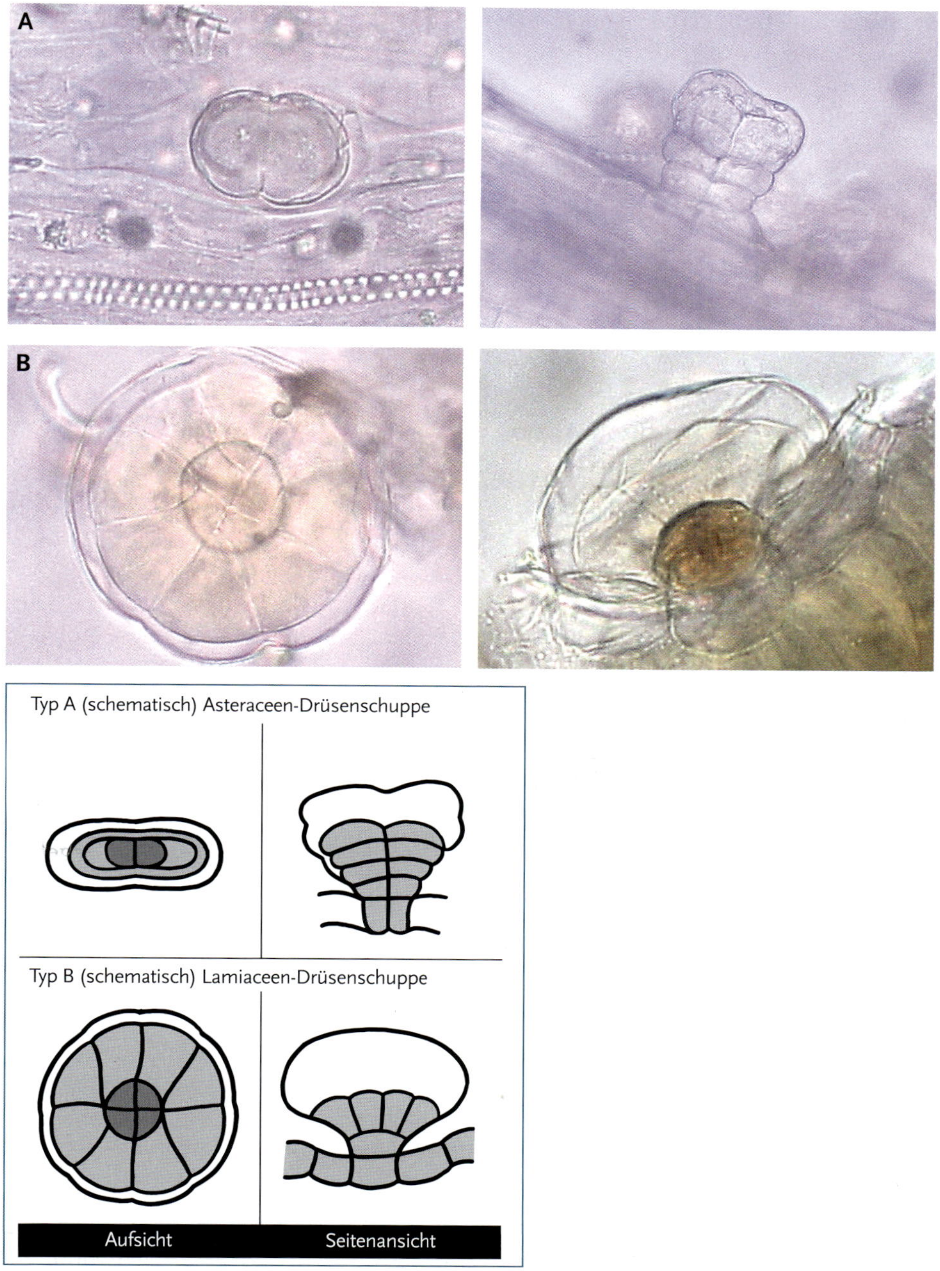

Abb. 3.2-19: A Asteraceen-Drüsenschuppe, Aufsicht und Seitenansicht, B Lamiaceen-Drüsenschuppe, Aufsicht und Seitenansicht

Zur Familie der Lamiaceen (Lippenblütler) gehören ebenfalls viele Arzneipflanzen, wie z. B. Thymian, Pfefferminze und Melisse. Hier liegt als Familienmerkmal die Lamiaceen-Drüsenschuppe vor. Deren Drüsenzellen sind im Unterschied zu den Korbblütlern nicht in Reihen übereinander, sondern in einer Ebene mit bis zu 12 Drüsenzellen angeordnet. In der Seitenansicht sieht man die Stielzelle und davon ausgehend die eine Hälfte der Drüsenzellen, die andere Hälfte liegt dahinter. Die Cuticula ist abgehoben und hat ein Bläschen mit ätherischem Öl gebildet. In der Aufsicht sieht die Drüsenschuppe kreisförmig aus. Außen ist die Cuticula als Begrenzung zu erkennen, dann nach innen die gesamte Anzahl der Drüsenzellen. In der Mitte liegt die Stielzelle. Im mikroskopischen Bild sind die Drüsenzellen häufig schlecht zu erkennen, deutlich sind dagegen die Cuticula als äußerer Kreis und die Stielzelle als innerer Kreis zu sehen. Weil die Stielzelle häufig gelblich aussieht, erinnert die Drüsenschuppe im Aussehen an ein Spiegelei.

! Merke
Drüsenhaare und Drüsenschuppen geben das ätherische Öl nach außen ab. Das Arzneibuch beschreibt Asteraceen- und Lamiaceen-Drüsenschuppen.

Zu den Ausscheidungsgeweben, die im Inneren der Pflanze liegen, gehören die *schizogenen Ölbehälter*. Gruppen von Drüsenzellen produzieren ätherisches Öl und geben dies durch die Zellwand ab. Dadurch werden diese auseinandergedrückt und es entsteht ein Interzellularraum, der von Drüsenzellen ausgekleidet ist. Im Unterschied zu den lysigenen Ölbehältern bleiben die Drüsenzellen hier erhalten (Abb.3.2-20). Runde Ölbehälter findet man beim Johanniskraut, Ölgänge bei Fenchel, Anis, Kümmel und Harzkanäle bei den Nadelhölzern.

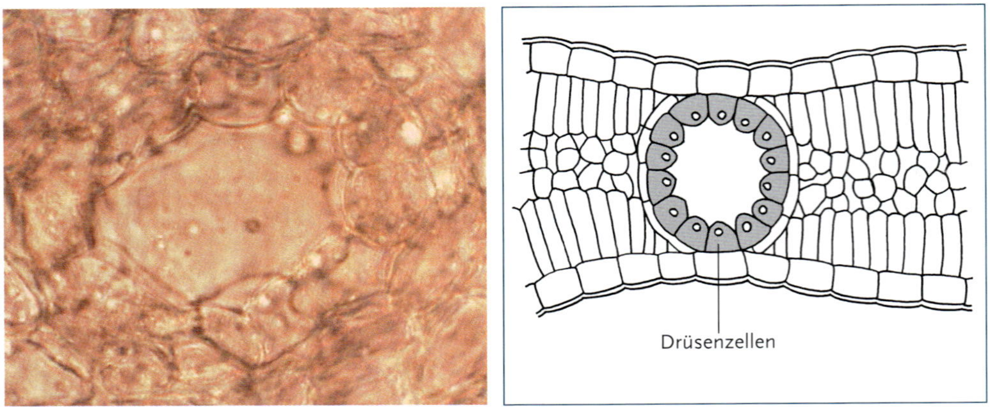

Abb. 3.2-20: Schizogener Ölbehälter

! Merke
Schizogene Ölbehälter sind Interzellularräume, die mit Drüsenzellen ausgekleidet sind und ätherisches Öl enthalten.

3.3 Aufgaben

H 1. **Histologie bedeutet .... Meristeme sind ....
Ihre Aufgabe ist .... Ein Kambium ist immer ein ....
Beispiel:. ....**

H 2. **Welche Eigenschaften haben Dauergewebe? Wie werden sie eingeteilt?**

H 3. **Was sind Interzellularen, welche Funktion erfüllen sie?**

H 4. **Der Fachbegriff für das Grundgewebe heißt ....
Wie sind Grundgewebe aufgebaut ?**

H 5. **Ein Idioblast ist ....**

H 6. **Beschreiben Sie Aufbau und Funktion der Epidermis. Wo an einer Pflanze kommt die Epidermis vor?**

H 7. **Ordnen Sie den Spaltöffnungstypen die richtige Erklärung zu:**

A paracytisch	1) 2 Nebenzellen, gemeinsame Zellwand quer zum Zentralspalt
B anisocytisch	2) wenige bis viele Nebenzellen ohne Unterschied zu übrigen Epidermiszellen
C diacytisch	3) 3 bis 5 Nebenzellen, eine wesentlich kleiner als die anderen
D anomocytisch	4) 2 Nebenzellen, gemeinsame Zellwand in der Verlängerung des Zentralspaltes

H 8. **Wie werden Pflanzenhaare eingeteilt? Welche verschiedenen Funktionen können sie haben ?**

H 9. **Beschreiben und zeichnen Sie den prinzipiellen Aufbau eines Drüsenhaares.**

H 10. **Erklären Sie, warum Rosen keine Dornen haben.**

H 11. **Wo in der Pflanze befinden sich**
A die Rhizodermis
B die Endodermis?
Welche Funktion haben sie jeweils?

H 12. **Das sekundäre Abschlussgewebe heißt .... Es ist aus ...... Schichten aufgebaut. Für die Bildung ist das .... zuständig. Die äußere Schicht heißt .... Auf die Zellwände wird .... aufgelagert. Dieser ist undurchlässig für .... Die innere Schicht heißt .... Diese Zellen werden zu ....**

H 13. **Wie heißt der Fachbegriff für Korkwarzen und welche Funktion haben sie?**

H 14. **Was ist Borke?**

H 15. **Leitgewebe bestehen aus .... Zellen. Das Xylem heißt auch .... und dient der Leitung von .... Die Zellen des Xylems werden ....(3 Begriffe) genannt. Die Zellwände der Xylemzellen sind .... Dies ist notwendig, um dem .... , der durch die Transpiration entsteht, zu widerstehen. Es gibt vier Typen von Xylemelementen: .... Die Leitung im Phloem findet in Zellen statt, die .... heißen. Im Phloem, auch .... genannt, werden .... geleitet. Ein Leitbündel besteht grundsätzlich aus .... und .... An Blättern sind Leitbündel als .... zu erkennen.**

H 16. **Beschreiben Sie den Aufbau folgender Leitbündeltypen. Geben Sie an, wo diese in der Pflanze vorkommen:**
- geschlossen kollateral
- offen kollateral
- radial

H 17. **Wie heißt das lebende Festigungsgewebe wachsender Pflanzenteile? Wie ist es aufgebaut? Welche Arten unterscheidet man?**

H 18. **Wie heißt das tote Festigungsgewebe? Wie ist es aufgebaut? Welche Arten unterscheidet man ?**

H 19. **Beschreiben Sie den Aufbau der Asteraceen- und Lamiaceen- Drüsenschuppen.**

H 20. **Beschreiben Sie den Aufbau der lysigenen und schizogenen Ölbehälter. Welcher Unterschied besteht? Nennen Sie Drogenbeispiele dazu.**

4 Morphologie und Anatomie der höheren Pflanzen

Morphologie ist die Lehre von der äußeren Gestalt der Pflanzen. Sie beschreibt die äußere Beschaffenheit, die im engen Zusammenhang mit ihrer Funktion steht. Die Anatomie dagegen beschreibt den inneren Bau der Pflanze, die Anordnung der Gewebe in den Pflanzenteilen. Die meisten Arzneipflanzen gehören zu den höheren Pflanzen (Kormophyten). Der Pflanzenkörper heißt *Kormus* und besteht aus Wurzel, Sprossachse (Stängel) und Blatt als Grundorgane. Kormophyten haben im Pflanzenreich den höchsten Grad an Arbeitsteilung erreicht, die einzelnen Aufgaben werden von spezialisierten Geweben übernommen. Einfacher aufgebauten Pflanzen (Moose, Filze) fehlen einige Gewebetypen oder Grundorgane, z. B. das Leitgewebe oder die Wurzel. Sie gehören zu den Thallophyten. Aus dieser Gruppe stammen nur wenige Arzneipflanzen, daher wird hier nur der Aufbau der Kormophyten behandelt.

> **!** **Merke**
> Der Pflanzenkörper der höheren Pflanzen heißt Kormus. Er besteht aus den Grundorganen Wurzel, Sprossachse und Blatt.

4.1 Grundorgan Sprossachse

4.1.1 Morphologie der Sprossachse

Die Sprossachse (Stängel) trägt die Laubblätter und richtet sie optimal zum Lichteinfall aus. Sie leitet das Wasser und die darin gelösten Salze von der Wurzel zu den Blättern. Die in den Blättern hergestellten Stoffwechselprodukte verteilt sie in der Pflanze. Sprossachse und Blätter zusammen werden als Spross bezeichnet.

Aufbau der Sprossachse

An der Spitze der Sprossachse sitzt die Endknospe mit dem Sprossvegetationspunkt (Abb.4.1-1). Dieser wird von kleinen, noch nicht voll entwickelten Blättern geschützt. Der stabförmige Teil der Sprossachse wird durch Knoten, den Ansatzstellen der Laubblätter, in Abschnitte gegliedert. Die Knoten heißen Nodi oder Nodien (Einzahl Nodus), die Stängelabschnitte dazwischen Internodien (Einzahl Internodium). An den Nodien bilden sich in den Blattachseln Seitenknospen, die zu Seitenzweigen werden. Das untere Ende der Sprossachse ist der Wurzelhals.

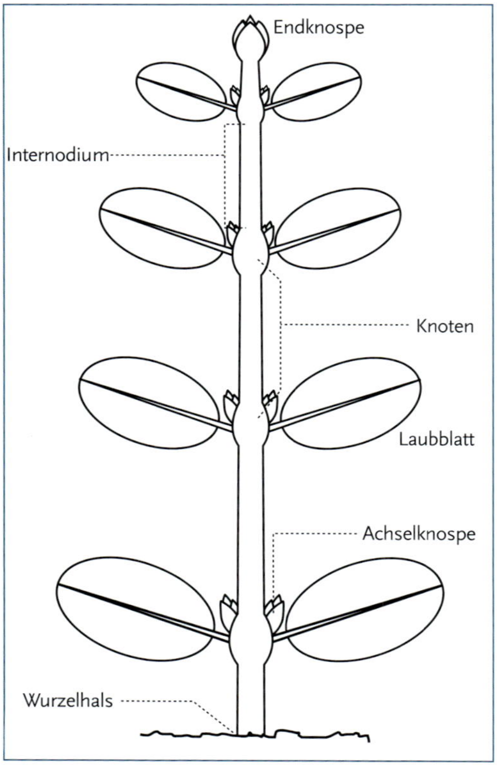

Abb. 4.1-1: Sprossachse

> **Merke**
> Die Sprossachse trägt die Laubblätter und transportiert Wasser, Salze und Stoffwechselprodukte.

Die meisten Pflanzen verzweigen sich, um für die Aufnahme von Licht und damit ihre Ernährung eine große Anzahl Blätter bilden zu können. Das Sprosssystem entsteht bei vielen Pflanzen durch seitliche Verzweigung (axilläre Verzweigung). Von der Hauptsprossachse ausgehend werden Seitenzweige gebildet, die sich auch wieder verzweigen können. Man unterscheidet zwei verschiedene Verzweigungssysteme (Abb.4.1-2), Monopodium und Sympodium.

Pflanzen mit einem *monopodialen Verzweigungssystem* erkennt man an einer durchgehenden Hauptsprossachse, von der waagerecht oder schräg Seitenzweige abgehen. Die Seitenzweige sind kürzer als die Hauptachse und bleiben im Wachstum zurück. Ein typisches Monopodium ist der „Tannenbaum".

Bei der *sympodialen Verzweigung* ist keine durchgehende Hauptachse vorhanden. Sie bleibt im Wachstum zurück oder hört ganz auf zu wachsen. Ersetzt wird sie von einem oder mehreren Seitenzweigen, die das Höhenwachstum übernehmen. Auch diese stellen nach einiger Zeit das Wachstum ein und werden wiederum durch Seitenzweige ersetzt. Setzt nur ein Seitenzweig das Wachstum fort, entsteht ein *Monochasium*. Beispiel: Weinrebe. Bilden sich jeweils zwei Seitenzweige, entsteht ein *Dichasium*. Beispiel: Mistel.

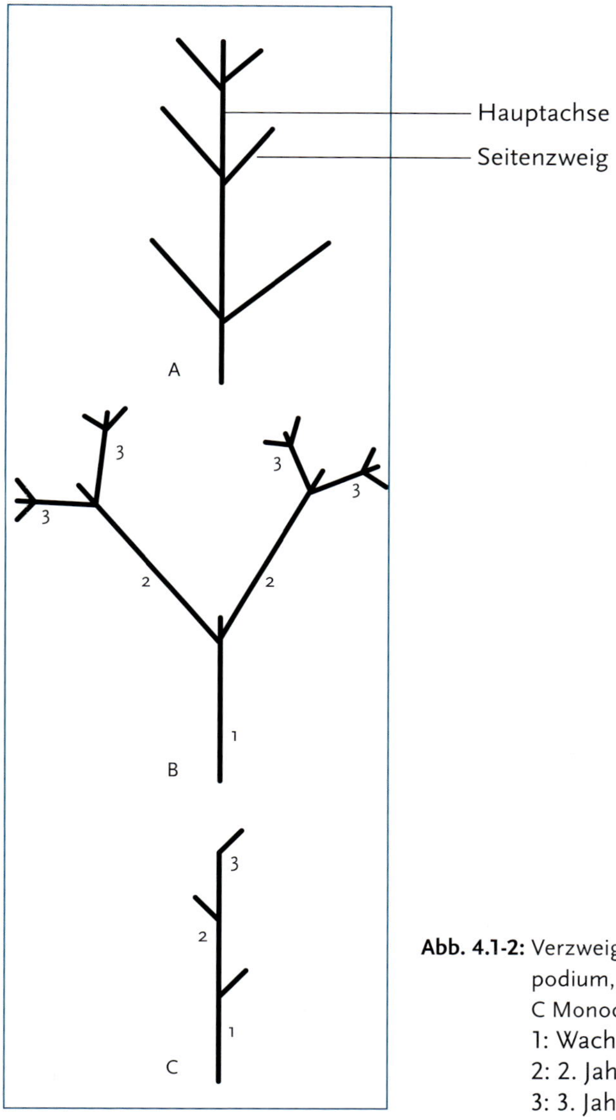

Abb. 4.1-2: Verzweigungen der Sprossachse, A Monopodium, B,C Sympodium: B Dichasium, C Monochasium
1: Wachstum 1. Jahr
2: 2. Jahr
3: 3. Jahr

> **! Merke**
> Die seitlichen Verzweigungen der Sprossachse können monopodial oder sympodial sein.

4.1.2 Anatomie der Sprossachse

Primärer Bau der Sprossachse

Grüne Pflanzenstängel haben einen so genannten primären Aufbau (Abb.4.1-3). In einigem Abstand zur Sprossspitze mit dem Bildungsgewebe sind die Gewebe ausdifferenziert und haben ihre Funktion übernommen. Leit- und Festigungsgewebe sind in Grundgewebe eingebettet und werden nach außen vom primären Abschlussgewebe geschützt. Grundsätzlich teilt man die Pflanzen in einkeimblättrige (*Monokotyledonen*) und zweikeimblättrige (*Dikotyledonen*) ein, die sich in vielen inneren und äußeren Merkmalen unterscheiden. Die Anordnung der Gewebe in der Aufsicht auf den Stängelquerschnitt ist je nach dem, ob monokotyl oder dikotyl, unterschiedlich.

Die meisten Drogen gehören zu den dikotylen Pflanzen; ihre Stängel haben, so weit sie Krautdrogen sind, folgenden Aufbau: Die Epidermis als primäres Abschlussgewebe bildet die äußere Schicht. Sie enthält wenige Spaltöffnungen. Nach innen folgt darauf die primäre Rinde, die aus isodiametrischen Zellen mit Interzellularen besteht. Die Parenchymzellen enthalten Chloroplasten und dienen der Photosynthese und Speicherung. Häufig sind die Zellschichten, die direkt unter der Epidermis liegen, kollenchymatisch verdickt und es sind Sklerenchymfasern vorhanden, um die Stabilität des Stängels zu erhöhen.

Auf die primäre Rinde folgt im Querschnitt der Zentralzylinder mit den Leitbündeln. Diese sind bei dikotylen Pflanzen kreisförmig angeordnet, meist offen kollateral angelegt, d.h. mit einem Leitbündelkambium; dabei liegt das Xylem zur Stängelmitte hin. Der innere Teil des Stängels ist das Mark. Es kann aus Markparenchym bestehen, das dann als Speicherorgan dient. Häufig entsteht aber durch Zerreißen oder Auseinanderweichen der Zellen eine Markhöhle. Der Stängel ist dann hohl. Die Parenchymschichten, die vom Mark ausgehend zwischen den Leitbündeln zur Rinde ziehen, heißen Markstrahlen.

Bei monokotylen Pflanzen sind die Leitbündel über den Querschnitt des Stängels verteilt und liegen nicht auf einer Kreislinie. Sie sind geschlossen kollateral, d.h. es ist kein Leitbündelkambium vorhanden.

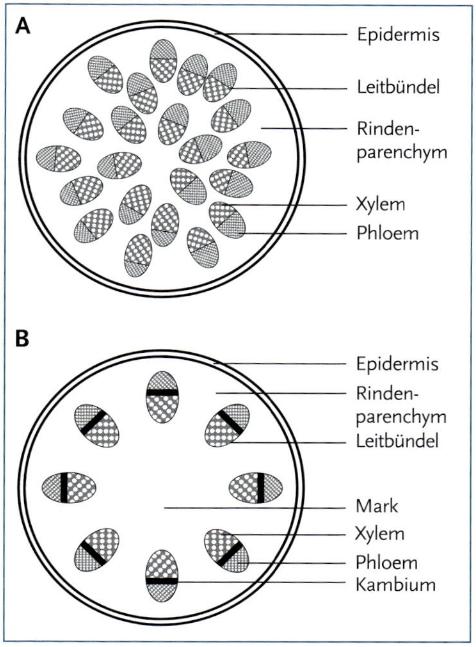

Abb. 4.1-3: Querschnitt primäre Sprossachse, A Monokotyledonen, B Dikotyledonen

> **Merke**
> Bei den meisten Arzneipflanzen sind die Leitbündel offen kollateral gebaut und im Stängelquerschnitt auf einer Kreislinie angeordnet.

Sekundärer Bau der Sprossachse

Pflanzen, die zu Bäumen und Sträuchern heranwachsen, haben eine anders strukturierte Sprossachse (Abb.4.1-4). Denn ein grüner Stängel bietet nicht genug Stabilität, leitet zu wenig Wasser und Stoffwechselprodukte und ist nicht frostfest. Diese Probleme löst die Pflanze durch das sekundäre Dickenwachstum. Dabei wird neues Leit- und Festigungsgewebe gebildet, es entstehen Stämme und Äste. Das primäre Abschlussgewebe wird durch das sekundäre Abschlussgewebe (Korkgewebe) ersetzt, die Sprossachsen sind nicht mehr grün, sondern braun. Für das sekundäre Dickenwachstum ist als Bildungsgewebe der Kambiumring zuständig, der häufig erst geschlossen werden muss, bevor das Dickenwachstum beginnen kann. Er entsteht aus den Leitbündelkambien und aus zwischen den Leitbündeln liegenden Markstrahlzellen, die teilungsfähig werden.

Das gesamte Gewebe, das vom Kambiumring *nach innen* gebildet wird, wird Holz genannt. Es besteht aus Xylemelementen und dazwischen liegendem Parenchym als Holzstrahlen. Das Parenchym dient der Speicherung der Reservestoffe. Die Gefäße sind nur wenige Vegetationsperioden als Wasserleitungsbahnen aktiv, dann werden Gerbstoffe eingelagert, die Gefäße werden verstopft und das Parenchym stirbt ab. Dieser Bereich des Astes oder Stammes dient dann nur noch der Festigung.

Vom Kambiumring *nach außen* gebildetes Gewebe heißt sekundäre Rinde oder Bast. Hier befinden sich die Phloemelemente, die durch Parenchym (Baststrahlen) getrennt sind, Bastfasern und Steinzellen. Außerdem können hier Milchröhren, Harzkanäle und Schleimzellen vorhanden sein, deren Ausscheidungen den Wundverschluss bilden, wenn der Stamm verletzt wird. Im Querschnitt einer sekundären Sprossachse sind das Holz und die sekundäre Rinde meist deutlich zu erkennen, weil farbliche Unterschiede bestehen und der Kambiumring als scharfe Begrenzung sichtbar ist. Nach außen wird die sekundäre Sprossachse vom Korkgewebe geschützt. Bei älteren Stämmen entwickelt sich eine teilweise dicke Borke.

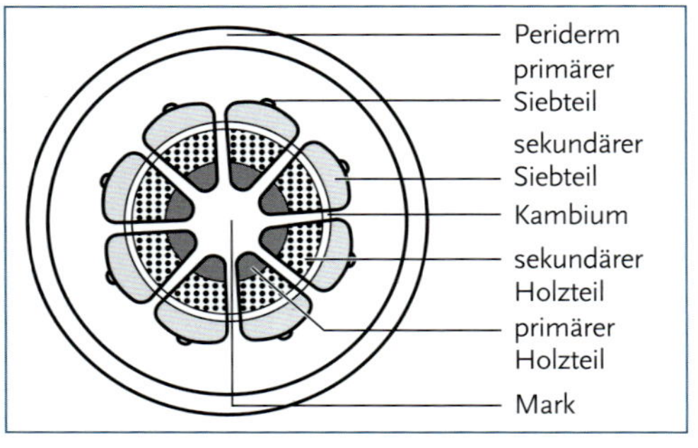

Abb. 4.1-4: Sekundäre Sprossachse im Querschnitt

> **Merke**
> Beim sekundären Dickenwachstum bildet die Pflanze neues Leit- und Festigungsgewebe.

4.1.3 Wuchsformen der höheren Pflanzen

Pflanzen müssen sich den Wachstumsbedingungen ihrer Umgebung anpassen, vor allem dem Klima. Nach dem Bau und der Gestalt der Sprossachse sowie der Lebensdauer werden die Pflanzen in die folgenden Wuchsformen eingeteilt.

Kräuter haben einen saftigen, weichen Stängel, der unverholzt ist. Nur an der Basis kann eine leichte Verholzung vorhanden sein. Nach der Lebensdauer unterscheidet man einjährige und zweijährige Kräuter. Die einjährigen Kräuter leben nur eine Vegetationsperiode (Abb.4.1-5). Im Frühjahr keimt die Pflanze aus dem Samen, sie entwickelt sich, blüht, trägt Früchte, streut Samen aus und stirbt bei den ersten Frösten im Herbst ab. Im nächsten Frühjahr entwickeln sich aus den Samen wieder neue Pflanzen. Beispiel: Ringelblume.

Die zweijährigen Kräuter entwickeln im ersten Jahr nur Blätter, meist als bodennahe Blattrosette. Im zweiten Jahr blühen sie, tragen Früchte, streuen die Samen aus und sterben im Herbst ab. Beispiel: Roter Fingerhut.

Achtung
Der Begriff Kraut hat mehrere Bedeutungen. Krautdroge im pharmazeutischen Sinn ist definiert als Droge, die aus den getrockneten oberirdischen Teilen der Pflanze zur Zeit der Blüte besteht, also aus Blüten, Blättern und Stängeln. Beispiel: Goldrutenkraut. Die Goldrute selbst ist eine Staude, die Droge wird aber als Krautdroge bezeichnet. Unter Gewürzkräutern werden frische oder getrocknete Pflanzenteile verstanden, unabhängig davon, ob es sich um ein „echtes" Kraut handelt, z. B. Dill oder Petersilie, um Pflanzenteile von Stauden, z. B. Schnittlauch, oder Halbsträucher, z. B. Thymian oder Lavendel.

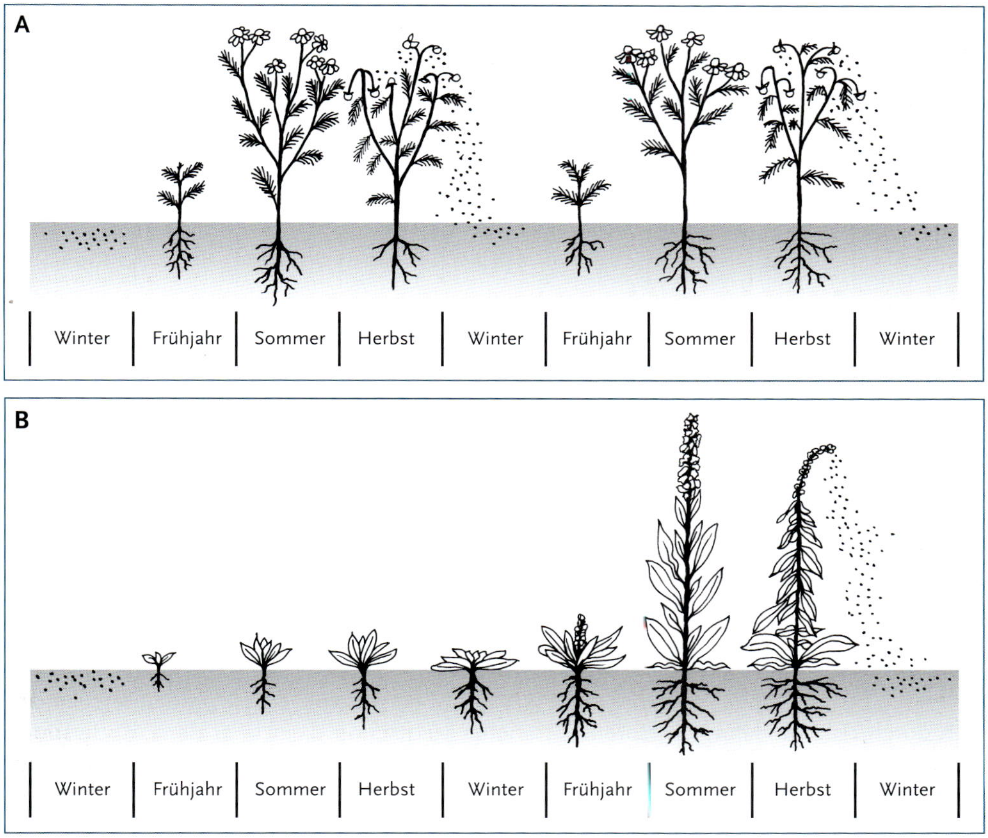

Abb. 4.1-5: Kräuter, A Vegetationszyklus eines einjährigen Krautes, B Vegetationszyklus eines zweijährigen Krautes

Merke
Kräuter sind grüne Pflanzen, die nur eine oder zwei Vegetationsperioden leben.

Stauden haben wie Kräuter saftige, weiche Stängel. Sie leben aber länger als Kräuter, weil sie für die Überwinterung Zwiebeln, Wurzelstöcke und Wurzelknollen bilden (Abb.4.1-6). Die oberirdischen Teile der Pflanzen sterben regelmäßig im Herbst ab, die unterirdischen Organe aber überwintern. Aus ihnen treiben dann im nächsten Frühjahr wieder krautige Triebe aus. Beispiele: Goldrute, Baldrian, Maiglöckchen. Stauden können vieljährig bis ausdauernd sein.

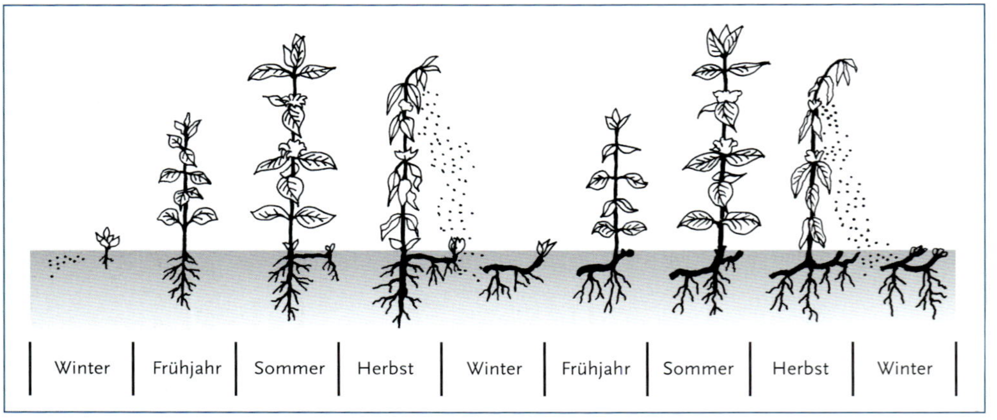

Abb. 4.1-6: Vegetationszyklus einer Staude

> **!** **Merke**
> Stauden sind grüne Pflanzen, die mit ihren unterirdischen Pflanzenteilen überwintern und viele Jahre leben.

Holzgewächse haben einen verholzten Spross und überwintern mit oberirdischen Pflanzenteilen. Sie haben eine teilweise sehr lange Lebensdauer bis zu mehreren hundert Jahren, man nennt sie dann ausdauernd. Man unterscheidet Halbsträucher, Sträucher und Bäume (Abb.4.1-7). Die *Halbsträucher* sind im unteren Bereich verholzt, bilden aber in jedem Frühjahr krautige Triebe, die dann im Herbst wieder zurückfrieren. Beispiele: Thymian, Lavendel, Echter Salbei. *Sträucher und Bäume* sind insgesamt verholzt, sie unterscheiden sich durch die Wuchsform. Während Sträucher sich schon dicht über der Erdoberfläche verzweigen, z. B. Holunderstrauch, bilden Bäume einen Stamm und verzweigen sich erst ab einer bestimmten Höhe, z. B. Linde, Eiche.

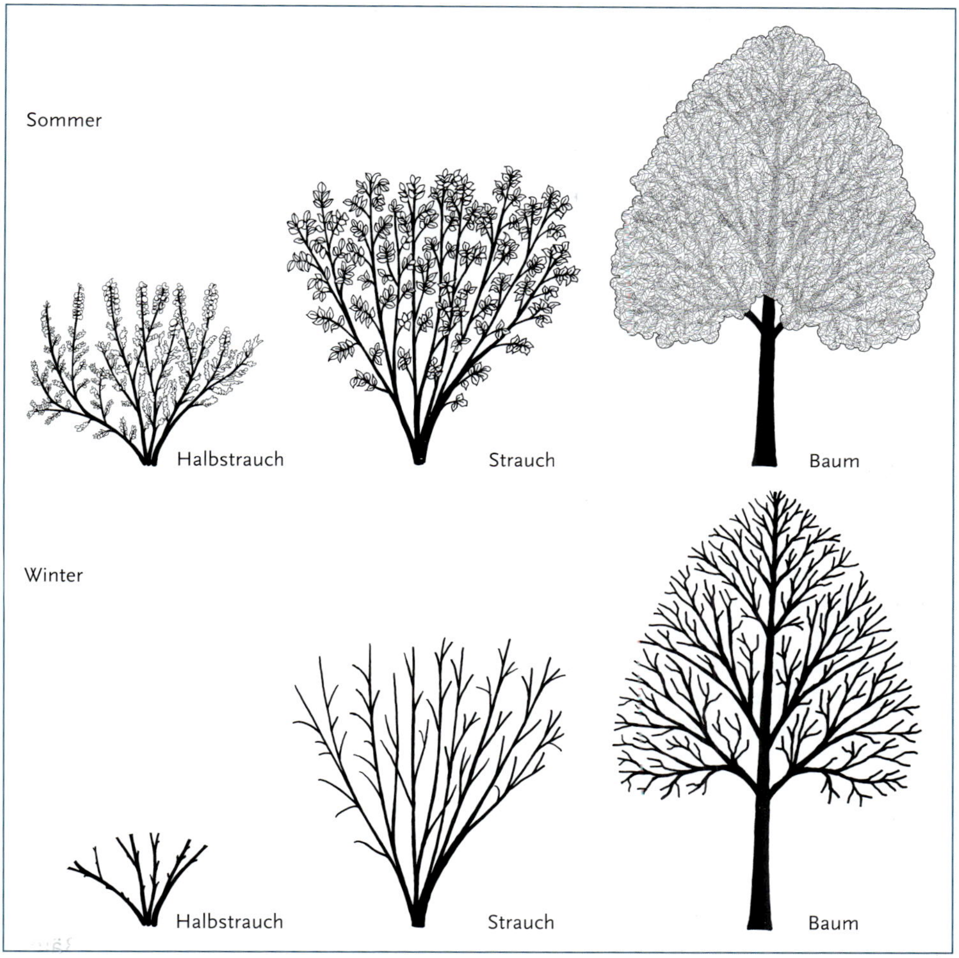

Abb. 4.1-7: Holzgewächse

Merke
Holzgewächse überwintern mit oberirdischen Pflanzenteilen und sind ausdauernd.

4.2 Grundorgan Blatt

Das Laubblatt ist der Ort der Photosynthese, dem biochemischen Basisvorgang des Pflanzenstoffwechsels. Aus Kohlendioxid und Wasser mit Licht als Energiespender synthetisiert das Chlorophyll der Chloroplasten Glucose (Traubenzucker). Das benötigte Kohlendioxid wird durch die Spaltöffnungen aufgenommen und der Sauerstoff, der bei der Photosynthese entsteht, wird abgegeben. Das Blatt besorgt also auch den Gasaustausch. Darüber hinaus wird durch die Spaltöffnungen Wasserdampf abgegeben (Transpiration) und so der Wasserhaushalt der Pflanze reguliert.

> **!** **Merke**
> Aufgaben des Blattes sind Photosynthese, Gasaustausch, Transpiration.

4.2.1 Morphologie des Blattes

Der grüne, flächige Teil des Blattes heißt Blattspreite (Lamina) (Abb.4.2-1). Sie ist von Leitgewebe durchzogen, das als Nervatur oder Blattaderung zu sehen ist. Diese dient nicht nur als Transportsystem, sondern stabilisiert auch die dünne Blattfläche. Häufig ist die Nervatur auf der Blattoberseite eingesenkt und tritt nur auf der Blattunterseite deutlich hervor. Die Spreite wird vom Blattrand begrenzt. An die Spreite schließt sich meist der Blattstiel an, der am unteren Ende in den Blattgrund übergeht. Dieser ist häufig etwas verbreitert und dient zur Befestigung des Blattes an der Sprossachse.

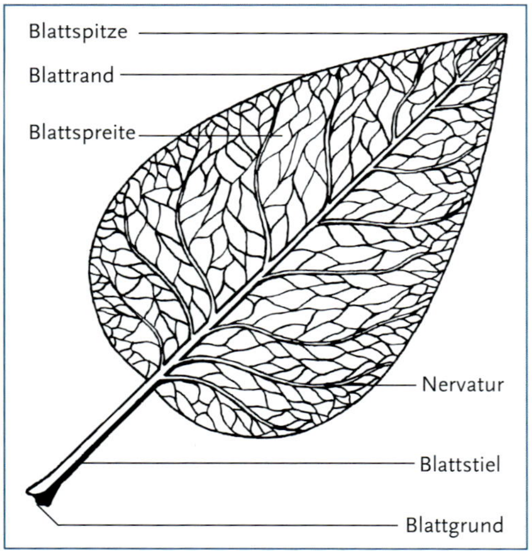

Abb. 4.2-1: Das Blatt

> **!** **Merke**
> Das Blatt besteht aus Blattspreite, Blattstiel und Blattgrund. Die Leitbündel bilden die Nervatur.

Von Pflanzen kennt man meist nur eine typische Blattform, „das" Birkenblatt, „das" Lindenblatt. Pflanzen haben aber auch noch andere Blätter (Abb.4.2-2), die während der Lebensdauer der Pflanze nacheinander auftreten (Blattfolge). Die ersten Blätter der keimenden Pflanze sind die Keimblätter (Kotyledonen). Sie sind meist einfach gebaut und klein und fallen nach kurzer Zeit ab. Einkeimblättrige Pflanzen (Monokotyledonen) haben ein Keimblatt, zweikeimblättrige Pflanzen (Dikotyledonen) zwei Keimblätter. Keimblätter werden selten verwendet. Eine der wenigen Ausnahmen ist die Kresse, die als Keimpflanze in kleinen Kisten im Lebensmittelhandel angeboten wird. Im weiteren Wachstum der Pflanzen folgen auf die Keimblätter die ersten Laubblätter, die Primär- oder Jugendblätter heißen. Sie haben häufig eine andere Form als die späteren Laubblätter, auch schuppenförmige Niederblätter können vorkommen. Dann folgen als Laubblätter die Alters- oder Folgeblätter, die die Hauptblattmasse ausmachen und eine typische Form haben, an der man die Pflanze erkennen kann. Oberhalb der Laubblattzone, im Bereich der Blüten, werden Hochblätter (Brakteen) gebildet. Sie können klein und unscheinbar oder groß und auffällig gefärbt sein. Beispiel: Der Weihnachtsstern wird wegen seiner großen, rot gefärbten Hochblätter geschätzt, die Blüte selbst ist klein und gelb.

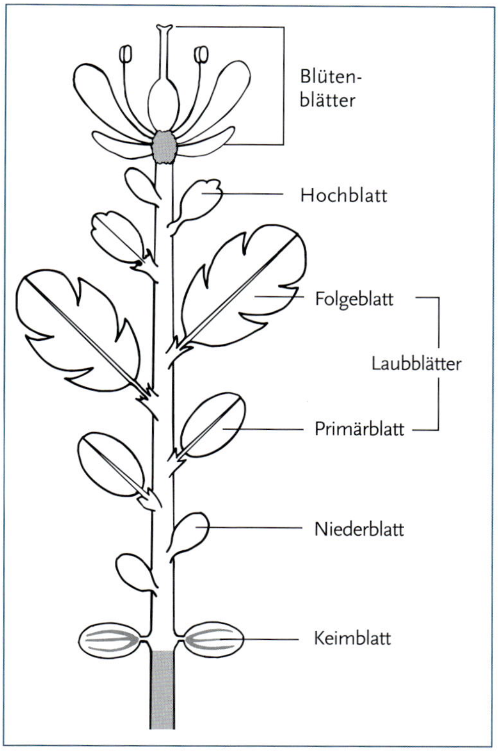

Abb. 4.2-2: Blattfolge

Merke
Neben den typischen Altersblättern trägt eine Pflanze Keim-, Jugend- und Hochblätter.

Wenn eine Pflanze verschieden geformte Laubblätter hat, nennt man das *Blattdimorphismus*. Die Droge Efeublätter (Hederae folium) besteht aus den gelappten Jugendblättern der Efeupflanze, die an den nicht blühenden Trieben sitzen. Diese sind auch die Blätter, die allgemein als Efeublätter bekannt sind. Die oval zugespitzten und ganzrandigen Blätter der blühenden Triebe sind weniger bekannt (Abb.4.2-3). Die Droge Eukalyptusblätter (Eucalypti folium) besteht aus Folgeblättern. Der Eukalyptus bildet ovale, ungestielte Jugendblätter, die später durch gestielte, sichelförmige Folgeblätter ersetzt werden. Diese werden zur Gewinnung des ätherischen Öls geerntet.

Normalerweise sind die Blätter einer Pflanze, die an einem Knoten sitzen und damit gleich alt sind, auch gleich groß. Wenn die Blätter an einem Knoten jedoch unterschiedlich groß sind, nennt man dies *Anisophyllie* (Abb.4.2-4). Beispiel: Rosskastanie.

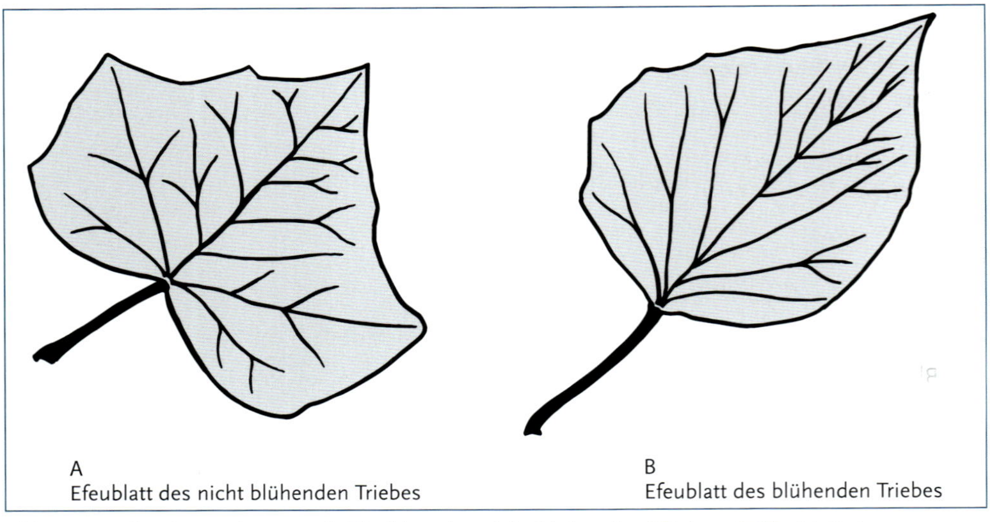

Abb. 4.2-3: Blattdimorphismus, A Efeublatt des nicht blühenden Triebes, B Efeublatt des blühenden Triebes

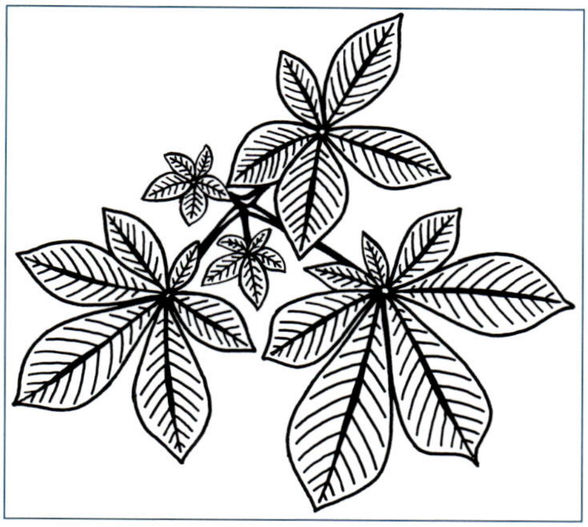

Abb. 4.2-4: Anisophyllie – Rosskastanie

> **! Merke**
> Blattdimorphismus bedeutet: verschieden geformte Laubblätter einer Pflanze.
> Anisophyllie bedeutet: verschieden große Blätter an einem Knoten.

Blattformen sind wichtige Merkmale zur Bestimmung einer Pflanze. Man unterscheidet einfache, geteilte und zusammengesetzte Blätter (Abb.4.2-5).

Einfache Blätter haben eine Blattspreite ohne tiefe Einschnitte. Die Blattform wird durch Vergleich mit bekannten alltäglichen Formen beschrieben, z. B. eiförmig, herzförmig, rautenförmig. *Geteilte* Blätter haben Blattspreiten mit teilweise tiefen Einschnitten, z. B. das gelappte Blatt des Efeus. Einige Blätter sehen deshalb so aus, als wenn sie aus mehreren kleinen Blättchen zusammengesetzt wären, es handelt sich jedoch um eine zusammenhängende Blattfläche, z. B. fiederteiliges Blatt des Wermuts. *Zusammengesetzte* Blätter bestehen aus mehreren kleinen Blättchen, die aber insgesamt als eine Blattspreite gelten. Die Blättchen heißen Fiederblättchen, der Stängel, an dem sie sitzen, Blattspindel. Man kann ein zusammengesetztes Blatt daran erkennen, dass sich keine Achselknospen an den Ansatzstellen der Fiederblättchen befinden, außerdem fällt es im Herbst als ganzes Blatt ab.

Man unterscheidet verschiedene Arten zusammengesetzte Blätter. Wenn das Blatt mehrere Fiederblattpaare hat und an der Spitze ein einzelnes Blatt sitzt, nennt man es *unpaarig gefiedert*. Beispiele: Rose, Himbeere, Brombeere. Besteht das Laubblatt nur aus Fiederblattpaaren, ist es *paarig gefiedert*. Beispiel: Sennespflanze. Entspringen die Blättchen an der Spitze der Blattspindel, ist es *gefingert*. Beispiel: Rosskastanie.

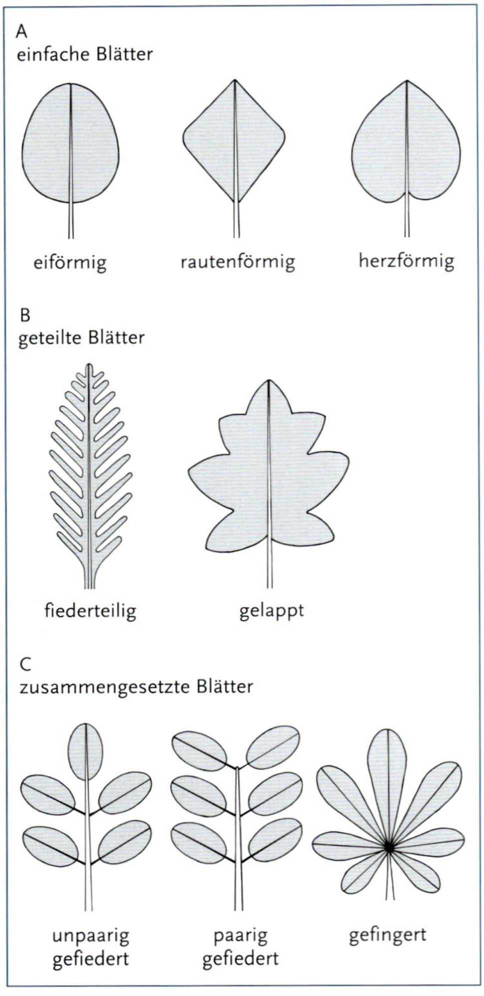

Abb. 4.2-5: Blattformen, A: einfache Blätter, B: geteilte Blätter, C: zusammengesetzte Blätter

> **Merke**
> Es gibt drei Gruppen von Blattformen: einfache, geteilte und zusammengesetzte Blätter.

Die aus den Leitbündeln bestehenden Blattadern sind in der Blattspreite entweder netzartig oder parallel angeordnet. Die zweikeimblättrigen Pflanzen haben eine Netznervatur, die einkeimblättrigen Pflanzen eine Parallelnervatur (Abb.4.2-6).

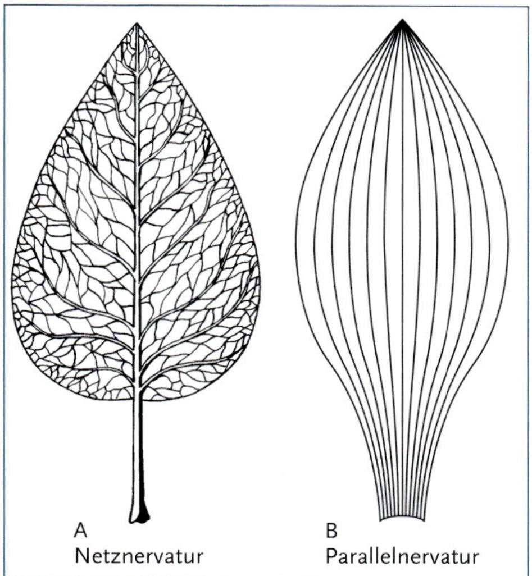

Abb. 4.2-6: Blattnervatur, A: Netznervatur, B: Parallelnervatur

Auch der Blattrand ist für die Bestimmung einer Pflanze geeignet (Abb.4.2-7). Er kann glatt (ganzrandig) sein oder verschieden gestaltete Einschnitte haben, z. B. gesägt, doppelt gesägt, gezähnt, gekerbt.

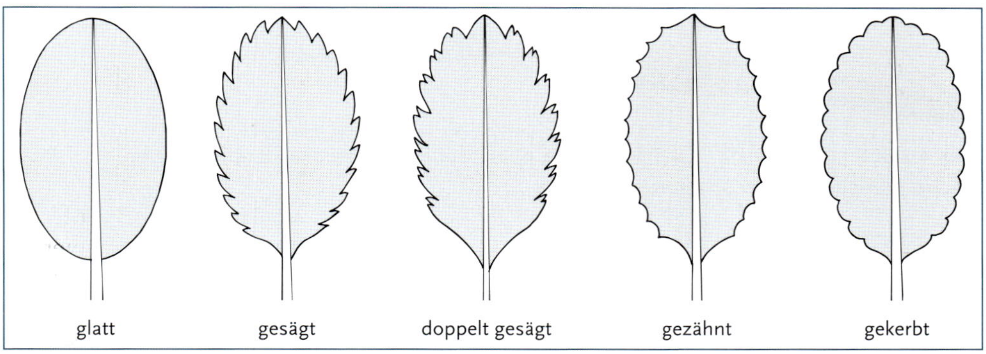

Abb. 4.2-7: Blattränder

4.2.2 Anatomie des Blattes

Die meisten Laubblätter, z. B. Melisse, Pfefferminze, haben prinzipiell gleichen Aufbau, der im Querschnitt am besten zu sehen ist (Abb.4.2-8). Weil das Blatt nicht symmetrisch aufgebaut ist, nennt man es *bifazial* (zweigestaltig) bzw. *dorsiventral.* Die Ober- und Unterseite werden jeweils von der Epidermis mit der Cuticula begrenzt. Spaltöffnungen befinden sich meist nur an der Blattunterseite. Zwischen den Epidermen liegt die Blattmittelschicht, das *Mesophyll.* Es besteht aus einer Schicht lang gestreckter Parenchymzellen, dem Palisadenparenchym. Die Zellen enthalten den Hauptanteil der Chloroplasten, so dass in diesem

Bereich direkt unterhalb der oberen Epidermis die Photosynthese effektiv ablaufen kann. Auf das Palisadenparenchym folgt das Schwammparenchym. Es besteht aus unregelmäßig geformten Zellen mit großen Interzellularen. Die Interzellularräume von Palisadenparenchym und Schwammparenchym bilden einen zusammenhängenden Gasraum und stehen mit den Spaltöffnungen der unteren Epidermis in Verbindung. Über den Spaltöffnungen findet man oft einen besonders großen Interzellularraum, die Atemhöhle. So sind Gasaustausch und Wasserdampfabgabe ungehindert möglich. Im Mesophyll liegen auch die kollateralen Leitbündel. Das Xylem liegt zur Blattoberseite, das Phloem zur Blattunterseite hin. Um die Stabilität zu erhöhen, werden die Leitbündel häufig von Sklerenchymfasern begleitet. Weil die Leitbündel in den meisten Blättern netzförmig verlaufen, sind in einem Querschnitt auch längs verlaufende Leitbündel zu sehen. Auffällig sind hier nur die Ring- und Spiralgefäße des Xylems, die wie kleine Schrauben aussehen.

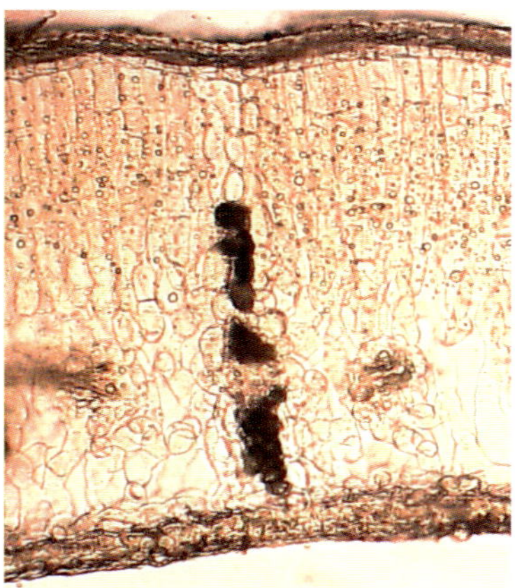

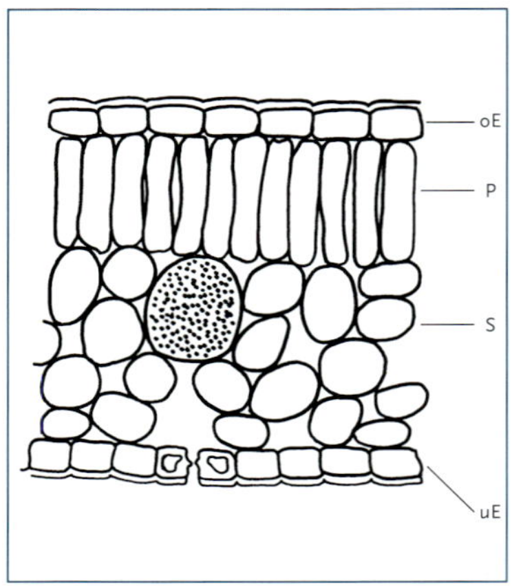

Abb. 4.2-8: Bifaziales Blatt – Querschnitt: oE obere Epidermis, P Palisadenparenchym, S Schwammparenchym, uE untere Epidermis

Bei einigen Pflanzen, z. B. Sennes, ist der Blattaufbau symmetrisch (Abb.4.2-9). Das Mesophyll besteht hier aus einem Palisadenparenchym, einem Schwammparenchym und zur Blattunterseite einem weiteren Palisadenparenchym. Spaltöffnungen befinden sich in der oberen und unteren Epidermis. Diesen Blattaufbau nennt man *äquifazial* (gleichseitig).

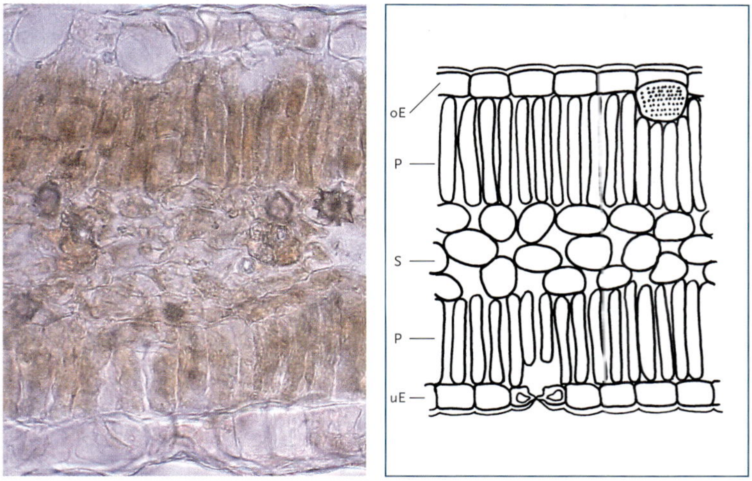

Abb. 4.2-9: Äquifaziales Blatt – Querschnitt

> **Merke**
> Beim bifazialen Blatt liegen zwischen den Epidermen ein Palisadenparenchym und ein Schwammparenchym, beim äquifazialen Blatt liegt auch zur Blattunterseite hin ein Palisadenparenchym und Spaltöffnungen befinden sich in beiden Epidermen.

4.3 Grundorgan Wurzel

Die Wurzel verankert die Pflanze im Boden. Sie nimmt Wasser und darin gelöste Salze auf und speichert außerdem Reservestoffe, z. B. Stärke.

4.3.1 Morphologie der Wurzel

An der meist weißlichen Spitze der Wurzel befindet sich als Bildungsgewebe der Wurzelvegetationspunkt (Abb.4.3-1). Er wird von der Wurzelhaube (Kalyptra) geschützt, damit er von dem harten Erdreich nicht zerstört werden kann. In der dahinter liegenden Streckungszone wachsen die Zellen in die Länge. Im kurzen Abstand zur Wurzelspitze folgt die Wurzelhaarzone, die mit bloßem Auge wie eine kleine Bürste aussieht. Dieser Bereich ist für die Wasseraufnahme zuständig. Durch die Bildung vieler Wurzelhaare wird die Oberfläche so stark vergrößert, dass viel Wasser mit den darin gelösten Salzen aufgenommen werden kann. Die Wurzelhaare sind nur kurze Zeit funktionstüchtig. Durch die ständige Neubildung der Wurzelhaare bleibt jedoch die Versorgung der Pflanze mit Wasser und Salzen gewährleistet. Oberhalb der Wurzelhaarzone wird die Wurzel braun und es wird nur noch wenig Wasser aufgenommen. Sie kann sich verzweigen, so dass Wurzelsysteme (Abb.4.3-2) entstehen.

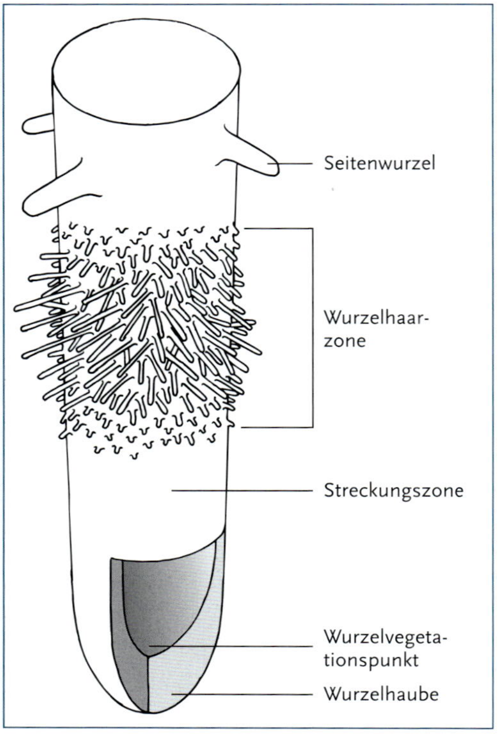

Abb. 4.3-1: Aufbau der Wurzelspitze

Merke
Die Wurzelspitze mit der Wurzelhaarzone ist der Ort der Wasser- und Salzaufnahme.

Die meisten zweikeimblättrigen Pflanzen haben eine Hauptwurzel, die schon Teil der Keimpflanze ist, ständig weiter wächst und sich auch verdicken kann (*Allorhizie*). Von dieser Hauptwurzel gehen Seitenwurzeln aus, die sich auch wieder verzweigen können. Beispiele: Königskerze, Pastinak.

Bei einkeimblättrigen Pflanzen stirbt die Keimwurzel ab und wird durch viele gleich große Sekundärwurzeln (Wurzelbüschel) ersetzt, die sich nicht verdicken (*Homorhizie*). Beispiele: Gräser, Mais.

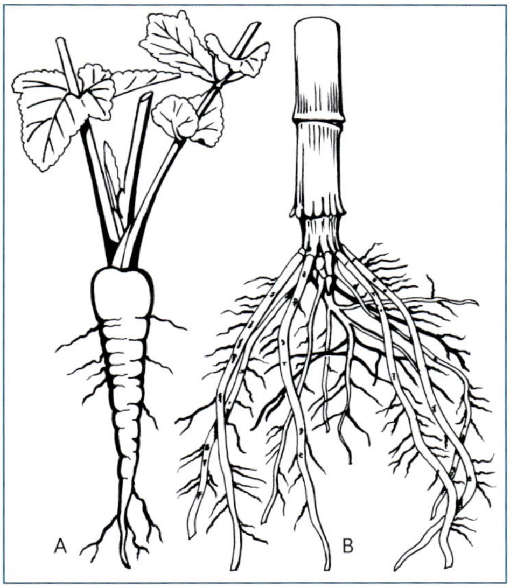

Abb. 4.3-2: Wurzelsysteme, A: Allorhizie, B: Homorhizie

4.3.2 Anatomie der Wurzel

Junge Wurzelteile haben einen *primären Aufbau* (Abb.4.3-3). Primär heißt, dass (noch) kein sekundäres Dickenwachstum eingesetzt hat. Wie bei der Sprossachse sind Leitgewebe und Festigungselemente von Grundgewebe umgeben, außen liegen Rhizodermis bzw. Exodermis als Abschlussgewebe. Am Querschnitt durch die Wurzelhaarzone einer zweikeimblättrigen Pflanze ist der Aufbau gut zu erkennen.

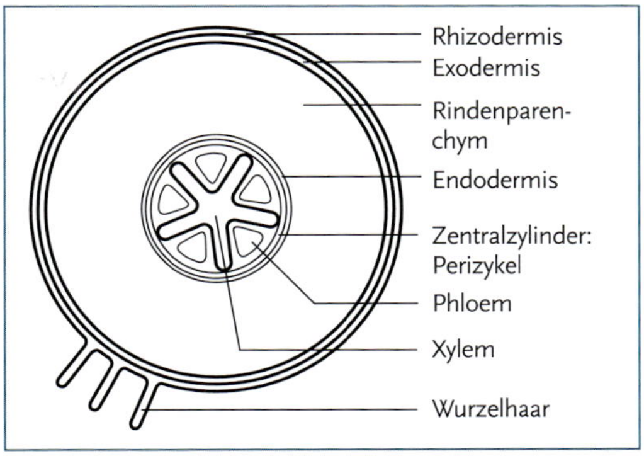

Abb. 4.3-3: Querschnitt primäre Wurzel – Übersicht

Das primäre Abschlussgewebe ist die *Rhizodermis*, die der Aufnahme von Wasser und gelösten Salzen dient. Sie stirbt nach einigen Tagen ab und wird durch die *Exodermis*, ein sekundäres Abschlussgewebe, ersetzt. Diese häufig einzellige Schicht ist ein typisches Abschlussgewebe, denn es ist undurchlässig. Die lebenden Zellen sind verkorkt und nach außen wird eine Cuticula gebildet. Einzelne Zellen bleiben unverkorkt, durch diese Durchlasszellen können dann noch kleine Mengen Wasser aufgenommen werden. Unter dem Abschlussgewebe liegt der Rindenbereich. Er ist in der Wurzel breiter als in der Sprossachse und besteht aus *Rindenparenchym*. Die Zellen sind isodiametrisch, dünnwandig, mit Interzellularen versehen und dienen der Speicherung, z. B. von Stärke. Die innerste Schicht des Rindenparenchyms ist die *Endodermis*, die die Rinde deutlich vom *Zentralzylinder* abgrenzt. Als inneres Abschlussgewebe kontrolliert sie den Transport von Wasser und Salzen zum Leitgewebe. Innerhalb der Endodermis liegt der Zentralzylinder. Seine äußere Schicht ist der *Perizykel* (das Perikambium). Er ist meist einschichtig, die Zellen sind dünnwandig und teilungsfähig. Der Perizykel ist für die Bildung der Seitenwurzeln zuständig und am sekundären Dickenwachstum der Wurzel beteiligt. Innerhalb des Perizykels liegt das Leitgewebe. Es besteht nicht wie bei der Sprossachse aus mehreren Leitbündeln, sondern ist ein großes, *radiales Leitbündel*. Die Zahl der Xylemstränge ist unterschiedlich. Bei zweikeimblättrigen Pflanzen sind es wenige, bei einkeimblättrigen Pflanzen sind es viele Xylemstränge. Die Wurzelquerschnitte unterscheiden sich hier also nicht so grundlegend wie die Stängelquerschnitte der monokotylen und dikotylen Pflanzen.

! Merke

Die primäre Wurzel besteht aus Rhizodermis bzw. Exodermis, Rindenparenchym, Endodermis, Zentralzylinder mit Perizykel und radialem Leitbündel.

Wenn in der Sprossachse das sekundäre Dickenwachstum beginnt, wird gleichzeitig auch in der Wurzel neues Leit- und Festigungsgewebe gebildet (*sekundäre Wurzel,* Abb.4.3-4). Um das Xylem herum bildet sich ein Kambium, das im weiteren Wachstum einen Ring ausbildet und nach innen Holz und nach außen Bast produziert. Der Perizykel wandert dadurch nach außen und übernimmt die Bildung des sekundären Abschlussgewebes, des Korkgewebes. Es kann auch eine Borke entstehen. Die primäre Wurzelrinde und die Endodermis zerreißen und werden abgestoßen. Die Querschnitte der sekundären Wurzeln und Sprossachsen sind kaum voneinander zu unterscheiden. Auch bei sekundären Wurzeln sind Holz und Bast häufig unterschiedlich gefärbt und srukturiert. Der Kambiumring ist deutlich als Grenze zu erkennen.

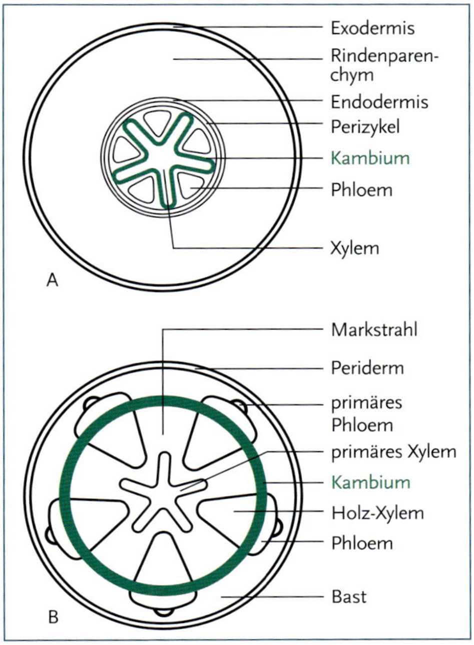

Abb. 4.3-4: Sekundäres Dickenwachstum der Wurzel im Querschnitt, A: Beginn des sekundären Dickenwachstums, B: Sekundäre Wurzel

> **!** **Merke**
> Sekundäre Wurzel und sekundäre Sprossachse ähneln sich im Aufbau: Sie bestehen aus Periderm, Bast, Kambiumring und Holz.

4.4 Metamorphosen

Metamorphose heißt Gestaltumwandlung. Die Pflanzen verändern ihre Gestalt, um sich an ihren Lebensraum anzupassen. Aus den Grundorganen Stängel, Blatt und Wurzel entstehen Spezialorgane, die besondere Aufgaben zu erfüllen haben, beispielsweise der Speicherung von Wasser dienen. Häufig ist die Veränderung so weitgehend, dass der ursprüngliche Pflanzenteil nicht mehr zu erkennen ist.

Rhizome sind Erdsprosse, unterirdisch wachsende Sprossachsen, die z. B. beim Maiglöckchen, Ingwer oder der Schwertlilie vorkommen (Abb. 4.4-1). Der Name Wurzelstock ist damit eigentlich missverständlich. Die Erdsprosse sind mehr oder weniger verdickt, wachsen häufig parallel zur Erdoberfläche, bilden allseitig oder nach unten Wurzeln und speichern Reservestoffe. In jeder Vegetationsperiode werden krautige, oberirdische Triebe gebildet, die im Herbst absterben. Die Rhizome überwintern jedoch, wachsen jedes Jahr unterirdisch weiter und können im Laufe der Zeit sehr umfangreich werden. Im Unterschied zur Wurzel sieht man an Rhizomen schuppenförmige Blätter oder deren Blattnarben. Außerdem bilden Rhizome Knospen aus. Der innere Aufbau von Rhizomen unterscheidet sich vom

Aufbau der oberirdischen Sprossachse. Zwischen Rinde und Zentralzylinder liegt hier eine Endodermis, die die Wasser- und Salzaufnahme kontrolliert. Beispiel: Schwertlilie.

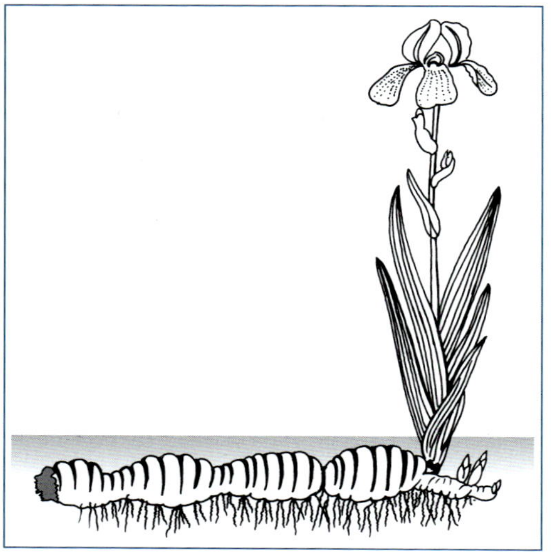

Abb. 4.4-1: Rhizom

> **Merke**
> Ein Rhizom ist eine unterirdisch wachsende Sprossachse, die als Überwinterungsorgan dient und jedes Jahr weiterwächst.

Verschiedene Sprossabschnitte und Wurzeln können sich fleischig verdicken und *Speicherknollen* bilden (Abb.4.2-2). Diese haben im Unterschied zum Rhizom endliches Wachstum und sind einjährig. Je nachdem, welcher Sprossabschnitt sich verdickt, unterscheidet man verschiedene Sprossknollen, z. B. die Kartoffel als unterirdische, endständige Sprossknolle oder den Kohlrabi als Knolle eines beblätterten Sprossabschnitts. Wurzelknollen hat z. B. die Dahlie. Normalerweise werden Knollen von den Pflanzen als Energielieferanten bei der Blüten- und Fruchtbildung verbraucht. Dazu kommt es jedoch nicht, wenn sie vorher geerntet und verzehrt werden.

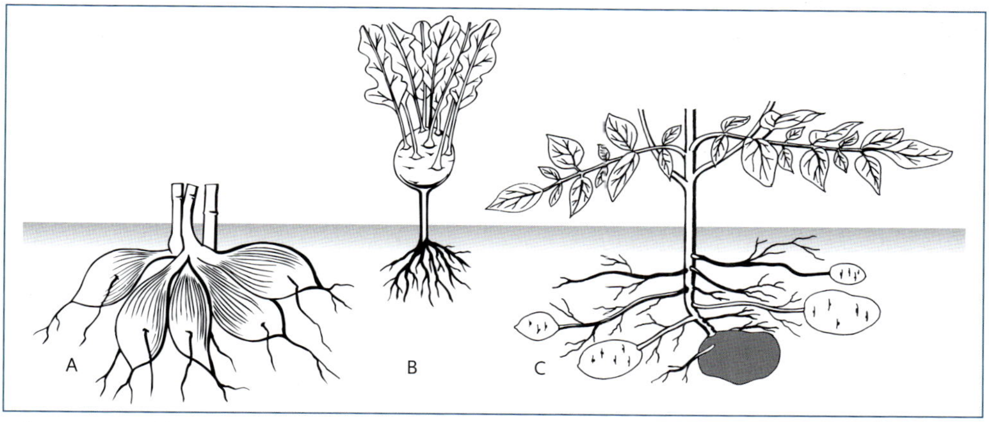

Abb. 4.4-2: Knollen, A: Wurzelknolle, B: Knolle des beblätterten Stängels, C: unterirdische, endständige Knolle

Merke
Knollen sind Verdickungen von Stängeln oder Wurzeln, die im Unterschied zum Rhizom nur einmal gebildet werden und nicht jedes Jahr weiterwachsen.

Rüben sind fleischig verdickte Hauptwurzeln, sie dienen der Speicherung der Reservestoffe (Abb.4.4-3). Beispiel: Gartenmöhre. An der Bildung des Speicherorgans ist häufig auch der untere Teil der Sprossachse beteiligt. Beispiel: Rettich.

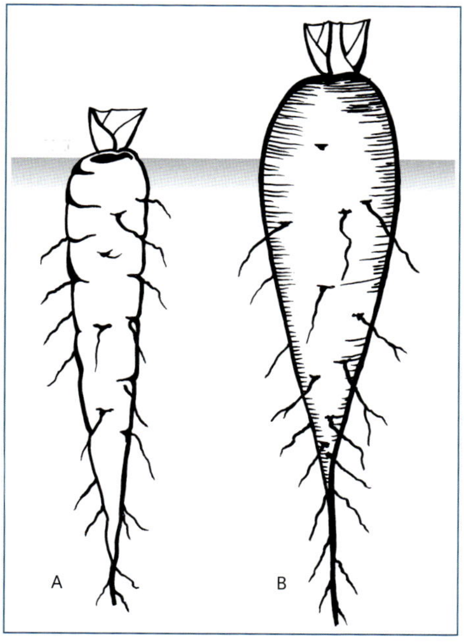

Abb. 4.4-3: Rüben, A: Möhre, B: Rettich

> **!** **Merke**
> Eine Rübe ist eine verdickte Wurzel, an deren Bildung auch der untere Sprossabschnitt beteiligt sein kann.

Die *Zwiebel* besteht aus einer stark verkürzten, kegelförmigen Sprossachse („Zwiebelkuchen" genannt), an der Speicherblätter als Blattmetamorphosen sitzen (Abb.4.4-4). Aus dem Vegetationspunkt der Sprossachse wächst der oberirdische Spross. Die dazu notwendige Energie holt er sich aus den Speicherblättern, die dann absterben. In den Blattachseln der Speicherblätter entstehen Tochterzwiebeln, die der Vermehrung dienen, überwintern und im folgenden Jahr die Mutterzwiebel der nächsten oberirdischen Pflanze sind. Beispiel: Tulpe

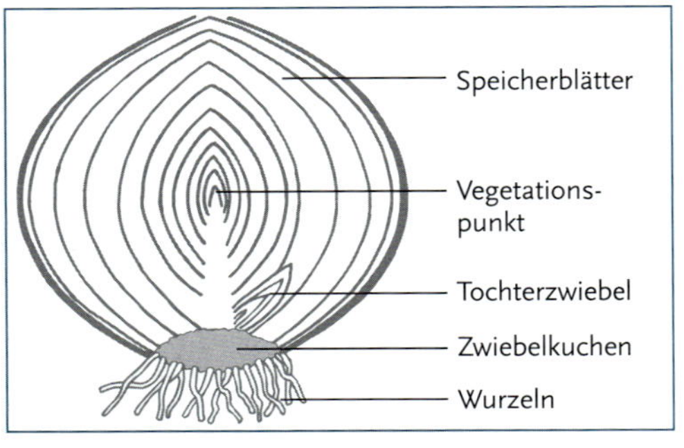

Abb. 4.4-4: Zwiebel

> **!** **Merke**
> Eine Zwiebel besteht hauptsächlich aus Speicherblättern, die an der verkürzten, kegelförmigen Sprossachse sitzen.

Ranken sind fadenförmige, häufig an der Spitze gegabelte Spezialorgane (Abb.4.4-5). Die Pflanze kann damit Äste anderer Pflanzen oder Stützen umwickeln, sich so festhalten und klettern.

Sprossranken werden aus Stängeln gebildet. Beispiel: Passionsblume. Blattranken entstehen entweder aus ganzen Blättern wie beim Kürbis, Fiederblattranken aus zusammengesetzten Blättern, das an der Spitze sitzende Blattpaar ist zur Ranke umgewandelt. Beispiel: Erbse.

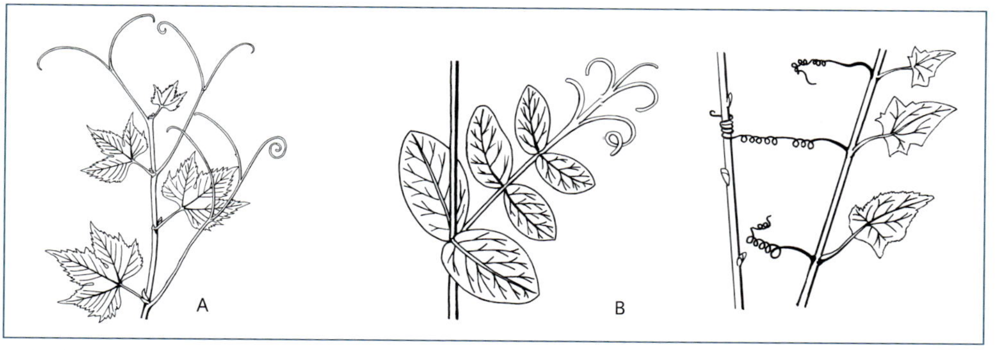

Abb. 4.4-5: Ranken, A: Sprossranken, B: Blattranken

> **Merke**
> Ranken sind fadenförmige Blatt- oder Sprossmetamorphosen zur Befestigung der Pflanze.

Dornen sind spitze, durch Verholzung sehr feste Umwandlungen von Seitenästen (Sprossdornen) oder Blättern (Blattdornen) (Abb.4.4-6). Sie dienen als Fraßschutz. Dornen stehen mit dem Holzkörper des Stängels in Verbindung und sind nur schwer von der Pflanze abzubrechen. Beispiel: Weißdorn. Dies unterscheidet sie von den Stacheln, die sich als oberflächliche Bildungen leicht entfernen lassen. Beispiel: Rose.

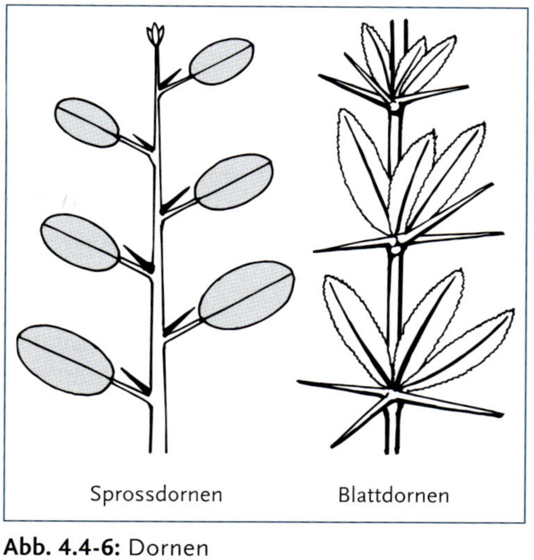

Abb. 4.4-6: Dornen

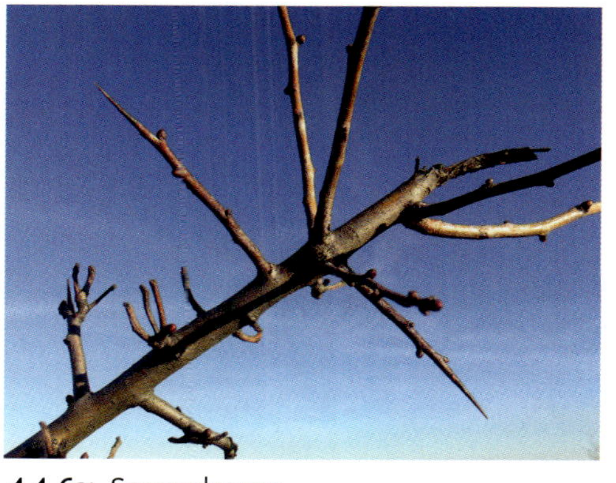

4.4-6a: Sprossdornen

> **Merke**
> Dornen sind spitze Spross- oder Blattmetamorphosen und fest mit der Sprossachse verbunden.

Pflanzen in regenarmen Gebieten bilden häufig Wasserspeichergewebe aus, damit sie überleben können (*Sukkulenz*). Blattsukkulenten, z. B. Aloe, bestehen aus fleischigen Blättern, bei Stammsukkulenten, z. B. den Kakteen, wird der Stängel fleischig. Die Blätter sind hier häufig zu Dornen umgewandelt, um die Wasserverdunstung zu verringern und den Wasserspeicher vor Fraß zu schützen.

> **!** **Merke**
> Sukkulenz ist die Ausbildung eines Wasserspeichergewebes aus Blättern oder Stängeln.

4.5 Blüte

Die Blüte ist kein eigenständiges Grundorgan der Pflanze. Sie ist die Spitze eines Sprosses, dessen Blätter zu Blütenorganen umgewandelt worden sind. Sie dienen indirekt oder direkt der sexuellen Fortpflanzung und damit der Erhaltung der Pflanzenart.

Die meisten Arzneipflanzen gehören zu den bedecktsamigen Pflanzen, d.h. sie bilden in der Blüte einen Stempel, in dessen Fruchtknoten die Eizellen eingeschlossen sind. Aus den Eizellen entwickeln sich später die Samen, die von einer Fruchtwand umgeben und somit „bedeckt“ sind. An dieser Stelle wird nur der Aufbau der Blüten bedecktsamiger Pflanzen dargestellt (Abb.4.5-1).

4.5.1 Aufbau der Blüte

Der gestauchte Stängelabschnitt, an dem die Blütenorgane sitzen, heißt *Blütenachse*. Wenn sie verdickt und evtl. gewölbt ist, nennt man sie *Blütenboden*. Die einzelnen Blütenorgane entspringen nicht an einem Punkt der Achse, sondern sind übereinander in Kreisen angeordnet. Von außen nach innen besteht eine Blüte aus Kelchblättern, Kronblättern, Staubblättern und Fruchtblättern (Stempel).

Kelch (Kalyx) und Krone (Corolla) bilden die *Blütenhülle* (Perianth). Der Kelch besteht aus den Kelchblättern (Sepalen). Sie sind grün, meist derb gebaut und umhüllen im Knospenzustand die empfindlichen inneren Blütenteile. So können die Blüten, die im Spätsommer schon angelegt werden, als Knospen den Winter überstehen. Auf den Kelch folgt die Blütenkrone mit den Kronblättern oder Blütenblättern (Petalen). Die Kronblätter sind häufig weiß oder auffällig gefärbt und locken mit ihrer Farbe Insekten an. Pflanzen, bei denen die Pollenkörner nicht durch Insekten, sondern durch den Wind weitergetragen werden, haben unscheinbare Blüten mit oft grünen, kleinen Blütenblättern. Bei den Kelch- und Kronblättern ist ihre Zugehörigkeit zum Grundorgan Blatt noch gut zu erkennen. Im Inneren der Blüte liegen die Fortpflanzungsorgane der Blüte: Staubblätter und Fruchtblätter. Hier ist der Bezug zum Blatt weniger offensichtlich.

Merke
Eine Blüte besteht aus der Blütenhülle mit Kelch- und Kronblättern, aus Staubblättern und Fruchtblättern (Stempel).

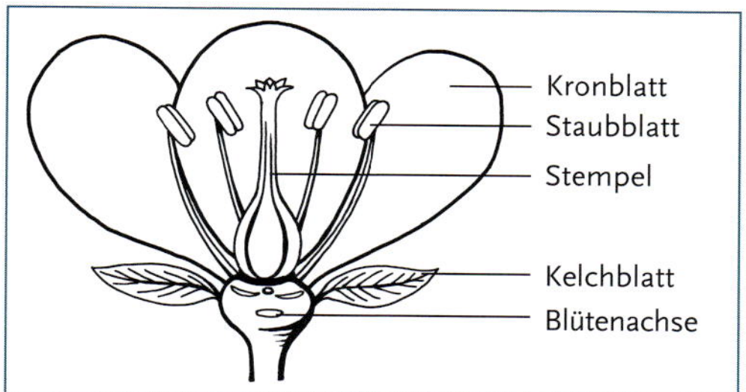

Abb. 4.5-1: Blüte im Längsschnitt

Der männliche Teil der Blüte heißt *Androeceum*. Darunter wird die Gesamtheit der Staubblätter (Staubgefäße) verstanden. In einer Blüte können ein bis viele Staubblätter vorhanden sein (Abb.4.5-2). Ein *Staubblatt* besteht aus dem *Staubfaden* (Filament) mit dem *Staubbeutel (Anthere)* am oberen Ende. Der Staubbeutel teilt sich in zwei Staubbeutelfächer (Theken, Einzahl Theka), die durch das *Konnektiv* miteinander verbunden sind. Jede Theka enthält zwei Pollensäcke, in denen sich die Pollenkörner mit den männlichen Keimzellen befinden.

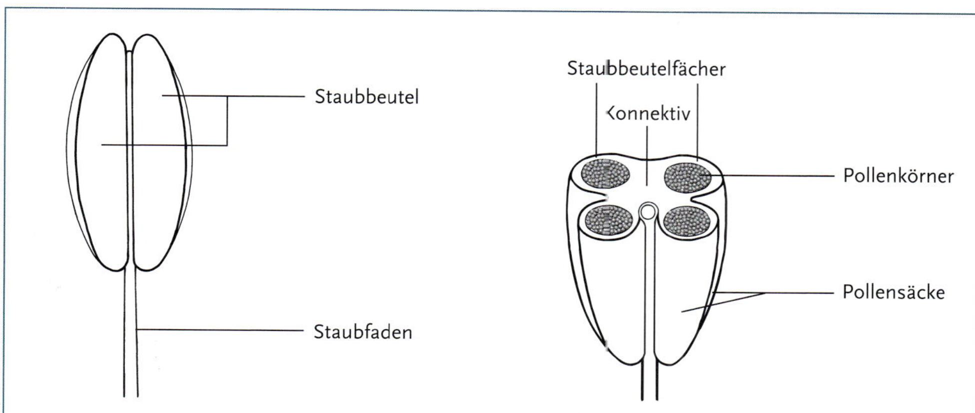

Abb. 4.5-2: Staubblatt

Die Staubblätter liefern wichtige Merkmale für die Erkennung der Blüten- und Krautdrogen. Ihre Pollenkörner sind für jede Pflanze typisch (Abb.4.5-3). Sie unterscheiden sich deutlich in Form, Größe und Struktur der äußeren Schicht, der *Exine*. Sie besteht aus sehr festem, das Pollenkorn schützendem Material, das eine ganz unterschiedliche Struktur haben kann. Bei insektenblütigen Pflanzen, z. B. Kamille, ist die Schicht warzig, wellig oder stachelig, damit die Pollenkörner im Haarkleid der Insekten hängen bleiben können. An einigen Stellen ist die Exine sehr dünn, dort liegen die Keimstellen, durch die nach der Bestäubung der Pollenschlauch mit den männlichen Keimzellen austritt. Anzahl, Form und Anordnung dieser Keimstellen ist ebenfalls typisch. Sind sie spaltenförmig (Keimspalten), nennt man das Pollenkorn *colpat*. Bei rundlichen Poren (Keimporen) heißt es *porat*. Die Anzahl der Keimstellen wird in der Bezeichnung vorangestellt, z. B. bei drei Keimporen ist das Pollenkorn triporat. Nicht nur in der Drogenanalytik, sondern beispielsweise auch in der Qualitätsprüfung von Honig sind die Pollenkörner ein wichtiges Merkmal. Durch sie kann bestimmt werden, ob z. B. ein Lindenblütenhonig tatsächlich hauptsächlich von Lindenblüten stammt und diesen Namen zu Recht trägt.

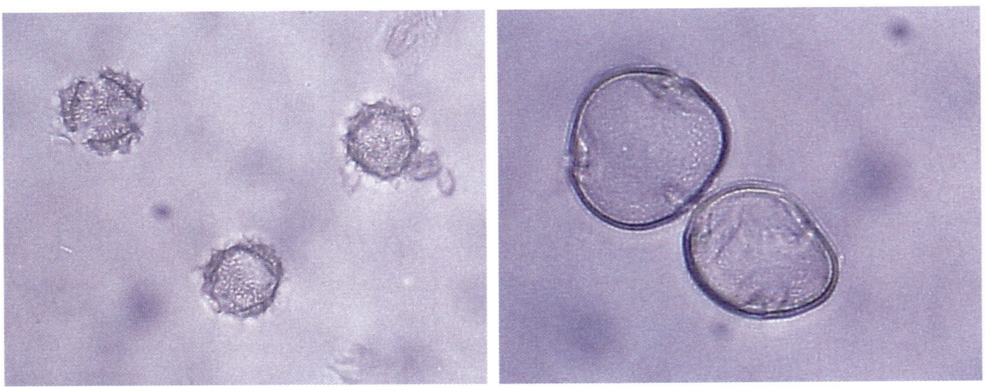

Abb. 4.5-3: Pollenkörner

Ein anderes, häufig in Drogenmonographien aufgeführtes Merkmal stammt aus der Wand des Pollensacks, dem *Endothecium* (Abb.4.5-4). Darunter versteht man die innere Wand des Pollensacks, sie heißt auch Faserschicht oder Faserzellschicht. Diese Schicht stülpt sich beim Öffnen der Pollensäcke nach außen, die Pollenkörner werden freigesetzt. Die Endotheciumzellen haben typische leistenförmige Celluloseauflagerungen, die z. B. stern- oder netzförmig sein können. Im mikroskopischen Bild sind sie in der Aufsicht als Stern- oder Netzendothecium gut zu erkennen.

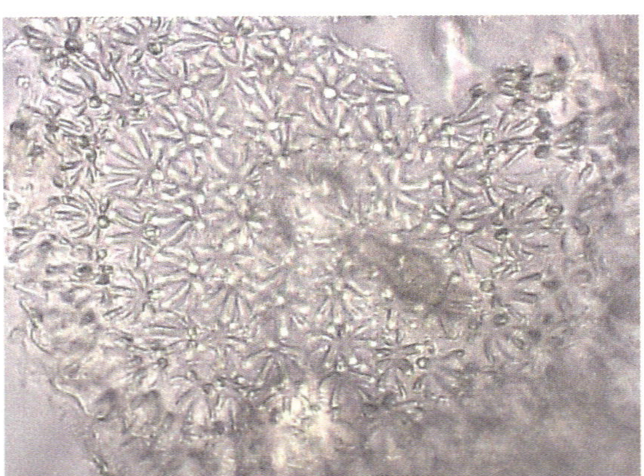

Abb. 4.5-4: Sternendothecium

> **Merke**
> Der männliche Teil der Blüte besteht aus den Staubblättern mit den Pollenkörnern.

Der weibliche Teil der Blüte ist das *Gynoeceum*. Darunter wird die Gesamtheit der *Fruchtblätter (Karpelle)* verstanden. Bei den bedecktsamigen Pflanzen wird aus ihnen ein *Stempel (Pistill)* gebildet (Abb.4.5-5).

Wenn der Stempel aus *einem* Fruchtblatt entsteht, wobei mehrere solcher freien Fruchtblätter in einer Blüte vorhanden sein können, nennt man ihn ein *chorikarpes Gynoezeum*. Verwachsen *mehrere* Fruchtblätter zu einem Stempel, heißt er *coenokarpes Gynoezeum*. Der Stempel besteht aus drei Teilen. Die Narbe (Stigma) ist die Auffangzone für die Pollenkörner, deswegen ist sie klebrig und papillös. Im mikroskopischen Bild findet man bei Blütendrogen häufig Bruchstücke der Narbe mit papillöser Epidermis. Der *Griffel (Stylus)* ist der mehr oder weniger lange stielförmige Teil des Stempels. Am unteren Ende sitzt der *Fruchtknoten (Ovarium)* mit einer oder mehreren Samenanlagen mit den Eizellen.

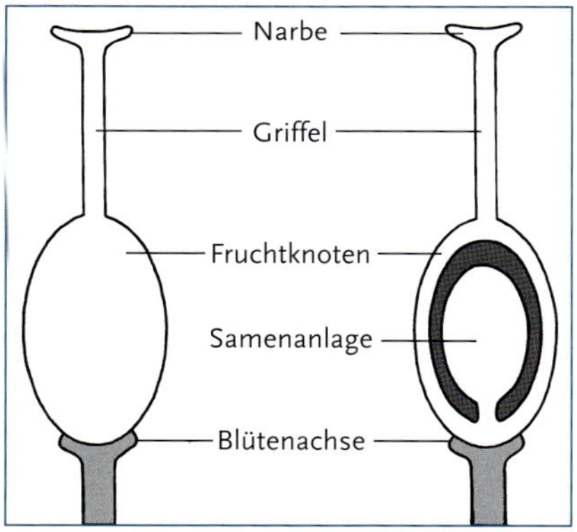

Abb. 4.5-5: Stempel

> **Merke**
> Der weibliche Teil der Blüte besteht aus den Fruchtblättern, die den Stempel bilden.

Je nach Anordnung des Fruchtknotens unterscheidet man ober-, mittel- und unterständige Fruchtknoten (Abb.4.5-6). Der *oberständige Fruchtknoten* sitzt oberhalb der Ansatzstellen der übrigen Blütenorgane, z. B. bei der Tulpe und dem Mohn. Der *mittelständige Fruchtknoten* ist etwas in die Blütenachse eingesenkt, aber nicht mit ihr verwachsen. Die übrigen Blütenteile setzen am Rand der Blütenachse an, z. B. bei der Rose. Der *unterständige Fruchtknoten* sitzt vollständig in der Blütenachse und ist mit ihr verwachsen. Er sitzt unterhalb der übrigen Blütenorgane, z. B. beim Apfel. Die Stellung des Fruchtknotens hat Auswirkungen auf die Fruchtbildung. Bei mittel- und unterständigen Fruchtknoten beteiligt sich die Blütenachse an der Fruchtbildung, besteht z. B. das Fruchtfleisch des Apfels aus der fleischig gewordenen Blütenachse.

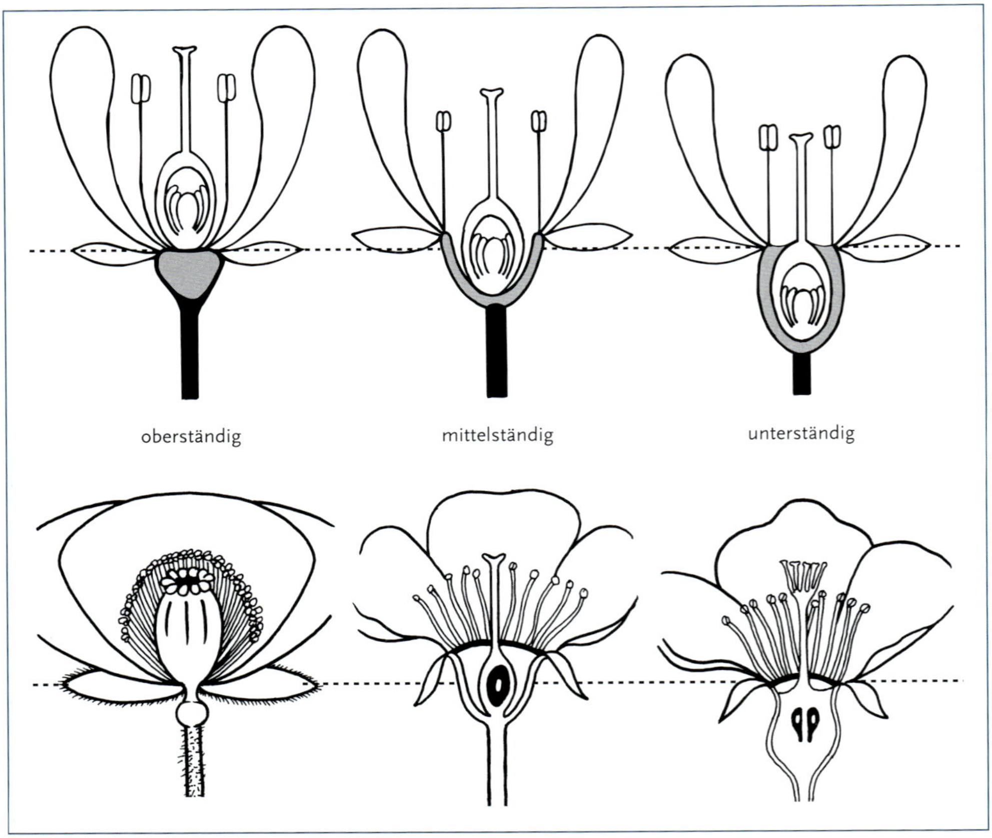

Abb. 4.5-6: Verschiedene Anordnung des Fruchtknotens

Normalerweise haben Blüten sowohl Staubgefäße als auch Stempel, d.h. sie sind zwittrig. Es gibt aber auch Blüten, die eingeschlechtlich sind. Die weiblichen Blüten haben nur Stempel, die männlichen Blüten nur Staubgefäße. Zu den männlichen Blüten gehören z. B. die Birkenkätzchen, die im Frühjahr den gelben Blütenstaub (Pollenkörner) mit dem Wind verbreiten. Sitzen nun männliche und weibliche Blüten auf einer Pflanze, nennt man diese Pflanze *einhäusig* (monözisch). Beispiel: Birke. Sind die weiblichen und männlichen Blütenteile vollständig getrennt, existiert von einer Pflanzenart eine weibliche Pflanze mit nur weiblichen Blüten und eine männliche Pflanze mit nur männlichen Blüten. Diese Pflanze heißt dann *zweihäusig* (diözisch). Beispiel: Große Brennnessel, Hopfen.

Merke
Eine einhäusige Pflanze hat männliche und weibliche Blüten, bei zweihäusigen Pflanzen gibt es eine weibliche und eine männliche Pflanze.

4.5.2 Blütenstände (Infloreszenzen)

Viele Pflanzen haben entweder nur eine Blüte pro Pflanze, z. B. die Tulpe, oder die Blüten sind gleichmäßig über die Pflanze verteilt, z. B. Apfel. Die Blüten können sich aber auch an einem Sprossabschnitt, meist der Spitze, sammeln und einen *Blütenstand (Infloreszenz)* bilden. Die einzelnen Blüten sitzen in den Achseln von Hochblättern (Tragblättern), die häufig sehr klein sind und kaum auffallen. Der übrige Teil der Pflanze hat auch zur Zeit der Blüte nur Laubblätter; damit ist eine deutliche Trennung der Bereiche zu erkennen. Beispiel: Holunder. Die Blütenstandsformen werden je nach Art ihrer Verzweigung unterschieden.

Traubige (racemöse) Blütenstände ähneln der monopodialen Verzweigung der Sprossachse (Abb.4.5-7). Die Hauptachse, auch Blütenstandsachse genannt, wächst während der Entwicklung des Blütenstandes immer weiter, die Seitenachsen sind kürzer. Grundform ist die Traube, bei der an der Hauptachse gestielte Einzelblüten sitzen. Beispiel: Maiglöckchen. Von dieser Grundform lassen sich die weiteren traubigen Blütenstände ableiten. Bei der Ähre sitzen die Einzelblüten ungestielt an der Hauptachse. Beispiel: Spitzwegerich. Das Kätzchen ist eine Ähre mit herabhängender Hauptachse und ungestielten männlichen oder weiblichen Blüten. Beispiel: Birkenkätzchen. Beim Kolben ist die Hauptachse verdickt und trägt ebenfalls ungestielte Blüten. Beispiel: Mais. Ist der Kolben gestaucht, ist ein Blütenköpfchen oder Blütenkörbchen entstanden. Beispiele: Kamille, Sonnenblume, Löwenzahn. Auf der verbreiterten Blütenachse, dem Blütenboden, sitzen viele ungestielte Einzelblüten. Bei der Dolde sind die Internodien der unverdickten Hauptachse stark verkürzt. Es sieht dann so aus, als ob die gestielten Einzelblüten an der Spitze sitzen. Beispiel: Efeu.

Zusammengesetzte traubige Blütenstände leiten sich ebenfalls von der Grundform Traube ab. Die gestielten Einzelblüten werden hier jedoch durch kleine Blütenstände ersetzt. Bei der Rispe sind die Einzelblüten der Traube durch kleine Trauben ersetzt. Beispiele: Flieder, Wein. Die Doppeldolde entspricht der Grundform Dolde, jede Einzelblüte ist hier durch ein Döldchen ersetzt. Beispiele: Fenchel, Anis, Kümmel. Der Ebenstrauß ist ein Blütenstand, bei dem die Einzelblüten in einer Ebene stehen, weil die Blütenstiele ungleich lang sind. Je nach Aufbau heißen diese Blütenstände dann Schirmrispe, z. B. beim Holunder, oder Schirmtraube, z. B. bei der Schleifenblume.

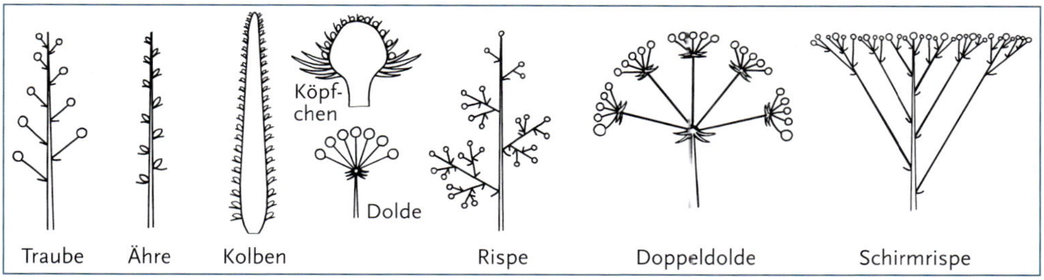

Abb. 4.5-7: Racemöse Blütenstände

> **! Merke**
> Die racemösen Infloreszenzen leiten sich von der Grundform der Traube ab.

Zymöse Blütenstände ähneln der sympodialen Verzweigung (Abb.4.5-8). Die Hauptachse hört auf zu wachsen und endet mit einer Blüte. Unter dieser Blüte entspringen eine oder mehrere Seitenachsen, die auch nur kurze Zeit wachsen, eine Endblüte bilden und sich dann wieder verzweigen. Nach der Zahl der Seitenachsen, die gebildet werden, unterscheidet man verschiedene zymöse Blütenstände. Beim Monochasium setzt immer nur eine Seitenachse die Bildung des Blütenstandes fort. Beispiel: Gladiole. Wenn zwei Seitenachsen die Blütenstandsbildung fortsetzen, wird sie Dichasium genannt. Beispiel: Nelkengewächse. Sind es mehr als zwei Seitenachsen, ist es ein Pleiochasium. Beispiel: Wolfsmilch.

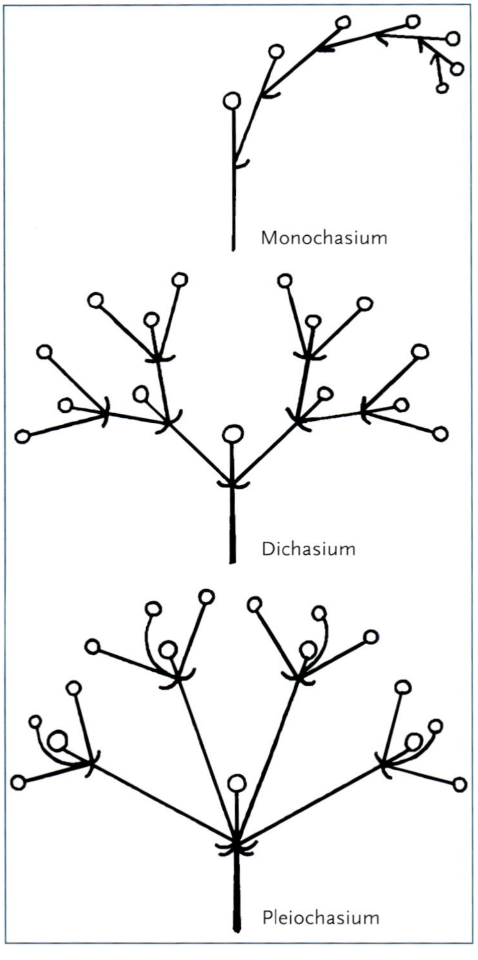

Abb. 4.5-8: Zymöse Blütenstände

> **Merke**
> Die zymösen Infloreszenzen ähneln der sympodialen Verzweigung.

4.6 Frucht und Samen

Aus den Blüten entwickeln sich bei bedecktsamigen Pflanzen Früchte, die einen oder mehrere Samen enthalten. Die Frucht wird deshalb als Blüte im Zustand der Samenreife definiert.

4.6.1 Entwicklung der Frucht

Nach Bestäubung und Befruchtung entwickelt sich aus dem Fruchtknoten die Frucht, teilweise sind auch noch andere Blütenteile an der Fruchtbildung beteiligt (Abb.4.6.-1). Aus der Fruchtknotenwand entsteht die Fruchtwand (Perikarp). Sie ist häufig mehrschichtig aufgebaut. Die äußere Schicht heißt Exokarp, die Mittelschicht Mesokarp, die innere Endokarp. Aus der Samenanlage entwickelt sich der Samen, der aus Samenschale (Testa), Nährgewebe (Endosperm) und Embryo besteht. Der Embryo ist das fertige „Pflanzenbaby“ mit Keimblättern (Kotyledonen), Keimachse (Hypokotyl) und Keimwurzel. Der Begriff Samen darf hier nicht missverstanden werden im Sinne von männlichen Keimzellen.

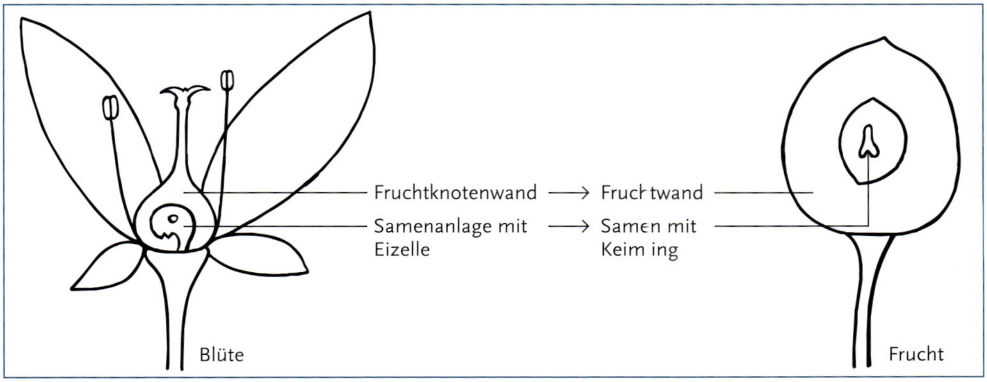

Abb. 4.6-1: Entwicklung der Frucht

> **Merke**
> Eine Pflanzenfrucht besteht aus Fruchtwand (Perikarp) und einem oder mehreren Samen.

4.6.2 Einteilung der Früchte

Die Früchte kann man nach ihrer Öffnungsweise einteilen. Schließfrüchte, z. B. die Kirsche, sind im Zustand der Reife geschlossen und umhüllen den oder die Samen. Spring- oder Streufrüchte, z. B. die Mohnkapsel, haben meist eine trockene Fruchtwand, öffnen sich und streuen den oder die Samen aus. Besondere Fruchtformen sind Sammelfrüchte, Scheinfrüchte und Fruchtstände.

Die Fruchtwand der *Schließfrüchte* umhüllt einen oder mehrere Samen und kann unterschiedlich aufgebaut sein: holzig, saftig, teilweise deutlich mehrschichtig (Abb.4.6-2). Zu den Schließfrüchten gehören Nussfrüchte, Beerenfrüchte, Steinfrüchte und Spaltfrüchte.

> **!** **Merke**
> Bei Schließfrüchten bleibt die Fruchtwand im Zustand der Reife geschlossen.

Bei *Nussfrüchten* ist die Fruchtwand verholzt und umhüllt einen Samen. Die Samenschale ist nicht mit der Fruchtwand verwachsen, sondern der Samen liegt lose im Innenraum. Nur wenige der „Nüsse", die verzehrt werden, sind auch im botanischen Sinn Nüsse. Eine echte Nussfrucht ist die Haselnuss. Sonderformen der Nussfrüchte sind die *Achäne* und die *Karyopse*. Hier sind Fruchtwand und Samenschale miteinander verwachsen. Die Achäne, z. B. der Sonnenblumen"kern", entsteht aus einem unterständigen Fruchtknoten. Die Karyopse, z. B. das Weizenkorn, entsteht aus einem oberständigen Fruchtknoten.

Beerenfrüchte, z. B. die Heidelbeere, haben eine große Bedeutung als Obst und Gemüse, denn die Fruchtwand ist teilweise fleischig und kann gegessen werden. Das Exokarp ist meist häutig, die übrige Fruchtwand fleischig, darin liegen mehrere bis viele Samen. Zu den Beerenfrüchten gehören auch Stachelbeere, Kiwi, Weintraube, Tomate, Paprika. Sonderformen der Beeren sind die Panzerbeeren mit einem festen Exokarp, z. B. die Gurke und der Kürbis. Auch die Zitrusfrüchte zählen zu den Beeren. Die äußere orangefarbene oder gelbe Hülle mit den lysigenen Ölbehältern, die das ätherische Öl enthalten, ist das *Exokarp*. Darauf folgt das weiße, wattige *Mesokarp*. Das *Endokarp* bildet die häutigen Spalten. Das eigentliche Fruchtfleisch besteht aus Saftschläuchen, darin eingebettet liegen die Samen.

Steinfrüchte, z. B. die Kirsche, liefern wie die Beeren viele wertvolle Nahrungsmittel. Die Fruchtwand ist deutlich dreischichtig aufgebaut. Das Exokarp ist häutig und das Mesokarp fleischig. Das Endokarp ist holzig, umschließt den einzelnen Samen und bildet den steinharten Kern dieser Früchte. Beim Pfirsich ist dieser Aufbau oft gut zu erkennen, weil sich hier der Kern beim Teilen der Frucht öffnet und der mandelähnliche Samen im harten Endokarp liegend zu sehen ist. Andere Steinfrüchte sind Aprikose, Pflaume, Nektarine (Kreuzung aus Pflaume und Pfirsich), Olive.

Wichtige Arzneidrogen, wie Fenchel, Anis, Kümmel bestehen aus *Spaltfrüchten*. Diese bleiben während der Reifung miteinander verbunden und trennen sich erst in Teilfrüchte, wenn sie reif sind. Der Kümmel besteht aus zwei Achänen (Doppelachäne), die im unreifen Zustand eine kugelige Frucht bilden. Wenn die Früchte reif sind, trennen sich die sichelförmigen Teilfrüchte voneinander. Beim Koriander bleiben die Teilfrüchte zusammen, die Frucht ist kugelrund.

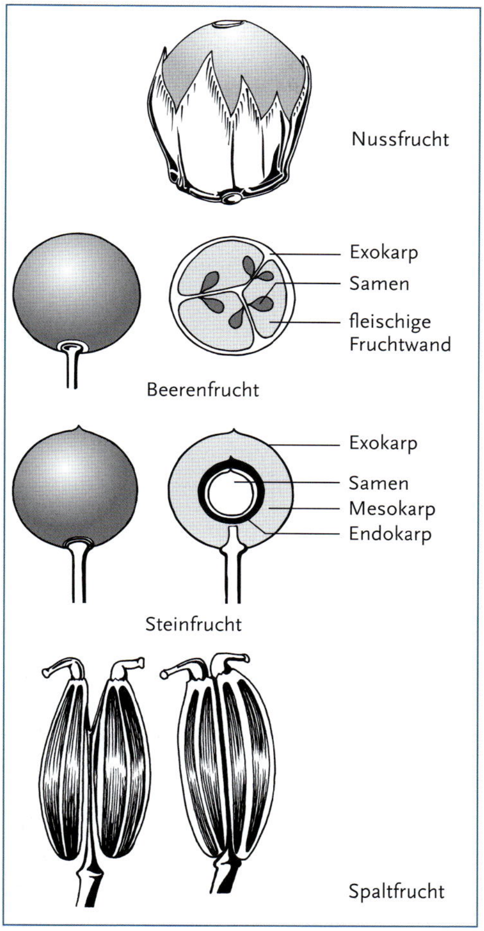

Abb. 4.6-2: Schließfrüchte

Spring- und Streufrüchte haben im Reifezustand eine trockene Fruchtwand. Sie entstehen aus einem bis mehreren Fruchtblättern und öffnen sich auf unterschiedliche Art, um den oder die Samen frei zu geben (Abb.4.6-3). Zu den Springfrüchten gehören Kapselfrüchte, Hülsenfrüchte, Balgfrüchte und Schoten.

Merke
Spring-, Streufrüchte öffnen in der Reife ihre Fruchtwand und der oder die Samen werden ausgestreut.

Kapselfrüchte, z. B. die Rosskastanie, bilden sich aus einem Fruchtknoten, der durch Verwachsung mehrerer Fruchtblätter entstanden ist (coenokarpes Gynoeceum). Je nach der Öffnungsweise der Kapseln unterscheidet man beispielsweise die Porenkapsel beim Mohn oder die Spaltkapsel bei der Rosskastanie. Bei den Kastanien, die gesammelt werden, handelt es sich um die Samen mit der braunen Samenschale.

Hülsenfrüchte, z. B. Bohnen, entstehen aus einem Fruchtblatt. In der Reife teilt sich die Fruchtwand in zwei Hälften. Auch die Sennesfrüchte sind Hülsenfrüchte, sie werden oft fälschlich als Schoten bezeichnet. Die grüne Bohne ist die unreife Bohnenfrucht. Hier ist die Fruchtwand noch saftig und dient als Gemüse. Wenn die Bohne reif geworden ist, wird die Fruchtwand trocken, die Samen sind fertig entwickelt und werden als weiße oder dicke Bohnen verwendet. Die trockene Fruchtwand liefert die Droge Bohnenschalen (Phaseoli pericarpium).

Auch die *Balgfrüchte*, z. B. beim Sternanis oder der Frucht der Christrose, werden nur aus einem Fruchtblatt gebildet. Im Unterschied zur Hülsenfrucht öffnen sie sich nur auf einer Seite, die Fruchtwand sieht dann aus wie ein kleines Schiffchen. Beim Sternanis liegt ein Samen darin, bei der Christrose sind es mehrere.

Schoten, z. B. des Senfes oder des Schöllkrauts, werden aus zwei Fruchtblättern gebildet, die als Besonderheit eine falsche Scheidewand haben. Wenn die Schote reif ist, klappen die beiden Fruchtblätter auf und es bleibt ein Rahmen mit der Scheidewand und den anhängenden Samen übrig.

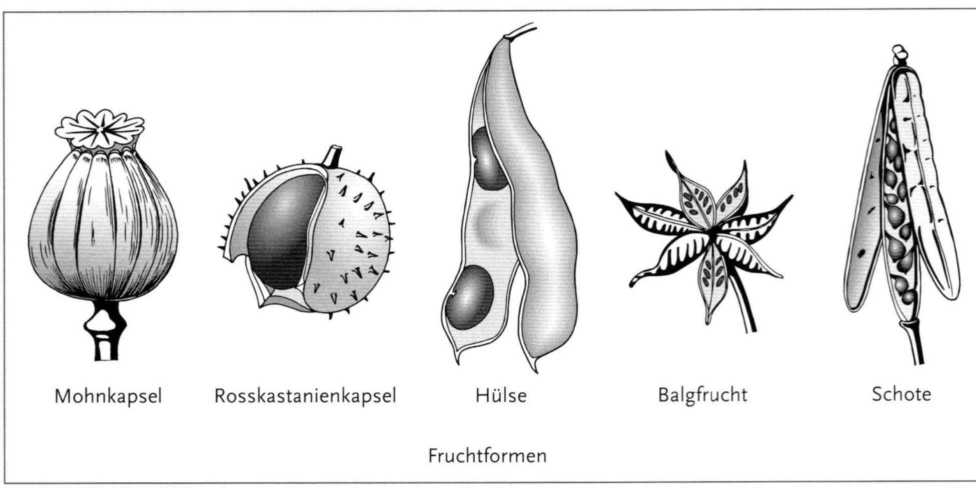

Abb. 4.6-3: Spring-, Streufrüchte

Bei *unechten Früchten* sind außer dem Fruchtknoten noch andere Blütenteile an der Fruchtbildung beteiligt, häufig die Blütenachse.

Sammelfrüchte, z. B. Himbeeren, bestehen aus vielen kleinen Einzelfrüchten, die zusammenhängen und die Gesamtfrucht bilden (Abb.4.6-4). Eine solche Frucht geht aus einer einzigen Blüte mit vielen kleinen Stempeln hervor. Je nach Fruchttyp der kleinen Einzelfrüchte wird die Sammelfrucht unterschiedlich bezeichnet. Die Erdbeere ist eine Sammelnussfrucht. Die kleinen harten Kugeln auf der Oberfläche der Erdbeere sind einzelne Nussfrüchte. Die Blütenachse wird hier fleischig und schmackhaft. Himbeere und Brombeere sind Sammelsteinfrüchte, denn die einzelnen, saftigen Kugeln sind Steinfrüchte. Sie sitzen an einer kegelförmigen Blütenachse, von der sich die Himbeere leicht löst.

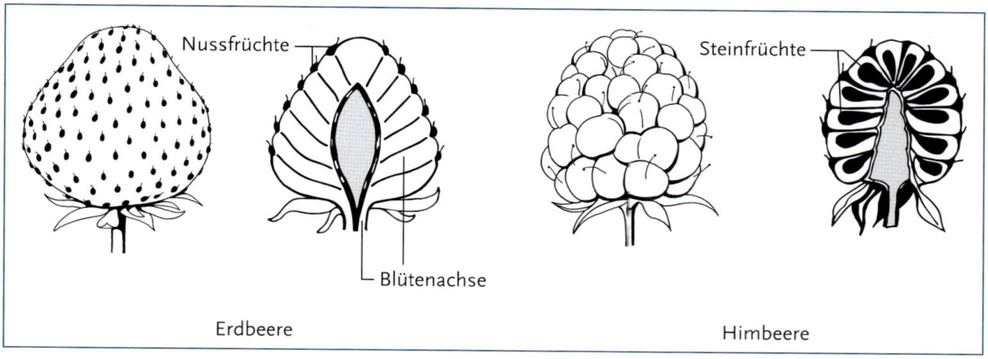

Abb. 4.6-4: Sammelfrüchte

> **Merke**
> Sammelfrüchte entwickeln sich aus einer Blüte mit vielen kleinen Stempeln.

Bei *Scheinfrüchten*, z. B. dem Apfel, bildet die Blütenachse einen wesentlichen Teil der Frucht (Abb.4.6-5). Der Fruchtknoten ist häufig unterständig und schon von der Blütenachse umgeben. Während der Fruchtentwicklung wird dann die Blütenachse fleischig und die eigentliche Frucht liegt im Inneren der Frucht. Beispiel: Das Kerngehäuse des Apfels ist eine Sammelbalgfrucht, umgeben vom „Fruchtfleisch".

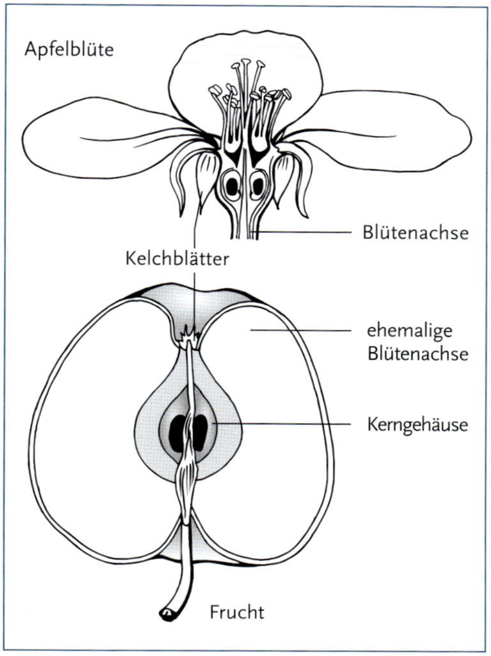

Abb. 4.6-5: Scheinfrucht Apfel

> **Merke**
> An der Bildung der Scheinfrüchte ist meist die Blütenachse beteiligt.

Im Unterschied zur Sammelfrucht entsteht ein *Fruchtstand* aus einem Blütenstand. Beispiel: Ananas. Es sind viele Einzelblüten, die Blütenstandsachse und die Hochblätter an der Fruchtbildung beteiligt (Abb.4.6-6). Der Fruchtstand sieht wie eine Einzelfrucht aus.

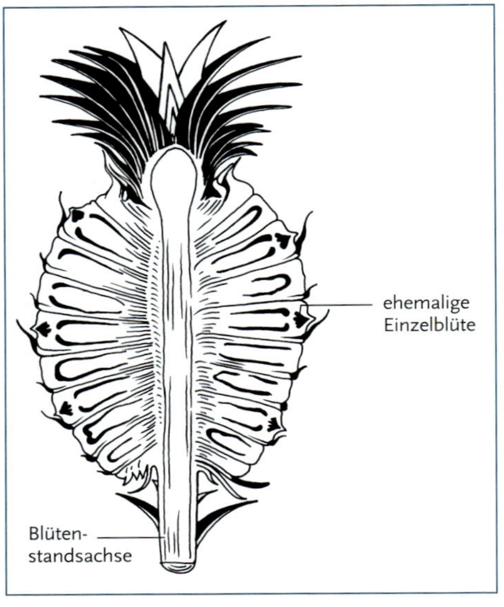

Abb. 4.6-6: Fruchtstand Ananas

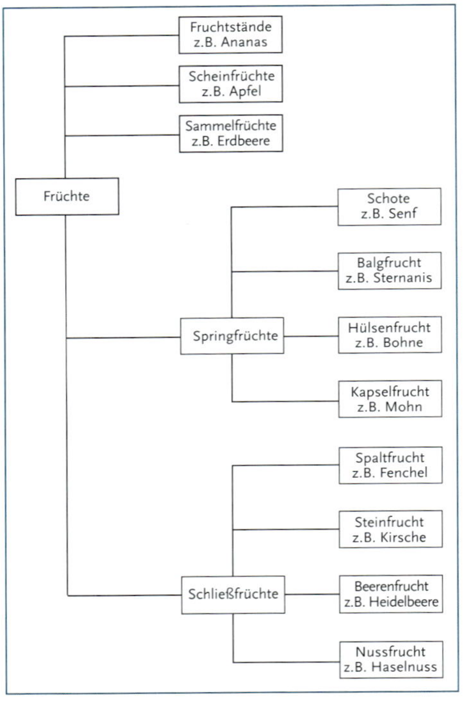

Abb. 4.6-7: Übersicht Fruchtsystematik

> **Merke**
> Ein Fruchtstand entwickelt sich aus einem Blütenstand.

4.7 Aufgaben

M 1. Ergänzen Sie:
Der Pflanzenkörper der höheren Pflanzen heißt .... Er besteht aus drei Grundorganen: .... Der Stängel übernimmt den Transport von .... und .... von der Wurzel zu den Blättern. Er richtet die Blätter zum .... aus. Die Sprossabschnitte zwischen den Ansatzstellen der Blätter heißen.................... . An der Blattansatzstelle sitzt eine ...., aus der später ein .... wird.

M 2. Sind folgende Aussagen richtig oder falsch:

- **A** Die Bildung von neuem Leit- und Festigungsgewebe nennt man sekundäres Dickenwachstum.
- **B** Bei Pflanzen, die ein sekundäres Dickenwachstum durchführen, sind die Leitbündel im grünen Stängel verstreut angeordnet.
- **C** Das Kambium im offen kollateralen Leitbündel ist mit für die Stammbildung zuständig.
- **D** Alle Zellen, die vom Kambiumring nach innen abgegliedert werden, nennt man Bast.
- **E** Das Holz besteht aus Wasserleitungsbahnen, Parenchym und Bastfasern.
- **F** In der sekundären Rinde findet man Phloemelemente zum Transport der Stoffwechselprodukte.
- **G** Das Abschlussgewebe der sekundären Sprossachse ist das Korkgewebe.

M 3. a) Nennen Sie den Fachbegriff für die seitliche Verzweigung.
b) Erklären Sie Monopodium und Sympodium.

M 4. Welche verschiedenen Bedeutungen hat der Begriff Kraut?

M 5. Welcher Unterschied besteht jeweils zwischen

- Kräutern und Stauden
- Halbsträuchern und Sträuchern
- Sträuchern und Bäumen

M 6. Welche Aufgaben erfüllt das Blatt?

M 7. Beschreiben Sie den äußeren Aufbau des Blattes.

M 8. Ergänzen Sie:
Die ersten Blätter einer Pflanze sind die .... Es folgen die ersten Laubblätter, die .... heißen. Die Hauptmasse der Blätter machen die .... aus, die die typische Form haben. Oberhalb der Laubblattzone im Blütenbereich sitzen die ....

M 9. Definieren Sie: Blattdimorphismus, Anisophyllie.

M 10. Vervollständigen Sie die Sätze:
Der Unterschied zwischen einfachen und geteilten Blättern ist, ... Ein zusammengesetztes Blatt besteht aus ....

M 11. Beschreiben Sie den Aufbau eines bifazialen Blattquerschnittes. Welcher Unterschied besteht zum äquifazialen Aufbau ?

M 12. Welche Aufgaben erfüllt die Wurzel?

M 13. Wie ist der Querschnitt einer primären Wurzel im Bereich der Wurzelhaarzone aufgebaut?

M 14. Wie ist eine sekundäre Wurzel aufgebaut?

M 15. Warum bilden Pflanzen Metamorphosen?

M 16. Nennen Sie weitere Begriffe für den Wurzelstock. Beschreiben Sie ihn.

M 17. Aus welchen Teilen besteht eine Blüte?

M 18. Ergänzen Sie: Die Gesamtheit der Staubblätter heißt .... Sie bilden den .... Teil der Blüte. Ein Staubblatt besteht aus.............. und .... am oberen Ende. Dieser teilt sich in zwei ...., die wiederum je zwei Pollensäcke mit den .... enthalten. Ein Staubblatt enthält insgesamt .... (Zahl) Pollensäcke.

M 19. Welche Merkmale von Pollenkörnern sind für die Drogenanalytik wichtig?

M 20. Ergänzen Sie:
Die Gesamtheit der Fruchtblätter heißt .... Sie bilden den .... Teil der Blüte. Bei den bedecktsamigen Pflanzen wird aus den Fruchtblättern ein .... gebildet. Er besteht aus drei Teilen: ...., ..., ... Im unteren Teil befinden sich die .... mit den ....

M 21. Was sind eingeschlechtliche Blüten? Welcher Unterschied besteht zwischen monözischen und diözischen Pflanzen?

M 22. Beschreiben Sie einen Blütenstand allgemein. Wie werden Blütenstände eingeteilt?

M 23. Wie ist die Frucht der bedecktsamigen Pflanzen aufgebaut?
Ergänzen Sie:
Die Frucht entwickelt sich aus der .... Aus der Fruchtknotenwand entsteht die .... Sie kann aus mehreren Schichten bestehen: ...., ..., ... Aus der Samenanlage entwickelt sich der .... Er besteht aus ...., ..., ...

M 24. Wie werden die Früchte eingeteilt?

M 25. Ordnen Sie zu:

1 Nuss	A) Bildung aus einem Fruchtblatt, in der Reife Öffnung an einer Seite
2 Beere	B) Exokarp häutig, Mesokarp fleischig, Endokarp steinhart, umhüllt einen Samen
3 Steinfrucht	C) Fruchtwand verholzt, einsamig
4 Spaltfrucht	D) 2 Fruchtblätter klappen auf, hinterlassen Rahmen mit Samen daran
5 Schote	E) Schließfrucht
6 Kapsel	F) Spring-, Streufrucht
7 Balgfrucht	G) Bildung aus coenocarpem Gynoeceum, unterschiedliche Öffnungsweise
8 Hülsenfrucht	H) Exokarp häutig, sonst Perikarp fleischig, mehrere Samen
	I) Bildung aus einem Fruchtblatt, in der Reife Teilung in zwei Hälften
	K) Im Reifezustand Trennung in Teilfrüchte

M 26. Aus wie viel Blüten entsteht eine Sammelfrucht?

M 27. Warum ist der Apfel eine Scheinfrucht?

M 28. Was ist ein Fruchtstand?

5 Systematik

5.1 Botanische Nomenklatur

Jede Pflanze hat eine international gültige, wissenschaftliche Bezeichnung, z. B. heißt der „Gemeine Frauenmantel" *Alchemilla vulgaris*. Diese verhindert Verwechslungen, denn landessprachliche Bezeichnungen sind nicht unbedingt auf andere Länder zu übertragen. So heißt beispielsweise die Pflanze, die in Deutschland „Frauenmantel" genannt wird, in Dänemark „Löwenfuß".

Die wissenschaftliche Bezeichnung einer Pflanze (und auch eines Tieres) ist ein lateinischer Name aus zwei Wörtern, deshalb wird das Bezeichnungssystem „Binäre Nomenklatur" genannt. Es geht auf den Botaniker Linné zurück, der vor über 250 Jahren diese Namensgebung einführte und die bis heute gültig ist. An erster Stelle des Pflanzennamens steht der Gattungsname als Substantiv. Beispiel: *Alchemilla*. An zweiter Stelle steht ein Adjektiv als so genanntes Artepithet. Beispiel: *vulgaris*. Eine Pflanze wird erst durch diesen zweiteiligen Namen eindeutig bezeichnet. Zu der wissenschaftlichen Pflanzenbezeichnung gehört der Autorenname, z. B. *Alchemilla vulgaris* L. oder *Betula pendula* ROTH (Hängebirke). Der Name wird oft in Großbuchstaben geschrieben oder bei bekannten Botanikern abgekürzt (L. = Linné). Er weist auf den Wissenschaftler hin, der die Pflanze als Erster beschrieben und ihr den Namen gegeben hat. Bei einigen Pflanzen wird hinter der wissenschaftlichen Bezeichnung ein weiterer lateinischer Name aufgeführt. Dabei handelt es sich um ein Synonym. Ein anderer Wissenschaftler hat die Pflanze dann unter einem anderen Namen beschrieben, der gebräuchlich, aber nicht gültig ist. Beispiel: *Centaurium erythraea* RAFN. [*Centaurium minus* MOENCH] – Echtes Tausendgüldenkraut.

Das Arzneibuch verwendet in den Drogenmonographien die wissenschaftlichen Namen der Pflanzen, um die Herkunft der Droge eindeutig festzulegen. Die Pflanze, von der eine Droge gewonnen werden darf, heißt auch Stammpflanze.

> **!** **Merke**
> Die wissenschaftliche Bezeichnung, der Artname, einer Pflanze besteht aus zwei Wörtern: Gattungsname und Artepithet (Beiname).

5.2 Systematik

Systematik und Taxonomie beschäftigen sich mit der verwandtschaftlichen Beziehungen des Pflanzenreiches. Sie ordnen die etwa 400.000 verschiedenen Pflanzenarten in das natürliche System ein, um eine Übersicht zu erreichen. Vergleichbar ist dies mit einem Schubladensystem oder dem Anlegen eines Inhaltsverzeichnisses mit Ordnern und Unterordnern in einem Computer.

Wichtige Merkmale zur Erkennung der Verwandtschaft zwischen Pflanzen liefert die Morphologie, hier besonders der Blütenaufbau. Daraus leiten sich viele Pflanzenfamiliennamen ab. Beispiele: Lippenblütler, Korbblütler. Bei der Einordnung der Pflanzen in das „natürliche System" begnügt man sich nicht nur mit diesen äußeren Merkmalen, sondern zieht auch anatomische, histologische und cytologische Merkmale heran. Die Phytochemie, die Chemie der Pflanzeninhaltsstoffe, liefert ebenfalls wichtige Hinweise auf Verwandtschaften. Es werden auch noch eine Reihe anderer Wissensgebiete herangezogen, vor allem entwicklungsgeschichtliche Zusammenhänge, um die Pflanzen in das natürliche System einzuordnen. Dies führt immer wieder zu Änderungen des Schubladensystems und der systematischen Einordnung von Pflanzen. Eine neue Systematik beruht auf der Analyse von DNA-Sequenzen (molekulare Phylogenetik) und hat zu weitreichenden Änderungen geführt. Beispiel: Die Lindenarten gehörten früher zur Familie der Tiliaceae, heute gehören sie zu den Malvaceae. Die Pflanzensystematik verändert sich weiter, ein abschließendes System gibt es nicht.

Systematik
Die Eukaryoten (alle Einzeller und vielzellige Pflanzen und Tiere mit echtem Zellkern) werden in Großgruppen eingeteilt, zu denen die Plantae-Landpflanzen gehören. Die Landpflanzen teilen sich in die Abteilungen Moose und Gefäßpflanzen (Tracheophyta) auf. Der Name „Gefäß"pflanzen beruht auf den Leitbündeln in den Pflanzen, die Wasser und Nährstoffe transportieren. Gefäßpflanzen sind aus den Grundorganen Sprossachse, Blatt und Wurzel aufgebaut.

Innerhalb einer Abteilung wird die „Schublade" Abteilung in Fächer eingeteilt, die Unterabteilung, Klasse, Unterklasse, Ordnung, Familie, Gattung und Art heißen. Schublade und jedes Fach bekommen einen besonderen Namen mit einer vorgeschriebenen Namensendung, so enden alle Pflanzenfamiliennamen auf –aceae, alle Ordnungsnamen auf –ales. Damit kann man, wenn man die lateinische Bezeichnung liest, sofort erkennen, um welche Schublade bzw. um welches Fach es sich handelt. Die einzelnen Pflanzen werden in dieses System eingeordnet.

Beispiel: Echter Lavendel – *Lavandula angustifolia*
Art: *Lavandula angustifolia*
Gattung: *Lavandula*
Familie: Lamiaceae
Ordnung: Lamiales
Unterklasse: Asteridae
Gruppe: Eudikotyledonen
Klasse: Magnoliopsida (Angiospermae)
Unterabteilung: Spermatophytina (Samenpflanzen)
Abteilung: Tracheophyta (Gefäßpflanzen)
Plantae

Die Art „Echter Lavendel" gehört zur Gattung *Lavandula*. Zu dieser Gattung zählen noch andere Lavendelarten, z. B. *Lavandula spica*, der Speik-Lavendel. Die einzelnen Arten einer Gattung haben alle denselben Gattungsnamen. Sie unterscheiden sich nur durch das Artepithet voneinander. Die Gattung *Lavandula* gehört zur großen Familie der Lamiaceae. Zu dieser Familie gehören u.a. auch die Gattungen *Thymus* mit verschiedenen Thymianarten, *Salvia* mit Salbeiarten, *Mentha* mit Minzenarten. Die Familie der Lippenblütler zählt zur Ordnung der Lamiales, die eine Ordnung der Klasse der Magnoliopsida (Bedecktsamer, Blütenpflanzen) ist. Die Magnoliopsida sind der Unterabteilung der Spermatophytina (Samenpflanzen) zuzuordnen, die der Abteilung der Tracheophyta angehören.

Im Drogenkunde-Praktikum werden häufig (Eu)Dikotyledonen (zweikeimblättrige Pflanzen) und Monokotyledonen (einkeimblättrige Pflanzen) erwähnt. Die Einkeimblättrigen haben gemeinsame Merkmale: z. B. ein einzelnes Keimblatt (Name!), im Sprossquerschnitt zerstreut angeordnete Leitbündel mit einem geschlossen kollateralen Aufbau und Blätter mit Parallelnervatur. Beispiele: Weizen, Knoblauch, Maiglöckchen, Küchenzwiebel, Ingwer.

Die Zweikeimblättrigen haben zwei Keimblätter, im Sprossquerschnitt kreisförmig angeordnete Leitbündel mit oft offen kollateralem Bau und Blätter mit Netznervatur. Beispiele: Johanniskraut, Birke, Linde, Minze, Kümmel.

Für den Umgang mit Arzneipflanzen sind Kenntnisse über Gattung, Art und Familie hilfreich. Gattungsname und Artepithet kennzeichnen eindeutig die Stammpflanze; die Herkunft der Droge ist damit festgelegt. Die nahe Verwandtschaft der Pflanzen einer Familie kann für die Analytik genutzt werden. Denn wenn man weiß, zu welcher Pflanzenfamilie eine Droge gehört, kann man daraus einige Merkmale ableiten.

Beispiel: Lamiaceae – Familie der Lippenblütler (Abb.5.2-1).

Die Lippenblütler haben alle die typische Lippenblüte, die der Familie auch den Namen gegeben hat. Die wissenschaftliche Bezeichnung leitet sich von dem Gattungsnamen *Lamium*, der Gattung der Taubnesseln ab. Beispiel: *Lamium album* – Weiße Taubnessel. Die Lippenblüte entsteht durch Verwachsung der fünf Kelchblätter zu einer Röhre mit fünf Zipfeln und fünf Kronblättern, die ebenfalls miteinander verwachsen und im unteren Bereich eine Röhre bilden. Zwei Kronblätter bilden die Oberlippe, drei die Unterlippe. Die Staubblätter sind teilweise mit den Kronblättern verwachsen. Der Fruchtknoten ist oberständig. Die Blüten stehen häufig in den Blattachseln über den Stängel verteilt, die Stängel sind vierkantig und meist hohl. Ein wichtiges histologisches Merkmal der Lippenblütler sind die Drüsenschuppen, in denen das ätherische Öl produziert wird. Das Arzneibuch nennt den Drüsenhaartyp danach Lamiaceen-Drüsenschuppe. Bestimmt man nun eine Pflanze oder untersucht eine Droge, die zu den Lippenblütlern gehören soll, können daraus sofort die oben beschriebenen Merkmale abgeleitet werden.

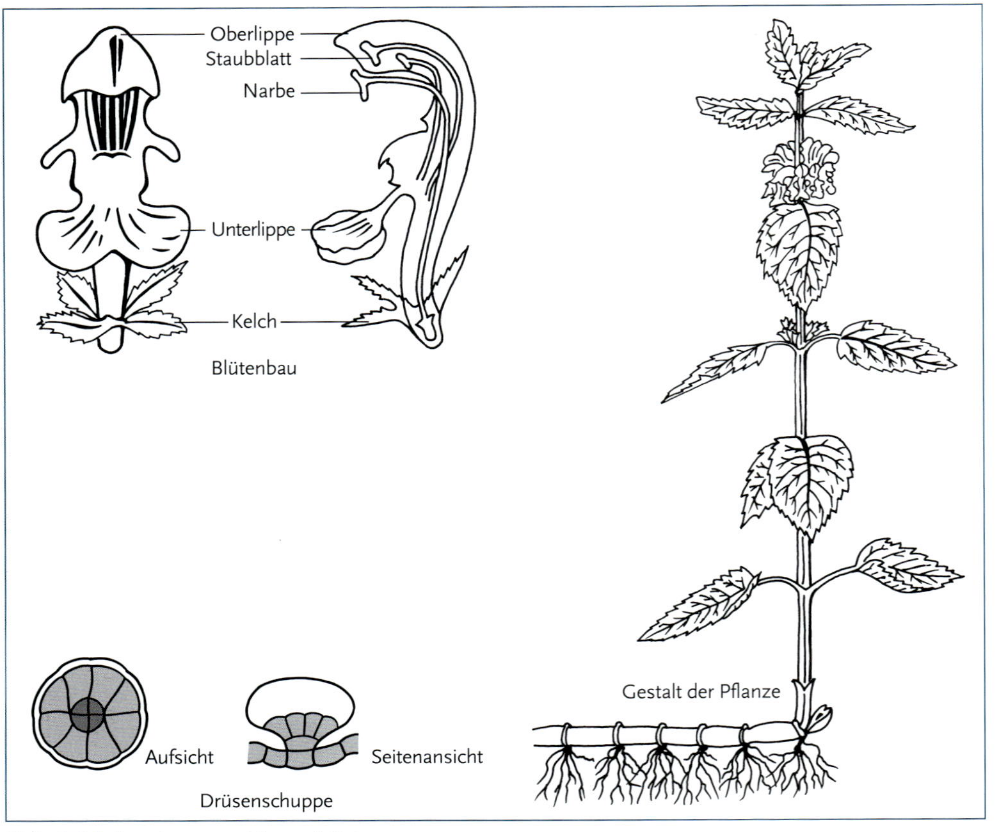

Abb. 5.2-1: Lamiaceae – Lippenblütler

5.3 Aufgaben

S 1. **Was versteht man unter der binären Nomenklatur?**

S 2. **Welche Aufgabe hat die Systematik?**

S 3. **Was ist eine Stammpflanze?**

6 Fachbegriffe – Botanik

Ähre	Traubiger Blütenstand mit ungestielten Seitenblüten
Akkrusten	Auflagerungen auf die Zellwand, z. B. Kork, Cuticula
Allorhizie	Wurzelsystem mit einer deutlichen Hauptwurzel, die Seitenwurzeln ausbildet
Amyloplasten	Zellorganelle, Stärke speichernde Leukoplasten
Anatomie	Lehre vom inneren Aufbau der Pflanze
Androeceum	Männlicher Teil der Blüte, Gesamtheit der Staubblätter
anisocytisch	Spaltöffnungstyp mit 3 bis 5 Nebenzellen, eine wesentlich kleiner als die anderen
Anisophyllie	An einem Knoten der Sprossachse sitzen ungleich große Blätter
anomocytisch	Spaltöffnungstyp mit wenigen bis vielen Nebenzellen, kein Unterschied zu Epidermiszellen
Anthere	Staubbeutel, oberer Teil des Staubblattes
äquifazial	Gleichseitig, z. B. der symmetrische Aufbau des Laubblattes
Artepithet	Beiwort, zweiter Teil des binären Pflanzennamens
Axilläre Verzweigung	Seitliche Verzweigung der Sprossachse
Balgfrucht	Streufrucht, aus einem Fruchtblatt gebildet, springt an der Verwachsungslinie auf
Bast	Sekundäre Rinde, vom Kambium beim sekundären Dickenwachstum nach außen gebildete Gewebe
Beerenfrucht	Mehrsamige Schließfrucht mit fleischiger Fruchtwand
Bifaziales Blatt	Zweigestaltig, dorsiventral, Blattaufbau mit oben liegendem Palisadenparenchym und unten liegendem Schwammparenchym
Blattachsel	Winkel, der von Stängel und daran sitzendem Blatt gebildet wird
Blattdimorphismus	Jugendblätter unterscheiden sich in der Form von Altersblättern
Blattgrund	Bereich, mit dem das Blatt am Stängel befestigt ist, z. B. unterer Teil des Blattstiels
Blattspindel	stängelartiger Teil des zusammengesetzten Blattes, an dem die Fiederblätter sitzen
Blattspreite	Flächiger Teil des Blattes
Blütenachse	gestauchter Stängelabschnitt, an dem die Blütenorgane sitzen
Blütenboden	Blütenachse, häufig verdickt oder kegelförmig in Blütenständen
Borke	Gesamtheit der abgestorbenen Korkgewebe außerhalb des intakten Korkgewebes, tertiäres Abschlussgewebe
Botanik	Wissenschaft von den Pflanzen
Brakteen	Hochblätter, Blätter zwischen Laubblättern und Blüte

Chloroplasten	Zellorganelle, grüne Plastiden, Ort der Photosynthese
chorikarp	Fruchtknoten in der Blüte wird aus einem Fruchtblatt gebildet, mehrere freie Fruchtblätter pro Blüte möglich
Chromoplasten	Zellorganelle, gelbe bis rote Plastiden
coenocarp	Fruchtknotenart, die durch Verwachsung mehrerer Fruchtblätter entsteht
Corolla	Krone, der von den Blütenblättern gebildete Teil der Blütenhülle
Cuticula	Cutinschicht auf der Epidermis, Verdunstungsschutz
diacytisch	Spaltöffnungstyp mit 2 Nebenzellen, deren gemeinsame Zellwand liegt quer zum Zentralspalt
Dichasium	Verzweigungsform, bei der die Hauptachse das Wachstum einstellt, zwei Seitenzweige setzen das Wachstum fort
diözisch	Zweihäusig, männliche und weibliche Blüten auf verschiedenen Pflanzen
Dolde	Traubiger Blütenstand, bei dem die gestielten Einzelblüten scheinbar an der Spitze der Hauptachse sitzen
Doppeldolde	Zusammengesetzter Blütenstand, Grundform Dolde, jede Einzelblüte ist durch eine Dolde ersetzt
Dorn	Feste, spitze Umwandlung der Sprossachse oder des Blattes
dorsiventral	Bifazial,Blattaufbau mit oben liegendem Palisadenparenchym und unten liegendem Schwammparenchym
Druse	Sternförmiges Gebilde aus Calciumoxalatkristallen
Ebenstrauß	Traubiger Blütenstand mit gestielten Einzelblüten in einer Ebene, Blütenstiele ungleich lang
Eckenkollenchym	Lebendes Festigungsgewebe, bei dem die Ecken der Zellen mit Cellulose verdickt sind
Embryo	Keimling, Teil des pflanzlichen Samens, besteht aus Keimachse, Keimblättern, Keimwurzel
Emergenz	Anhangsgebilde der Epidermis, Bildung aus Epidermis und darunter liegendem Gewebe, z. B. Stachel
Endodermis	Abschlussschicht im Inneren der Pflanze, z. B. in der Wurzel
Endokarp	Innere Schicht der Fruchtwand
Endosperm	Nährgewebe des Samens
Endothecium	Faserschicht, Faserzellschicht, innere Wand des Pollensacks
Epidermis	Primäres Abschlussgewebe der grünen Pflanzenteile, einzellige Schicht
Exine	Äußere Schicht des Pollenkorns
Exkret	Zellausscheidung, ohne Funktion für die Pflanze
Exodermis	Sekundäres Abschlussgewebe der Wurzel aus verkorkten Zellen
Exokarp	Äußere Schicht der Fruchtwand
Fiederblatt	Einzelblatt eines zusammengesetzten gefiederten Blattes
Filament	Staubfaden, unterer stabförmiger Teil des Staubblattes

Fruchtknoten	Unterer Teil des Stempels der Blüte, enthält Samenanlage(n) und Eizellen
Fruchtstand	Gesamtfrucht, geht aus einem Blütenstand hervor
Geschlossen kollateral	Leitbündeltyp, bei dem Siebteil und Holzteil mit einer Seite aneinandergrenzen
Griffel	Teil des Stempels der Blüte, Verbindung zwischen Narbe und Fruchtknoten
Gynoeceum	Weiblicher Teil der Blüte, Gesamtheit der Fruchtblätter
Histologie	Gewebelehre
Holz	Gesamtheit der Gewebe, die beim sekundären Dickenwachstum vom Kambium nach innen abgegeben werden
Homorhizie	Wurzelsystem, Keimwurzel stirbt ab, wird durch viele gleichberechtigte Wurzeln ersetzt
Hülsenfrucht	Springfrucht, aus einem Fruchtblatt gebildet, Öffnung an Bauch- und Rückennaht
Hypokotyl	Keimachse, Teil des Keimlings
Idioblast	Einzelzelle, die vom umgebenden Gewebe in Form und Funktion abweicht
Infloreszenz	Blütenstand
Inkrusten	Einlagerungen in die Zellwand, z. B. Holzstoffe, Gerbstoffe
Internodium	Sprossabschnitt zwischen zwei Knoten
Interzellularen	Zellzwischenräume im Grundgewebe, meist mit Luft gefüllt
isodiametrisch	Zellform, annähernd rund
Kalyptra	Wurzelhaube, Schutz des Wurzelvegetationspunktes
Kalyx	Blütenkelch aus meist grünen Kelchblättern
Kambium	Bildungsgewebe, z. B. im Leitbündel
Kantenkollenchym	Lebendes Festigungsgewebe, bei dem die Ecken der Zellen mit Cellulose verdickt sind
Kapselfrucht	Streufrucht, durch Verwachsung mehrerer Fruchtblätter entstanden, Öffnung auf verschiedene Art
Karpelle	Fruchtblätter, weiblicher Teil der Blüte
Knolle	Fleischig verdickte Spross- oder Wurzelabschnitte, dienen der Speicherung
Kolben	Traubiger Blütenstand mit verdickter Achse und ungestielten Einzelblüten
kollateral	Leitbündel, bei dem Siebteil und Holzteil nebeneinander liegen
Kollenchym	Lebendes Festigungsgewebe, stellenweise Verdickung der Zellwände mit Cellulose
Konnektiv	Verbindungsstück zwischen den Staubbeutelhälften
Körbchen	Blütenstand mit verbreiterter Blütenachse, an der viele ungestielte Einzelblüten sitzen

Korkkambium	Mittlere Schicht des Korkgewebes, für die Bildung des Korkgewebes zuständig
Kormophyten	Höhere Pflanzen mit der am weitesten entwickelten Spezialisierung der Gewebe, z. B. Samenpflanzen
Kormus	Pflanzenkörper der höheren Pflanzen aus Wurzel, Sprossachse und Blättern
Kotyledonen	Keimblätter
Kristallsand	Kleine Calciumoxalatkristalle, wie Sandkörner aussehend
Lamina	Blattspreite, flächiger Teil des Blattes
Lentizelle	Korkwarze, rundliche Öffnung im Korkgewebe zum Gasaustausch
Leukoplasten	Zellorganelle, farblose Plastiden
Lumen	Innenraum der Zelle
lysigen	Durch Auflösung von Zellen entstanden, z. B. lysigener Ölbehälter
Mark	Grundgewebe innerhalb des Leitbündelringes der Sprossachse
Markstrahl	Grundgewebe in der Sprossachse, das zwischen den Leitbündeln liegt und das Mark mit dem Rindenbereich verbindet
Meristem	Bildungs- oder Teilungsgewebe, Produktion von Zellen durch Zellteilung
Meristemoid	Bildungsgewebe, das nur aus einer Zelle besteht
Mesokarp	Mittlere Schicht der Fruchtwand
Mesophyll	Blattmittelschicht zwischen den Epidermen
Metamorphose	Gestaltumwandlung von Pflanzenteilen in Anpassung an den Lebensraum
Milchröhren	Röhren in der Pflanze, die Milchsaft enthalten, Einzelzellen oder aus mehreren Zellen gebildet
Mittellamelle	Äußere Schicht der Zellwand, gemeinsame Verbindungsschicht zweier benachbarter Zellen
Mittelständiger Fruchtknoten	Fruchtknoten, der in die Blütenachse eingesenkt, aber nicht mit ihr verwachsen ist
Monochasium	Verzweigungsform, bei der die Hauptachse das Wachstum einstellt und ein Seitenzweig das Wachstum fortsetzt
monözisch	Einhäusig, männliche und weibliche Blüten befinden sich auf einer Pflanze
Morphologie	Lehre von der äußeren Gestalt der Pflanze
Narbe	Stigma, der obere Teil des Stempels, Auffangzone für die Pollenkörner
Nervatur	Blattaderung, die aus Leitbündeln besteht
Netzgefäß	Gefäß des Holzteils mit netzartigen Verholzungen der Zellwand
Nodus	Knoten, Anheftungsstelle des Blattes an der Sprossachse
Nucleus	Zellkern
Nussfrucht	Meist einsamige Schließfrucht mit verholzter Fruchtwand

Oberständiger Fruchtknoten	Fruchtknoten steht oberhalb der übrigen Blütenorgane
Offen kollateral	Leitbündeltyp, bei dem Siebteil und Holzteil nebeneinander liegen, getrennt durch ein Leitbündelkambium
Ovarium	Fruchtknoten, unterer Teil des Stempels
Palisadenparenchym	Teil des Mesophylls zur Blattoberseite hin, besteht aus länglichen Zellen
Papille	Kegelförmige Ausstülpung einer Epidermiszelle
paracytisch	Spaltöffnungstyp mit 2 Nebenzellen, deren gemeinsame Zellwand den Zentralspalt verlängert
Parenchym	Grundgewebe, Hauptmasse der grünen Pflanzenteile
parenchymatisch	Häufige Zellform im Grundgewebe, annähernd rund
Perianth	Blütenhülle, die aus Kelch und Krone besteht
Periderm	Korkgewebe, sekundäres Abschlussgewebe aus Kork, Korkkambium, Korkrinde
Perikambium	Perizykel, äußere Schicht des Zentralzylinders der Wurzel, Bildungsgewebe
Perikarp	Fruchtwand, Außenschicht der Frucht, die die Samen umgibt
Perizykel	Perikambium, äußere Schicht des Zentralzylinders der Wurzel, Bildungsgewebe
Petalen	Kron- oder Blumenblätter der Blüte
Phellem	Kork, äußere Schicht des Korkgewebes
Phelloderm	Korkrinde, innere Schicht des Korkgewebes
Phellogen	Korkkambium, mittlere Schicht des Korkgewebes, für die Bildung des Korkgewebes zuständig
Phloem	Siebteil, Leitgewebe, Transport von Stoffwechselprodukten
Pistill	Stempel, weiblicher Teil der Blüte aus Narbe, Griffel und Fruchtknoten
Plattenkollenchym	Lebende Festigungsgewebezellen, bei denen die gegenüberliegenden Zellwände verdickt sind
polyedrisch	Zellform, vieleckig
prosenchymatisch	Zellform, lang gestreckt, mindestens 5mal so lang wie breit
Protoplasma	Zellleib, aus Zytoplasma und Zellorganellen aufgebaut
Racemöse Infloreszenz	Traubiger Blütenstand
Radiales Leitbündel	Leitbündeltyp der primären Wurzel, Holzteil bildet mehrere Arme, dazwischen liegen Siebteile
Ranke	Fadenförmige Blatt- oder Sprossumwandlung, dient der Pflanze zur Befestigung
Raphiden	Calciumoxalatkristalle, nadelförmig
Rhizodermis	Abschlussgewebe im Bereich der Wurzelhaarzone

Rhizom	Wurzelstock, unterirdische Sprossachse, häufig verdickt, Speicherorgan
Ringgefäß	Gefäß des Holzteils mit ringförmigen Verholzungen der Zellwand
Rispe	Blütenstand mit Traube als Grundform, Einzelblüten durch Trauben ersetzt
Rübe	Verdickte Hauptwurzel, dient der Speicherung
Sammelfrucht	Gesamtfrucht besteht aus vielen Einzelfrüchten, die aus einer Blüte mit vielen Stempeln hervorgeht
Scheinfrucht	Frucht, bei der außer dem Fruchtknoten noch andere Blütenteile an der Fruchtbildung beteiligt sind
Scheitelmeristem	Bildungsgewebe an Spross- und Wurzelspitze
schizogen	Durch Auseinanderweichen von Zellen entstanden, z. B. schizogener Ölbehälter
Schließfrucht	Frucht, die im Zustand der Reife geschlossen bleibt
Schote	Springfrucht aus zwei Fruchtblättern, die einen Rahmen mit einer falschen Scheidewand ausbilden, im Reifezustand bleibt der Rahmen mit anhängenden Samen zurück
Schraubengefäß	Spiralgefäß, Gefäß des Holzteils mit schraubenförmigen Verholzungen der Zellwand
Schwammparenchym	Teil der Blattmittelschicht aus unregeläßig geformten Zellen mit großen Interzellularen
Sekret	Zellausscheidung mit Funktion für die Pflanze
Sepalen	Kelchblätter der Blüte
Siebröhre	Lang gestreckte, lebende Zelle des Siebteils, die Querwände als Siebplatten mit vielen Löchern ausgebildet
Sklereiden	Steinzellen, totes Festigungsgewebe, rundliche Zellen mit verdickter und verholzter Zellwand
Sklerenchym	Totes Festigungsgewebe, Zellen allseitig verdickt und verholzt
Sklerenchymfaser	Totes Festigungsgewebe, lang gestreckte Zelle mit verdickter und verholzter Zellwand
Solitärkristalle	Große Calciumoxalatkristalle, mehrflächig
Spaltfrucht	Im Zustand der Reife zerfällt die Frucht in Einzelfrüchte
Springfrucht	Streufrucht; Frucht, die sich im Zustand der Reife öffnet und die Samen ausstreut
Staubblatt	Staubgefäß, aus Staubfaden und Staubbeutel mit Pollenkörnern aufgebaut
Steinfrucht	Schließfrucht mit häutigem Exokarp, saftigem Mesokarp und hartem Endokarp, das den Samen umschließt
Stempel	Weiblicher Teil der Blüte bei Blütenpflanzen, besteht aus Narbe, Griffel, Fruchtknoten
Stigma	Narbe, oberer Teil des Stempels der Blüte

Stomata	Spaltöffnungen, Öffnung in der Epidermis, zwei Schließzellen umgeben einen Zentralspalt
Streufrucht	Springfrucht, die sich im Zustand der Reife öffnet, die Samen werden ausgestreut
Stylus	Griffel, stielförmiger Teil des Stempels der Blüte
Sukkulenz	Ausbildung eines Wasserspeichergewebes in Blättern und Stängeln
Sympodium	Verzweigungssystem, bei dem die Hauptachse ihr Wachstum einstellt und ein oder mehrere Seitenzweige das Wachstum fortsetzen
Systematik	Verwandtschaftslehre der Pflanzen
Testa	Samenschale, äußere Schutzschicht des pflanzlichen Samens
Theka	Eine Hälfte des Staubbeutels in der Blüte
Tonoplast	Biomembran, die die Vakuole umgibt und vom Zytoplasma abgrenzt
Tracheen	Röhren im Holzteil, die aus mehreren Zellen durch Auflösung der Querwände entstehen
Tracheiden	Röhrenförmige Einzelzellen im Holzteil
Traube	Blütenstand, an der Hauptachse stehen gestielte Einzelblüten
Trichom	Haar, Anhangsgebilde der Epidermis
Tüpfel	Unterbrechungen der Sekundärwand, Verbindung zu Nachbarzellen
Tüpfelgefäß	Gefäß des Holzteils, bei dem die gesamte Zellwand bis auf die Tüpfel verholzt ist
Unterständiger Fruchtknoten	Fruchtknoten sitzt in der Blütenachse unterhalb der übrigen Blütenorgane
Vakuole	Mit Zellsaft gefüllter Raum im Protoplasma
Wurzelhals	Übergangsstelle von Wurzel zu Sprossachse
Xylem	Holzteil, Leitgewebe, Transport von Wasser und gelösten Salzen
Zelle	Kleinste, selbstständig lebensfähige Einheit, Pflanze ist aus Zellen aufgebaut
Zwittrige Blüte	Blüte, die sowohl Staubgefäße als auch Stempel enthält
Zymöse Infloreszenz	Blütenstand, bei dem die Hauptachse mit einer Blüte endet, eine oder mehrere Seitenachsen mit Endblüten setzen den Blütenstand fort und verzweigen sich wieder entsprechend
Zytologie	Zellenlehre
Zytoplasma	Zähflüssige Grundsubstanz des Zellinneren, des Protoplasmas

B Drogenkunde

1 Allgemeines

1.1 Begriffe

1.1.1 Droge

Der Begriff „Droge“ hat zwei Bedeutungen. Im alltäglichen Umgang versteht man darunter Suchtstoffe, Rauschmittel, die illegal konsumiert werden. In der Pharmazie definiert das Europäische Arzneibuch den Begriff pflanzliche Drogen:

„Pflanzliche Drogen bestehen im Allgemeinen aus noch unverarbeiteten ganzen, zerkleinerten oder geschnittenen Pflanzen, Pflanzenteilen, Algen, Pilzen oder Flechten und werden gewöhnlich in getrocknetem, manchmal auch in frischem Zustand verwendet. Bestimmte Ausscheidungen, die noch nicht weiterverarbeitet worden sind, werden auch als pflanzliche Drogen betrachtet.“

Drogen in der Pharmazie sind also meist getrocknete Pflanzen oder Pflanzenteile sowie ätherische Öle, fette Öle oder Harze. Der Begriff Droge stammt aus dem Mittelalter und leitet sich ab von „trocken“ (droch, droog).

In der Apotheke sollte Kunden gegenüber nicht von „Drogen“ gesprochen werden. Dies könnte zu Missverständnissen führen. „Heilkräuter“ oder „Arzneipflanzen“ sind Begriffe, die auch für Laien verständlich sind.

1.1.2 Drogenkunde

Die Wissenschaft von den Drogen ist die „Drogenkunde“, ein wichtiges Teilgebiet der Pharmazie. Sie wird als „pharmazeutische Biologie“ oder „Pharmakognosie“ bezeichnet. Pharmakognosie ist der ältere dieser Begriffe (griech.: Pharmakon = Gift, Arzneimittel; gnosis = Kenntnis). Er wurde ursprünglich für die Gesamtheit der Arzneimittel verwendet. Als die Entwicklung der chemisch-synthetischen Arzneistoffe an Bedeutung gewann, wurde die Pharmakognosie als Lehre der biogenen Arzneimittel für den Bereich der Arzneimittel natürlichen Ursprungs beibehalten und nicht auf die synthetischen Arzneistoffe ausgeweitet.

Die Drogenkunde beschäftigt sich nicht nur mit der Qualitätsprüfung von Drogen und deren Wirkungen, sondern erforscht die wirksamen Inhaltsstoffe und optimiert u. a. Anbaubedingungen, Ernte, Lagerung und Extraktherstellung.

1.1.3 Phytopharmaka – Phytotherapie

Phytopharmaka sind Fertigarzneimittel aus Pflanzen, Pflanzenteilen oder Zubereitungen aus Pflanzen, meist einem Extrakt. Der arzneilich wirksame Bestandteil ist ein komplex zusammengesetztes Vielstoffgemisch. Beispiel: Jarsin® Tabletten – Wirkstoff: Johanniskraut-Trockenextrakt.

Enthält ein Fertigarzneimittel isolierte Einzelsubstanzen aus Pflanzen, z. B. Codein aus Opium, gehört es nicht zu den Phytopharmaka. Beispiel: Codipertussin® mite Tabletten mit Codeinphosphat als Wirkstoff.

Von Phytotherapie spricht man, wenn eine Heilbehandlung mit pflanzlichen Arzneimitteln durchgeführt wird.

1.2 Pflanzenteile als Drogen

Selten wird die ganze Pflanze als Droge verwendet. Denn die wirksamen Inhaltsstoffe sind meist nur auf bestimmte Teile der Pflanze konzentriert. So ist es sinnvoll, nur diese Pflanzenteile zu verwenden. Bei einigen Pflanzen sind in deren Organen so unterschiedliche Wirkstoffe, dass die daraus gewonnenen Drogen verschiedene Anwendungsgebiete haben. Beispiel: Brennnessel*blätter* wirken harntreibend, die Brennnessel*wurzel* wirkt dagegen auf die Blasenmuskulatur und wird bei Entleerungsstörungen der Blase verwendet.

Häufig verwendete Pflanzenteile und ihre lateinischen Bezeichnungen:

Blüten	Flores (Altlatein), flos (Neulatein)
Blätter	Folia, folium
Früchte	Fructus, fructus
Kraut	Herba, herba
Wurzel	Radix, radix
Wurzelstock	Rhizoma, rhizoma
Samen	Semen, semen
Rinde	Cortex, cortex

Zerkleinerungsgrad

Die meisten Drogen kommen geschnitten in den Handel. Zarte Drogen, wie Blätter, Blüten, Kräuter, gröber geschnitten (Sieb 4000), festere Drogen, wie Früchte, Hölzer, Wurzeln, feiner geschnitten (Sieb 2800). Die stärkere Zerkleinerung dieser Drogen ist sinnvoll, weil die Oberfläche vergrößert und dadurch die Extraktion der Wirkstoffe aus den festen Pflanzenteilen verbessert wird. Aus der lateinischen Bezeichnung „concisus" hat sich der alllgemeine Begriff „Konzisdroge" für eine geschnittene Droge entwickelt. Einige Pflanzenteile sind so klein, dass sie nicht weiter zerkleinert werden können. Sie sind als Ganzdroge (totus, „Totusware") im Handel, z. B. Fenchel, Lavendelblüten. Seltener werden Drogenpulver verwendet, z. B. Bärentraubenblätter oder Drogen für Schwedenkräutermischungen.

1.3 Herkunft der Drogen

Drogen stammen entweder aus feldmäßigem Anbau oder aus Wildsammlung am natürlichen Standort. Drogen aus Anbau haben eine hohe Qualität, denn die Anbaubedingungen können optimiert werden, z. B. Pflanzenauswahl, Düngung, Pestizidverwendung, Erntezeitpunkt. Hier kommt es auch seltener zu Verfälschungen durch andere Pflanzen, die der Arzneipflanze ähnlich sind. Dies ist ein Problem bei Drogen, die aus Wildsammlung stammen. Die Kenntnisse der Pflanzensammler sind oft nicht so gut und es kommt daher zu Verwechslungen, z. B. Bärentraubenblätter mit Preiselbeerblättern. Drogen aus Wildsammlung stammen außerdem von verschiedenen Standorten, so dass sie sich in Aussehen und Wirkstoffgehalt stark unterscheiden können. In der Apotheke sollten nur Drogen verwendet werden, die mit einem Analysenzertifikat geliefert werden. Sie sind vom Drogenhändler auf Identität, Reinheit und Gehalt nach Arzneibuch geprüft. Aufwändige Untersuchungen auf fremde Beimengungen und Gehaltsbestimmungen müssen dann nicht mehr durchgeführt werden. Dies ist vor allem bei Drogen aus Wildsammlung vorteilhaft. In der Apotheke wird nur noch die Identität überprüft.

1.4 Chemische und mikrobielle Verunreinigungen

Chemische Verunreinigungen der Drogen können durch Schwermetalle, z. B. Blei, Cadmium, und Pestizide verursacht sein. Die Pflanzen nehmen die Schwermetalle über die Wurzeln oder aus der Luft auf, teilweise reichern sie diese Stoffe auch an. Das Arzneibuch führt keine zulässigen Höchstwerte für Schwermetalle in Teedrogen auf, gibt aber Empfehlungen. Für Pestizide, die vielfach im Pflanzenanbau verwendet werden, enthält das Europäische Arzneibuch die allgemeine Vorschrift 2.8.13 „Pestizid-Rückstände".

„Im Sinne des Arzneibuchs sind Pestizide Substanzen oder Substanzgemische, die zur Abwehr, Vernichtung oder Bekämpfung von Schädlingen, unerwünschten Pflanzen- oder Tierarten dienen, die bei der Herstellung, Verarbeitung, Lagerung, dem Transport oder dem Inverkehrbringen von pflanzlichen Drogen schädlich oder beeinträchtigend wirken. Der Begriff Pestizide schließt Substanzen ein, die zum Einsatz als Wachstumsregulatoren, Entlaubungsmittel und Trocknungsmittel bestimmt sind, sowie alle Substanzen, die vor oder nach der Ernte am Erntegut angewendet werden, um die Ware vor Qualitätsminderung während der Lagerung und des Transports zu schützen". Für siebzig Pestizide sind in der allgemeinen Vorschrift des Arzneibuchs Grenzwerte angegeben, die nicht überschritten werden dürfen.

Zu den *mikrobiellen Verunreinigungen* gehören Bakterien und Pilze sowie deren Stoffwechselprodukte. Drogen enthalten als Naturprodukte immer eine gewisse Anzahl von Keimen. Das europäische Arzneibuch legt auch hier Grenzwerte für die Keimbelastung fest: Ph. Eur. Allgem. Vorschrift 5.1.4: Mikrobiologische Qualität nicht steriler pharmazeutischer Zubereitungen.

1.5 Lagerung

Die sachgerechte Lagerung der Drogen hat großen Einfluss auf die Qualität. Alle Drogen sind in der Apotheke trocken und vor Licht geschützt aufzubewahren. Geeignete Gefäße sind braune Gläser mit Schraubdeckel oder Weißblechdosen. Die Dosen dürfen am Deckelrand nicht verbeult sein, weil sonst Ungeziefer in die Drogen gelangen kann. Besonders feuchtigkeitsempfindliche Drogen, wie Wollblumen, müssen über oder unter einem Trockenmittel gelagert werden. Drogen, die ätherische Öle enthalten, können maximal 1,5 Jahre aufbewahrt werden. Sind weniger empfindliche Wirkstoffe enthalten, steigt die Haltbarkeit auf bis zu 5 Jahre. Auch der Zerkleinerungsgrad hat einen Einfluss auf die Lagerfähigkeit. Ganzer Leinsamen ist 2 Jahre haltbar, geschroteter Leinsamen darf in der Apotheke nur einen Tag (!) aufbewahrt werden. Das im Leinsamen enthaltene Leinöl wird sehr schnell ranzig, sobald es mit Luft in Berührung kommt. Haltbarkeitsfristen können im DAC, Anlage I, nachgesehen werden.

1.6 Drogenmonographien

Die meisten Drogen werden im Europäischen Arzneibuch (Pharmacopoea Europaea, Ph. Eur.) beschrieben. Sie bilden dort die Monographie-Gruppe „Einzelmonographien zu pflanzlichen Drogen und Zubereitungen aus pflanzlichen Drogen", die vor dem alphabetischen Monographie-Teil steht. Sind sie dort nicht aufgeführt, sind Monographien im Deutschen Arzneibuch (DAB) oder im Deutschen Arzneimittel-Codex (DAC) vorhanden. Pflanzen, die in der Homöopathie verwendet werden, haben eine Monographie im Homöopathischen Arzneibuch (HAB).

Aufbau einer Arzneibuchmonographie

Titel

Enzianwurzel
Gentianae radix

In der deutschen Ausgabe der Ph. Eur. ist die deutsche Drogenbezeichnung der Titel, darunter steht die neue lateinische Bezeichnung. Die vollständige Drogenbezeichnung besteht aus dem Namen der Pflanze und dem Pflanzenteil, aus dem die Droge besteht. Die traditionell in der Apotheke auf den Lagergefäßen verwendete alte lateinische Bezeichnung, z. B. Radix Gentianae, die aus früheren Ausgaben des Deutschen Arzneibuchs stammt, ist heute noch allgemein üblich und im Synonymverzeichnis nachzuschlagen.

Definition

Definition Enzianwurzel: Die getrockneten, zerkleinerten, unterirdischen Organe von Gentiana lutea L.

Die Definition der Droge gibt an, von welcher Stammpflanze die Droge gewonnen werden darf. Die Pflanzenart ist eindeutig durch die international gültige wissenschaftliche Bezeichnung festgelegt. Dann werden der Pflanzenteil, der Zerkleinerungsgrad und evtl. der Erntezeitpunkt genannt. Wenn es für die Droge eine Gehaltsbestimmung gibt, wird hier der geforderte Gehalt an Inhaltsstoffen oder Inhaltsstoffgruppen aufgeführt, meist als Mindestforderung.

Eigenschaften

Enzianwurzel: Charakteristischer Geruch und anhaltend stark bitterer Geschmack.

Hier werden besonders Geruchs- und Geschmackseigenschaften der Droge beschrieben. Viele Drogen kann man schon an ihrem typischen Geruch oder Geschmack erkennen. Aber auch Qualitätsmängel bei Drogen sind teilweise am Geruch zu erkennen, z. B. muffiger Geruch bei feucht gelagerten Drogen, Verlust des Geruchs bei nicht sachgemäß gelagerten Ätherisch-Öl-Drogen. Das Arzneibuch weist auch auf solche unerwünschten Eigenschaften hin, z. B. bei Mariendistelfrüchten: *Die Droge riecht nicht ranzig.*

Um nun zu wissen, was bei Enzianwurzel ein „charakteristischer Geruch" ist oder wie bei Kümmel ein „Geruch nach Carvon" riecht, ist es empfehlenswert, dies mit identischen Drogen im Vergleich mit der Monographie kennenzulernen. So wird die Identitätsprüfung der in die Apotheke gelieferten Ware später einfacher und sicherer.

Identität

Die Identitätsprüfung besteht meist aus drei Teilen. Zuerst werden die makroskopischen Merkmale der Ganzdroge bzw. der Schnittdroge aufgeführt, also die äußere Gestalt beschrieben. Diese Merkmale sind mit dem bloßen Auge, teilweise mit einer Lupe zu erkennen. Dann folgen die wichtigsten mikroskopischen Merkmale. In der Ph. Eur. wird hierfür das Drogenpulver verwendet. Der dritte Teil der Prüfung ist eine Dünnschichtchromatographie. Durch die Überprüfung der Inhaltsstoffe ist nicht nur die Identität feststellbar, sondern es können auch Verunreinigungen gefunden werden.

Reinheit

Neben der Dünnschichtchromatographie gibt es im Arzneibuch eine Reihe weiterer Prüfungen, die die Droge auf Verunreinigungen untersuchen. Eine wichtige Methode ist die Prüfung auf fremde Bestandteile. Drogen sind Naturprodukte, die immer kleine Mengen anderer Pflanzen enthalten können. Auch Teile der Stammpflanze, die nicht zur Droge gehören, können vorkommen, z. B. Kätzchen und Stängelstücke in Birkenblättern. Steine, Erdklumpen, Schimmel, Insekten oder andere Tiere bzw. deren Ausscheidungen sowie giftige Pflanzen dürfen nicht vorkommen.

Besonders verbreitet ist leider der „Drogenkäfer“. Er sieht aus wie ein Leinsamenkorn mit Beinen. Der Befall einer Droge durch diesen Käfer ist einmal durch die Tiere selbst, die dann häufig im Deckel des Gefäßes sitzen, festzustellen. Außerdem zeigen die Drogen Fraßlöcher und verklebte Drogenklumpen mit Pulveranteilen, evtl. auch weiße Maden. Jede gelieferte Droge muss auf Ungezieferbefall geprüft werden. Das Drogenlager der Apotheke muss ebenfalls regelmäßig kontrolliert werden. Wenn man dafür sorgt, dass die Drogen in dicht schließenden Gefäßen aufbewahrt werden, wird verhindert, dass sich das Ungeziefer auch auf die anderen Drogen ausbreitet.

Weitere Reinheitsprüfungen sind u. a. Asche (Erfassung von mineralischen Bestandteilen, z. B. aus Erde an Wurzeldrogen), Trocknungsverlust (Feuchtigkeit), Pestizid-Rückstände.

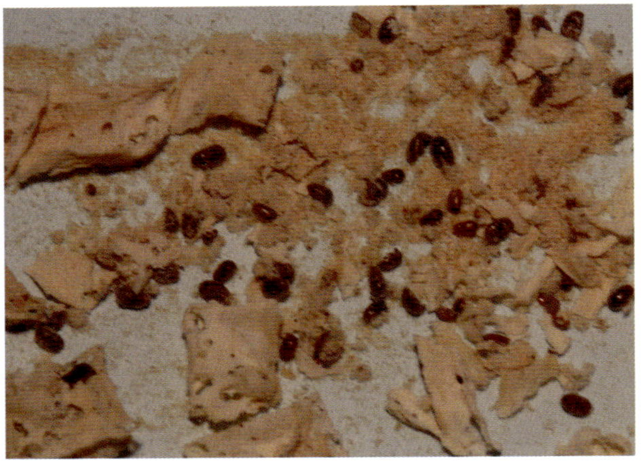

Abb. 1.6-1: Drogenkäfer in Zitwerwurzel

Gehalt

Bei den meisten Drogen ist eine Gehaltsbestimmung gefordert. Es werden entweder Gruppen von Inhaltsstoffen bestimmt, z. B. Flavonoide, Anthranoide, oder Einzelsubstanzen, z. B. Morphin im Opium. Die ermittelten Inhaltsstoffe sind zwar für die Droge typisch, müssen aber nicht immer die wirksamen Substanzen sein. Sie werden Leitsubstanzen genannt. Für die Durchführung der Gehaltsbestimmungen sind häufig aufwändige Methoden vorgesehen (HPLC-Hochdruckflüssigchromatographie, GC-Gaschromatographie), die in der Apotheke nicht durchgeführt werden können. Deshalb beziehen die Apotheken vorgeprüfte Ware, bei der in der Apotheke nur die Identität geprüft werden muss.

1.7 Teegemische und Teepräparate

1.7.1 Teegemische

Der Begriff „Tee“ hat mehrere Bedeutungen. Es kann sich um schwarzen oder grünen Tee handeln, dann besteht er aus den Blättern des Teestrauches (*Camellia sinensis*). Sowohl eine Teedroge oder ein Drogengemisch als auch ihr wässriger Auszug werden ebenfalls „Tee“ genannt. Tees mit arzneilicher Wirkung heißen nach ihrer Wirkung oder der Droge, z. B. Hustentee oder Fencheltee. Die verwendeten Drogen müssen den Anforderungen des Arzneibuches entsprechen. Im Lebensmittelbereich werden ebenfalls Tees aus verschiedenen Pflanzen angeboten, diese werden dann auch nach der Pflanze oder einfach Kräutertee genannt, haben aber keine Indikation.

Teegemische oder Teemischungen bestehen aus mehreren Drogen. Der DAC definiert in seiner Monographie „Teegemische (Species)“ den Begriff (s. Abb. 1.8-1)

Die traditionelle Teemischung hat auch heute noch Bedeutung. Nur hier kann man auf Kundenwünsche eingehen und eine individuelle Teemischung zusammenstellen. So ist es z. B. möglich, in einem blähungstreibenden Tee den Kümmel, den viele Kunden nicht mögen, durch Fenchel zu ersetzen. Auch Süßholzwurzel mit ihrem typischen Lakritzgeschmack mag nicht jeder. Dann wird man sie auch nicht als Geschmackskorrigens verwenden. Ein Tee, der individuell für einen Kunden hergestellt wird, trägt zur Zufriedenheit des Kunden bei; er wird gern wieder in die Apotheke kommen. Die umständliche Zubereitung kann bei einem Schlaftee im Sinne einer Teezeremonie die beruhigende Wirkung des Tees unterstützen. Schon durch die Zeit, die bei der Zubereitung vergeht, kommt man zur Ruhe.

Allerdings hat die Teemischung im Vergleich zu den Teepräparaten (Filterbeutel, Instanttees) viele Nachteile. Entmischung kann zu ungleichmäßiger Wirkstoffverteilung führen. In einem Hustentee, der neben anderen Drogen Wollblumen und Anisfrüchte enthält, werden sich die Wollblumen hauptsächlich im oberen Teil des Gemisches befinden und die Anisfrüchte eher am Beutelboden. Vor jeder Zubereitung muss daher eine solche Teemischung durchmischt werden. Die Teemischung ist auch hinsichtlich der Dosierung ungenau. Es werden meist keine Messlöffel verwendet, die Menge Wasser wird relativ beliebig gewählt. Die Angabe „Eine Tasse Wasser“ bedeutet eine Menge von 150 ml. Häufig werden hier 250 ml und mehr verwendet. Die Extraktion der Inhaltsstoffe aus den Drogen ist meist schlecht, aus z. B. Kamillenblüten werden bei der Teebereitung nur 30 % der Wirkstoffe extrahiert. Nicht zuletzt ist die Teebereitung umständlich: Abmessen der Mengen, Aufbrühen, Warten und Abseihen.

1.7.2 Filterbeutel

Tees werden heute überwiegend in Filterbeuteln verkauft, denn diese Darreichungsform hat viele Vorteile. Die Handhabung ist einfach, er hat die richtige Dosis, die Bestandteile können sich nicht entmischen. Die Drogen sind meist grob gepulvert, deshalb ist die Extraktion der Wirkstoffe gut. Jeder einzelne Filterbeutel befindet sich in einer Schutzfolie, damit flüchtige Wirkstoffe, wie ätherische Öle, nicht verloren gehen und Luft nicht an die Drogen gelangt. So behält der Tee lange seine Arzneibuchqualität. Ein Nachteil der

Filterbeuteltees und aller anderen Fertigpräparate ist die festgelegte Zusammensetzung. Kundenwünsche hinsichtlich einzelner Drogen können hier nicht berücksichtigt werden.

1.7.3 Instant-Tees

Arzneitees werden auch als schnell lösliche Pulver oder Granulate angeboten. Diese werden in heißes Wasser eingerührt und sind sofort trinkfertig. Vorteile dieser Instant-Tees sind die schnelle, einfache Zubereitung und die gleichmäßige Zusammensetzung. Durch die Herstellungsverfahren bedingt gibt es hier keine Schwankungen in den Wirkstoffkonzentrationen. Zwischen Pulvern und Granulaten sind einige Unterschiede zu beachten.

Pulver-Sprühextrakte

Bei der Herstellung eines Sprühextraktes werden mit Ethanol-Wasser-Mischungen oder anderen Lösemitteln die Wirkstoffe aus den Drogen herausgelöst. Die Lösungsmittel werden anschließend durch Versprühen in einem warmen Luftstrom wieder entfernt. Das Produkt ist ein feines Pulver. Ätherische Öle und andere Aromastoffe gehen allerdings bei der Herstellung verloren. In den hochwertigen Arzneitees werden die ätherischen Öle als Mikrokapseln wieder zugesetzt. Sprühextrakte haben einen hohen Wirkstoffgehalt, pro Tasse benötigt man nur einen kleinen Messlöffel voll. Ein Nachteil der Sprühextrakte ist, dass sie Feuchtigkeit aus der Luft aufnehmen, verklumpen und später hart werden. Deshalb müssen die Pulverbehälter sofort nach Gebrauch wieder fest verschlossen werden.

Granulattees

Bei Granulattees wird ein Basisgranulat hergestellt, meist aus Zucker. Dieses Granulat wird dann mit Drogenextrakt besprüht. Der Wirkstoffgehalt ist eher gering (1–3 %), man benötigt pro Tasse Teegetränk meist mehrere Teelöffel voll. Durch den Zucker als Trägermaterial schmecken diese Tees süß, was viele Kunden schätzen. Diabetiker müssen den Kohlenhydratgehalt berücksichtigen, außerdem sind Granulate auf Zuckerbasis kariesfördernd.

1.8 Sinnvolle Teemischungen

In früheren Zeiten bestanden Teemischungen häufig aus 20 oder mehr einzelnen Drogen. Und auch heute noch werden solche Rezepturen in der Apotheke verlangt.

Beispiel für eine veraltete Teerezeptur:

Herzgespann	*Weinraute*	*Schafgarbe*	
Isländisches Moos	*Bibernellwurzeln*	*Erdrauch*	*aa 10,0 g*
Kalmus	*Löwenzahn*	*Weißdorn*	*30,0 g*
Hauhechel	*Bohnenschalen*	*Mistel*	*20,0 g*
Quecke	*Hirtentäschel*	*Mateblätter*	*20,0 g*
Melisse	*Faulbaumrinde*	*M.f.species*	
Zinnkraut	*Klettenwurzel*	*S.:Täglich früh und abends eine Tasse mit Honig.*	
Vogelknöterich	*Anserinenkraut*		

Die einzelnen Bestandteile eines solchen Tees können nicht wirken, weil sie unterdosiert sind. Auf einem Esslöffel voll Teemischung sind nicht einmal alle Drogen vorhanden. Zudem entspricht die Auswahl an Drogen nicht aktuellen wissenschaftlichen Ergebnissen zu Wirkungen und vor allem unerwünschten Wirkungen. Solche Teemischungen sollten heute nicht mehr hergestellt und abgegeben werden.

Wie soll eine moderne Teemischung zusammengesetzt sein?

Sie soll eine eindeutige Indikation haben, Beispiel: „Hustentee" oder „Beruhigungstee". Die Anzahl der Drogen soll 7 nicht überschreiten. Der größte Massenanteil soll aus wirksamen Drogen bestehen, deren Wirkung anerkannt ist und die zur Indikation passen. Sie werden auch Basisdrogen (Remedium cardinale) und die Wirkung begleitende Drogen (Remedium adjuvans) genannt. Weitere Drogen zur Verbesserung von Aussehen, Geruch und Geschmack (Remedium corrigens) dürfen zugesetzt werden. Um die Entmischung des Tees möglichst gering zu halten, ist auf einen einheitlichen Zerkleinerungsgrad zu achten.

Sinnvolle Teerezepturen sind in den „Standardzulassungen" und im „Neuen Rezeptur-Formularium" (NRF) enthalten.

Zur sachgerechten Herstellung einer Teemischung gibt die Monographie „Teegemische" im „Deutschen Arzneimittel-Codex" (DAC) Hinweise.

Teegemische
Species

Definition
Teegemische sind gleichförmige Mischungen aus unzerkleinerten oder zerkleinerten Drogen.

Herstellung
Für Teegemische zur Herstellung von wässrigen Auszügen sollten, sofern nichts anderes angegeben ist, Drogen in folgenden Zerkleinerungsgraden verwendet werden:
Blätter, Blüten und Kräuter .... geschnitten (4000)
Früchte, Hölzer, Rinden, Samen, Wurzeln, Wurzelstöcke .... geschnitten (2800)
Bei der Herstellung der Schnittdrogen entstandene Feinanteile werden durch Sieben (250) entfernt. Früchte und Samen mit ätherischem Öl sollten vor der Verarbeitung zu einem Teegemisch angestoßen werden, wenn die Zubereitung zum alsbaldigen Gebrauch bestimmt ist. Die einzelnen Bestandteile werden in einem ausreichend großen Mischgefäß oder einer weiten Schale durch Schütteln beziehungsweise Schaufeln gründlich gemischt.

Abb. 1.8-1: Auszug aus der Monographie „Teegemische" DAC

Standardzulassungen

Standardzulassungen enthalten für einige wichtige Anwendungsgebiete Teerezepturen. Es sind entweder Einzelvorschriften mit vorgeschriebenen Drogen und Mengen oder Vorschriften, die den Herstellern eine gewisse Freiheit hinsichtlich der Massenanteile der wirksamen Drogen und Auswahlmöglichkeiten bei den begleitenden Drogen bieten. In der Apotheke dürfen die Standardzulassungen auf Vorrat hergestellt werden.

Viele Hersteller verwenden die Standardzulassungen auch für ihre Teepräparate. So kann man in der Apotheke den Kunden sinnvolle Tees auch in Filterbeuteln anbieten.

Beispiel:

Magentee I Standardzulassung

Enzianwurzel	20,0 g
Bitterorangenschale	20,0 g
Tausendgüldenkraut	25,0 g
Wermutkraut	25,0 g
Zimt	10,0 g

Magentee II bis VI Standardzulassung

Zusammensetzung

A. Wirksame Bestandteile (in Masseprozenten)

Bestandteile/Tee-Nr.	II	III	IV	V	VI
Angelikawurzel	10,0 bis 25,0				
Enzianwurzel			10,0 bis 30,0	10,0 bis 30,0	10,0 bis 15,0
Löwenzahn			10,0 bis 35,0		
Melissenblätter		10,0 bis 35,0			
Bitterorangenschale					15,0 bis 25,0
Schafgarbenkraut	15,0 bis 30,0	10,0 bis 35,0		10,0 bis 35,0	
Tausendgüldenkraut	10,0 bis 25,0		10,0 bis 35,0	10,0 bis 25,0	10,0 bis 25,0
Wermutkraut	10,0 bis 25,0	30,0 bis 50,0		10,0 bis 25,0	10,0 bis 20,0

B. Sonstige Bestandteile

Anis, Basilikumkraut, Brombeerblätter, Fenchel, Koriander, Kornblumenblüten, Pomeranzenblüten, Ringelblumenblüten, Rosmarinblätter, Salbeiblätter

Die wirksamen Bestandteile nach A müssen mindestens 70 Masseprozente der jeweiligen Teemischung ergeben. Die sonstigen Bestandteile müssen – sofern solche verwendet werden – aus der Gruppe B ausgewählt werden. Sie dürfen pro Bestandteil nicht mehr als 5 Masseprozente der jeweiligen Teemischung betragen.

Soll nun in der Apotheke der Magentee II der Standardzulassung auf Vorrat hergestellt werden, geht man folgendermaßen vor:

Die wirksamen Drogen Angelikawurzel, Schafgarbenkraut, Tausendgüldenkraut und Wermutkraut müssen in der Teemischung enthalten sein, ihr Massenanteil muss mindestens 70 % betragen. Die Mengen der einzelnen Drogen müssen in dem Intervall liegen, dass angegeben ist. Beispiel: Angelikawurzel darf 10 bis 25 % der Teemischung ausmachen. Neben den wirksamen Bestandteilen dürfen Drogen verwendet werden, die unter B. aufgeführt sind. Diese Drogen ergänzen die Wirkung, verbessern Geschmack, Aussehen oder Geruch der Mischung. Sie können, müssen aber nicht zugegeben werden. Die Menge ist begrenzt auf jeweils 5 % der Mischung, damit von diesen Drogen keine Eigenwirkung ausgeht.

Ein Magentee II Standardzulassung könnte also die folgende Zusammensetzung haben:

Angelikawurzel	20,0 g
Schafgarbenkraut	30,0 g
Tausendgüldenkraut	20,0 g
Wermutkraut	20,0 g
Kornblumenblüten	5,0 g
Ringelblumenblüten	5,0 g

Teegemische des Neuen Rezeptur-Formulariums (NRF)

Die NRF-Tees leiten sich zum großen Teil von den Standardzulassungen ab, sie sind in geeignete Vorschriften umgesetzt. Der Magentee II des NRF entspricht dem Magentee II der Standardzulassung. Der Vorteil ist, dass hier keine Mengen gewählt oder sonstigen Bestandteile ausgesucht werden müssen. So sind hier für die Rezeptur schnell entsprechende Vorschriften zur Hand.

Magentee I bis III (NRF 6.11)

Herstellung

	I	II	III
Angelikawurzel (4000)	–	20,0	–
Enzianwurzel (4000)	20,0	–	–
Melissenblätter (4000)	–	–	30,0
Bitterorangenschale (4000)	20,0	–	–
Schafgarbenkraut (4000)	–	30,0	30,0
Tausendgüldenkraut (4000)	25,0	10,0	–
Wermutkraut (4000)	25,0	10,0	30,0
Anis	–	5,0	–
Fenchel	–	5,0	–
Koriander	–	5,0	–
Pomeranzenblüten (4000)	–	5,0	–
Rosmarinblätter (4000)	–	–	5,0
Salbeiblätter (4000)	–	–	5,0
Brombeerblätter (4000)	–	5,0	–
Kornblumenblüten (4000)	–	5,0	–
Zimtrinde (4000)	10,0	–	–
Mengenangaben in Gramm	**100,0**	**100,0**	**100,0**

1.9 Zubereitung der Tees

Tees können durch Aufguss, Abkochung oder Kaltauszug hergestellt werden. Die häufigste Methode ist der *Aufguss (Infus)*. Die vorgeschriebene Menge Droge oder Teemischung wird mit kochendem Wasser übergossen und 5 bis 10 Min. stehengelassen. Dann werden die Drogenbestandteile abgeseiht (durch ein Sieb gegossen) und der Tee evtl. gesüßt. Diese Zubereitungsart eignet sich für Blatt-, Blüten-, Krautdrogen und wird für die meisten Teemischungen empfohlen.

Bei Holz-, Wurzel-, Rindendrogen ist die *Abkochung (Dekokt)* üblich. Die Droge wird mit kaltem Wasser angesetzt, evtl. eine Zeit zum Quellen stehengelassen, dann zum Sieden erhitzt und die vorgeschriebene Zeit gekocht. Die Kochzeit ist je nach Verwendung unterschiedlich, von ganz kurz bis zu 20 min. Anschließend wird abgeseiht. Diese Zubereitungsmethode hat den Vorteil, dass aus den harten Drogenteilen genügend Wirkstoffe herausgelöst werden können.

Für einen *Kaltauszug (Mazerat)* wird die Droge mit kaltem Wasser übergossen und dann mehrere Stunden, oft über Nacht, stehengelassen. Anschließend wird abgeseiht und zum Trinken evtl. erwärmt. Ein Kaltauszug wird für die Zubereitung der Schleimdrogen empfohlen, weil Schleime hitzeempfindlich sind. Auch die Herauslösung von Gerbstoffen kann vermindert werden. Gerbstoffe haben einen schlechten Geschmack und flocken bei Abkühlung eines Aufgusses aus. Der Tee wird dadurch unattraktiv. Ein großer Nachteil des Kaltauszuges ist die Möglichkeit der Keimbelastung. Die Keime, die sich auf der Droge befinden, können sich innerhalb von 8 Stunden stark vermehren (Verdopplung der Keimzahl alle 20 min.!). Um dies zu verhindern, werden zwei Verfahren empfohlen. Der fertige Kaltauszug sollte zum Sieden erhitzt werden, wenn die Wirkstoffe dies zulassen. Die andere Möglichkeit ist, die Droge erst in ein Sieb zu geben, mit kochendem Wasser zu übergießen und dann den Kaltauszug anzusetzen. Grundsätzlich meidet man Kaltauszüge heute möglichst.

1.10 Phytopharmaka*

Phytopharmaka, pflanzliche Fertigarzneimittel, spielen in der Apotheke vor allem im Selbstmedikationsbereich eine große Rolle. Die Apotheke ist aber nicht der einzige Ort, an dem pflanzliche Produkte angeboten werden. Drogeriemärkte, Supermärkte und Versandhandel konkurrieren mit der Apotheke. Es stehen viele verschiedene Produkte zur Verfügung, die allerdings häufig auch sehr unterschiedliche Qualität haben. Und nicht alle pflanzlichen Präparate sind Arzneimittel. So ist die Entscheidung, welches pflanzliche Präparat man empfehlen kann, oder ob sogar ein Präparat gegen ein anderes ausgetauscht werden kann, recht kompliziert.

---

* In diesem Teil des Buches werden nur Produktbeispiele für Fertigarzneimittel genannt. Dies ist keine Wertung der Produkte.

1.10.1 Rechtsgrundlagen für Phytopharmaka

Phytopharmaka sind Arzneimittel, es gelten für sie grundsätzlich dieselben Anforderungen des Arzneimittelgesetzes (AMG) wie für chemisch-synthetische Arzneimittel hinsichtlich Qualität, Wirksamkeit und Unbedenklichkeit. Als Nachweis sind Ergebnisse analytischer, pharmakologischer, toxikologischer und klinischer Prüfungen sowie weiteres wissenschaftliches Erkenntnismaterial, z. B. Monographien, erforderlich. Diese Monographien spielen im Bereich der Phytopharmaka eine große Rolle.

Sachverständige in Kommissionen bereiten wissenschaftliches Material zu Drogen auf und erarbeiten Monographien. Es werden u. a. Anwendungsgebiete, Wirkungen, Nebenwirkungen, Dosierungen, die als wissenschaftlich anerkannt gelten, festgelegt. Die Monographien werden veröffentlicht.

In Deutschland war bis 1994 die Kommission E beim BfArM zuständig für die Erstellung von Monographien. Heute liegt die Zuständigkeit beim Ausschuss für pflanzliche Arzneimittel (HMPC, Committee on Herbal Medicinal Products) bei der Europäischen Arzneimittelagentur (EMA). HMPC-Monographien ordnen Drogen einen sogenannten „well-established use" (allgemeine medizinische Verwendung) oder/und einen „traditional use" (traditionelle Verwendung) zu (Abb. 1.10-1). Well-established use wird Drogen zuerkannt, die mindestens seit 10 Jahren als Arzneimittel mit einem in der wissenschaftlichen Literatur anerkanntem Nutzen in der europäischen Union verwendet werden. Traditional use wird den Drogen zuerkannt, die seit mindestens 30 Jahren medizinisch verwendet werden und deren Wirksamkeit plausibel erscheint, aber nicht durch klinische Studien nachgewiesen ist. Die meisten Drogen bekommen eine Monographie für die traditionelle Verwendung in der Erfahrungsheilkunde.

Wenn der pharmazeutische Unternehmer die Zulassung oder Registrierung eines Phytopharmakons beantragen will, darf er sich auf die Monographien beziehen. Alle Anforderungen der Monographie muss er erfüllen, die Angaben zu den Anwendungsgebieten darf er aus der Monographie übernehmen und muss dafür keinen Wirksamkeitsnachweis erbringen.

European Union herbal monograph on Valeriana officinalis L., radix 02.02.2016 . . 2. Qualitative und Quantitative Zusammensetzung	
Well-established use	*Traditional use*
Baldrianwurzel Trockenextrakt (DEV 3 – 7,4 : 1) Extraktionsmittel Ethanol 40 – 70 % (V/V)	Baldrianwurzel Zerkleinerte Droge, Drogenpulver, Saft, verschiedene Extrakte, Tinkturen
3. Darreichungsform	
Well-established use	*Traditional use*
Feste Arzneiformen zur oralen Anwendung	Zerkleinerte Droge als Tee zur oralen Anwendung, Drogenzubereitungen in flüssiger oder fester Form zur oralen Anwendung

4. Klinische Einzelheiten	
4.1 Therapeutische Indikationen	
Well-established use	*Traditional use*
Pflanzliches Arzneimittel zur Linderung milder, nervöser Anspannung und Schlafstörungen	Traditionelles pflanzliches Arzneimittel zur Linderung von leichten Symptomen von psychischem Stress und zur Förderung des Schlafes
4.2 Dosierung und Art der Anwendung	
Well-established use	*Traditional use*
Heranwachsende, Erwachsene, ältere Menschen Orale Anwendung Einzeldosis: 400–600 mg Extrakt; Bei leichter Nervosität bis zu 3mal täglich; Zur Linderung von Schlafstörungen eine Einzeldosis eine halbe bis eine Stunde vor dem Schlafengehen .... Maximale Tagesdosis: 4 Einzeldosen Der Gebrauch bei Kindern unter 12 Jahren ist nicht empfehlenswert.	Heranwachsende, Erwachsene, ältere Menschen Orale Anwendung Einzeldosis 0,3 – 3 g zerkleinerte Droge; Zur Linderung von leichten Symptomen von psychischem Stress bis zu 3mal täglich; Zur Förderung des Schlafes eine halbe bis eine Stunde eine Einzeldosis vor dem Schlafengehen .... 0,3 – 3 g zerkleinerte Droge mit 150 ml kochendem Wasser als Aufguss zubereiten. Der Gebrauch bei Kindern unter 12 Jahren ist nicht empfehlenswert.
. . .	. . .

Abb. 1.10-1: übersetzter Auszug aus der HMPC-Monographie Baldrianwurzel

Zulassungsstatus der Phytopharmaka

Für die Zulassung eines Phytopharmakons gibt es drei verschiedene Möglichkeiten:

Zulassung nach § 21 AMG

Für Fertigarzneimittel, die neue Drogen und Drogenzubereitungen enthalten, werden durch Studien Qualität, Wirksamkeit und Unbedenklichkeit nachgewiesen. Daraufhin erhalten diese eine Zulassung. Fertigarzneimittel, die Drogenzubereitungen nach der HMPC-Monographie enthalten und für die dort ein well-established use anerkannt ist, können ebenfalls nach § 21 zugelassen werden. Der pharmazeutische Unternehmer muss zusätzlich mindestens eine solide klinische Studie beim BfArM vorlegen. Diese Phytopharmaka sind der „rationalen" oder „evidenzbasierten" Phytotherapie zuzuordnen (evidenzbasiert: auf dem aktuellen wissenschaftlichen Stand beruhend).

Zum Beispiel Baldrianwurzel: Ein FAM mit einem Trockenextrakt aus Baldrianwurzel (DEV 3-7,4:1), Extraktionsmittel Ethanol 40% V/V) und einer Dosierung von 400 mg pro Einzeldosis, könnte bei Erfüllung aller weiterer Anforderungen eine Zulassung bekommen.

Hinweis: Aus der Zeit, als die Kom. E-Monographien gültig waren, gibt es weiterhin FAM mit einer Zulassung entsprechend den Anforderungen der Kommission E. Außerdem ist es möglich, dass der pharm. Unternehmer eigene Studien zu Wirksamkeit oder auch Unbedenklichkeit durchführt und dafür eine Zulassung seines Phytopharmakons bekommt. Daraus ergibt sich, dass zu einer pflanzlichen Droge und ihren Zubereitungen Fertigarzneimittel mit unterschiedlichen Angaben zu Anwendungsgebieten, aber auch z. B. zur Eignung für verschiedene Altersgruppen, auf dem Markt sind. Ob ein Phytopharmakon für einen speziellen Patienten geeignet ist, kann deshalb nur durch einen Blick in die Gebrauchsinformation/Datenbank ermittelt werden.

Registrierung nach § 39 a bis d AMG

Neben den wissenschaftlich erwiesenen Wirkungen spielen bei pflanzlichen Arzneimitteln die volkstümlichen Anwendungsgebiete eine große Rolle. Dies sind Indikationen, die aus der Erfahrungsheilkunde stammen, wissenschaftlich aber nicht nachweisbar sind. Anwendungsbeispiel: „Zur Förderung des Schlafes". Auch pflanzliche Fertigarzneimittel, die dieser „traditionellen Phytotherapie" oder dem „traditional use" angehören, dürfen auf den Markt gebracht werden. Sie werden nach einem Prüfverfahren registriert. Voraussetzungen für eine Registrierung sind, dass die Wirksamkeit plausibel (nicht nachgewiesen!) ist, keine gefährlichen Nebenwirkungen bekannt sind, die langjährige Tradition der Anwendung belegt und die Indikation einer Selbstmedikation ohne Inanspruchnahme eines Arztes zugänglich sein müssen. Sie dürfen nur oral, äußerlich oder inhalativ angewendet werden. Das Phytopharmakon erhält eine Registrierungsnummer. In die Packungsbeilage muss ein Pflichttext aufgenommen werden, an dem man ein solches traditionelles Arzneimittel erkennen kann:

- Das Arzneimittel ist ein traditionelles Arzneimittel, das ausschließlich aufgrund langjähriger Anwendung für das Anwendungsgebiet registriert ist.
- Der Anwender sollte bei fortdauernden Krankheitssymptomen oder beim Auftreten anderer als in der Packungsbeilage erwähnten Nebenwirkungen einen Arzt oder eine andere in einem Heilberuf tätige Person konsultieren.

Zum Beispiel Baldrianwurzel: Ein FAM mit geschnittener Baldrianwurzel und einer Einzeldosis von 0,3 – 3 g Droge, könnte bei Erfüllung der „traditional use"-Anforderungen als traditionelles Arzneimittel registriert werden.

Standardzulassungen

Nach § 36 AMG ermöglichen die Standardzulassungen der Apotheke oder industriellen Herstellern, bestimmte Fertigarzneimittel ohne Beantragung einer Einzelzulassung herzustellen. Dazu gehören auch Drogen, wie Kamillenblüten oder Teemischungen (siehe auch unter 1.8). Hinsichtlich der Qualität der Droge, der Verpackung und der Kennzeichnung muss die Standardzulassung beachtet werden.

1.10.2 Abgrenzung zu anderen Produkten

Ein Arzneimittel zur Zulassung zu bringen, ist zeitaufwendig und teuer. Deshalb werden pflanzliche Produkte von Herstellern auch z. B. als Medizinprodukte oder Lebensmittel auf den Markt gebracht. Dies ist nicht so kostenintensiv und geht schneller.

Medizinprodukte

Medizinprodukte wirken auf physikalischem Wege, sie haben *keine* pharmakologische Wirkung. Auch pflanzliche Extrakte zur Linderung von Krankheiten können Medizinprodukte sein, z. B. Lutschpräparate, die bei Hals- und Rachenbeschwerden lindernd wirken. Ein Medizinprodukt ist am CE-Zeichen zu erkennen, das auf der Handelspackung, der Gebrauchsanweisung und auch auf dem Produkt angebracht werden muss.

Lebensmittel

Beispielsweise Kamillentee wird sowohl als Arzneimittel als auch Lebensmittel angeboten. Kamillenblüten als „Arzneimittel" haben das Anwendungsgebiet, z. B. „gegen entzündliche Magen-Darm-Erkrankungen". Die Packung ist nach dem Arzneimittelgesetz gekennzeichnet. Die Qualität der Droge muss dem Arzneibuch entsprechen. Zur Erhaltung der Qualität sind die Filterbeutel wegen des Gehalts an ätherischem Öl einzeln in Folie verpackt, es handelt sich um Doppelkammerbeutel, die nicht verklebt sind.

Kamillentee als Lebensmittel wird als „erfrischendes Getränk" in den Handel gebracht. Er muss den Anforderungen des Lebensmittelrechts entsprechen. Verboten sind Angaben, wie Arzneitee, und Aussagen zu Anwendungsgebieten. Die Drogen müssen nicht dem Arzneibuch entsprechen, meist ist der Wirkstoffgehalt geringer. Die Droge selbst kann auch aus anderen Pflanzenteilen bestehen. Der Kamillentee als Lebensmittel besteht teilweise aus Kamillenkraut, weil dadurch der Geschmack besser ist.

Nahrungsergänzungsmittel

Nahrungsergänzungsmittel sind Lebensmittel mit der Bezeichnung „Nahrungsergänzungsmittel" auf der Verpackung. Sie kommen in einem „Arzneimittel-Out-fit" in den Handel, denn sie können Brausetabletten, Kapseln usw. sein. Neben Vitaminen und Mineralstoffen dürfen auch pflanzliche Wirkstoffe, wie z. B. Lutein oder Zimt, enthalten sein. Anwendungsgebiete dürfen nicht angegeben werden.

Bilanzierte Diäten

Diäten, besondere Ernährungsformen bei Erkrankungen, haben eine lange Tradition, z. B. Diabetes-Diät. Dazu gibt es seit einiger Zeit Produkte, die „bilanzierte Diät" heißen. Diese sind als diätetische Lebensmittel für besondere medizinische Zwecke definiert, haben also eine Indikation. Ihre Einnahme soll den Verlauf der Erkrankung günstig beeinflussen. Neben vollständig bilanzierten Diäten, die die Nahrung eines Patienten komplett ersetzen, z. B. Trinknahrungen, gibt es ergänzende bilanzierte Diäten, die ausgewählte Nährstoffe und/oder Pflanzenextrakte enthalten. Sie werden in Form von z. B. Tabletten, Granulaten, Trinkampullen angeboten und zusammen mit weiterer Nahrung verzehrt. Für den Hersteller ergibt sich die Möglichkeit, ein Lebensmittel, im Arzneimittel-out-fit anzubieten, hier jedoch mit einem Anwendungsgebiet.

1.10.3 Extrakt als Wirkstoff

Wirkstoff der Phytopharmaka ist der Extrakt. Dieser ist ein komplex zusammengesetztes Stoffgemisch. Entscheidend für die Zusammensetzung und damit Qualität eines Extraktes sind mehrere Kriterien.

– Ausgangsmaterial Pflanze
  Welche Pflanze und welcher Pflanzenteil werden zur Extraktgewinnung verwendet? Die Droge muss eindeutig definiert sein, hier ist das Arzneibuch Grundlage. Trotzdem ist das Muster der Inhaltsstoffe einer Pflanze nicht immer gleich. Deshalb gehen einige

Hersteller dazu über, eigenes Saatgut zu gewinnen und dann die Pflanze anzubauen, damit die Extrakte gleich bleibende Zusammensetzung und Qualität haben.

- Extraktionsmittel
  Das Extraktionsmittel hat entscheidenden Einfluss auf die Zusammensetzung des Extrakts. Wasser löst hydrophile Inhaltsstoffe, Alkohol oder Aceton lipophile Inhaltsstoffe. Wasser-Alkohol-Gemische lösen in Abhängigkeit vom Mischungsverhältnis verschiedene Inhaltsstoffe aus der Droge.
- Herstellungsverfahren
  Das Herstellungsverfahren bestimmt ebenfalls die Zusammensetzung des Extrakts, es soll standardisiert und validiert (sicher und reproduzierbar) sein. Einflüsse, wie Extraktionszeit, Temperatur, Druck, Schnittgröße der Droge etc., beeinflussen die Zusammensetzung des Extrakts. Jeder nach einem eigenen Verfahren hergestellte Extrakt ist anders zusammengesetzt. Informationen zum Herstellungsverfahren bekommt man nur beim Hersteller.
- Droge-Extrakt-Verhältnis (DEV)
  Unter DEV versteht man die Masse Droge, die in einem validierten Herstellungsverfahren eine bestimmte Masse an nativem, getrocknetem Extrakt ergibt:

$$\text{DEV} = \frac{\text{Masse der eingesetzten Droge}}{\text{Masse des getrockneten Extraktes}}$$

  Das DEV sollte immer als Spanne angegeben sein, weil die verwendeten Drogen sehr variabel sein können.
  Beispiel: Angabe (5 – 7 : 1) bedeutet, dass aus 5 bis 7 Teilen Droge ein Teil Trockenextrakt erhalten wird.

Einteilung der Extrakte nach Ph.Eur.

Eingestellte Extrakte = *Standardisierte* Extrakte
Der wirksamkeitsbestimmende Inhaltsstoff in einem solchen Extrakt ist bekannt, der isolierte Inhaltsstoff hat die gleiche Wirkung wie der Gesamtextrakt. Der Extrakt wird auf die Wirksubstanz eingestellt und der Gehalt an Wirkstoff ist festgelegt.

Beispiel:
1 Kapsel enthält 170 – 200 mg Trockenextrakt aus Mariendistelfrüchten (60 – 70 : 1), entsprechend 140 mg Silymarin, berechnet als Silibinin

Quantifizierte Extrakte

Die Inhaltsstoffe haben nicht die gleiche Wirkung wie der Gesamtextrakt, sind aber für die Wirkung mitbestimmend.

Beispiel: Ginkgo-Extrakt in Fertigarzneimitteln
1 Tablette enthält 40 mg Trockenextrakt aus Ginkgo-biloba-Blättern (35 – 67 : 1), quantifiziert auf 8,8 – 10,8 mg Flavonoide,.......
Die wirksamkeitsmitbestimmenden Stoffe sind in einer so genannten „Gehaltsspanne“ angegeben.

Andere Extrakte

Die isolierten Inhaltsstoffe leisten keinen Beitrag zur Wirkung des Extraktes, dienen aber als Leitsubstanzen zur Qualitätskontrolle des Extraktes.

Beispiel: Valerensäuren in Baldriantrockenextrakt

1.10.4 Bewertung der Phytopharmaka – Monographie-Konformität

In der Apotheke sollen nur hochwertige Phytopharmaka empfohlen werden. Wie geht man nun bei der Qualitätsbeurteilung eines Phytopharmakons vor?

Auf der Packung sollen bestimmte Angaben vorhanden sein und eine Monographie, Kommission E oder HMPC, wird zum Vergleich herangezogen. Erfüllt ein Präparat die Anforderungen der Monographie, kann es in der Apotheke empfohlen werden.

Erforderliche Herstellerangaben sind:

- extrahierter Pflanzenteil
- Art des Extraktes
- Menge des Extraktes
- Droge-Extrakt-Verhältnis
- Zusammensetzung des Extraktionsmittels
- Indikation
- empfohlene Tagesdosis

Beispiel: Johanniskrautpräparat
Angaben auf der Packung:

Zusammensetzung: 1 Filmtbl. enthält: Johanniskraut-Trockenextrakt (3 – 6 : 1) 900 mg-
Auszugsmittel: Ethanol 80 % (V/V)
Indikation: Leichte bis mittelschwere depressive Episoden
Dosierung: 1-mal täglich 1 Filmtbl.

Bei diesem Phytopharmakon sind alle Angaben vorhanden. Vergleich mit HMPC- Monographie: HMPC führt mehrere Extrakte auf, z. B. auch DEV 3 – 6 : 1 – Auszugsmittel Ethanol 80 % (V/V), gegen leichte bis mittelschwere depressive Episoden, Dosierung 900 mg 1 x tgl. Das Präparat erfüllt die Anforderungen des HMPC.

Die Kommission E gab die wirksame Dosis meist auf eine bestimmte Menge Droge bezogen an. Bei Johanniskraut: mittlere Tagesdosis 2 – 4 g Droge. Deshalb ist eine Umrechnung von Extrakt auf Droge notwendig.

Trockenextrakt (3 – 6 : 1) 900 mg

Berechnung der durchschnittlichen Drogenmenge:
1 g Extrakt = 4,5 g Droge
0,9 g = 4,05 g Droge
Dosis 1 Filmtbl. = 4,05 g Droge
Das Präparat entspricht der Monographie.

1.10.5 Austausch von Phytopharmaka

Kann man Phytopharmaka austauschen, wenn ein Kunde eine Alternative wünscht oder das gewünschte Arzneimittel nicht vorrätig ist?

Die Austauschbarkeit von Phytopharmaka kann man nach den Aut-idem-Regeln der Deutschen Pharmazeutischen Gesellschaft (DPhG) prüfen:

Handelt es sich um
- gleiche Droge ?
- gleiche Extraktdeklaration ?
- gleiche Extraktspezifikation ?
- gleiche Indikation ?
- gleiche Darreichungsform ?

Wenn alle Antworten mit „JA" beantwortet werden können, ist ein Austausch möglich.

Bei Phytopharmaka, die standardisierte Extrakte enthalten, ist der Austausch am ehesten möglich. Beispiel: Rosskastanienextrakte, die bei Venenerkrankungen verwendet werden. Viele Fertigarzneimittel enthalten pro abgeteilte Arzneiform einen Extrakt aus Rosskastaniensamen, der auf einen Gehalt von 50 mg Aescin eingestellt ist.
Präparat XY: 1 Hartkapsel enthält: Trockenextrakt aus Rosskastaniensamen (5 – 7 : 1) 146,52 – 202,43 mg : entspricht 50 mg Triterpenglykoside, berechnet als Aescin.
Durch unterschiedliche Herstellungsbedingungen können sich aber auch standardisierte Extrakte unterscheiden. Extrakte mit speziellen Namen, z. B. „EGB 761" für Ginkgo-Spezialextrakt, sind unter Verwendung identischer Verfahren hergestellt und somit gleich.

Phytopharmaka, die quantifizierte oder andere Extrakte enthalten, können nur dann ausgetauscht werden, wenn die Extraktdeklaration identisch ist. Es kann sich dann um wirkstoffgleiche Präparate handeln, muss es aber nicht, denn es fehlen die Extraktspezifikationen, also die Herstellungsbedingungen.

Beispiel: Kundin möchte Hypericum A 425 mg Kapseln
Das Arzneimittel ist nicht vorrätig, gibt es ein vergleichbares Arzneimittel?

Angaben zu Hypericum „A" und den in der Apotheke vorrätigen Phytopharmaka:

Präparat	Arzneiform	Droge	Extrakt	Menge	DEV	Extraktions-mittel
Hypericum A	Kapsel	Johannis-kraut	Trocken-extrakt	425 mg	3,5 – 6 : 1	Ethanol 60 % m/m
Hypericum B	Dragee	Johannis-kraut	Trocken-extrakt	40 mg	4 – 5 : 1	Ethanol 80 % V/V
Hypericum C	Kapsel	Johannis-kraut	Trocken-extrakt	270 mg	6 – 7 : 1	Ethanol 70 % V/V

Präparat	Arzneiform	Droge	Extrakt	Menge	DEV	Extraktions-mittel
Hypericum D	Überzogene Tablette	Johannis-kraut	Trocken-extrakt	450 mg	3 – 6 : 1	Methanol 80 % V/V
Hypericum E	Kapsel	Johannis-kraut	Trocken-extrakt	425 mg	3,5 – 6 : 1	Ethanol 60 % m/m

Ergebnis: Beispiel „E“ kommt „A“ am nächsten, die Angaben zum Extrakt sind identisch. Dies wäre eine mögliche Empfehlung.

1.10.6 Phytopharmaka für Kinder

Pflanzliche Arzneimittel werden aus jahrhundertelanger ärztlicher Tradition heraus gerne bei Säuglingen/Kleinkindern (Alter 29 Tage bis 23 Monate) und Kindern (Alter 2 bis 11 Jahre) verwendet. Die Arzneimittel wirken mild und sind gut verträglich. Beispiel: Fencheltee gegen Blähungen bei Säuglingen. Gerade Eltern, die sich um die Gesundheit ihrer Kinder viele Gedanken machen, verlangen in der Apotheke „etwas Gutes, aber bitte Pflanzliches“. In den Packungsbeilagen der meisten Phytopharmaka steht aber inzwischen der Hinweis: „Zur Anwendung dieses Arzneimittels bei Kindern liegen keine ausreichenden Untersuchungen vor. Es sollte deshalb bei Kindern unter 12 Jahren nicht angewendet werden.“

Der Hinweis ist keine absolute, sondern eine relative Kontraindikation. Damit darf der Arzt weiterhin Phytopharmaka , die diesen Hinweis enthalten, verordnen oder empfehlen. Eltern werden aber verständlicherweise verunsichert und besorgt reagieren und diese Arzneimittel nicht mehr verwenden wollen.

Es geht nicht nur um den Nachweis der Wirksamkeit, sondern das Problem ist, dass es für die pflanzlichen Drogen kaum klinische Studien gibt, die die Unbedenklichkeit bei der Anwendung bei Kindern belegen. Denn der kindliche Organismus funktioniert anders als der des Erwachsenen. Kinder haben z. B. eine unreife Blut-Hirn-Schranke, eine bessere Resorption durch die Haut und eine andere Metabolisierung als Erwachsene. Arzneimittel-Studien mit Kindern sind aber aus ethischen Gründen kaum durchführbar. So wird in fast alle Drogen-Monographien, die von der Europäischen Agentur (EMA) zugelassen worden sind, die relative Kontraindikation „Kinder unter 12 Jahren“ aufgenommen. Folge ist, dass für die Therapie von Erkrankungen bei Kindern weniger pflanzliche Fertigarzneimittel zur Verfügung stehen. Alternativen wären chemisch-synthetische Arzneimittel mit einer Zulassung für Kinder. Diese haben aber häufig Nebenwirkungen und werden von den Eltern abgelehnt. Homöopathische und anthroposophische Arzneimittel haben diese Anwendungseinschränkungen nicht, gehören aber in andere Therapierichtungen.

Vor der Abgabe eines Phytopharmakons für Kinder muss nach dem Alter des Kindes gefragt und in der Gebrauchsinformation nachgesehen werden, ob das Arzneimittel für dieses Alter zugelassen ist.

Aufgaben

1.1 **Definieren Sie die Begriffe: Droge, Drogenkunde, Pharmakognosie, Phytopharmakon, Phytotherapie.**

1.2 **Ein Fertigarzneimittel enthält als Wirkstoff Bärentraubenblätterextrakt. Handelt es sich um ein Phytopharmakon? Begründen Sie Ihre Antwort.**

1.3 **Warum bestehen Drogen meist nur aus Teilen einer Pflanze und nicht aus der ganzen Pflanze? Nennen Sie Beispiele für verwendete Pflanzenteile mit deutscher und lateinischer Bezeichnung.**

1.4 **Wenn Sie Drogen für Teemischungen benötigen, welchen Zerkleinerungsgrad müssen Sie bei Kräutern, welchen bei Wurzeldrogen beim Großhändler bestellen?**

1.5 **Warum haben Drogen aus Anbau eine höhere Qualität als solche aus Wildsammlung?**

1.6 **Wie sind Drogen zu lagern?**

1.7 **Drogenmonographien**
- **A** Unter welchem Titel finden sie eine Droge im Arzneibuch?
- **B** Erklären Sie den Begriff „Stammpflanze“.
- **C** Warum ist die Überprüfung von Geruch und Geschmack bei Drogen wichtig?
- **D** Was sind „fremde Bestandteile“ in einer Droge?
- **E** Woran können Sie einen Befall mit Drogenkäfern erkennen?

1.8 **Welche Vorteile hat die klassische Teemischung? Welche Nachteile hat sie?**

1.9 **Nennen Sie Vor- und Nachteile von Tees in Filterbeuteln.**

1.10 **Welche verschiedenen Arten Instant-Tees gibt es?**

1.11 **Beschreiben Sie Vor- und Nachteile der schnell löslichen Tees.**

1.12 **Wie soll eine wirksame Teemischung zusammengesetzt sein?**

1.13 **Überprüfen Sie, ob die folgende Teemischung den Vorschriften der Standardzulassung entspricht (s. S. 108):**

Magentee VI Standardzulassung

Enzianwurzel	20,0 g
Bitterorangenschale	20,0 g
Tausendgüldenkraut	25,0 g
Wermutkraut	20,0 g
Kornblumenblüten	5,0 g
Koriander	10,0 g

1.14 **Wo sehen Sie nach, wenn Sie sinnvolle Teevorschriften suchen?**

1.15 **Erklären Sie einem Kunden, wie er einen Aufguss, eine Abkochung oder einen Kaltauszug zubereiten soll.**

1.16 **Sind Phytopharmaka rechtlich Lebensmittel, Arzneimittel oder etwas anderes?**

1.17 **Was bedeutet die Abkürzung HMPC? Welche Aufgabe erfüllt diese Institution?**

1.18 **Wann gehört ein Phytopharmakon zu den Arzneimitteln der „rationalen Phytotherapie"?**

1.19 **Woran erkennen Sie ein traditionelles Phytopharmakon? Welcher Unterschied besteht zu einer „normalen Zulassung"?**

1.20 **Wie wirken Medizinprodukte? Woran erkennen Sie ein solches Produkt?**

1.21 **Unterschiede Lebensmitteltee – Arzneitee, Vervollständigen Sie die Tabelle:**

	Lebensmitteltee	**Arzneitee**
Indikation		
Filterbeutel in Schutzfolie		
Arzneibuchqualität		

1.22 **Zu welcher Produktgruppe gehören Nahrungsergänzungsmittel? Welche Angaben sind auf einer solchen Packung nicht zulässig? Warum sehen Kunden häufig keinen Unterschied zu Arzneimitteln?**

1.23 **Welche Kriterien sind für die Qualität eines pflanzlichen Extrakts wichtig?**

1.24 **Welche verschiedenen Extrakttypen sind im europäischen Arzneibuch aufgeführt?**

1.25 **Ein Phytopharmakon hat folgende Kennzeichnung:**
Zusammensetzung: 1 Drg. enthält Trockenextrakt aus Johanniskraut 250 mg
Indikation: Psychovegetative Störungen, depressive Verstimmungszustände
Dosierung: 2-mal täglich 1 Dragee
Entspricht das Phytopharmakon den Anforderungen der Monographie der Kommissionen?
Wirksame Tagesdosis Johanniskraut: 2 g Droge

1.26 **Warum sollen viele Phytopharmaka nicht an Kinder unter 12 Jahren abgegeben werden?**

1.27 **Warum ist ein Austausch von Phytopharmaka kompliziert?**

2. Wichtige Inhaltsstoffgruppen des Primär- und Sekundärstoffwechsels

2.1 Begriffsbestimmungen

2.1.1 Primäre Pflanzenstoffe

Im Grundstoffwechsel der Pflanze werden Kohlenhydrate, Fette und Eiweiße als primäre Pflanzenstoffe gebildet. Sie kommen in allen Pflanzen vor und sind für das Überleben der Pflanzen, für Wachstum und Entwicklung notwendig.

2.1.2 Sekundäre Pflanzenstoffe

Im Sekundärstoffwechsel werden aus einzelnen Bausteinen des Grundstoffwechsels die sekundären Pflanzenstoffe gebildet. Dafür sind häufig spezielle Gewebe zuständig. Jede Pflanze hat ihren individuellen Sekundärstoffwechsel, deswegen sind diese Stoffe artspezifisch.

Beispiel: Die verschiedenen Fingerhutarten produzieren herzwirksame Glykoside, die bei Herzinsuffizienz angewendet werden. Glykoside der einzelnen Arten unterscheiden sich jedoch: Der rote Fingerhut liefert Digitoxin, das eine sehr lange Wirkungszeit hat, der wollige Fingerhut enthält Digoxin, das kürzer wirkt. Viele der sekundären Pflanzenstoffe werden arzneilich verwendet. Sie beeinflussen die Wechselbeziehungen zwischen Pflanze und Umwelt. So können sie als Fraßschutz dienen, Insekten anlocken oder Stickstoff speichern. Bei vielen sekundären Pflanzenstoffen kennt man ihre Funktion für die Pflanze bisher jedoch noch nicht.

2.1.3 Glykoside

Viele sekundären Pflanzenstoffe liegen in der Pflanze als Glykoside vor (Abb. 2.1-1). Die eigentlich lipophilen Substanzen werden durch die Verbindung mit einem oder mehreren Monosacchariden (häufig Glucose) wasserlöslich und können in gelöster Form in die Vakuole transportiert und dort gespeichert werden. Der lipophile Teil eines Glykosids heißt Aglykon oder -genin. Beispiel: Das Aglykon der Saponine heißt Sapogenin.

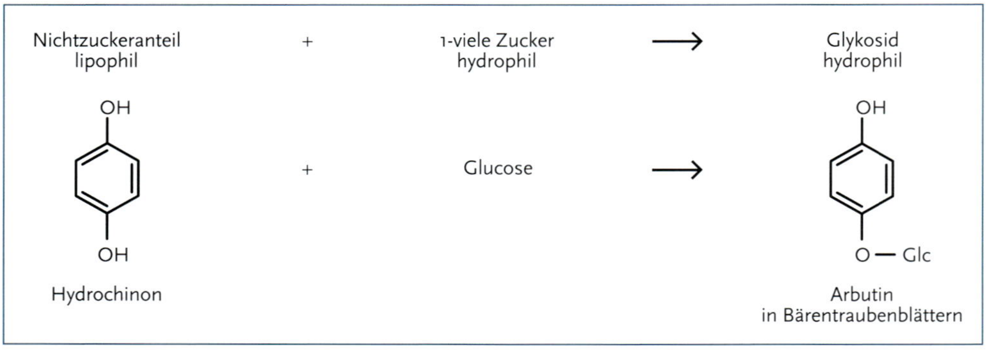

Abb. 2.1-1: Aufbau eines Glykosids

Glykoside sind häufig sehr empfindliche Verbindungen, sie können z. B. beim Welken der Pflanze zerstört werden. So ist das Cumarin für den typischen Geruch des Waldmeisters verantwortlich. Beim Welken oder Zerreiben der Blätter werden die Zellstrukturen zerstört und ein spaltendes Enzym gelangt zum Glykosid (Abb. 2.1-2). Der Zucker wird abgespalten, das flüchtige Aglykon, das Cumarin, entsteht und der intensive Geruch entwickelt sich.

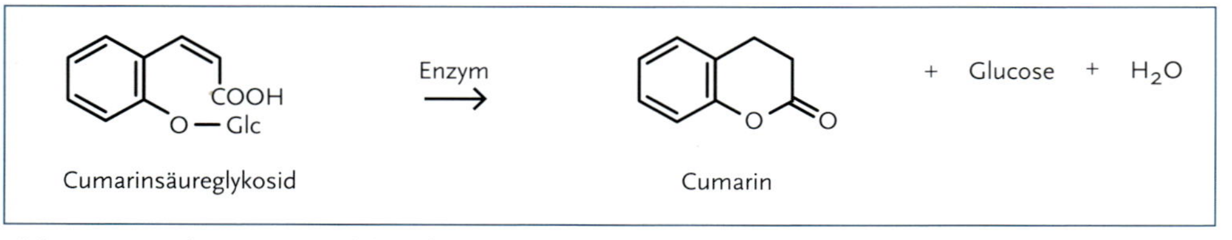

Abb. 2.1-2: Spaltung eines Glykosids

Die arzneiliche Wirkung der Glykoside geht meist vom Aglykon aus. Bei den Anthranoiden, die laxierend wirken, müssen die Zuckeranteile erst abgespalten werden, bevor die Nichtzuckeranteile wirksam werden können. Bei Glykosiden, die nicht gespalten werden, können die Zuckeranteile Einfluss auf die Wirkung haben. So verändern die verschiedenen Zuckeranteile bei den Herzglykosiden der Fingerhutarten die Verweildauer der Substanzen im Organismus.

2.2 Primäre Pflanzenstoffe

2.2.1 Kohlenhydrate

Kohlenhydrate sind Zucker, zuckerähnliche Verbindungen und deren Polymere. Sie bestehen hauptsächlich aus Kohlenstoff, Wasserstoff und Sauerstoff, außerdem kommen noch Stickstoff und Schwefel vor, die Polyhydroxyaldehyde oder -ketone bilden. Kohlenhydrate entstehen in der Pflanze während der Photosynthese. Aus Kohlendioxid und Wasser, unter dem Einfluss von Sonnenlicht und Chlorophyll entsteht Traubenzucker (Glucose). Dies ist die Startreaktion für alle weiteren Stoffwechselwege. In der Pflanze dienen Kohlenhydrate der Energiegewinnung, als Gerüstsubstanzen in der Zellwand und werden mit anderen Stoffwechselprodukten zu Glykosiden verbunden.

Kohlenhydrate werden nach der Anzahl der Einfachzucker (Symbol: 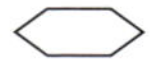) im Molekül eingeteilt. Man unterscheidet drei Gruppen:

Monosaccharide (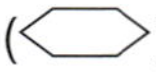) sind Einfachzucker, z. B. Glucose, Fructose. Für die Einfachzucker wird häufig eine vereinfachte Schreibweise aus den ersten drei Buchstaben des Namens verwendet: Gal = Galaktose, Fru = Fructose, aber Glc = Glucose (Glu ist für Glutaminsäure reserviert).

Oligosaccharide bestehen aus 2 bis 10 Zuckern pro Molekül. Die wichtigste Gruppe der Oligosaccharide ist die der *Disaccharide* (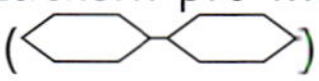). Hier sind zwei Zucker durch eine glykosidische Bindung miteinander verbunden. Beispiele: Saccharose – Haushaltszucker, Lactose – Milchzucker.

Polysaccharide (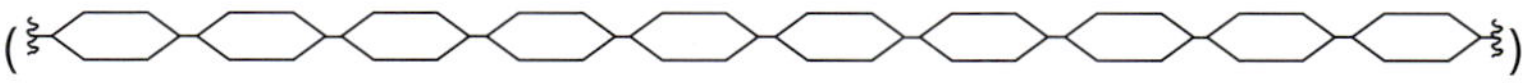) sind Kohlenhydrate mit mehr als 10 Zuckern pro Molekül, sie werden auch Glykane genannt. Die Bausteine können gleich sein oder aus verschiedenen Zuckerarten bestehen. Es sind sehr große Moleküle aus mehreren Hundert oder Tausend Zuckern, die lange Ketten oder verzweigte Strukturen bilden, z. B. Stärke oder Cellulose. Die typischen Eigenschaften der Zucker, wie süßer Geschmack und Wasserlöslichkeit, sind bei den Polysacchariden nicht mehr vorhanden.

Mono- und Disaccharide

Glucose – Monohydrat – Ph. Eur.
Glucosum monohydricum
Saccharum amylaceum
(„Stärkezucker")

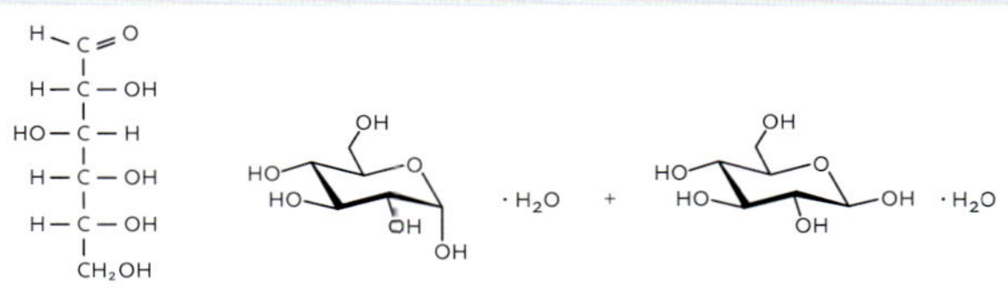

Abb. 2.2-1: D-Glucose, Fischer-Projektion, Glucose-Monohydrat Konformationsformel Ph. Eur.

Andere Bezeichnungen: Traubenzucker, Dextrose

Die Glucose ist ein Monosaccharid und die organische Verbindung, die man in der Natur am häufigsten antrifft. In freier Form ist sie in Honig und Obst enthalten, daher auch der

Name „Traubenzucker" von ihrem Vorkommen in Weintrauben. Gebunden ist sie Bestandteil von Stärke, Cellulose, Saccharose (Haushaltszucker), Lactose (Milchzucker). Gewonnen wird Glucose meist durch Spaltung von Stärke.

Medizinisch-pharmazeutische Verwendung
Glucose ist der wichtigste Energielieferant für den menschlichen Körper. Allein das Gehirn braucht mehr als 100 g Glucose pro Tag. In Zubereitungen zur parenteralen Ernährung wird sie daher als Kohlenhydratbestandteil verwendet. Bei Durchfall ist Glucose zur Energieversorgung besser geeignet als andere Zucker, weil sie den Durchfall nicht verschlimmert. Wenn eine Unterzuckerung des Blutes (Hypoglykämie) eintritt, gleicht Glucose diesen Mangel sehr schnell aus, weil sie schon über die Mundschleimhaut resorbiert wird. Dies ist für Diabetiker wichtig. Glucose-Sirup wird als Süßungsmittel in der Lebensmittel- und Arzneimittelherstellung verwendet.

Fructose – Ph. Eur.
Fructosum
Laevulosum

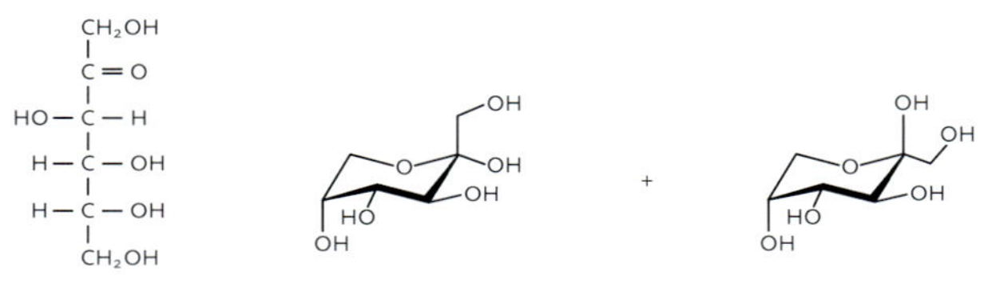

Abb. 2.2-2: D-Fructose, Fischer-Projektion, Fructose Konformationsformel Ph. Eur.

Andere Bezeichnung: Fruchtzucker

Die Fructose ist ein Monosaccarid und wie Glucose in freier Form in Honig und Obst enthalten, daher ihr Name „Fruchtzucker". Die Bezeichnung Laevulose, die selten benutzt wird, leitet sich von der Eigenschaft der Fructose ab, die Ebene des polarisierten Lichts nach links zu drehen. Gebunden ist die Fructose Bestandteil von Oligo- und Polysacchariden, z. B. Saccharose und Inulin, dem Speicherkohlenhydrat der Korbblütler. Gewonnen wird Fruchtzucker durch Spaltung von Polysacchariden wie dem Inulin.

Medizinisch-pharmazeutische Verwendung
Fructose wird nur langsam resorbiert, deshalb gehört sie zu den langsamen Kohlenhydraten. Sie dient als Energielieferant. Bis zu 50 g pro Tag werden unanhängig vom Insulin verstoffwechselt. Deswegen war Fructose als Austauschstoff für Haushaltszucker in Lebensmitteln für Diabetiker enthalten. Die Diätverordnung führt diese Lebensmittelgruppe nicht mehr auf, damit zählen sie nicht mehr zu den diätetischen Lebensmitteln. Der Anstieg des Blutzuckerspiegels ist zwar geringer als bei Glucose, die Fructose löst jedoch, wenn sie in größeren Mengen gegessen wird, Bauchschmerzen, Völlegefühl und Durchfall aus. Außerdem wird sie schneller in Fett umgewandelt. Fruchtzucker ist genauso kariesfördernd wie Glucose.

Mannitol – Ph. Eur.
Mannitolum

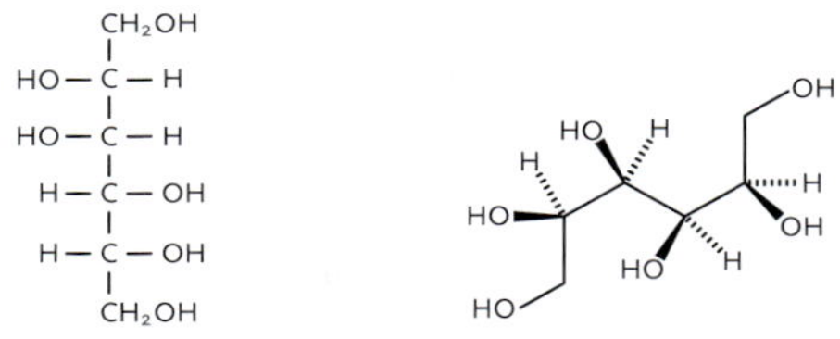

Abb. 2.2-3: Mannitol, Fischer-Projektion, Strukturformel Ph. Eur.

Andere Bezeichnung: Mannit

Mannitol ist ein Zuckeralkohol, der sich von Mannose ableitet. Mannit ist in größeren Mengen in „Manna" enthalten (Abb. 2.2-4). Dies ist der eingetrocknete Siebröhrensaft der Mannaesche, *Fraxinus ornus*, die im Mittelmeergebiet heimisch ist. Die Rinde der Bäume wird angeritzt, der Saft fließt aus und erhärtet zu einer weißlichen Masse. Technisch wird Mannitol heute durch Hydrierung von Invertzucker hergestellt. Die Süßkraft ist nur halb so stark wie die des Haushaltszuckers.

Medizinisch-pharmazeutische Verwendung

Mannitol wir nur wenig resorbiert und kann deshalb als osmotisches Laxans verwendet werden (20 bis 30 g/Tag). Weil nicht kariesfördernd ist es als Zuckeraustauschstoff in zuckerfreien Bonbons enthalten. Auf diesen Packungen steht immer der Hinweis, dass die Bonbons bei Verzehr größerer Mengen abführend wirken.

Mannitol ist ein wichtiger Hilfsstoff, weil er nicht hygroskopisch ist. So eignet er sich als Hilfsstoff für die Herstellung von Tabletten aller Art und als Füllmasse für Kapseln. Kaugummistreifen werden mit Mannit bestäubt, damit sie nicht kleben. Wird Mannitol parenteral angewendet, wirkt es diuretisch und wird z. B. zur Nierenfunktionsprüfung oder Ausschwemmung von Hirnödemen verwendet.

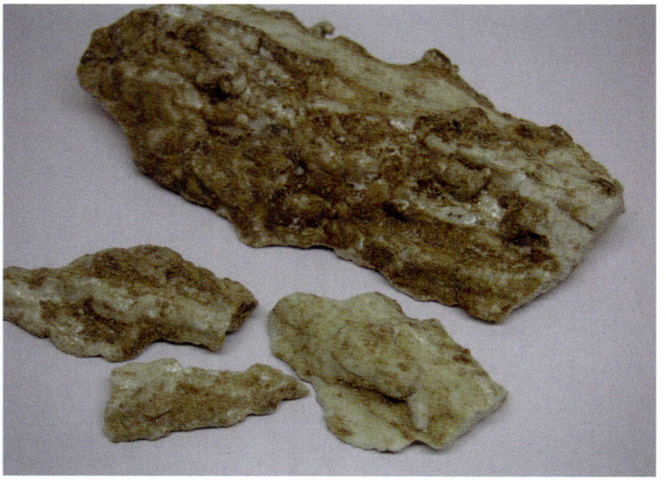

Abb. 2.2-4: Manna – Rohware

Lactose – Monohydrat
Ph. Eur.
Lactosum monohydricum
Saccharum Lactis

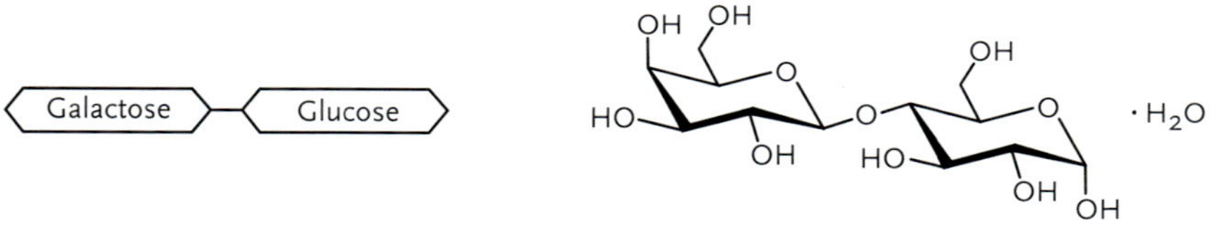

Abb. 2.2-5: Lactose schematisch, Konformationsformel Ph. Eur.

Andere Bezeichnung: Milchzucker

Lactose ist ein Disaccharid, das aus Glucose und Galactose besteht. Sie ist in der Milch von Säugetieren enthalten und das wichtigste Kohlenhydrat für den Säugling. Kuhmilch enthält etwa 5 % Lactose, Frauenmilch etwa 8 %. Gewonnen wird Lactose aus Molke, die Süßkraft beträgt nur etwa ein Viertel der Saccharose.

Medizinisch-pharmazeutische Verwendung
Lactose wird im Dünndarm in Glucose und Galactose gespalten und als solche resorbiert. Größere Mengen Lactose können nicht vollständig gespalten werden, daher wirken sie als osmotisches Laxans (Tagesdosis ab 10 g). Personen mit einer Lactoseintoleranz vertragen

nur wenig oder gar keine Lactose. Ihnen fehlt im Dünndarm das spaltende Enzym Lactase. Beim Säugling hat das Enzym eine hohe Aktivität, um die Lactose der Muttermilch zu spalten. Im Erwachsenenalter nimmt die Aktivität des Enzyms ab. Bei einigen Personen ist die Aktivität des Enzyms jedoch so gering, dass sie Milch und Milchprodukte nicht mehr vertragen, aber auch keine Arzneimittel, die Lactose als Hilfsstoff enthalten. Es kommt zu Übelkeit, Bauchkrämpfen, Durchfall. Lactose wird als Füllstoff für Tabletten, als Grundlage für homöopathische Verreibungen und in vielen Lebensmitteln verwendet.

Aus Lactose werden zwei Substanzen hergestellt, die als Abführmittel verwendet werden: Lactulose und Lactitol. Lactulose besteht aus Fructose und Galactose, Lactitol aus Galactose und Sorbitol. Beide Verbindungen werden im Dünndarm nicht gespalten. Im Dickdarm werden sie durch Bakterien verstoffwechselt und es entstehen Milchsäure, Essigsäure und andere kurzkettige Fettsäuren, die dort abführend wirken, indem sie die Peristaltik anregen.

Saccharose – Ph. Eur.
Saccharum
Saccharum album

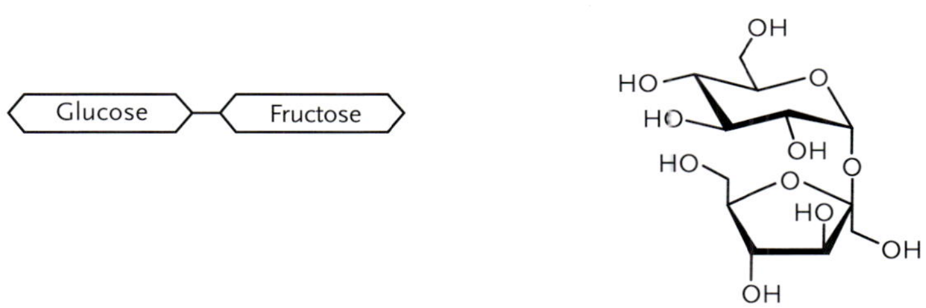

Abb. 2.2-6: Saccharose schematisch, Konformationsformel Ph. Eur.

Andere Bezeichnungen: Haushaltszucker, Kristallzucker, Rübenzucker, Rohrzucker, Sucrose

Die Saccharose ist ein Disaccharid aus Glucose und Fructose. Sie ist im Pflanzenreich weit verbreitet, denn viele Pflanzen transportieren Zucker als Saccharose, speichern Kohlenhydrate aber als Polysaccharide. Nur wenige Pflanzen enthalten hohe Mengen an Saccharose, dazu gehören das Zuckerrohr und die Zuckerrübe. Zuckerrohr, *Saccharum officinarum*, ist ein bis zu 7 m hohes Gras, wächst in den Tropen und speichert Saccharose in den Internodien. Die Zuckerrübe, *Beta vulgaris* ssp. *vulgaris* var. *altissima*, ist eine zweijährige Pflanze, die im ersten Jahr eine Rübe bildet, der eine Blattrosette aufsitzt. Diese „einjährigen" Rüben sind das Ernteprodukt. Im zweiten Jahr käme es zur Sprossbildung, wobei der in der Rübe gespeicherte Zucker aufgebraucht würde. Bis zum Anfang des 19. Jhdts. wurde Zucker nur aus Zuckerrohr, z. B. auf Kuba, gewonnen und war ein kostbares Lebensmittel. Durch den Anbau der Zuckerrübe in Europa wurde der Zucker zu einem Massenprodukt. Je nach Aufreinigung sind braune und weiße Zuckersorten im Handel.

Medizinisch-pharmazeutische Verwendung
Saccharose wird als Hilfsstoff in der Galenik verwendet. Sie dient zur Herstellung von Zuckersirup, Granulaten und Lutschtabletten. Hauptsächlich wird Zucker jedoch in der Lebensmittelherstellung verwendet.

Homopolysaccharide

Diese Polysaccharide sind aus einer Zuckerart, z. B. Glucose, als Baustein aufgebaut. Es werden viele Glukosemoleküle aneinandergehängt und es entstehen daraus Substanzen, wie Stärke und Cellulose.

Stärke

Stärke ist ein Homopolysaccharid, das aus vielen Glucosemolekülen zusammengesetzt ist, die α-glykosidisch miteinander verknüpft sind. Sie dient den meisten Pflanzen als Energiespeicher (Ausnahmen: Korbblütler mit Inulin, Pilze mit Glykogen). Glucose selbst, die bei der Photosynthese gebildet wird, eignet sich nicht als Energiespeicher, weil sie osmotisch aktiv ist. Sie bindet Wasser und die Zellen würden bei einer zu hohen Glucosekonzentration platzen. Deshalb wird sie zu Stärke aufgebaut. Damit ist sie in kaltem Wasser unlöslich und hat keine osmotische Aktivität mehr. Die Bildung der Stärke ist für die Pflanze eine effektive Maßnahme, viel Energie auf kleinem Raum zu speichern. In den Amyloplasten der Speicherorgane (Samen, Wurzeln, Wurzelstock, Knolle) werden kristalline Stärkekörner aufgebaut. Sie bestehen aus zwei verschiedenen Polysacchariden, der Amylose und dem Amylopektin.

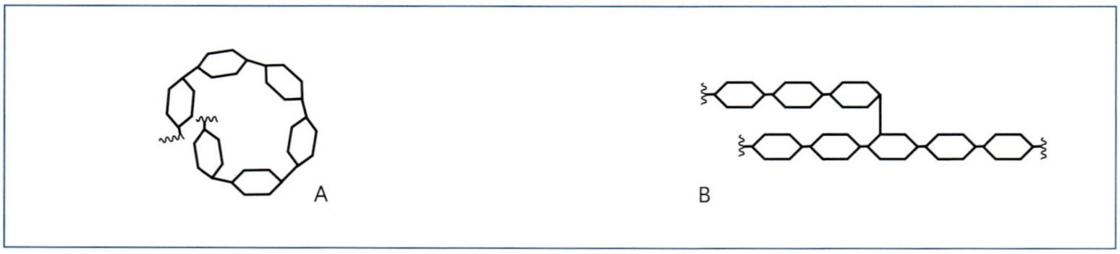

Abb. 2.2-7: Stärkeanteile schematisch – A: Amylose, B: Amylopektin

Amylose ist eine Spirale aus unverzweigten Glucoseketten. In dieser Spirale bildet sich ein Tunnel, in den sich Iod einlagern kann. Mit Iod kann Stärke nachgewiesen werden, in der Iodometrie wird Stärke als Indikator verwendet. Es entsteht eine Blaufärbung, die als Iod-Stärke-Reaktion bekannt ist. Amylose löst sich nur in heißem Wasser, sie wird dabei teilweise abgebaut.

Amylopektin ist ein verzweigtes Molekül, das in Wasser quillt und kolloidal in Lösung geht. Insgesamt bildet Stärke bei Erhitzung in Wasser einen Kleister, wie man ihn vom Andicken von Soßen kennt.

Medizinisch-pharmazeutische Verwendung

Stärke wird als wasserbindende Pudergrundlage und als Hilfsstoff bei der Tablettenherstellung verwendet. In Lebensmitteln ist sie ein wichtiger Energielieferant. Sie wird durch die α-Amylasen des Speichels und die α-Glucosidasen der Dünndarmschleimhaut zu Glucose abgebaut, die dann resorbiert wird und dem Organismus zur Energiegewinnung dient. Industriell wird Stärke genutzt, um daraus z. B. Traubenzucker, Klebemittel und Dickungsmittel herzustellen.

Das Europäische Arzneibuch führt vier Stärken auf:
Reisstärke – Oryzae amylum – Amylum Oryzae – *Oryza sativa* – Poaceae, Süßgräser
Maisstärke – Maydis amylum – Amylum Maydis – *Zea mays* – Poaceae
Weizenstärke – Tritici amylum – Amylum Tritici – *Triticum aestivum* – Poaceae
Kartoffelstärke – Solani amylum – Amylum Solani – *Solanum tuberosum* – Solanaceae, Nachtschattengewächse
Die Abbildungen der Stärkearten s. Botanikteil Abb. 2.2-4, S. 17

Cellulose

Cellulose ist ein Homopolysaccharid, das aus Glucosebausteinen besteht. Die Verbindung der Bausteine ist 1,4-ß-glykosidisch und unterscheidet sich grundlegend von der der Stärke, so dass die Cellulose vollkommen andere Eigenschaften hat. Sie ist kein Reservestoff für die Pflanze, sondern wesentlicher Bestandteil der Zellwand und damit ein Gerüstpolysaccharid. Cellulosemoleküle sind fadenförmig, linear aufgebaut und lagern sich zu Fibrillen zusammen, so dass eine Faserstruktur entsteht. Cellulose ist in Wasser nicht löslich und quillt nur wenig.

Abb. 2.2-8: Cellulosemolekül-Ausschnitt schematisch (Glc = Glucose), Cellulosefäden

Baumwolle – Gossypium ist ein cellulosehaltiges Produkt. Die an den Samen hängenden Haare der Baumwollpflanzen – *Gossypium arboreum, Gossypium herbaceum* u. a. – bestehen zu 98 % aus Cellulose. Sie dienen der Pflanze als Schwebhaare zur Verbreitung ihrer Samen. Nach der Ernte der Haare werden die Samen sowie Fette und Wachse entfernt und die Rohware gebleicht und gewaschen. Baumwolle dient zur Herstellung von z. B. Verbandwatte – Lanugo gossypii absorbens. Ein großer Anteil der Baumwolle wird zur Herstellung von Kleidung verwendet.

Cellulose ist ein wichtiger Nahrungsbestandteil. Im Gegensatz zur Stärke wird sie durch die Verdauungsenzyme des Magen-Darm-Trakts nicht abgebaut und verbleibt im Darm. Damit ist sie ein wichtiger Ballaststoff, der für eine bessere Füllung des Darms sorgt. Ergänzt durch andere Ballaststoffe, die viel Wasser binden, wird der Darminhalt voluminöser und weicher.

Das größere Stuhlvolumen führt über den Dehnungsreiz zu stärkerer Bewegung des Darms und damit zu leichterer Ausscheidung, einer Verstopfung wird vorgebeugt. Außerdem verbleibt Nahrung, die Ballaststoffe enthält, länger im Magen und sättigt deshalb besser.

Der Anteil an Ballaststoffen in der täglichen Nahrung sollte 30 bis 60 g sein. Wichtige Produkte mit hohem Celluloseanteil sind Weizen- und Haferkleie. Die Kleie des Getreidekorns besteht aus Fruchtwand, Samenschale und anhängender Eiweißschicht. Kleie ist in Vollkornprodukten enthalten, in Weißmehlprodukten fehlt sie. Kleie enthält neben Cellulose weitere Kohlenhydrate, die als Ballaststoffe wirken. Sie wird als Diätetikum zur Ergänzung einer ballaststoffarmen Ernährung empfohlen. Die Tagesdosis beträgt 15 bis 40 g.

Hinweis an die Kunden: Mit viel Flüssigkeit einnehmen, um Blähungen und Bauchschmerzen zu vermeiden. Arzneimittel sollten mit einem Zeitabstand von ein bis zwei Stunden eingenommen werden, weil Arzneistoffe an Kleiebestandteile gebunden werden und die Wirkung vermindert ist.

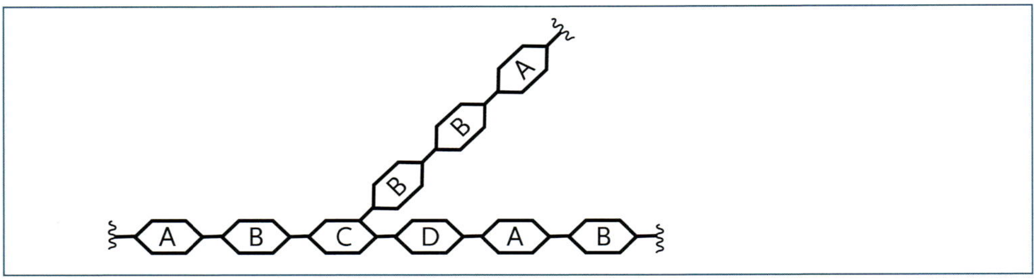

Abb. 2.2-9: Heteropolysaccharid-schematisch, A, B, C, D: verschiedene Zucker

Heteropolysaccharide

Heteropolysaccharide sind Vielfachzucker, die nicht nur aus einer Zuckerart, sondern aus verschiedenen Zuckern und Zuckersäuren aufgebaut sind. Beispiele der Zuckerarten: Glucose, Mannose, Fructose, Galaktose, Glucuronsäure. Daraus ergeben sich kompliziert aufgebaute Stoffe mit unterschiedlichen Eigenschaften, z. B. sauer oder neutral reagierende Verbindungen. Zu Heteropolysacchariden gehören Schleime und Gummen. Ihre Funktionen in den Pflanzen sind unterschiedlich. Gummen werden vermehrt bei Verletzung der Pflanze gebildet, fließen aus der Wunde heraus und werden an der Luft hart. Sie verschließen die Pflanzenwunde wie ein „Pflaster". Schleime werden ohne äußere Reize gebildet und sind Kohlenhydratreserven oder Wasserspeicher, die als Zellwandschleime oder in Vakuolen vorkommen. Schleime und Gummen haben ein hohes Wasseraufnahmevermögen und bilden mit Wasser hochviskose Lösungen oder Gele. Gummizubereitungen haben meist klebende Eigenschaften, Schleimlösungen dagegen nicht.

Gummen werden als Hilfsstoffe in der Galenik und der Lebensmittelherstellung verwendet. Sie haben Binde-, Kleb- und Stabilisierungsfunktion. Ein Beispiel hierfür ist arabisches Gummi – Acaciae gummi – Gummi arabicum Ph. Eur. Arabisches Gummi besteht aus bernsteinfarbenen Stücken, die aus einem Sekret entstehen, das nach Verletzung aus Stämmen und Zweigen von Acacia-Arten fließt. Es wird gepulvert oder als sprühgetrocknetes Produkt (Acaciae gummi dispersione desiccatum) als Stabilisator, Emulgator, Dickungsmittel und zur Herstellung von Mikrokapseln verwendet.

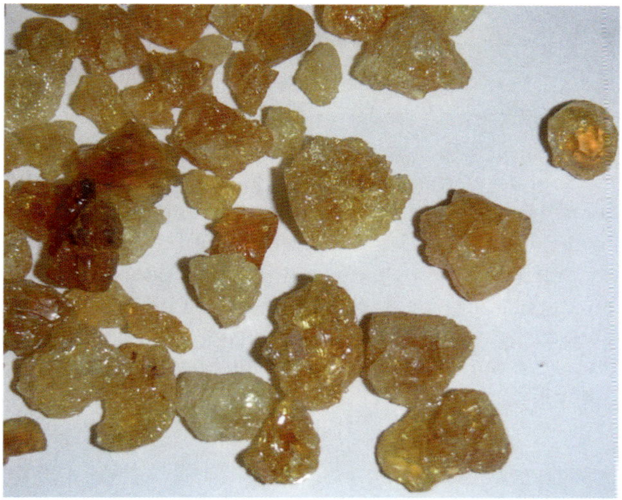

Abb. 2.2-10: Gummi arabicum – Rohware

Schleime werden wegen ihrer quellenden Eigenschaften verwendet. Sie bilden hochviskose Lösungen – Mucilago, Mucilaginosa (pl.), die lokal im Mund- und Rachenraum sowie im Magen-Darm-Trakt wirken. Schleime werden nicht resorbiert und haben deshalb keine systemischen Wirkungen.

Bei Verstopfung wirken die Schleime als Quellstofflaxans, aber auch gegen Durchfall sind sie wirksam. Wegen ihres hohen Wasserbindevermögens können sie den Stuhl eindicken und so Durchfälle reduzieren. Bei Entzündungen im Magen-Darm-Trakt, z. B. Gastritis, legen sich Schleime als Schutzschicht auf die gereizten Schleimhäute und fördern deren Heilung.

In Tees gegen Husten wirken Schleimdrogen ebenfalls reizlindernd, d. h. antitussiv. Als Hilfsstoffe in der Galenik werden Schleime als Geschmackskorrigens für saure oder scharfe Arzneistoffe sowie als Sprengmittel für Tabletten verwendet.

Analytik

Eine Identitätsprüfung von Schleimen gibt es im Arzneibuch nicht, Schleimdrogen werden nur makroskopisch oder mikroskopisch identifiziert. Auch in der Dünnschichtchromatographie werden Schleime nicht, sondern andere Inhaltsstoffe der Drogen als Leitsubstanzen herangezogen.

Das Europäische Arzneibuch schreibt für die Schleimdrogen als Wertbestimmung die Bestimmung der Quellungszahl vor (Allgemeine Methoden 2.8.4). Mit ihr wird die Quellfähigkeit der Droge ermittelt. Unter der Quellungszahl versteht man das Volumen in ml, das 1 g Droge samt dem anhaftenden Schleim nach 4-stündigem Quellen in Wasser einnimmt. Eine Gehaltsbestimmung wird nicht durchgeführt.

2.3 Sekundäre Pflanzenstoffe

2.3.1 Ätherische Öle, Harze und Balsame

Viele Pflanzen haben einen typischen Geruch, der durch ätherische Öle hervorgerufen wird. Diese sind flüssige Gemische lipophiler Verbindungen, die flüchtig sind. Harze und Balsame stehen den ätherischen Ölen chemisch sehr nahe. Harze sind ebenfalls lipophil, jedoch fest und gelb bis braun gefärbt (Abb. 2.3-1). Sie sind amorph und damit glasartig durchsichtig, fast ohne Geruch und sehen wie Bernstein aus. Pflanzen bilden Harze als Wundverschluss. Balsame bestehen aus Harzen, die in ätherischen Ölen gelöst sind. Bei Verletzung der Pflanze treten Balsame aus, das ätherische Öl verdunstet und zurück bleibt das Harz als „Pflaster“ auf der Wunde. Ein Sonderfall ist Myrrhe: Sie besteht aus Harzen und Gummen und ist daher ein Gummiharz (Abb. 2.3-2).

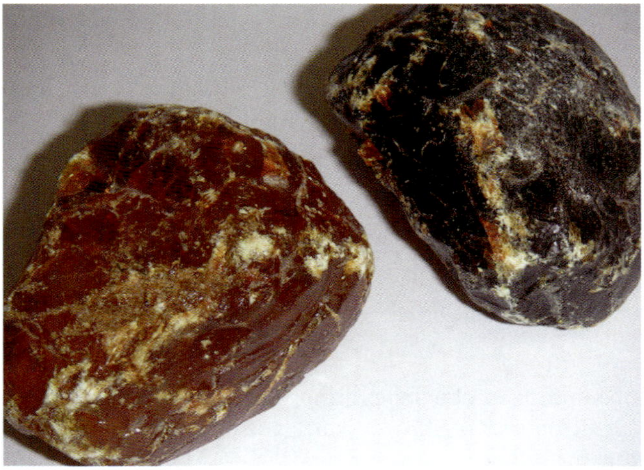

Abb. 2.3-1: Colophonium-Harzanteil des Kiefernölbalsams (Terpentin)

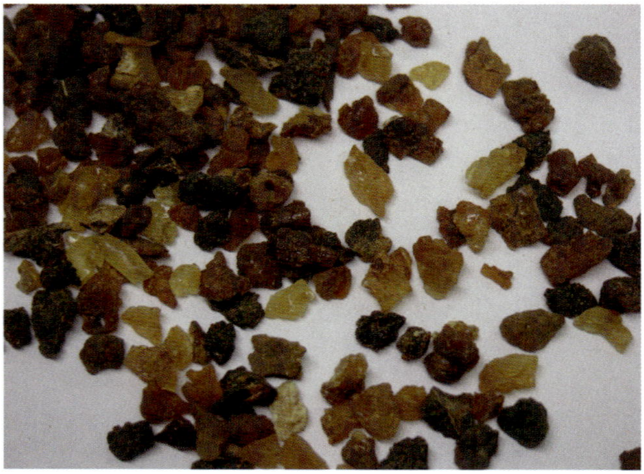

Abb. 2.3-2: Myrrhe

Ätherische Öle kommen oft nur in Spuren in fast allen Pflanzen vor. In höherer Konzentration findet man sie in bestimmten Pflanzenfamilien, z. B. Kamille in Korbblütlern, Pfefferminze in Lippenblütlern oder Fenchel, Anis und Kümmel in Doldenblütlern. Häufig sind spezielle Gewebe für die Bildung und Speicherung der ätherischen Öle zuständig: Idioblasten bei den Ingwergewächsen, Drüsenschuppen bei den Korb- und Lippenblütlern, lysigene Ölbehälter bei den Zitrusfrüchten und schizogene Ölgänge bei den Doldenblütlern.

Ätherische Öle können aus bis zu 200 lipophilen Einzelsubstanzen, häufig Terpene und Phenylpropane, bestehen. Bei einigen Ölen ist eine Verbindung in so hoher Konzentration enthalten, dass sie Geruch, Geschmack und arzneiliche Wirkung bestimmt. Beispiel: Nelkenöl der Gewürznelke besteht zu 70 bis 90 % aus Eugenol. Die anderen im Öl enthaltenen Verbindungen beeinflussen trotz ihrer geringen Konzentration auch den Geruch und Geschmack. Beispiel: Das Pfefferminzöl und andere Minzöle enthalten als Hauptbestandteil Menthol. Geruch und Geschmack der Öle verschiedener Minzearten sind aber wegen unterschiedlicher Inhaltsstoffe verschieden. Das Pfefferminzöl hat einen frischen, angenehmen Geschmack, das Krauseminzöl schmeckt süßlich, das Minzöl schmeckt leicht bitter und wird deshalb auch nicht als Geschmackskorrigens verwendet.

Ätherische Öle sind meist farblos bis leicht gelblich, bei Raumtemperatur flüssig und flüchtig. Ausnahmen sind das rotbraune Nelkenöl oder das nach der Destillation blaue Öl der Kamille. Im Gegensatz zu fetten Ölen hinterlassen sie keinen „Fettfleck“. Sie reagieren empfindlich auf Luftsauerstoff und Licht. Die Farbe verändert sich, sie werden dickflüssig und der Geruch wird unangenehm. Dieser Vorgang heißt „Verharzung“. Ätherische Öle sind deshalb vor Licht geschützt, in dicht verschlossenen, dem Verbrauch angemessenen, möglichst vollständig gefüllten Behältnissen bei höchstens 25 °C zu lagern.

Das Arzneibuch schreibt vor, das Öle zur arzneilichen Anwendung nur natürliche Öle sein dürfen, die aus Pflanzen gewonnen werden. Synthetische Öle sind nicht zugelassen. Auf dem Markt befinden sich jedoch häufig Öle, die entweder gestreckt oder synthetisch hergestellt sind. Im Apothekenlaboratorium können solche Qualitätsmängel nicht erkannt werden. Aus diesem Grund sollten nur Öle mit Analysenzertifikat bezogen werden, die dann eine verlässliche Qualität haben. Künstliche Öle dürfen in der Apotheke nur zur Parfümierung von z. B. Salben verwendet werden.

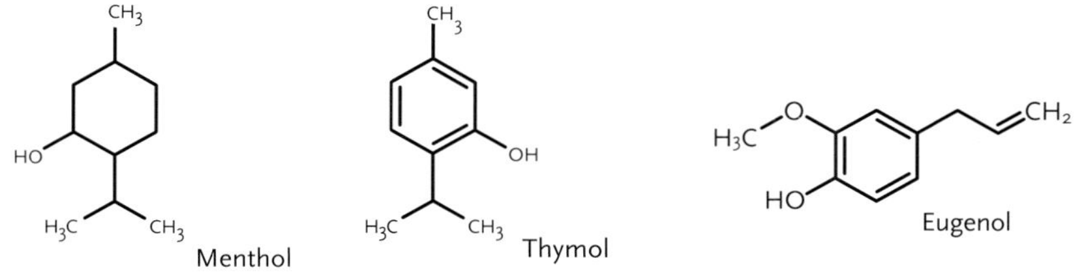

Abb. 2.3-3: Beispiele für Bestandteile von ätherischen Ölen

Medizinisch-pharmazeutische Verwendung
Ätherische Öle haben unterschiedliche Wirkungen und werden deshalb zu vielen Indikationen angewendet. Die Wirkung lässt sich häufig auf eine Reizwirkung auf Haut und Schleimhäute zurückführen. Sie wirken durchblutungsfördernd, die Sekretion des Bronchialsekrets, Speichel-und Magensaftproduktion werden angeregt. Teilweise wirken sie auch antiphlogistisch, antibakteriell, antimykotisch oder viruzid. Wichtige Indikationsgebiete sind Erkrankungen der Atemwege, Hauterkrankungen, Magen-Darm-Erkrankungen. Wegen ihres häufig angenehmen Geruchs und Geschmacks werden sie Arzneimitteln auch als Korrigentien zugesetzt.

2.3.2 Flavonoide
Früher verwendete man bestimmte Pflanzen zum Färben von Wolle, Baumwolle und Seide. Eine gelbe Farbe erzielte man z. B. mit dem Färberwau (Kraut von *Reseda luteola*, bis in das 19. Jhdt. in Deutschland angebaut) oder mit welken Birkenblättern. Als später die chemische Struktur der pflanzlichen Farbstoffe aufgeklärt war, nannte man die Substanzen Flavone, von flavus = gelb. Heute sind über 6.500 verschiedene Verbindungen bekannt, die denselben chemischen Grundaufbau haben, aber nicht nur gelb, sondern auch farblos oder blau bis violett gefärbt sein können. Deswegen wird die Substanzgruppe Flavonoide genannt (-oid = ähnlich). Die Grundgerüste der Flavonoide sind C6-C3-C6-Strukturen, die Flavan oder Isoflavan heißen. Daraus leiten sich durch unterschiedliche Substitution die vielen verschiedenen Flavonoide ab. Weil immer Hydroxylgruppen im Molekül vorkommen, sind Flavonoide phenolische Verbindungen.

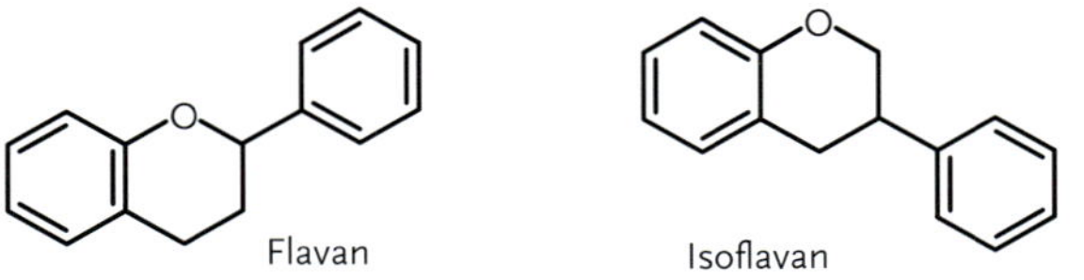

Abb. 2.3-4: Flavan, Isoflavan

Die meisten Flavonoide liegen in der Pflanze als Glykoside vor. Sie können hydrophil oder lipophil sein und kommen in allen höheren Pflanzen vor, in Tieren dagegen nicht. Ein häufig vorkommendes Flavonoid ist Quercetin, enthalten z. B. in Lindenblüten und Weißdorn. Verbindet man Quercetin mit einem Zuckeranteil aus zwei Zuckern, Ru = Rutinosylrest aus Glucose und Rhamnose, erhält man Rutin, das im Buchweizen vorkommt und zur Behandlung von Venenerkrankungen verwendet wird.

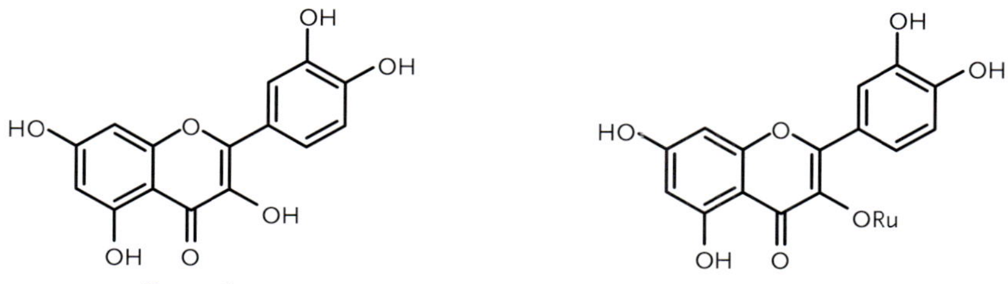

Abb. 2.3-5: Quercetin und Rutin

Medizinisch-pharmazeutische Verwendung
So vielfältig, wie die Flavonoide sind, so verschieden sind ihre Wirkungen. Trotzdem haben Flavonoiddrogen oder die isolierten Reinstoffe einige Wirkungsschwerpunkte.

In Teedrogen wirken Flavonoide hauptsächlich harntreibend. Wegen der milden Wirkung werden sie „Aquaretika" genannt. Als Extrakte oder Reinstoffe in Fertigarzneimitteln werden Flavonoiddrogen als Herz-Kreislaufmittel (Weißdorn), Venenmittel (Rosskastanie), Leberschutzmittel (Mariendistel) und Spasmolytika bei Magen-Darm-Beschwerden (Kamille), verwendet. Flavonoide reagieren mit Eiweißstrukturen der Zelle, z. B. Enzymen, sie aktivieren Zellen, z. B. Immunzellen, sie sind Radikalfänger und damit auch antikarzinogen wirksam. Nicht nur als Arzneimittel haben Flavonoide eine Bedeutung. Die tägliche Zufuhr dieser Verbindungen durch Obst und Gemüse trägt zur Erhaltung der Gesundheit und Vorbeugung vor Krankheiten bei.

2.3.3 Anthranoide

Schon um 1830 war bekannt, dass die abführende Wirkung einiger Drogen mit den darin enthaltenen Farbstoffen zusammenhing. Später klärte man die Struktur dieser Verbindungen auf und nennt sie heute „Anthranoide". Es werden für diese Stoffgruppe auch noch andere Bezeichnungen verwendet: Emodine, Dihydroxyanthrach nonglykoside, Anthracenderivate, Anthraglykoside. Die Anthranoide sind glykosidische Verbindungen. Der Nichtzuckeranteil besteht aus einem Dreiringsystem, dem 1,8-Dihydroxyanthrachinon. An diesem Grundgerüst hängen verschiedene Substituenten und Zucker, so entstehen die verschiedenen Anthranoide. Die Namen der Anthranoide leiten sich von den Pflanzennamen ab: Aloine in Aloe, Rhein im Rhabarber, Sennoside in Sennes.

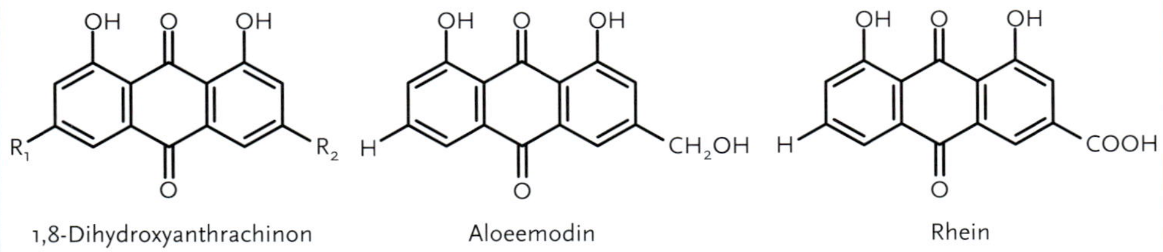

Abb. 2.3-6: 1,8-Dihydroxyanthrachinon, Aloeemodin und Rhein

Medizinisch-pharmazeutische Verwendung
Anthranoide sind kräftige Laxantien, die im Dickdarm antiresorptiv und hydragog wirken. Sie dürfen nur kurzfristig bei Obstipation und zur Darmentleerung vor Untersuchungen verwendet werden.

2.3.4 Gerbstoffe

Der Begriff „Gerbstoff" ist ein technischer Begriff. Er umfasst alle Stoffe, die tierische Haut in Leder überführen, also gerben können. Diese Wirkung haben sowohl anorganische Salze (Alaun, Chromsalze) als auch organische Verbindungen. Gerbstoffe im pharmazeutischen Sinn sind phenolische Verbindungen pflanzlicher Herkunft, die gerbende Wirkung haben. Sie sind in heißem Wasser oder Alkohol gut löslich, in kaltem Wasser schwer löslich Es gibt zwei Gruppen von Gerbstoffen, die sich in ihrer Hydrolysierbarkeit unterscheiden:

1. Hydrolysierbare Gerbstoffe = Gallotannine

2. Nicht hydrolysierbare Gerbstoffe = Catechingerbstoffe = kondensierte Proanthocyanidine.

Gallotannine sind Ester der Gallusäure oder ihrer Derivate mit einem Zucker. Sie sind z. B. in Himbeer- und Brombeerblättern enthalten.

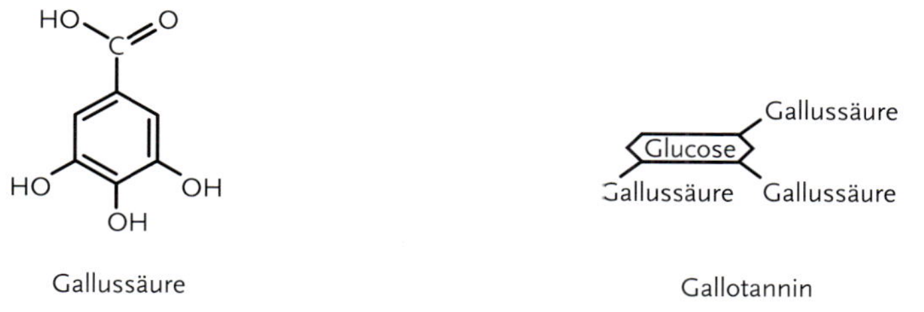

Abb. 2.3-7: Gallussäure, Gallotannin schematisch

Catechin-Gerbstoffe haben als Grundbaustein das Catechin. Zwei oder mehrere Catechine lagern sich unter Wasserabspaltung zu einem großen Molekül zusammen, sie bilden Kondensationsprodukte. Diese sind z. B. im Tormentillwurzelstock enthalten.

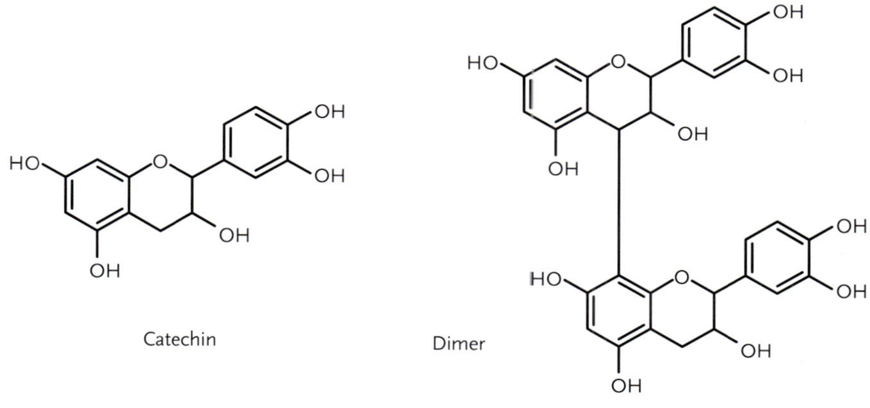

Abb. 2.3-8: Catechin und Dimer

Gerbstoffe sind nicht stabil. Während der Lagerung der Drogen können die Catechin-Gerbstoffe weiter kondensieren, es entstehen rote bis bräunliche Riesenmoleküle, die Phlobaphene. Sie sind nicht mehr wasserlöslich und damit auch nicht mehr wirksam. Gerbstoffdrogen sollten deshalb nicht lange gelagert werden. Der Wirkverlust ist hier nicht so offensichtlich wie bei Ätherisch-Öl-Drogen, deren Geruch schwächer wird.

Gerbstoffe sind im Pflanzenreich weit verbreitet, sie kommen vor allem in Abschlussorganen, wie Rinden, Wurzeln, Früchten oder Blättern, vor. Sie schützen die Pflanzen durch ihre gerbende Wirkung vor dem Eindringen von Pilzen oder Bakterien.

Medizinisch-pharmazeutische Verwendung

Die arzneiliche Verwendung der Gerbstoffe beruht auf ihrer gerbenden Wirkung. Sie verbinden sich mit den Eiweißstoffen der Haut und Schleimhäute und bilden einen Niederschlag, die Koagulationsmembran. Diese ist eine trockene Schicht, die man z. B. als pelziges Gefühl im Mund beim Trinken von starkem schwarzen Tee kennt. Es handelt sich um einen adstringierenden, d. h. zusammenziehenden Effekt. Dieser führt zur Verminderung der Drüsensekretion, die Nervenenden werden weniger reizempfindlich und es besteht eine schwach lokal betäubende Wirkung. Die Vermehrung der Bakterien wird gehemmt, Entzündungen gehen zurück. Von diesen Effekten leiten sich die Anwendungsgebiete der Gerbstoffe ab: Sie werden lokal im Magen-Darm-Trakt gegen Durchfall, Entzündungen im Mund- und Rachenraum, äußerlich gegen hämorrhoidale Beschwerden, kleine Verbrennungen und Blutungen verwendet. Neuere Untersuchungen weisen auf spezifische Wirkungen verschiedener Gerbstoffe hin. Sie wirken u. a. antibakteriell, antiphlogistisch, peristaltikhemmend und behindern das Wachstum der Herpes-simplex-Viren, indem sie z. B. die Adsorption der Viren an die Wirtszelle verhindern. Viele Drogen enthalten Gerbstoffe, die aber nicht immer erwünschte Inhaltsstoffe sind. Erwünscht sind sie als Wirkstoffe in reinen Gerbstoffdrogen oder als Begleitstoffe, die die Wirkung unterstützen. Beispiel: In Salbeiblättern ergänzen sie die entzündungswidrige Wirkung des ätherischen Öls. Teilweise stören sie aber auch, indem sie Nebenwirkungen, wie Übelkeit, verursachen. Beispiel: Bärentraubenblätter haben einen hohen Gehalt an Gerbstoffen und lassen den Tee schlecht schmecken. Sie können für Übelkeit oder sogar Erbrechen sorgen.

2.3.5 Bitterstoffe

„Eine Arznei muss bitter schmecken, sonst hilft sie nicht!“ Dies ist eine weit verbreitete Meinung. Viele Pflanzen mit stark wirksamen Arzneistoffen haben tatsächlich einen bitteren Geschmack, so z. B. Digitalisglykoside oder Anthranoide. Traditionell ist daher mit bitterem Geschmack eine Heilwirkung verbunden. Zu den Bitterstoffen zählen jedoch nur die Stoffe, die über ihren bitteren Geschmack eine Steigerung des Appetits und eine Anregung der Verdauung bewirken. Weitere pharmakologische Wirkungen sollen sie nicht haben. So zählen Digitalisglykoside und Anthranoide nicht zu den Bitterstoffen im eigentlichen Sinn. Damit Bitterstoffe ein positives Ergebnis haben, muss der bittere Geschmack als angenehm empfunden werden. Die Überdosierung oder unangenehmer Bittergeschmack (bittere Salatgurke!) führen zu Appetitverlust. Chemisch sind Bitterstoffe keine einheitliche Gruppe Verbindungen, ihre einzige Gemeinsamkeit ist der bittere Geschmack.

Eine Bitterdroge oder ein daraus hergestelltes Bittermittel wird als Amarum (pl. Amara) bezeichnet. Der Bittergeschmack der Drogen wird häufig durch Begleitstoffe beeinflusst, danach werden die Bitterdrogen in vier Gruppen eingeteilt:

Amara pura:	Reine Bitterdrogen, in denen keine Begleitstoffe den Bittergeschmack verändern. Beispiel: Enzianwurzel.
Amara aromatica:	Aromatische Bitterdrogen, die zusätzlich ätherisches Öl enthalten. Sie erzeugen den angenehmeren Geschmack; daher haben diese Drogen große Bedeutung als Teedrogen oder Bestandteile von Kräuterschnäpsen- und likören. Beispiele: Wermutkraut, bittere Orangenschale, Angelikawurzel.
Amara adstringentia:	Bitterdrogen, die zusätzlich Gerbstoffe enthalten; der Geschmack wird nicht angenehmer. Beispiel: Condurangorinde.
Amara acria:	Bitterdrogen, die Scharfstoffe enthalten und dadurch einen besonderen Geschmack haben. Beispiel: Ingwerwurzelstock.

2.3.6 Saponine

Saponine sind seifenähnliche Pflanzeninhaltsstoffe, ihr Name leitet sich von sapo = Seife ab. Sie haben Tensideigenschaften und bilden in Wasser stabile Schäume. Saponine sind glykosidische Verbindungen, die in sehr vielen Pflanzen vorkommen. Der Nichtzuckeranteil (Aglykon) ist lipophil und heißt Sapogenin. Daran hängen meist ein oder zwei Zuckerketten, die hydrophil sind. Insgesamt entsteht ein amphiphiles Molekül mit Emulgatoreigenschaften. Das Sapogenin kann aus Steroiden oder Triterpenen bestehen.

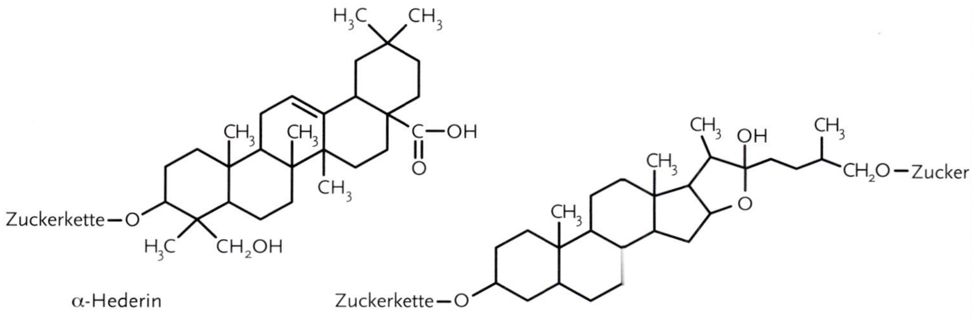

Abb. 2.3-9: Triterpensaponin, Steroidsaponin

Medizinisch-pharmazeutische Verwendung

Saponine wirken als Expektorantien, schleimlösend bei Husten, z. B. Efeublätter. Es wird vermutet, dass die Saponine über die Reizung der Magenwand reflektorisch die Produktion von dünnflüssigem Bronchialsekret anregen. Dies lockert das Bronchialsekret insgesamt auf, sodass es leichter abgehustet werden kann. Einige Saponine wirken auch über einen indirekten β_2-adrenergen Effekt gegen den Husten.

Viele Saponine wirken antiphlogistisch, z. B. Süßholzwurzel. Entzündungen gehen zurück, weil die Saponine die Synthese von Glucocorticoiden in der Nebennierenrinde steigern oder Enzyme hemmen, die für den Cortisolabbau in der Leber zuständig sind.

Saponine wirken Ödemen entgegen oder beseitigen vorhandene Ödeme. Die Durchlässigkeit der Venen wird über eine Hemmung von Enzymen vermindert.

Einige Saponine wirken desinfizierend, Stoffwechsel anregend oder Leber schützend. Bei oraler Aufnahme werden Saponine schlecht resorbiert und sind deswegen gut verträglich.

2.3.7 Alkaloide

Coffein in Kaffee oder Tee und Nikotin im Tabak sind bekannte Substanzen, die zu den Alkaloiden gehören.

Alkaloide sind organische Pflanzenstoffe, die basisch reagieren und eines oder mehrere Stickstoffatome heterozyklisch gebunden enthalten. Sie entstehen in der Pflanze aus stickstoffhaltigen Aminosäuren. Der Name „Alkaloid“ leitet sich von ihren basischen Eigenschaften ab: „alkali-ähnlich“. Alkaloide sind lipophil, in der Pflanze liegen sie häufig als wasserlösliche Salze vor. Es sind etwa 12.000 Alkaloide bekannt, die hauptsächlich in höheren Pflanzen vorkommen. Gebildet werden sie häufig in Wurzeln, gespeichert jedoch in oberirdischen Pflanzenteilen. Die Namen enden meist auf -in, sie sind oft schon in kleiner Menge giftig. Beispiele: Morphin, Atropin. Für die Pflanze sind Alkaloide ein hochwirksamer Fraßschutz oder auch Stickstoffspeicher.

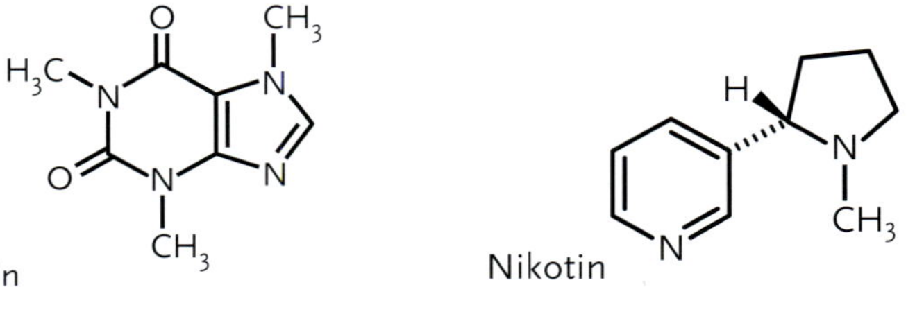

Abb. 2.3-10: Coffein, Nikotin

Medizinisch-pharmazeutische Verwendung

Alkaloide wirken vor allem auf das Zentralnervensystem, jedoch meist unterschiedlich. Beispiele: Morphin wirkt stark analgetisch und narkotisierend, Coffein zentral anregend. Da sie giftig sind, werden Alkaloide fast nur als Fertigarzneimittel angewendet; nur wenige Alkaloiddrogen können als Teedrogen verwendet werden, z. B. Schöllkraut, Boldoblätter.

2.3.8 Herzwirksame Glykoside

„Roter Fingerhut ist gut gegen Schwäche und Wasser.“ Dies war Auffassung der Erfahrungsheilkunde schon vor langer Zeit. Heute weiß man, dass Ursache für Schwäche und Ödeme eine Herzinsuffizienz sein kann, die durch Herzglykoside gelindert werden kann. Es sind mehr als 400 herzwirksame Glykoside bekannt und sie kommen in vielen verschiedenen Pflanzen und auch Tieren, z. B. Kröten, vor.

Herzglykoside, heute genauer als „herzwirksame Steroide“ bezeichnet, sind glykosidische Verbindungen aus einem Aglykon und einer Zuckerkette. Das Aglykon besteht aus einem Steroidgrundgerüst, an dem eine mehr oder weniger lange Zuckerkette hängt. Diese Zucker kommen teilweise nur bei den Herzglykosiden vor, z. B. Digitoxose. Das Aglykon ist für die

Herzwirksamkeit verantwortlich, die Zuckerketten bedingen ihre lange Halbwertszeit, weil die enthaltenen seltenen Zucker nicht abgebaut werden.

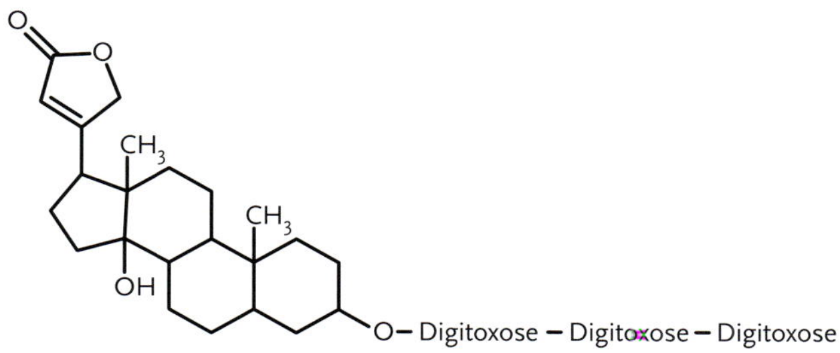

Abb. 2.3-11: Digitoxin

Medizinisch-pharmazeutische Verwendung
Herzglykoside werden bei Herzinsuffizienz angewendet. Sie wirken positiv inotrop, die Kontraktionskraft des Herzmuskels wird gesteigert. So wird pro Herzschlag mehr Blut durch das Herz gepumpt und die Herzfrequenz normalisiert sich. Die verbesserte Herzleistung führt zur Ausschwemmung der Ödeme. Herzglykoside werden nur in Fertigarzneimitteln verarbeitet. Sie sind hochwirksam und haben nur eine geringe therapeutische Breite. Damit ist die Herstellung eines Tees aus der Droge ausgeschlossen.

Aufgaben

2.1 **Welche Inhaltsstoffe gehören zu den primären Pflanzenstoffen? Welche Funktion haben die primären Inhaltsstoffe für die Pflanze?**

2.2 **Ergänzen Sie bitte:**
Sekundäre Pflanzeninhaltsstoffe gehen aus dem .... der Pflanze hervor. Jede Pflanze hat ihre eigenen sekundären Inhaltsstoffe, man nennt dies .... Beispiele für sekundäre Inhaltsstoffe sind : ....

2.3 **Ergänzen Sie bitte:**
Viele sekundäre Pflanzenstoffe liegen in der Pflanze als Glykoside vor. Ein Glykosid ist eine Verbindung aus einem ...., auch .... oder ....genannt, und einem oder mehreren .... Die Eigenschaften werden durch die Glykosidbildung verändert, das Gesamtmolekül ist in ....löslich, obwohl der Nichtzuckeranteil .... ist. Das Glykosid kann in der Zelle in die .... transportiert und dort gelagert werden. Für die pharmakologische Wirkung ist meist der .... verantwortlich.

2.4 **Was sind Kohlenhydrate, wie werden sie eingeteilt? Welche Funktion haben sie für die Pflanzen?**

2.5 **Vervollständigen Sie die Tabelle:**

Bezeichnung	Andere Namen	Einteilung in Saccharide	Aufbau	Verwendung
Glucose				
Fructose				
Mannitol				
Lactose				
Saccharose				

2.6 **Welcher Unterschied besteht zwischen Homo- und Heteropolysacchariden?**

2.7 **Beschreiben Sie Aufbau und Eigenschaften der Stärke. Wie wird Stärke in der Pharmazie angewandt?**

2.8 **Nennen Sie die vier Stärken des Arzneibuches mit deutscher und lateinischer Drogenbezeichnung und Stammpflanze.**

2.9 **Beschreiben Sie Aufbau und Eigenschaften der Cellulose.**

2.10 **Beschreiben Sie Beispiele für die medizinisch-pharmazeutische Bedeutung der Cellulose.**

2.11 **Ergänzen Sie bitte:**
Schleime und Gummen sind aus .... zusammengesetzt. Gummen sind für die Pflanze ein ...., der vermehrt bei Verletzung gebildet wird. Schleime sind für die Pflanze .... und .... Schleime bilden hochviskose Lösungen, die .... genannt werden. Sie wirken nur............ im .... und werden nicht resorbiert.

2.12 **Beschreiben Sie die medizinisch-pharmazeutischen Verwendungsmöglichkeiten der Schleimdrogen.**

2.13 **Definieren Sie: Ätherische Öle, Harze, Balsame, Gummiharze**

2.14 **Ergänzen Sie: Ätherische Öle für die Apotheke sollten immer ein Analysenzertifikat haben, weil.....**

2.15 **Welche Hauptanwendungsgebiete haben Drogen mit dem Hauptbestandteil ätherische Öle?**

2.16 **Definieren Sie den Begriff „Flavonoide" und beschreiben Sie den Aufbau der Substanzen.**

2.17 Welche Wirkung haben Flavonoid-Drogen in Tees hauptsächlich?

2.18 Nennen Sie Beispiele für Anwendungsgebiete von Flavonoidextrakten in Fertigarzneimitteln.

2.19 Definieren Sie den Begriff „Anthranoide". Welche weiteren Begriffe werden für diese Stoffgruppe verwendet?

2.20 Welche Wirkung haben Anthranoid-Drogen?

2.21 Was sind Gerbstoffe, wie werden sie eingeteilt?

2.22 Gerbstoffe haben eine adstringierende Wirkung. Adstringierend bedeutet ....
Worauf beruht diese Wirkung?

2.23 Welche Wirkungen haben Bitterstoffdrogen?

2.24 Welche Drogen werden zu den Bitterstoffdrogen gezählt?

2.25 Wie werden die Bitterstoffdrogen eingeteilt?

2.26 Herzglykoside schmecken bitter. Zählen sie damit zu den Amara?

2.27 Definieren Sie den Begriff „Saponine".

2.28 Wie sind Saponine aufgebaut?

2.29 Nennen Sie Hauptanwendungsgebiete von Saponin-Drogen.

2.30 Definieren Sie „Alkaloide".

2.31 Welche Endung haben die meisten Alkaloidnamen? Nennen Sie Beispiele.

2.32 Welche Wirkungen haben die meisten Alkaloide?

2.33 Wie sind Herzglykoside aufgebaut, welche Wirkung haben sie?

2.34 Warum dürfen Herzglykosiddrogen nicht in Tees verwendet werden?

3 Drogen nach Indikationsgebieten*

3.1 Drogen gegen Nervosität, Schlafstörungen und Depressionen

„Ich kann nicht schlafen." Viele Kunden leiden unter Schlafstörungen, subjektiv oder objektiv. Bevor ein Arzneimittel empfohlen wird, muss geklärt werden, ob es sich wirklich um eine Schlafstörung handelt oder ob die Kunden falsche Erwartungen an ihren Schlaf haben. Alte Menschen haben eine kürzere Schlafdauer, sie benötigen häufig nur noch 5 bis 7 Stunden Schlaf. Wenn dann noch ein Mittagsschläfchen gehalten wird, bleiben für die Nacht nicht mehr viele Stunden übrig.

Echte Schlafstörungen werden unterteilt in Einschlaf- und Durchschlafstörungen. Die Patienten schlafen schlecht ein oder wachen nach einigen Stunden auf und können nicht wieder einschlafen. Am Tag sind sie dann müde, nervös und können sich schlecht konzentrieren. Die Beschwerden können so stark werden, dass die Patienten nicht mehr arbeitsfähig sind. Hier ist eine ärztliche Behandlung notwendig. Wichtig ist, die Ursachen für die Schlafstörungen zu ermitteln. Umgebungsbedingungen, wie Lärm, Erkrankungen mit Schmerzen oder Juckreiz, psychische Probleme, Stress, oder Arzneimittel wie Schilddrüsenhormone, können Schlafstörungen auslösen. Manchmal ist die Ursache auch der Lebensstil mit viel Alkohol und Coffein.

Soweit möglich, sollten die Ursachen beseitigt werden, z. B. durch Stressabbau. Gerade bei Einschlafstörungen können nichtmedikamentöse Maßnahmen einen großen Beitrag zur Besserung leisten, diese werden unter dem Begriff „Schlafhygiene" zusammengefasst. Die Patienten sollten möglichst immer zu einer bestimmten Zeit ins Bett gehen, Aufregung (Horrorfilm, Streitigkeiten), schwere Speisen und zu viel Alkohol am Abend meiden. Das Schlafzimmer sollte in einer ruhigen Umgebung liegen, nicht zu warm oder zu kalt, die Matratze auf die Person abgestimmt sein. Eine halbe Stunde vor dem Schlafengehen ist ein Beruhigungstee, in kleinen Schlucken getrunken, empfehlenswert. Die Zubereitung, der Duft und das langsame Trinken wirken zusätzlich entspannend.

Wirkungen pflanzlicher Arzneimittel gegen nervöse Unruhe und Schlafstörungen

Pflanzliche Sedativa – Beruhigungsmittel – werden bei leichteren Beschwerden, wie nervöser Unruhe und Einschlafstörungen, verwendet. Sie wirken schlafanstoßend, beruhigend, aber nicht Schlaf erzwingend wie die Hypnotika. Die Wirkung tritt verzögert nach ein paar Tagen bis wenigen Wochen ein. Vorteil ist, dass pflanzliche Sedativa im Gegensatz zu synthetischen Arzneistoffen gut verträglich sind. Es entwickelt sich keine psychische oder

* Hinweise:

In den folgenden Kapiteln werden für Fertigarzneimittel nur Beispiele genannt.

Die Hinweise für die Patienten enthalten nur wenige, wichtige Punkte und sind nicht immer vollständig.

physische Abhängigkeit, sie verändern weder das Schlafprofil noch die Reaktionsfähigkeit. So können die Drogen auch als Tagessedativa verwendet werden.

Bei leichten bis mittelschweren Depressionen ist als einzige Droge Johanniskraut wirksam. Depressive Störungen müssen von Unruhe, Nervosität und Schlafstörungen unterschieden werden. Die Patienten fühlen sich häufig kraftlos, traurig, müde, ohne positive Tendenz. Sie können trotz Müdigkeit schlecht schlafen, haben meist wenig Appetit. Die Ursachen für eine Depression sind vielfältig, z. B. Erschöpfung, Wechseljahre, schwere körperliche Erkrankungen. Depressionen können aber auch ohne erkennbaren äußeren Anlass auftreten. Bei leichten depressiven Verstimmungen ohne starke Beeinträchtigung des Patienten ist die Selbstmedikation möglich. Mittelschwere und schwere Depressionen gehören in ärztliche Behandlung.

Baldrianwurzel – Ph.Eur.
Valerianae radix
Radix Valerianae

Valeriana officinalis s.l.
(Echter Baldrian) –
Caprifoliaceae
(Geißblattgewächse)

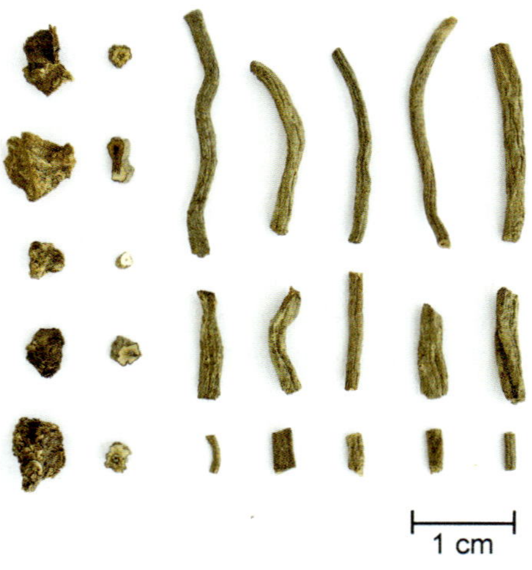

Andere Monographien: Geschnittene Baldrianwurzel – Ph. Eur., Baldriantinktur – Ph. Eur., Mit wässrig-alkoholischen Mischungen hergestellter Baldriantrockenextrakt – Ph. Eur., Mit Wasser hergestellter Baldriantrockenextrakt – Ph. Eur.

Baldrian ist eine einheimische Staude, die an Gräben und Böschungen wächst. Der Zusatz zur Stammpflanze s.l. bedeutet sensu latiore = im weiteren Sinne. Dies weist darauf hin, dass es sich beim Baldrian um eine Sammelart aus mehreren Baldrianarten handelt, die alle vom Arzneibuch zugelassen sind, solange der Wirkstoffgehalt dem Arzneibuch entspricht. Die Droge stammt aus Anbau.

Definition der Droge

Baldrianwurzel besteht aus Rhizom, Wurzeln und Ausläufern; deshalb sehen die Drogenteile unterschiedlich aus.

Makroskopische Merkmale und Eigenschaften

Die Bruchstücke des Wurzelstocks sehen aus wie kleine, braune Steinchen mit unregelmäßiger Oberfläche. Die gelblichgrauen bis graubraunen Wurzelstücke sind dünn, stark gebogen und längsrunzelig, der Zentralzylinder ist im Querschnitt als brauner Punkt zu erkennen. Selten sind knotige Ausläuferstücke zu finden. Der Geruch ist typisch, penetrant und überdeckt fast alle anderen Gerüche. Je älter die Droge, desto unangenehmer der Geruch.

Mikroskopische Merkmale

Das blass-graubraune bis gelblichgraue Pulver zeigt typische Parenchymfragmente, das Zellinnere ist bräunlich gefärbt, Steinzellen mit verdickten und getüpfelten Zellwänden, Bruchstücke der Wurzelepidermis mit Wurzelhaaren. Im Wasserpräparat sieht man kleine einfache oder zusammengesetzte Stärkekörner, die rund oder länglich sind.

Abbildungen zu den mikroskopischen Merkmalen siehe Ph. Eur.

Hauptinhaltsstoffe

Ätherisches Öl, Valerensäurederivate, Valepotriate, Lignane (Olivil)
Lignane sind phenolische Verbindungen, deren Grundgerüst aus zwei miteinander verbundenen C_6-C_3- Körpern (Phenylpropane) zusammengesetzt sind.

Anwendungsgebiete und Wirkung

Baldrian ist das wichtigste pflanzliche Sedativum und wird bei Unruhezuständen und nervös bedingten Einschlafstörungen verwendet; die volle Wirksamkeit setzt erst nach 2 Wochen ein. Er wirkt beruhigend und fördert die Schlafbereitschaft, die Einschlafzeit verkürzt sich. Die Konzentrationsfähigkeit wird nicht beeinträchtigt, sondern eher gefördert, die Anwendung als Tagessedativum ist somit möglich. Die Wirksamkeit des Baldrian ist durch klinische Studien belegt. Lange Zeit kannte man die wirksamen Substanzen nicht, zurzeit werden die Lignane, z. B. Olivil, als Hauptwirkstoffe angesehen. Sie greifen in die Steuerung des Wach-Schlaf-Rhythmus ein und wirken so beruhigend. Zur Wirkung trägt auch der Geruch bei. So ist zum Einschlafen ein Tee aus Baldrian und anderen beruhigenden Drogen empfehlenswert. Ein warmes Bad mit Baldrianextrakt als Badezusatz wirkt sedativ und muskelentspannend. Ein weiteres Anwendungsgebiet des Baldrian sind nervös bedingte Schmerzen im Magen-Darm-Bereich. Hier wirkt die Droge krampflösend.

Nebenwirkungen

Es sind keine Nebenwirkungen bekannt.

Valepotriate, die nur in geringer Menge in Valeriana officinalis enthalten sind, wirken alkylierend und stehen im Verdacht, bei parenteraler Gabe Krebs zu erzeugen. Da sie jedoch in wässriger Lösung nicht stabil sind, enthalten wässrig-alkoholische Extrakte, Tee und Tinktur nur die unbedenklichen Abbauprodukte.

Wechselwirkungen

Es sind keine Wechselwirkungen bekannt. Deshalb eignen sich Baldrianpräparate auch für ältere Menschen, die multimorbid sind und daher viele verschiedene Arzneimittel einnehmen müssen.

Kontraindikationen

Wegen fehlender Studien zur Unbedenklichkeit ist Baldrianwurzel für Kinder unter 12 Jahren nicht empfehlenswert.

Dosierung

Tee

Bis zu 1 gehäufter Teelöffel (0,3 g – 3 g) Baldrianwurzel wird mit 150 ml siedendem Wasser übergossen und nach 10 bis 15 Minuten abgeseiht. Ein- bis mehrmals täglich eine Tasse Tee trinken. Der Tee schmeckt nicht besonders gut, die Kombination mit weiteren sedativen Drogen ist sinnvoll.

Extrakte

Trockenextrakte auf wässrig-ethanolischer Basis sollen so dosiert sein, dass die wirksame Tagesdosis erreicht wird. Fertigarzneimittel mit Formulierungen, wie „stark“ oder „Nacht“, enthalten höhere Dosen als die „Tag“-Präparate.

Tinktur

1,5 ml bis zu 3-mal täglich bei Nervosität, 3 ml als Einzeldosis zum Schlafen. Achtung: Alkoholgehalt!

Droge

Wirksame Einzeldosis: 2 bis 3 g Droge, ein- bis mehrmals täglich

Hinweise an die Patienten

„Baldrian hilft Ihnen gegen Unruhe und Einschlafstörungen. Es ist das stärkste pflanzliche Beruhigungsmittel, die Wirkung setzt aber nicht sofort ein. Nehmen Sie das Präparat regelmäßig ein, die volle Wirkung wird nach etwa 10 bis 14 Tagen erreicht.“

Beispiele für Fertigarzneimittel:

Euvegal® Balance, BALDRIAN-ratiopharm, Baldriparan® Stark für die Nacht

Hopfenzapfen – Ph. Eur.

Lupuli flos
Flores Humuli Lupuli
Strobuli Lupuli

Humulus lupulus (Hopfen) – Cannabaceae (Hanfgewächse)

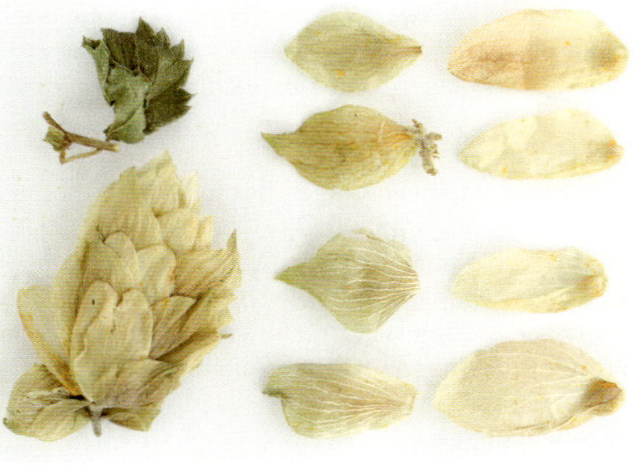

Hopfen ist eine zweihäusige Kletterpflanze. In Kultur werden nur weibliche Pflanzen angebaut, um die Fruchtbildung zu verhindern. Ein großer Anteil der Hopfenernte geht in die Bierherstellung. Die Droge stammt ausschließlich aus Anbau.

Definition der Droge

Hopfenzapfen bestehen aus den getrockneten, in der Regel ganzen, weiblichen Blütenständen.

Makroskopische Merkmale und Eigenschaften

Die 2 bis 4 cm langen Blütenstände sind Kätzchen aus eiförmigen, dachziegelartig übereinander liegenden, gelblich-grünen Hochblättern (Deckblätter). In deren Achsel sitzen jeweils zwei weibliche Blüten, die von einem kleinen Tragblatt (Vorblatt) eingehüllt sind. Die dünnen Blättchen sind deutlich parallelnervig und mit gelben Drüsenschuppen (Hopfendrüsen) bedeckt, die den Hauptteil der wirksamen Inhaltsstoffe enthalten. Die Drüsenschuppen haften nicht fest an den Blättern, so dass sich in der Droge am Boden des Gefäßes ein gelbes Pulver ansammelt. Hopfen riecht aromatisch, schmeckt bitter würzig. Alter Hopfen riecht unangenehm käseartig und ist nicht mehr verwendbar.

Mikroskopische Merkmale

Das grünlich-gelbe Pulver zeigt typische orangegelbe Drüsenhaare mit kurzem 2- zelligen, 2- reihigen Stiel, der ein becherförmiges Gebilde trägt. Dies besteht aus einer halbkugeligen Schicht von Sekretzellen, deren Cuticula durch ein ölig-harziges Sekret haubenförmig abgehoben ist. Weiter sind vorhanden Bruchstücke der Tragblätter mit vieleckigen, unregelmäßigen Epidermiszellen mit welligen Wänden, einzellige kegelförmige, gerade oder gebogene Deckhaare mit dünnen, glatten Wänden.
Abbildungen zu den mikroskopischen Merkmalen siehe Ph. Eur.

Hauptinhaltsstoffe

Ätherisches Öl – für das Aroma verantwortlich, Hopfenharz mit Bittersäuren, Phytoestrogene. Während der Lagerung verändern sich die Inhaltsstoffe, so entsteht z. B. aus den Bittersäuren 2-Methyl-3-buten-2-ol.

Anwendungsgebiete und Wirkung

Hopfen wird zur Behandlung von Unruhe, Spannungszuständen und Einschlafstörungen verwendet. Er wirkt beruhigend und schlaffördernd. Die wirksamen Inhaltsstoffe sind bisher nicht bekannt, ätherisches Öl und Bittersäuren sind wahrscheinlich an der Wirkung beteiligt. Das bei der Lagerung entstehende Methylbutenol ist sedativ wirksam, allerdings ist die Substanz flüchtig und nur in geringer Menge vorhanden. Hopfen wird meist in Kombination mit anderen sedativ wirkenden Drogen, wie Baldrian und Melisse, verwendet. Auch die Anwendung von Hopfenkissen als Einschlafhilfe ist möglich. Wegen der Bitterstoffe wirken Hopfentee oder Tinktur auch gegen Appetitlosigkeit.
Die Phytoestrogene sind nur in sehr geringen Mengen enthalten. Bei einer üblichen Dosierung sind keine Hormonwirkungen zu erwarten und damit auch keine Effekte bei klimakterischen Beschwerden.

Nebenwirkungen
Selten treten allergische Hautreaktionen auf.

Kontraindikationen
Wegen fehlender Studien zur Unbedenklichkeit sind Hopfenzapfen für Kinder unter 12 Jahren nicht empfehlenswert.

Dosierung
Ein bis zwei Teelöffel (0,5 bis 1 g) Hopfenzapfen werden mit 150 ml heißem Wasser übergossen und nach 10 bis 15 Minuten abgeseiht. Bei Unruhe bis zu 4-mal täglich, sonst vor dem Schlafengehen eine Tasse Tee trinken.
Wirksame Einzeldosis: 0,5–2 g Droge

Hinweise an die Patienten
„Hopfen hilft Ihnen gegen Unruhe und Einschlafstörungen. Er ist mild wirksam und gut verträglich. Selten können allergische Hautreaktionen entstehen."

Beispiele für Fertigarzneimittel (es gibt keine Monopräparate)
Allunapret®

Johanniskraut – Ph.Eur.
Hyperici herba
Herba Hyperici

Hypericum perforatum (Getüpfeltes Johanniskraut) – Hypericaceae (Johanniskrautgewächse)

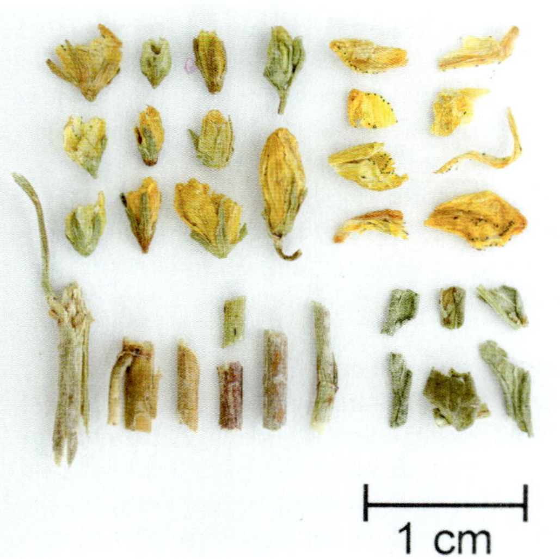

Andere Monographie: Quantifizierter Johanniskrauttrockenextrakt – Ph. Eur., Johanniskrautöl (s. S. 321).

Das getüpfelte Johanniskraut ist eine einheimische Pflanze, die als Wildkraut verbreitet vorkommt. Es beginnt um den Johannistag am 24. Juni zu blühen. Der Artname „getüpfelt" ist auf die Blätter zurückzuführen, die große Ölbehälter enthalten und deswegen durchscheinend punktiert sind. Die Droge stammt aus Wildsammlung oder Anbau.

Definition der Droge
Johanniskraut besteht aus den zur Blütezeit geernteten geschnittenen und getrockneten Zweigspitzen.
Der Johanniskrauttrockenextrakt wird mit Ethanol oder Methanol durch ein geeignetes Verfahren hergestellt und muss bestimmte Mengen an Hypericinen, Flavonoiden und Hyperforin enthalten.

Makroskopische Merkmale und Eigenschaften
Die meist fein geschnittene Droge sieht auf den ersten Blick wie Heu aus. Auffällig sind die vielen bräunlichen Stängelstücke, die hohl sind und zwei Längsleisten haben. Außerdem sind einzelne bräunliche Blütenblätter mit typischer Punktierung und grüne Blattstücke mit durchscheinender Punktierung (Lupe) zu erkennen.

Mikroskopische Merkmale
Das bräunliche Pulver zeigt typische farblose und dunkelrote Exkretbehälter in Blattbruchstücken (das Exkret läuft rot in Chloralhydrat-Lösung aus), unterschiedliche Spaltöffnungsapparate, glatte Pollenkörner mit 3 Keimporen. Haare fehlen.
Abbildungen zu den mikroskopischen Merkmalen siehe Ph. Eur.

Haupinhaltsstoffe
Hypericine, Hyperforin, Flavonoide
Hyperforin ist instabil und nur in stabilisierten Extrakten enthalten.

Anwendungsgebiete und Wirkung
Johanniskraut wird bei leichten bis mittelschweren Depressionen angewendet. Der Tee hat keine Bedeutung, es werden hochdosierte wässrig-alkoholische Extrakte in Fertigarzneimitteln verwendet, um eine zuverlässige Wirkung zu erzielen. Die Extrakte wirken stimmungsaufhellend und antriebssteigernd, wobei dies u. a. auf die Hypericine und das Hyperforin zurückgeführt wird. Es wird vermutet, dass Johanniskraut neben anderen Wirkungsmechanismen ein Wiederaufnahmehemmer für Noradrenalin und Serotonin ist. Damit ist seine Wirkung synthetischen Antidepressiva, wie z. B. Fluoxetin, ähnlich. Diese Wirkungen werden dem Hyperforin zugeschrieben. Hypericin hat ebenfalls Einfluss auf Neurotransmitter, z. B. auf Noradrenalin und Dopamin. Es sind aber auch noch andere Inhaltsstoffe an der Wirkung beteiligt, so dass der Gesamtextrakt als Wirkstoff angesehen wird. Die volle Wirkung tritt erst nach 2 Wochen oder noch später ein. Darauf müssen die Patienten hingewiesen werden. Nur Präparate gegen leichte depressive Störungen dürfen ohne Rezept abgegeben werden. Fertigarzneimittel gegen mittelschwere Depressionen sind verschreibungspflichtig; diese unabhängig von der Konzentration des Extraktes und der Packungsgröße.

Nebenwirkungen
Im Unterschied zu synthetischen Antidepressiva ist Johanniskraut gut verträglich. Es kann zu leichten Störungen im Magen-Darm-Trakt, allergischen Reaktionen und Mundtrockenheit

führen. Bei hoher Dosierung können Personen mit sehr lichtempfindlicher Haut leichter einen Sonnenbrand bekommen (Photosensibilisierung).

Wechselwirkungen

Seit Johanniskrautextrakte in höherer Dosierung eingenommen werden, treten vermehrt Wechselwirkungen mit anderen Arzneimitteln auf. Johanniskraut verursacht eine Enzyminduktion in der Leber, viele gleichzeitig verabreichte Arzneimittel werden schneller abgebaut und verlieren dadurch an Wirkung. Dazu gehören Antikoagulantien vom Cumarin-Typ (Marcumar®), orale Kontrazeptiva, Theophyllin, Digoxin, zellwachstumshemmende Mittel in der Krebsbehandlung, Arzneimittel gegen HIV-Infektionen (Indinavir und andere Protease-Hemmer) und Immunsuppressiva, wie Ciclosporin. Die Wirkung trizyklischer Antidepressiva, z. B. Amitriptylin, wird abgeschwächt, die der Serotonin-Wiederaufnahmehemmer jedoch verstärkt.
Bei gleichzeitiger Einnahme eines Ovulationshemmers sind zur Sicherheit weitere Verhütungsmaßnahmen empfehlenswert.

Kontraindikationen

Aus den Wechselwirkungen ergibt sich, dass Johanniskraut nicht zusammen mit Ciclosporin, Indinavir und anderen Protease-Hemmstoffen, zellwachstumshemmenden Medikamenten sowie Antidepressiva eingenommen werden darf. Nicht bei Kindern unter 18 Jahren, in der Schwangerschaft und Stillzeit, weil hierzu keine ausreichenden Untersuchungen vorliegen.

Dosierung

Wirksame Tagesdosis: 3 bis 6 g Droge, Einzeldosis 1,5 – 2 g. Extrakte in Fertigarzneimitteln siehe HMPC-Monographie.

Hinweise an die Patienten

„Johanniskrautextrakte helfen Ihnen gegen leichte bis mittelschwere Depressionen. Nur leichte Beschwerden sollten Sie selbst behandeln, in allen anderen Fällen suchen Sie einen Arzt auf. Die volle Wirkung des Arzneimittels wird erst nach 2 Wochen erreicht. Johanniskraut hat viele Wechselwirkungen und Kontraindikationen, die beachtet werden müssen."

Beispiele für Fertigarzneimittel

Nicht verschreibungspflichtig: Jarsin® 300 mg, -750 mg, -900 mg, Laif® 900 balance, Neuroplant® aktiv
Verschreibungspflichtig: Jarsin® Rx 300 mg, Laif® 900, Neuroplant® 300 mg N, Neuroplant®
Bei der Abgabe muss darauf geachtet werden, dass die Bezeichnungen der verschreibungspflichtigen bzw. nicht verschreibungspflichtigen Präparate sehr ähnlich sind.

Lavendelblüten – Ph. Eur.
Lavandulae flos
Flores Lavandulae

Lavandula angustifolia
(Echter Lavendel) –
Lamiaceae (Lippenblütler)

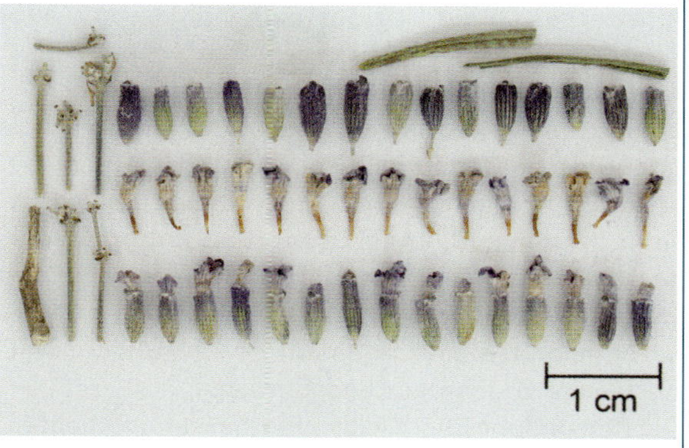

Andere Monographie: Lavendelöl – Ph. Eur.

Lavendel ist ein im Mittelmeerraum heimischer Halbstrauch, der in Deutschland häufig als dekorative Duftpflanze in Gärten angepflanzt wird. Zur Gewinnung des ätherischen Öls werden z. B. in Frankreich neben dem echten Lavendel auch Speiklavendel (*Lavandula spica*) und Lavandin (*Lavandula hybrida*) in großem Umfang angebaut. Zur arzneilichen Anwendung ist nur der echte Lavendel zugelassen, weil die anderen Lavendelarten nicht sedierend wirken.

Definition der Droge

Lavendelblüten bestehen aus den kurz vor der völligen Entfaltung gesammelten und getrockneten Blüten.

Makroskopische Merkmale und Eigenschaften

Die bläulich-graue Droge besteht hauptsächlich aus röhrenförmigen Kelchen mit 4 sehr kurzen Zähnen und einem herzförmigen bis ovalen, hervorstehenden Läppchen. Die Blütenkronen sind stark geschrumpft, so dass ihr Aufbau aus einer 2- lappigen Oberlippe und einer 3- lappigen Unterlippe schlecht zu erkennen ist. Der Geruch ist typisch intensiv-aromatisch.

Mikroskopische Merkmale

Das bläulich-graue Pulver zeigt verschiedene Haartypen: einfach oder mehrfach verzweigte Deckhaare, Drüsenhaare mit kurzem Stiel und 8- zelligem Köpfchen, Drüsenhaare mit langem, unebenen Stiel und einzelligem Köpfchen, das vom Stiel durch eine Zwischenzelle mit glatter Kutikula getrennt ist, außerdem kugelige Pollenkörner mit einer Exine mit 6 schlitzförmigen Keimporen und 6 bandartigen Leisten, die strahlenförmig von den Polen ausgehen.
Abbildungen zu den mikroskopischen Merkmalen siehe Ph. Eur.

Hauptinhaltsstoffe
Ätherisches Öl mit Linalool und Linalylacetat, Gerbstoffe

Anwendungsgebiete und Wirkungen
Lavendelblüten werden innerlich gegen Unruhezustände, Angstgefühle, Einschlafstörungen und funktionelle Oberbauchbeschwerden (nervöse Magen-Darm-Störungen, Blähungen) angewendet, gegen funktionelle Kreislaufstörungen als Badezusatz. Das ätherische Öl wirkt beruhigend, angstlösend und krampflösend. Seine Inhalation trägt zur Wirkung bei; so ist auch die Verwendung von Lavendelkissen und Lavendelsträußchen sinnvoll. Lavendelkissen werden auch zur Abwehr von Motten zwischen Kleidungsstücke gelegt. Lavendelblüten sind in einem Beruhigungstee nicht nur wirksam, sie verbessern auch Aussehen, Geschmack und Geruch.
Die Behandlung ängstlicher Unruhe ist für Patienten ab 18 Jahren zugelassen. Angststörungen bei Kindern gehören in die Hand spezialisierter Ärzte. Patienten mit stark ausgeprägten Angststörungen, die bereits verschreibungspflichtige chemisch-synthetische Wirkstoffe anwenden, sollten die Einnahme der verordneten Medikamente nicht eigenmächtig verändern und Rücksprache mit ihrem Arzt halten.

Nebenwirkungen
Es sind keine Nebenwirkungen bekannt.

Kontraindikationen
Wegen fehlender Studien zur Unbedenklichkeit sind Lavendelblüten für Kinder unter 12 Jahren nicht empfehlenswert.

Dosierung
Ein bis zwei Teelöffel (bis 1,5 g) Lavendelblüten werden mit 150 ml heißem Wasser übergossen und nach 10 bis 15 Minuten abgeseiht. Mehrmals täglich und vor dem Schlafengehen eine Tasse Tee trinken.

Hinweise an die Patienten
„Lavendelblüten helfen Ihnen gegen Unruhe, Angstgefühle, Einschlafstörungen und nervös bedingte Magen-Darm-Beschwerden. Nicht nur der Tee, sondern auch das Einatmen des Lavendelöls ist wirksam. Die Selbstmedikation mit Fertigarzneimitteln bei ängstlicher Unruhe ist nur für Erwachsene mit leichten Beschwerden sinnvoll."

Beispiel für Fertigarzneimittel
Lasea®

Melissenblätter – Ph. Eur.
Melissae folium
Folia Melissae

Melissa officinalis
(Zitronenmelisse, Melisse) –
Lamiaceae (Lippenblütler)

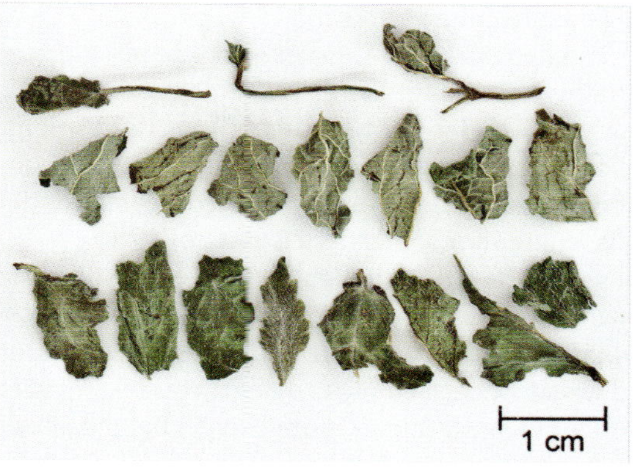

Andere Monographie: Melissenblättertrockenextrakt – Ph. Eur.

Zitronenmelisse stammt aus dem Mittelmeerraum. Sie ist als ausdauernde und verbreitungsfreudige Staude auch in Deutschland verbreitet. Die Droge stammt aus Kulturen, die Ware aus dem Mittelmeerraum hat einen relativ hohen Gehalt an ätherischen Ölen.

Definition der Droge
Melissenblätter bestehen aus den getrockneten Laubblättern.

Makroskopische Merkmale und Eigenschaften
Die Droge besteht aus dünnen, unregelmäßigen, zerknitterten, leicht zerbrechlichen Blattstückchen, die oberseits dunkelgrün, unterseits heller grün sind. Die Nervatur tritt auf der Unterseite deutlich hervor. Mit der Lupe ist auf der Blattoberseite die Behaarung, auf der Unterseite eine drüsige Punktierung zu erkennen. Die Frischpflanze riecht deutlich nach Zitrone, bei der Droge ist dieser Geruch jedoch nur noch schwach bis kaum wahrnehmbar.

Mikroskopische Merkmale
Das grünliche Pulver zeigt verschiedene typische Haare: Lamiaceen-Drüsenschuppen, kleine Drüsenhaare, kegelförmige Eckzahnhaare, mehrzellige Gliederhaare, außerdem diazytische Spaltöffnungsapparate und stark wellig-buchtige Epidermiszellen der Blattunterseite. Abbildungen zu den mikroskopischen Merkmalen siehe Ph. Eur.

Hauptinhaltsstoffe
Ätherisches Öl mit Citral a und b, Citronellal; Phenolcarbonsäuren, z. B. Rosmarinsäure („Lamiaceen-Gerbstoff" genannt). Die Zusammensetzung des ätherischen Öls ist der des Zitronenöls ähnlich, da in beiden Ölen u. a. Citral enthalten ist.

Anwendungsgebiete und Wirkung
Melissenblätter als Tee oder Extrakt werden bei nervös bedingten Einschlafstörungen und funktionellen Magen-Darm-Beschwerden verwendet. Das ätherische Öl wirkt beruhigend

und krampflösend. Wegen des geringen Gehaltes an ätherischem Öl ist nur die frische Droge ausreichend wirksam.
Der Trockenextrakt in Cremes wirkt gegen Lippenbläschen (Herpes simplex labialis). Die enthaltene Rosmarinsäure verhindert die Anheftung der Herpesviren an die Zellen der Haut, so dass der Vermehrungszyklus der Viren gestört wird.
Melissenblätter eignen sich auch für Entspannungsbäder. Da das echte Melissenöl sehr teuer ist, werden hier preiswertere Öle verwendet, z. B. Oleum Melissae citratum (über Melissenkraut destilliertes Zitronenöl).
Melissengeist ist ein beliebtes Hausmittel. Er wird innerlich bei nervösen Magen-Darm-Störungen, Erkältungen, Wetterfühligkeit, äußerlich gegen Nervenschmerzen, Hexenschuss usw. angewendet. Die Anwendungsgebiete stammen aus der Erfahrungsheilkunde und sind wissenschaftlich nicht belegt. Hergestellt wird Melissengeist durch Destillation einer in Ethanol angesetzten Kräutermischung, die neben Melissenblättern noch andere Drogen, z. B. Angelikawurzel, Enzianwurzel, bittere Orangenschale, Zimtrinde, enthält. Der Alkohol ist an der Wirkung beteiligt.

Nebenwirkungen

Von der Droge selbst sind keine Nebenwirkungen bekannt. Bei Melissengeist ist der hohe Alkoholgehalt von etwa 80 Vol.-% für die Nebenwirkungen verantwortlich.

Kontraindikationen

Wegen fehlender Studien zur Unbedenklichkeit sind Melissenblätter für Kinder unter 12 Jahren nicht empfehlenswert.

Dosierung

1 bis 3 Teelöffel (1,5 bis 4,5 g) Melissenblätter werden mit 150 ml siedendem Wasser übergossen und nach 10 bis 15 Minuten abgeseiht. Mehrmals täglich eine Tasse Tee trinken.
Wirksame Einzeldosis: 1,5 – 4,5 g Droge

Hinweise an die Patienten

„Melissenblätter helfen Ihnen bei nervös bedingten Einschlafstörungen und Magen-Darm-Beschwerden. Melissenextrakte in Cremes lindern Ihre Beschwerden bei Lippenbläschen und fördern die Abheilung. Wenn Sie Melissengeist als Hausmittel verwenden, beachten Sie den hohen Alkoholgehalt.“

Beispiele für Fertigarzneimittel

Gastrovegetalin® 225 mg, Lomaherpan® Creme (gegen Lippenherpes)

Passionsblumenkraut – Ph. Eur.
Passiflorae herba
Herba Passiflorae

Passiflora incarnata (Fleischfarbene Passionsblume) – Passifloraceae (Passionsblumengewächse)

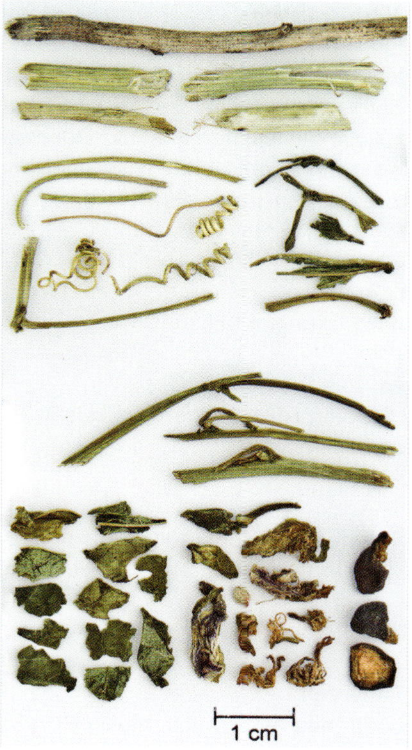

Andere Monographie: Passionsblumenkrauttrockenextrakt Ph. Eur.

Die Passionsblume ist eine tropische Schlingpflanze und wächst im südlichen Nordamerika. Der Name stammt von Passio (lat.) = Leiden. Die auffällige Blüte der Passionsblume wird als Symbol für das Leiden Jesu angesehen, die fädige Nebenkrone als Dornenkrone, daher der Name „Leidensblume". Die Droge stammt aus Anbau

Definition der Droge
Passionsblumenkraut besteht aus den getrockneten oberirdischen Teilen der Pflanze.

Makroskopische Merkmale und Eigenschaften
Die Droge besteht aus Stängeln, Blättern, Blüten und Rankenteilen. Besonders auffällig sind die korkenzieherartig eingerollten Rankenstückchen. Die graugrünen bis grünen Stängelstücke sind hohl, rundlich und längs gestreift. Die Blattstücke sind dünn, leicht brüchig und unterseits behaart. Es sind viele flache Samen vorhanden, die grubig punktiert sind.

Mikroskopische Merkmale
Das grünliche Pulver zeigt dünnwandige Gliederhaare, Blattbruchstücke mit anomocytischen Spaltöffnungsapparaten und Calciumoxalatdrusen im Grundgewebe. Die Exine der Pollenkörner hat eine netzartige Struktur und 3 Keimporen.

Hauptinhaltsstoffe
Flavonoide, z. B. Vitexin

Anwendungsgebiete und Wirkungen
Passionsblumenkraut wird gegen nervöse Unruhezustände angewendet, die Flavonoide wirken zentral dämpfend. Auch bei leichten Ein- und Durchschlafstörungen ist das Kraut wirksam. Neuere Studien weisen auf angstlösende Wirkungen und die Minderung von Stressfolgen hin. Die Passionsfrüchte werden unter dem Namen Maracujafrüchte hauptsächlich als Saft verwendet.

Nebenwirkungen
Es sind keine Nebenwirkungen bekannt.

Kontraindikationen
Wegen fehlender Studien zur Unbedenklichkeit ist Passionsblumenkraut für Kinder unter 12 Jahren nicht empfehlenswert.

Dosierung
1 Teelöffel (2 g) Passionsblumenkraut wird mit 150 ml siedendem Wasser übergossen und nach 10 bis 15 Minuten durch ein Teesieb gegeben. 2- bis 4-mal täglich eine Tasse Tee trinken.
Wirksame Tagesdosis: 4 bis 8 g Droge

Hinweise an die Patienten
„Passionsblumenkraut hilft Ihnen bei nervöser Unruhe am Tag und bei Einschlafstörungen. Die Heilpflanze ist gut verträglich."

Beispiele für Fertigarzneimittel
Hoggar® Balance, Kytta-Sedativum® für den Tag, Lioran®

Beruhigungstees

Sidroga® Schlaf- und Nerventee (1 Filterbeutel à 2 g)

Baldrianwurzel	0,7 g
Melissenblätter	0,4 g
Passionsblumenkraut	0,3 g
Pfefferminzblätter	0,3 g
Sonstige Bestandteile:	Anis, Rosmarinblätter, Süßholzwurzel

Beruhigungstee I Standardzulassung

Baldrianwurzel	40,0 g
Bitterorangenschale	10,0 g
Hopfenzapfen	20,0 g
Melissenblätter	15,0 g
Pfefferminzblätter	15,0 g

Beruhigungstee II bis VIII Standardzulassung

A. Wirksame Bestandteile (in Masseprozenten)

Teenummer Bestandteile	II	III	IV	V	VI	VII	VIII
Baldrianwurzel	30,0 bis 40,0	30,0 bis 40,0		30,0 bis 40,0	30,0 bis 40,0	30,0 bis 40,0	15,0 bis 40,0
Hopfenzapfen	20,0 bis 30,0		25,0 bis 40,0	15,0 bis 30,0	15,0 bis 25,0		15,0 bis 25,0
Lavendelblüten		15,0 bis 25,0	20,0 bis 30,0				15,0 bis 25,0
Melissenblätter	20,0 bis 30,0	10,0 bis 20,0	20,0 bis 30,0	10,0 bis 20,0		15,0 bis 40,0	15,0 bis 25,0
Passions-blumenkraut					10,0 bis 20,0	10,0 bis 20,0	
Pfefferminz-blätter		10,0 bis 30,0		10,0 bis 30,0	10,0 bis 30,0	10,0 bis 30,0	

B. Sonstige Bestandteile
Anis, bitterer Fenchel, Hagebuttenschalen, Kamillenblüten, Kümmel, Bitterorangenblüten, Ringelblumenblüten, Rosmarinblätter, Schafgarbenkraut, Süßholzwurzel

Aufgaben

3.1.1 **Karteikarten zum Lernen: Nehmen Sie für jede Droge eine Karteikarte und beschriften Sie die Vorderseite mit der deutschen Drogenbezeichnung, die Rückseite mit lateinischen Drogenbezeichnungen, Stammpflanze, Familie, makroskopischen Merkmalen und Stichworten zu Inhaltsstoffen, Indikation, Wirkung, Nebenwirkungen, Kontraindikationen, Dosierung, Beispielen für Fertigarzneimittel.**

3.1.2 **Beschreiben Sie die Vorteile der pflanzlichen Sedativa im Vergleich mit den synthetischen Hypnotika.**

3.1.3 **Welche Inhaltsstoffe der Baldrianwurzel werden als wirksam angesehen? Welche Wirkung hat Baldrianwurzel, wann tritt die Wirkung ein?**

3.1.4 Warum eignet sich Baldrianwurzel besonders für alte Menschen, die häufig neben den Schlafstörungen unter mehreren anderen Krankheiten leiden?

3.1.5 Welche besondere Indikation haben Lavendelölkapseln als Fertigarzneimittel? Welche Einschränkungen sind zu beachten?

3.1.6 Ergänzen Sie: Ein Tee aus Melissenblättern wirkt .... durch das .... Der Trockenextrakt aus Melissenblättern wirkt .... durch die ....

3.1.7 Welche Droge wird gegen leichte bis mittelschwere Depressionen angewendet? Welche Inhaltsstoffe sind wirksam, wie wirken sie und wann tritt die Wirkung ein? Warum sollten nur Fertigarzneimittel mit Extrakten empfohlen werden?

3.1.8 Unter welcher Bedingung werden Johanniskrautpräparate der Verschreibungspflicht unterstellt?

3.1.9 Ein Kunde kommt zu Ihnen mit einem Rezept über Marcumar®. Er möchte gleichzeitig etwas Pflanzliches gegen seine Depressionen. Was empfehlen Sie ihm?

3.1.10 Eine Kundin kommt mit einem Rezept über ein hormonelles Kontrazeptivum („Pille") zu Ihnen. Außerdem möchte sie ein Johanniskrautpräparat. Was sagen Sie ihr dazu?

3.1.11 Welche Wechselwirkungen und Kontraindikationen müssen Sie bei der Abgabe von Johanniskrautpräparaten beachten?

3.1.12 Stellen Sie einen Beruhigungstee zusammen. Er soll aus 5 Drogen bestehen. Begründen Sie Ihre Auswahl.

3.2 Drogen gegen Blasen-Nieren-Erkrankungen

3.2.1 Drogen gegen Blasenentzündung

Blasen-Nieren-Tees werden gegen Erkrankungen der ableitenden Harnwege und zur Vorbeugung gegen Nierensteine oder Nierengrieß verwendet. Die häufigste Erkrankung im Bereich der entzündlichen und bakteriellen Erkrankungen der ableitenden Harnwege ist die Zystitis – Blasenentzündung. Sie wird durch verschiedene Bakterien hervorgerufen, meist durch den Keim der Darmflora Escherichia coli, selten durch Staphylococcus saprophyticus oder Proteus mirabilis. Frauen sind wegen der kürzeren Harnröhre häufiger betroffen als Männer. Auslöser für die Zystitis können z. B. Unterkühlung, Hormonschwankungen in Schwangerschaft oder Klimakterium, Geschlechtsverkehr oder längere Einnahme von Antibiotika sein. Häufig suchen die Patienten nicht sofort einen Arzt auf, sondern kommen zuerst in die Apotheke. Typische Symptome einer einfachen, unkomplizierten Blasenentzündung sind:

– ständiger Harndrang

- Schmerzen, Brennen und evtl. Krämpfe beim Wasserlassen
- kleine Harnmengen
- trüber Urin

Hier ist eine Selbstmedikation möglich und die alleinige Anwendung eines Blasen-Nieren-Tees oft ausreichend. Dauern die Beschwerden allerdings mehr als fünf Tage an oder treten weitere Symptome auf, z. B. Blut im Urin, Fieber, Schmerzen in der Nierengegend oder starke Krämpfe, ist ärztliche Behandlung notwendig. Dabei wird abgeklärt, ob nur die Blase betroffen ist oder ob die Infektion zur Niere aufgestiegen ist. Meist ist die Einnahme von Antibiotika notwendig, Blasen-Nieren-Tees werden dann nur als begleitende Maßnahme getrunken. Schwangere, Diabetiker, Patienten mit einer Niereninsuffizienz, ältere Männer und Kinder sollten bei Beschwerden generell einen Arzt aufsuchen. Auch bei immer wiederkehrenden Blasenentzündungen ist die Selbstmedikation nicht mehr sinnvoll.

Blasen-Nieren-Tees sollen in größeren Mengen getrunken werden und wirken hauptsächlich harntreibend, die Harnmenge wird erhöht. Diese „Durchspülung" der Blase führt zur Verminderung der Bakterienzahl und damit zur Besserung der Entzündung der Blasenschleimhaut. Die Drogen erhöhen nur die ausgeschiedene Menge Wasser, führen aber nicht zu verstärkter Salzausscheidung. Zur Abgrenzung von chemischen Diuretika oder Saluretika, durch die es häufig zu Salzverlusten kommt, heißen die Drogen deshalb auch „Aquaretika". Eine Ausnahme sind Bärentraubenblätter: Sie wirken harndesinfizierend, indem sie die Bakterien direkt bekämpfen. Eine zuverlässige Wirkung haben Bärentraubenblätter in Tees aber nicht, sondern nur als Extrakt in Fertigarzneimitteln.

Bärentraubenblätter – Ph. Eur.
Uvae ursi folium
Folia Uvae ursi

Arctostaphylos uva-ursi (Echte Bärentraube) – Ericaceae (Heidekrautgewächse)

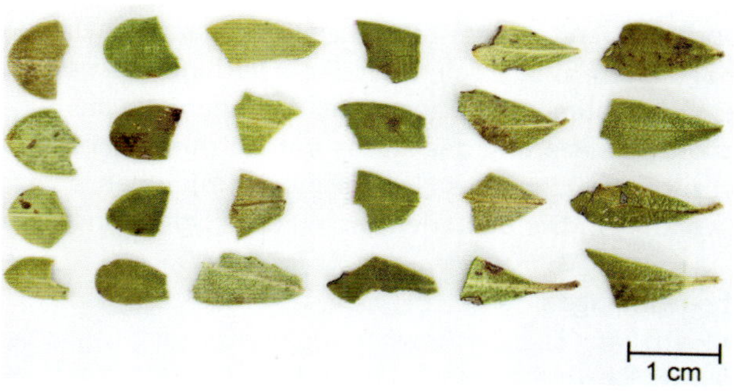

Die echte Bärentraube ist ein immergrüner, kriechender Zwergstrauch, der auch in Nord- und Mitteleuropa wächst. Die Pflanze ähnelt der Preiselbeere und der Heidelbeere. Die Droge stammt aus Wildvorkommen, deshalb sind Verfälschungen, z. B. mit Preiselbeerblättern, häufig.

Definition der Droge

Bärentraubenblätter bestehen aus den getrockneten, ganzen oder geschnittenen Blättern.

Makroskopische Merkmale und Eigenschaften

Die Droge besteht aus kleinen, ganzen, spatelförmigen Blättern und unregelmäßig geformten, dicken, ledrigen, brüchigen Blattstücken. Diese sind oberseits dunkelgrün bis gelblich grün, glänzend mit eingesenkter, feiner Netznervatur; unterseits heller grün, matt, mit hervortretender Nervatur. Der glatte Blattrand ist etwas zurückgebogen. Teile der Blattspitze sind abgerundet oder stumpf zugespitzt. Der Geruch ist schwach, der Geschmack zusammenziehend und schwach bitter.

Mikroskopische Merkmale

Das grüne Pulver enthält Bruchstücke der oberen Epidermis in Aufsicht mit typischen Einrissen der dicken Cuticula, die rötlich aussehen, „Eisschollen" genannt. Bei Bruchstücken der Epidermis im Querschnitt fällt auch die dicke Cuticula auf. Die Spaltöffnungen der Blattunterseite sind anomocytisch.
Achtung: Durch den großen, ovalen Vorhof sehen sie auf den ersten Blick wie paracytische Spaltöffnungen aus.
Abbildungen zu den mikroskopischen Merkmalen siehe Ph. Eur.

Hauptinhaltsstoffe

Arbutin, Methylarbutin, Gerbstoffe

Anwendungsgebiete und Wirkung

Bärentraubenblätter werden als Harndesinfiziens gegen entzündliche Erkrankungen der ableitenden Harnwege angewandt. Das enthaltene Glykosid Arbutin wird im Darm gespalten, das daraus entstehende Hydrochinon resorbiert. Zur Entgiftung wird Hydrochinon in der Leber an Glucuronsäure gebunden und gelangt als diese Verbindung in die Blase. Enzyme der Bakterien, z. B. E.coli, spalten die Verbindung, es entsteht wieder freies Hydrochinon. Dies wirkt antibakteriell gegen die Bakterien, die die Blasenentzündung auslösen. Häufig wird die Alkalisierung des Harns mit Natriumhydrogencarbonat oder durch vegetarische Kost zur Freisetzung des Hydrochinons empfohlen. Es ist umstritten, ob diese Maßnahme notwendig ist. Die Bakterien setzen das Hydrochinon unabhängig vom pH-Wert frei.

Nebenwirkungen

Der Harn kann sich bei Anwendung der Droge grün bis blaugrün verfärben: eine harmlose Wirkung. Der hohe Gehalt an Gerbstoffen löst evtl. Übelkeit und Erbrechen aus. Diese Nebenwirkung kann durch die Herstellung eines Kaltauszuges verhindert werden. Denn in kaltem Wasser sind die Gerbstoffe schlecht löslich, Arbutin jedoch löst sich gut.
Werden Bärentraubenblätter über längere Zeit angewendet, schädigen Hydrochinon und seine Umsetzungsprodukte die Leber. Deshalb darf die Droge nicht länger als eine Woche und maximal 5-mal pro Jahr verwendet werden.

Kontraindikationen

Die Droge darf nicht angewendet werden in Schwangerschaft und Stillzeit.
Wegen fehlender Studien zur Unbedenklichkeit werden Bärentraubenblätter und ihre Zubereitungen nur für Erwachsene ab 18 Jahren empfohlen.

Dosierung

Um eine antibakterielle Wirkung zu erzielen, müssen 2 bis 4 -mal täglich 1,5 bis 4 g kleingeschnittene oder grob gepulverte Droge mit 150 ml Wasser als Aufguss oder besser als Kaltmazerat (6 bis 12 h stehen lassen) zubereitet werden. Damit werden 100 bis 210 mg Arbutin als Einzeldosis oder 400 bis 840 mg bei 4 -maliger Einnahme des Tees als Tagesdosis erreicht.

Die Bärentraubenblätter sollten als Monodroge zubereitet werden. In Teemischungen sind sie häufig unterdosiert und haben keine zuverlässige Wirkung. Günstig ist die Kombination des Bärentraubenblätterextraktes in einem Fertigarzneimittel mit einem rein aquaretischen Blasen-Nieren-Tee.

Hinweise an die Patienten

„Bärentraubenblätter sind zur Behandlung einer leichten Blasenentzündung geeignet. Trinken Sie 4-mal täglich von dem Tee eine Tasse. Wenden Sie die Heilpflanze nicht länger als eine Woche an und dies nicht mehr als 5-mal pro Jahr. n Schwangerschaft und Stillzeit dürfen Bärentraubenblätter nicht angewendet werden.“

Beispiele für Fertigarzneimittel

Arctuvan®, Cystinol® akut, Uvalysat®

Häufige Verfälschung: Preiselbeerblätter, Vitis-idaeae folium, Folia Vitis Idaei, *Vaccinium vitis-idaea* – Preiselbeere

Die Preiselbeerpflanze sieht der Bärentraube ähnlich, hat ebenfalls rote Beeren und wird deshalb von Pflanzensammlern leicht verwechselt. Preiselbeerblätter haben eine Monographie im DAC, sind wie Bärentraubenblätter auch eine Arbutindroge, der Gehalt ist allerdings geringer. Preiselbeerblätter haben auf der Blattunterseite dunkle Punkte, die Blätter glänzen nicht so wie Bärentraubenblätter. Mikroskopisch sind die Drogen am Spaltöffnungstyp zu unterscheiden: Bärentraubenblätter anomocytisch, Preise beerblätter parazytisch.
Abbildungen zu den mikroskopischen Merkmalen siehe DAC

Anwendungsgebiet der Preiselbeerpflanze

Vor allem der Preiselbeersaft aus den Früchten soll unterstützend gegen Blasenentzündungen wirken.

Cranberry

Aus Amerika stammt eine weitere Art aus der Gattung Vaccinium, die großfrüchtige Moosbeere oder Cranberry, *Vaccinium macrocarpon*. Diese Frucht wird in Deutschland seit einiger Zeit als Lebensmittel verwendet und zur Vorbeugung vor Blasenentzündungen empfohlen. Verwendet werden Saft und Extrakte in Nahrungsergänzungsmitteln. Die wirksamen Inhaltsstoffe sind Catechingerbstoffe. Sie sollen die Anheftung der Bakterien an die Blasenwand vermindern.

Birkenblätter – Ph. Eur.
Betulae folium
Folia Betulae

Betula pubescens (Moorbirke), *Betula pendula* (Hängebirke) – Betulaceae (Birkengewächse)

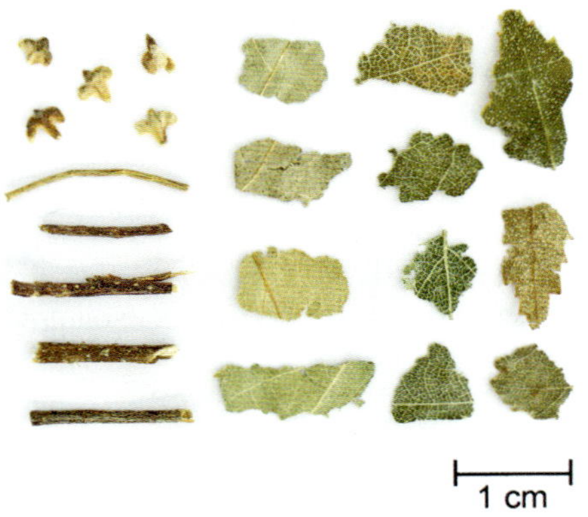

Die Birke ist ein in Deutschland überall wachsender Baum. Als Drogenlieferanten dienen die Hängebirke und die Moorbirke, deren Blätter im Frühjahr gesammelt werden. Die Droge wird als Monodroge, als Bestandteil von Teemischungen oder als Extrakt verwendet.

Definition der Droge
Birkenblätter bestehen aus den getrockneten Laubblättern beider Birkenarten.

Makroskopische Merkmale und Eigenschaften
Die brüchigen Blattstücke sind oberseits dunkelgrün, unterseits hellgrün, die Hauptnerven auf der Blattunterseite gelblich und treten deutlich hervor. Der Blattrand ist gesägt, dieser ist nicht immer gut von einer Schnittkante der geschnittenen Droge zu unterscheiden. Der Geruch ist schwach aromatisch, der Geschmack schwach bitter.

Mikroskopische Merkmale
Das grüne Pulver enthält Blattbruchstücke mit typischen Drüsenschuppen in Aufsicht und anomocytischen Spaltöffnungen. Die Epidermiszellen sind polygonal bis gestreckt, nicht wellig-buchtig.
Abbildungen zu den mikroskopischen Merkmalen siehe Ph. Eur.

Hauptinhaltsstoffe
Flavonoide, z. B. Quercetin

Anwendungsgebiete und Wirkung
Birkenblätter werden zur Durchspülungstherapie gegen entzündliche und bakterielle Erkrankungen der ableitenden Harnwege und bei Nierengrieß verwendet. Die enthaltenen Flavonoide wirken aquaretisch, d. h. harntreibend. Die Droge wird auch zur unterstützenden Therapie bei rheumatischen Erkrankungen empfohlen.

Kontraindikationen
Birkenblätter dürfen nicht zur Ausschwemmung von Ödemen, die durch eine Herz- oder Niereninsuffizienz entstanden sind, verwendet werden. Wegen fehlender Studien zur Unbedenklichkeit wird die Droge nicht für Kinder unter 12 Jahren empfohlen.

Dosierung
1 Esslöffel Droge (2 bis 3 g) wird mit 150 ml siedendem Wasser übergossen und nach 10 bis 15 Min. abgeseiht.
Maximale Tagesdosis: 12 g Droge, aufgeteilt in 4 Einzeldosen

Hinweise an die Patienten
„Birkenblätter sind zur Durchspülungstherapie, z. B. bei einer Blasenentzündung, geeignet. Trinken Sie mehrmals täglich eine Tasse Birkenblättertee, achten Sie auf eine Trinkmenge von insgesamt mindestens 2 Litern pro Tag. Wenn Sie an Ödemen leiden, die durch eine eingeschränkte Leistung von Herz oder Niere bedingt sind, dürfen Sie diesen Tee nicht trinken."

Beispiele für Fertigarzneimittel
Heumann Blasen-Nierentee Solubitrat® uro, Harntee 400 TAD (Instanttees)

Bohnenschalen – DAC
Phaseoli pericarpium
Fructus Phaseoli sine Semine

Phaseolus vulgaris (Gartenbohne) – Fabaceae (Hülsenfrüchtler)

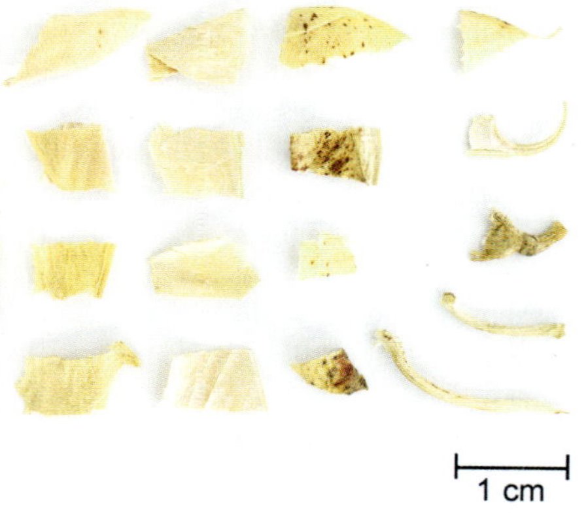

Die Gartenbohne ist eine einjährige Pflanze und stammt ursprünglich aus Amerika. Es gibt unterschiedliche Sorten, die in vielen Ländern als Gemüse angebaut werden.

Definition der Droge
Bohnenschalen bestehen aus den getrockneten, von den Samen befreiten Hülsen. Für die Gewinnung der Droge werden die ausgereiften, gelblichen Bohnenhülsen von den enthaltenen Samen getrennt. Kommen grüne Bohnen vor, sind die Bohnenschalen unreif geerntet. Diese dürfen in der Droge nicht vorhanden sein, da sie einen giftigen Eiweißstoff (ein Lectin) enthalten, der zu Gastroenteritis mit Blutungen führen kann. Deshalb dürfen

grüne Bohnen auch nicht roh gegessen werden, denn erst durch das Kochen wird der Eiweißstoff zerstört.

Makroskopische Merkmale und Eigenschaften

Bohnenschalen sehen so ähnlich aus wie Sägespäne. Sie bestehen aus Teilen der Fruchtwand mit gelblicher bis hellbeigefarbener, schwach gerunzelter Außenseite. Auf der Innenseite sitzt ein feines, weißliches, seidig glänzendes Häutchen, das sich leicht ablöst. Der Fruchtstiel ist strohgelb, die Außenseite der Fruchtwände ist im Bereich des Stielansatzes häufig schwarz gesprenkelt.

Mikroskopische Merkmale

Das gelblich weiße Pulver enthält Bruchstücke des Exokarps mit in Aufsicht polygonalen Epidermiszellen, stark welliger Cuticula und runden Spaltöffnungen. Abbruchstellen der Haare sind als runde Kreise in der Epidermis zu erkennen. Die Epidermiszellen laufen auf die Abbruchstelle zu. Bruchstücke des Mesokarps zeigen kurze, spindelförmig verdickte Faserzellen und Kristallzellreihen.
Abbildungen zu den mikroskopischen Merkmalen siehe DAC.

Hauptinhaltsstoffe

Saponine, Flavonoide, Lectine (Eiweißverbindungen), Chromsalze

Anwendungsgebiete und Wirkung

Bohnenschalen werden bei Beschwerden der ableitenden Harnwege verwendet. Sie wirken schwach aquaretisch, d. h. harntreibend, und sind Bestandteil vieler Blasen-Nieren-Tees. In der Volksmedizin wird Bohnenschalentee zur Senkung der Blutzuckerwerte empfohlen. Die enthaltenen Chromsalze sollen für die Blutzucker senkende Wirkung verantwortlich sein, ein wissenschaftlicher Nachweis fehlt jedoch. Deshalb wird der Tee von der Schulmedizin als wirkungslos angesehen.

Nebenwirkungen, Kontraindikationen, Wechselwirkungen sind nicht bekannt.

Dosierung

1 Esslöffel Droge (2,5 g) wird mit 150 ml siedendem Wasser übergossen und nach 10 bis 15 Min. abgeseiht.
Wirksame Tagesdosis: 5 bis 10 g Droge

Hinweise an die Patienten

„Bohnenschalen haben eine schwache harntreibende Wirkung. Wenn Sie diesen Tee zur Senkung der Blutzuckerwerte trinken wollen, dürfen Sie die Einnahme Ihrer Diabetes-Arzneimittel nicht verändern. Die Wirkung bei Diabetes ist nicht bewiesen.“

Beispiele für Fertigarzneimittel

Biofax classic® Hartkapseln

Brennnesselblätter – Ph. Eur.
Urticae folium
Folia Urticae

Brennnesselkraut – DAC
Urticae herba
Herba Urticae

Urtica dioica (Große Brennnessel), *Urtica urens* (Kleine Brennnessel) – Urticaceae (Brennnesselgewächse)

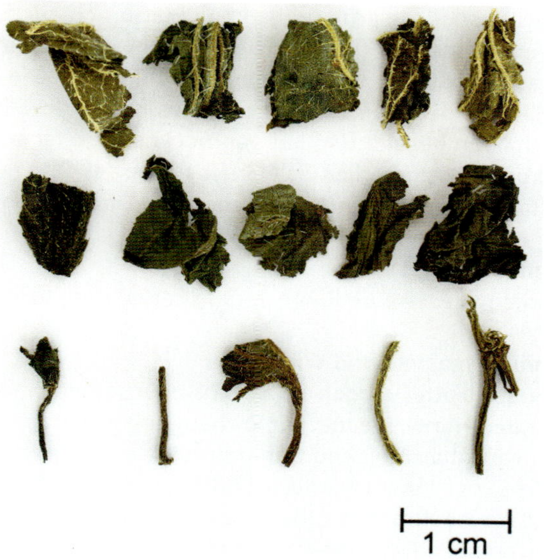

Die Brennnessel ist eine Staude, die weit verbreitet als Wildkraut wächst. Die Wirkung der Brennhaare ist den meisten Menschen aus eigener Erfahrung bekannt: Bei Berührung der Pflanze stechen die Brennhaare in die Haut. Die enthaltenen Stoffe, Histamin, Acetylcholin und Ameisensäure, führen zu Brennen, Juckreiz, Rötung oder Quaddelbildung. Die Droge stammt meist aus Wildvorkommen. Früher war das Kraut die übliche Droge, heute sind es nur noch die Blätter, weil die Wirkstoffe dort in höherer Konzentration enthalten sind.

Definitionen der Drogen

Brennnesselblätter bestehen aus den getrockneten Laubblättern beider Pflanzen.
Brennnesselkraut besteht aus den während der Blütezeit gesammelten und getrockneten, oberirdschen Teilen mit einem begrenzten Anteil der Sprossachse beider Pflanzen.

Makroskopische Merkmale und Eigenschaften

Die Blattdroge besteht aus geschrumpften, vielfach knäuelig eingerollten, oberseits tief dunkelgrünen und unterseits hellgrünen Blattstücken. Die großen Brennhaare und die kleineren Deckhaare sind zu erkennen, allerdings nicht so deutlich wie bei der frischen Pflanze. Die Leitbündel sind netzartig angeordnet und treten auf der Blattunterseite hervor. Stücke des Blattrandes sind grob gesägt. Der Blattst el ist längsfurchig. Geruch und Geschmack sind nicht charakteristisch.
Die Krautdroge enthält zusätzlich viele Stängelstücke, die gefurcht sind, einen faserigen Querbruch haben und zum Teil weiches Mark enthalten. Sie sind meist plattgedrückt.
Brennnesselblätter und – kraut schmecken schwach bitter.

Mikroskopische Merkmale
Das Pulver ist dunkelgrün und enthält Blattbruchstücke mit typischen geschichteten, warzig rauen Cystolithen (Auswüchse der Zellwand mit Einlagerungen aus Calciumcarbonat, sehen aus wie Steine) und einzellige Borstenhaare. Die großen Brennhaare sind als Bruchstücke vorhanden. Die untere Epidermis hat stark wellig buchtige Zellen, ist mit kleinen Drüsenhaaren besetzt und hat anomocytische oder anisocytische Spaltöffnungen. In der Krautdroge sind zusätzlich viele Bruchstücke des Stängels mit langen Faserzellen zu finden. Abbildungen zu den mikroskopischen Merkmalen siehe Ph. Eur., Kraut siehe DAC.

Hauptinhaltsstoffe
Flavonoide, Kieselsäure, ungesättigte Fettsäuren, Kaliumsalze

Anwendungsgebiete und Wirkung
Brennnesselblätter werden zur Durchspülungstherapie bei entzündlichen Erkrankungen der ableitenden Harnwege und zur Vorbeugung gegen Nierengrieß verwendet. Das enthaltene Kalium wirkt harntreibend. Als unterstützendes Mittel bei rheumatischen Beschwerden kann die Droge innerlich und äußerlich angewendet werden. Die ungesättigten Fettsäuren und andere Inhaltsstoffe wirken entzündungswidrig. Brennnessel wird in der Volksmedizin als „blutreinigendes“ Mittel zur Frühjahrskur, zur Blutbildung, zur Senkung der Blutzuckerwerte, äußerlich gegen Kopfschuppen und fettiges Haar angewendet. Diese Wirkungen sind nicht bewiesen!

Kontraindikationen
Bei Ödemen infolge eingeschränkter Herz- und Nierentätigkeit darf die Droge nicht verwendet werden. Wegen fehlender Studien zur Unbedenklichkeit ist die Anwendung bei Kindern unter 12 Jahren nicht empfehlenswert.

Dosierung
2 bis 4 g Blätter oder Kraut werden mit 150 ml siedendem Wasser übergossen und nach 10 bis 15 Min. abgeseiht.
Wirksame Tagesdosis: 8 bis 12 g Droge

Hinweise an die Patienten
„Brennnesselblätter oder Kraut sind zur Durchspülungstherapie, z. B. bei einer Blasenentzündung, und zur begleitenden Behandlung rheumatischer Beschwerden geeignet. Trinken Sie mehrmals täglich eine Tasse Brennnesseltee, achten Sie auf eine Trinkmenge von insgesamt mindestens 2 Litern pro Tag. Wenn Sie an Ödemen leiden, die durch eine eingeschränkte Leistung von Herz oder Niere bedingt sind, dürfen Sie diesen Tee nicht trinken.“

Beispiele für Fertigarzneimittel
Sidroga® Brennnesselblätter, Rheuma – Hek®

Goldrutenkraut – Ph. Eur.

Solidaginis herba
Herba Solidaginis giganteae

Solidago gigantea (Riesengoldrute), *Solidago canadensis* (Kanadische G.)

Echtes Goldrutenkraut – Ph. Eur.

Solidaginis virgaureae herba
Herba Solidaginis virgaureae

Solidago virgaurea (Echte Goldrute) – Asteraceae (Korbblütler)

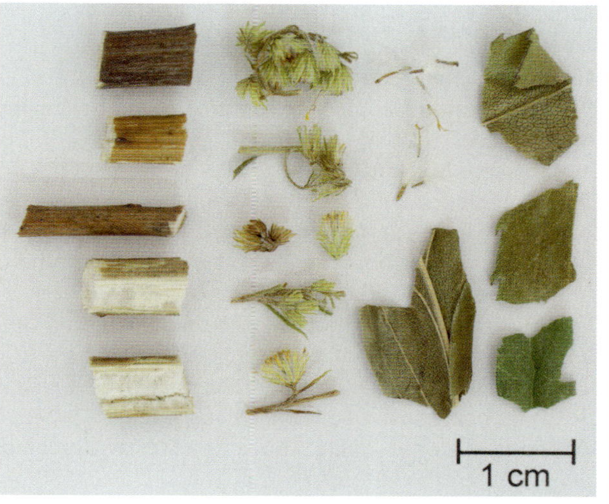

Solidaginis herba

Andere übliche Bezeichnung für echtes Goldrutenkraut: Herba Virgaureae

Die verschiedenen Goldrutenarten sind ausdauernde Stauden, die bis zu einem Meter hoch werden können. Im August und September blühen sie mit gelben Blütenständen. Die Echte Goldrute ist eine heimische Pflanze, die Riesengoldrute und die kanadische Goldrute stammen aus Amerika, sind bei uns aber inzwischen weit verbreitet. Die Drogen stammen aus Wildvorkommen in Osteuropa.

Das „echte Goldrutenkraut" war die früher ausschließlich verwendete Droge. Sie wird heute als Extrakt in Fertigarzneimitteln, weniger als Teedroge angewendet. Leider ist die Teedroge meist mit den anderen Goldrutenarten verfälscht. Die Riesengoldrute und die kanadische Goldrute liefern die Droge „Goldrutenkraut", die häufig in Tees, aber auch in Fertigarzneimitteln enthalten ist.

Definition der Drogen

Goldrutenkraut und echtes Goldrutenkraut bestehen jeweils aus den während der Blütezeit gesammelten, getrockneten, oberirdischen Teilen.

Makroskopische Merkmale und Eigenschaften

Makroskopisch sind Echtes Goldrutenkraut und Goldrutenkraut nur schwer zu unterscheiden. Ein Unterschied ist, dass die Blütenköpfchen des echten Goldrutenkrautes größer und deren Zungenblüten deutlich länger als die Hüllkelchblätter sind.
Die Drogen bestehen neben den Blütenköpfchen aus Blattteilen und Stängelstücken. Die Stängelteile sind grünlich gelb bis grünlich braun, teilweise rötlich violett überlaufen und enthalten weißliches Mark. Die Blattstücke sind dünn, oberseits grün und unterseits graugrün. Die Teile der gelben Blütenköpfchen haben einen gelblich-grünen, glänzenden Hüllkelch, fruchtende Blüten einen weißen Pappus. Der Pappus ist das Verbreitungsorgan der Korbblütler, bekannt

durch die „Löwenzahnschirme“. Er entsteht durch Umwandlung der Kelchblätter der einzelnen kleinen Blüten des Blütenstandes. Der Geschmack ist leicht zusammenziehend.

Mikroskopische Merkmale

Die meisten mikroskopischen Merkmale sind bei beiden Drogen ähnlich, es gibt aber auch Unterschiede.
Gemeinsame Merkmale:
Die Pulver sind grünlich und enthalten Blattbruchstücke, die unterseits eine Epidermis mit polygonalen Zellen und anomocytischen Spaltöffnungen haben. Die Fruchtknoten sind jeweils mit Zwillingshaaren besetzt. Die Pollenkörner sind rund und stachelig mit drei Keimporen.
Unterschiedliche Merkmale:
Die Bruchstücke der Kronblattepidermis des echten Goldrutenkrautes enthalten kleine Calciumoxalatdrusen, beim Goldrutenkraut fehlen diese. Die Blätter des Hüllkelches der Blüten des echten Goldrutenkrautes haben typische Geißelhaare, die beim Goldrutenkraut fehlen. Die Geißelhaare sind Gliederhaare aus wenigen Zellen, die Endzelle ist sehr lang und dünn. Abbildungen zu den mikroskopischen Merkmalen beider Drogen siehe Ph. Eur.

Hauptinhaltsstoffe

Flavonoide, Triterpen-Saponine; die Inhaltsstoffe befinden sich hauptsächlich in den Blüten und Blättern. Bei den drei Stammpflanzen bestehen qualitative und quantitative Unterschiede in der Zusammensetzung der Inhaltsstoffe. Nur im echten Goldrutenkraut sind Phenolglykoside enthalten, die harntreibend und antiphlogistisch wirken. Das Arzneibuch fordert beim Goldrutenkraut einen Gehalt von mindestens 2,5 %, beim echten Goldrutenkraut 0,5 bis 1,5 % Flavonoiden.

Anwendungsgebiete und Wirkung

Beide Drogen werden zur Durchspülungstherapie bei entzündlichen Erkrankungen der ableitenden Harnwege und zur Vorbeugung gegen Harnsteine und Nierengrieß verwendet. Die Flavonoide wirken aquaretisch, die Saponine spasmolytisch und antimikrobiell. Wegen der spasmolytischen Wirkung ist die Anwendung bei einer Reizblase möglich.

Nebenwirkungen und Wechselwirkungen sind nicht bekannt.

Kontraindikationen

Bei Ödemen infolge eingeschränkter Herz- und Nierentätigkeit dürfen die Drogen nicht verwendet werden, bei chronischen Nierenerkrankungen nur nach Rücksprache mit dem Arzt. Wegen fehlender Studien zur Unbedenklichkeit ist die Anwendung bei Kindern unter 12 Jahren nicht empfehlenswert.

Dosierung

1 bis 2 Teelöffel Droge (3 bis 5 g) werden mit 150 ml siedendem Wasser übergossen und nach 10 bis 15 Min. abgeseiht.
Wirksame Tagesdosis: 6 bis 12 g Droge

Hinweise an die Patienten

„Goldrutenkraut und echtes Goldrutenkraut sind zur Durchspülungstherapie, z. B. bei einer Blasenentzündung, geeignet. Trinken Sie mehrmals täglich eine Tasse Tee, achten Sie auf eine Trinkmenge von insgesamt mindestens 2 Litern pro Tag. Wenn Sie an Ödemen leiden, die durch eine eingeschränkte Leistung von Herz oder Niere bedingt sind, dürfen Sie diesen Tee nicht trinken. Wenn Sie an chronischen Nierenerkrankungen leiden, sprechen Sie vor der Anwendung mit Ihrem Arzt."

Beispiele für Fertigarzneimittel mit Extrakt aus echtem Goldrutenkraut
Cystinol® long, Nieral® 100

Hauhechelwurzel – Ph. Eur.
Ononidis radix
Radix Ononidis

Ononis spinosa (Dornige Hauhechel) – Fabaceae (Hülsenfrüchtler)

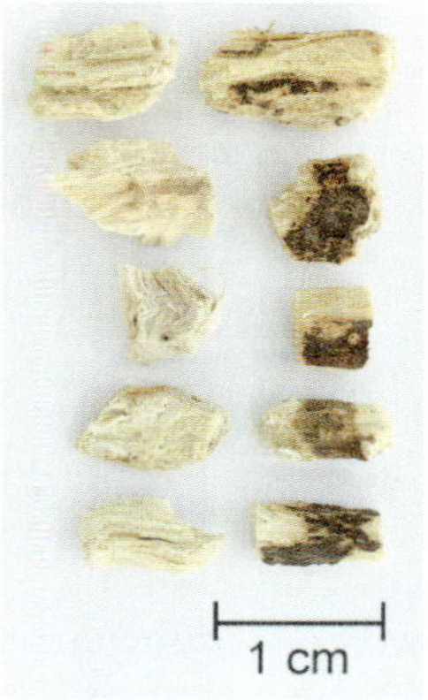

Die Hauhechel ist ein kleiner Halbstrauch, der in Europa verbreitet vorkommt. Er trägt Kurztriebe, die als Dorn enden und blüht mit rosa Schmetterlingsblüten. Die Droge stammt aus Wildsammlung in Südosteuropa.

Definition der Droge
Hauhechelwurzel besteht aus den im Herbst gesammelten, getrockneten Wurzeln.

Makroskopische Merkmale und Eigenschaften
Die Wurzelstücke sind hart, holzig, oftmals würfelförmig, außen dunkel graubraun, innen hell. Die Querschnittstücke haben einen strahligen, exzentrischen, blassgelblichen Holzkörper, durchzogen von unterschiedlich breiten, weißen Markstrahlen (typisch!), die mit bloßem Auge als Linien von der Mitte nach außen laufend zu sehen sind. Der Bruch ist kurz und faserig. Der Geschmack ist süßlich.

Mikroskopische Merkmale
Das hellbraune Pulver enthält Bruchstücke der Markstrahlen mit viereckigen Zellen und stark getüpfelten Zellwänden, zusammen mit Bruchstücken von Netz- und Tüpfelgefäßen. Die Bruchstücke des Korks bestehen aus sechseckigen, dünnwandigen Zellen. Gruppen von Bastfasern werden von Kristallzellreihen begleitet, die Prismen aus Calciumoxalat enthalten. Im Wasserpräparat findet man kleine, rundliche Stärkekörner.
Abbildungen zu den mikroskopischen Merkmalen siehe Ph. Eur.

Hauptinhaltsstoffe
Isoflavonoide, wenig ätherisches Öl

Anwendungsgebiete und Wirkung
Hauhechelwurzel wird zur Durchspülungstherapie bei entzündlichen Erkrankungen der ableitenden Harnwege und zur Vorbeugung gegen Nierengrieß verwendet. Die aquaretische Wirkung ist nicht auf bestimmte Inhaltsstoffe zurückzuführen. Tee aus Hauhechelwurzel soll nur wenige Tage angewendet werden, da die Wirksamkeit nachlässt. Nach einer Einnahmepause von mehreren Tagen ist die Wirkung wieder vorhanden.

Kontraindikationen
Bei Ödemen infolge eingeschränkter Herz- und Nierentätigkeit darf die Droge nicht verwendet werden. Wegen fehlender Studien zur Unbedenklichkeit ist Hauhechelwurzel für Kinder unter 12 Jahren nicht empfehlenswert.

Dosierung
1 Teelöffel Droge (2 g) wird mit 150 ml siedendem Wasser übergossen und nach 10 bis 15 Min. abgeseiht.
Wirksame Tagesdosis: 6 bis 12 g Droge

Hinweise an die Patienten
„Hauhechelwurzel ist zur Durchspülungstherapie, z. B. bei einer Blasenentzündung, geeignet. Trinken Sie mehrmals täglich eine Tasse Tee, achten Sie auf eine Trinkmenge von insgesamt mindestens 2 Litern pro Tag. Wenn Sie an Ödemen leiden, die durch die eingeschränkte Leistung von Herz oder Niere bedingt sind, dürfen Sie diesen Tee nicht trinken. Nach einigen Tagen verliert der Tee an Wirkung. Wenn Sie dann mehrere Tage keinen Hauhecheltee trinken, ist er bei erneuter Anwendung wieder wirksam."

Beispiele für Fertigarzneimittel
Aqualibra®

Liebstöckelwurzel – Ph. Eur.
Levistici radix
Radix Levistici

Levisticum officinale (Liebstöckel) – Apiaceae (Doldenblütler)

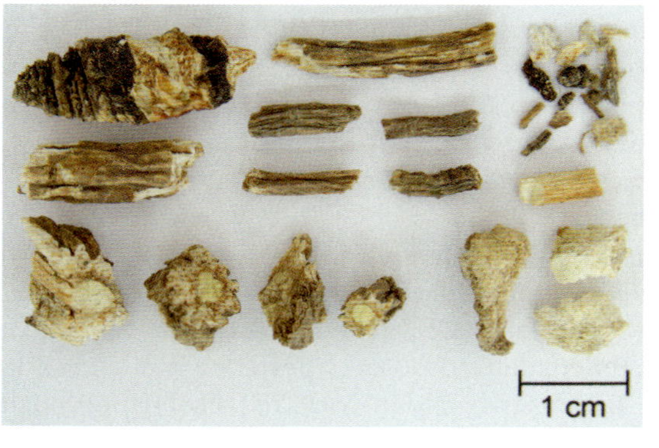

Der Liebstöckel ist eine Staude, die bis zu 2 m hoch wächst. Ursprünglich stammt die Pflanze aus dem Mittelmeerraum, wird aber auch in Deutschland angebaut. Das Kraut wird als Gewürz für Suppen verwendet. Es heißt wegen seines typischen Geruchs auch „Maggikraut", die Pflanze selbst wird heute häufig „Maggi"-Pflanze genannt.

Definition der Droge
Liebstöckelwurzel besteht aus den getrockneten Wurzelstöcken und Wurzeln der Pflanze.

Makroskopische Merkmale und Eigenschaften
Die Droge besteht aus weichen, meist würfelförmigen Stücken des außen hell- bis graubraunen, quer geringelten Wurzelstocks. Die Querschnittsstücke haben eine weißliche Rinde und einen gelben, porösen Holzkörper. Die Exkretgänge sind als rotbraune Punkte erkennbar. Der Geschmack ist schwach süßlich und bitter, der Geruch ist typisch nach „Maggi".

Mikroskopische Merkmale
Das gelblichbraune Pulver enthält Bruchstücke großer, netzartig verdickter Gefäße mit einem Durchmesser bis 125 µm. Bruchstücke breiter Exkretgänge sind selten, aber typisch. Außerdem sind viele Korkbruchstücke, Parenchymstücke mit dünnwandigen Zellen und Netzgefäße vorhanden, im Wasserpräparat viele kleine, rundliche bis ovale Stärkekörner.

Verfälschung
Die häufigste Verfälschung der Liebstöckelwurzel ist Angelikawurzel. Das Arzneibuch prüft auf Angelikawurzel mit einer DC.

Die Droge ist eine Lieblingsspeise des Drogenkäfers! Die regelmäßige Kontrolle der Droge in der Apotheke ist deshalb notwendig.

Hauptinhaltsstoffe
Ätherisches Öl, Furanocumarine

Anwendungsgebiete und Wirkung
Liebstöckelwurzel wird zur Durchspülungstherapie bei entzündlichen Erkrankungen der ableitenden Harnwege und zur Vorbeugung vor Nierengrieß verwendet. Das ätherische Öl wirkt aquaretisch. Volkstümlich wird die Droge gegen dyspeptische Beschwerden, wie Blähungen und Völlegefühl, angewendet. Der würzig-bittere Geschmack regt den Appetit und die Verdauung an. Die Droge ist Bestandteil von Kräuterschnäpsen und Likören und die Blätter sind ein beliebtes Suppengewürz.

Nebenwirkungen
Bei längerer Einnahme kommt es zu einer gesteigerten Empfindlichkeit gegen UV-Licht (Photosensibilisierung), verursacht durch die Furanocumarine in der Droge. Schon bei einmaligem, äußerlichen Kontakt mit der frischen Pflanze kann eine Hautentzündung entstehen, die so genannte „Wiesendermatitis".

Kontraindikationen
Die Droge darf nicht bei akuten entzündlichen Erkrankungen der Niere angewendet werden. Das ätherische Öl reizt das Nierengewebe und würde die Entzündung verschlimmern. Auch bei Ödemen infolge eingeschränkter Herz- und Nierentätigkeit darf die Droge nicht verwendet werden. Wegen fehlender Studien zur Unbedenklichkeit ist Liebstöckelwurzel nur für Erwachsene ab 18 Jahren empfehlenswert.

Dosierung
1 bis 2 Teelöffel fein geschnittene Droge (2 bis 3 g) werden mit 150 ml siedendem Wasser übergossen und nach 10 bis 15 Min. abgeseiht.
Wirksame Tagesdosis: 4 bis 6 g Droge

Hinweise an die Patienten
„Liebstöckelwurzel ist zur Durchspülungstherapie, z. B. bei einer Blasenentzündung, geeignet. Trinken Sie mehrmals täglich eine Tasse Tee, achten Sie auf eine Trinkmenge von insgesamt mindestens 2 Litern pro Tag. Wenn Sie an einer Nierenentzündung leiden oder an Ödemen, die durch die eingeschränkte Leistung von Herz oder Niere bedingt sind, dürfen Sie diesen Tee nicht trinken.
Meiden Sie Sonnenbäder, wenn Sie den Tee dieser Heilpflanze über längere Zeit einnehmen, denn Ihre Haut wird lichtempfindlich."

Beispiel für Fertigarzneimittel
Canephron®

Grüne Mateblätter – DAC
Mate folium viride
Folia Mate

Geröstete Mateblätter – DAC
Mate folium tostum
Folia Mate tosta

Ilex paraguariensis –
Aquifoliaceae (Stechpalmengewächse)

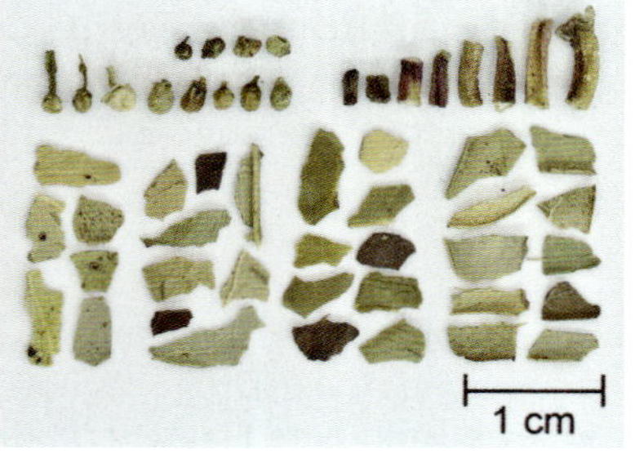

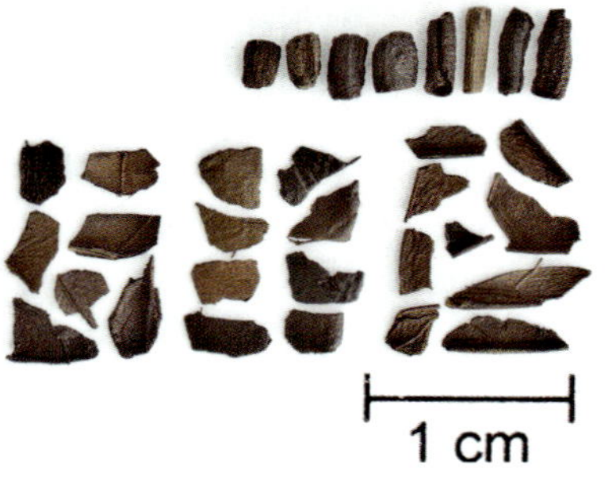

Mate ist ein Nationalgetränk Südamerikas. Dort werden hauptsächlich die grünen Blätter verwendet, die einer Hitzebehandlung unterworfen werden, um zu verhindern, dass sie welken. In Europa werden auch zweimal geröstete Blätter, die ein anderes Aroma haben, gehandelt.

Definitionen der Drogen

Grüne Mateblätter bestehen aus den vorgerösteten, getrockneten Blättern und Blattstielen der Pflanze. Die gerösteten Mateblätter werden vorgeröstet und getrocknet, dann noch einmal geröstet.

Makroskopische Merkmale und Eigenschaften

Grüne und geröstete Mateblätter unterscheiden sich nur in ihrer Farbe, sonst sind die Merkmale gleich. Die Blattstücke sind klein, sehr unregelmäßig gebrochen, grün oder, wenn sie geröstet sind, mittel- bis dunkelbraun. Bei größeren Bruchstücken ist auf der Unterseite die Nervatur deutlich zu erkennen, die Seitennerven sind bogenförmig. Blattrandteile sind etwas eingerollt und leicht kerbig gezähnt, was in der Schnittdroge nicht gut zu erkennen ist. Auf der Unterseite einzelner Blattstücke sitzen schwarze, punktförmige Korkwarzen. Teile der Blattstiele sind kantig, braun und etwa 2 mm dick. Der Geschmack ist bitter und leicht rauchig.

Mikroskopische Merkmale

Die Pulver sind grün oder dunkelbraun. Die mikroskopischen Merkmale sind gleich: Blattstücke in Aufsicht mit oberseits ungleichmäßig polygonalen Epidermiszellen und auffallender Cuticularstreifung. Die Epidermis der Blattunterseite ist kleinzelliger und hat zahlreiche große, elliptische Spaltöffnungen vom anomocytischen Typ. Außerdem sind Bruchstücke von Leitgewebe, Palisadenparenchym und lockerem Schwammparenchym mit Calciumoxalatdrusen enthalten.
Abbildungen zu den mikroskopischen Merkmalen siehe DAC

Hauptinhaltsstoffe

Coffein, Gerbstoffe

Anwendungsgebiete und Wirkung

Mateblätter wirken gegen geistige und körperliche Ermüdung, Coffein zentral anregend. Pro Tasse Mate-Tee werden etwa 80 mg Coffein zugeführt. Dies ist genauso viel wie bei Kaffee oder Schwarzem Tee. Coffein wirkt außerdem aquaretisch, deswegen sind Mateblätter im Blasen-Nieren-Tee NRF enthalten. Die harntreibende Wirkung ist bei Personen, die selten Coffein zuführen, ausgeprägter als bei solchen, die an Coffein gewöhnt sind. Dies kennt man auch vom Kaffee. In der Volksmedizin werden Mateblätter zur Dämpfung des Hungergefühls bei Schlankheitskuren verwendet. Diese Wirkung ist aber wissenschaftlich nicht bewiesen.

Kontraindikationen

Wegen fehlender Studien zur Unbedenklichkeit werden Mateblätter nur für Erwachsene ab 18 Jahren empfohlen.

Dosierung

1 Teelöffel Droge (2 g) wird mit 150 ml siedendem Wasser übergossen, 5 bis 10 Minuten ziehen gelassen und abgeseiht.
Mittlere Tagesdosis: 3 g Droge

Hinweise an die Patienten

„Mate ist wie Schwarzer Tee oder Kaffee eine coffeinhaltige Pflanze. Sie wirkt gegen geistige und körperliche Ermüdung und ist harntreibend. Die Appetit hemmende Wirkung ist nicht erwiesen. Sie können Mate aber auch genauso wie Kaffee oder Tee als Genussmittel trinken."

Orthosiphonblätter – Ph. Eur.

Orthosiphonis folium
Folia Orthosiphonis

Orthosiphon stamineus (Orthosiphon, Katzenbart) – Lamiaceae (Lippenblütler)

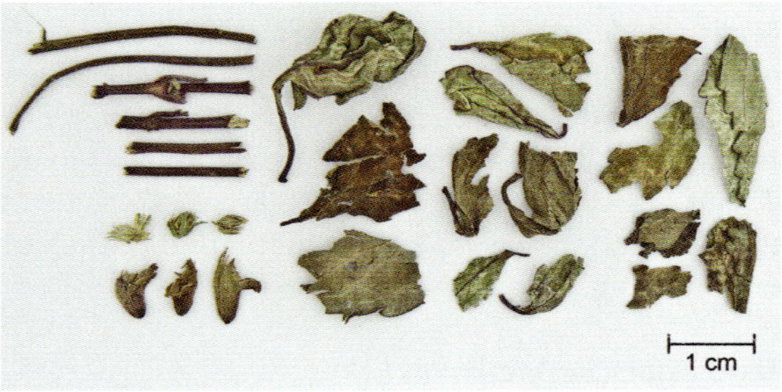

Andere Bezeichnungen der Droge: Indischer Nierentee, Javatee

Die Orthosiphonpflanze stammt aus dem tropischen Asien und wird importiert. Die deutsche Bezeichnung „Katzenbart" ist dadurch entstanden, dass die Staubblätter so lang aus den einzelnen Blüten des Blütenstandes herausragen wie die Schnurrhaare einer Katze.

Definition der Droge

Orthosiphonblätter bestehen aus den kurz vor der Blütezeit geernteten, getrockneten Laubblättern und Stängelspitzen der Pflanzen.

Makroskopische Merkmale und Eigenschaften

Die Blattstücke sind dünn und brüchig. Die Blattoberseite ist sattgrün bis bräunlich grün, die Unterseite hellgrau-grün. Die Nervatur auf der Unterseite ist teilweise violett überlaufen, der grob gezähnte Blattrand ist selten zu erkennen.

Mikroskopische Merkmale

Das dunkelgrüne Pulver enthält zahlreiche, typische Epidermisbruchstücke mit wellig-buchtigen Zellwänden, diacytischen Spaltöffnungen und Lamiaceen-Drüsenschuppen mit nur vier Drüsenzellen. Außerdem sind 1- bis 2-zellige, kegelförmige Deckhaare, mehrzellige, dickwandige Gliederhaare und Köpfchenhaare mit 1- bis 2-zelligem Köpfchen enthalten. Abbildungen zu den mikroskopischen Merkmalen siehe Ph. Eur.

Hauptinhaltsstoffe

Flavonoide, ätherisches Öl, Saponine, Kaliumsalze

Anwendungsgebiete und Wirkung
Orthosiphonblätter werden zur Durchspülungstherapie bei bakteriellen und entzündlichen Erkrankungen der ableitenden Harnwege und zur Vorbeugung gegen Nierengrieß verwendet. Die aquaretische Wirkung wird auf die Flavonoide, Saponine und Kalium zurückgeführt.

Kontraindikationen
Bei Ödemen infolge eingeschränkter Herz- und Nierentätigkeit darf die Droge nicht verwendet werden. Wegen fehlender Studien zur Unbedenklichkeit ist die Anwendung nur für Erwachsene ab 18 Jahren empfehlenswert.

Dosierung
1 Teelöffel Droge (2 g) wird mit 150 ml siedendem Wasser übergossen, 10 Minuten ziehen gelassen und abgeseiht.
Wirksame Tagesdosis: 6 bis 12 g Droge

Hinweise an die Patienten
„Orthosiphonblätter sind zur Durchspülungstherapie, z. B. bei einer Blasenentzündung, geeignet. Trinken Sie mehrmals täglich eine Tasse Tee, achten Sie auf eine Trinkmenge von insgesamt mindestens 2 Litern pro Tag. Wenn Sie an Ödemen leiden, die durch die eingeschränkte Leistung von Herz oder Niere bedingt sind, dürfen Sie diesen Tee nicht trinken."

Beispiele für Fertigarzneimittel
Ardeynephron®, Carito mono®, Harntee 400 TAD®

Queckenwurzelstock – Ph. Eur.
Graminis rhizoma
Rhizoma Graminis

Agropyron repens (Gemeine Quecke) – Poaceae (Süßgräser)

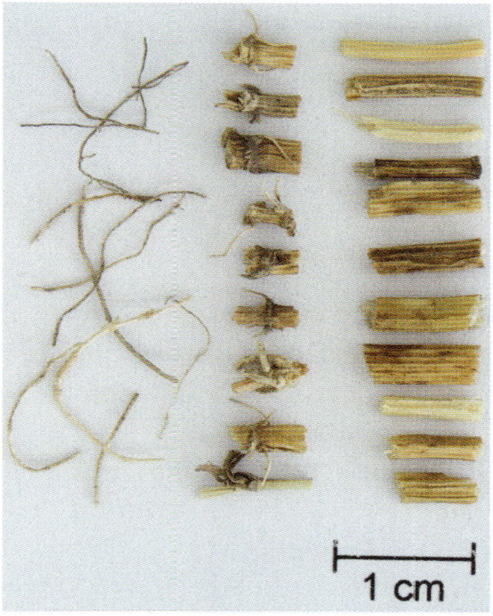

Die Quecke ist ein weit verbreitetes, ausdauerndes Ackerunkraut, das nur schwer zu bekämpfen ist und vielen Gartenbesitzern Kummer bereitet. Es ist ein Gras, das bis zu einem Meter hoch wird und sich unterirdisch mit einem kriechenden Wurzelstock ausbreitet. Die Droge wird aus Südosteuropa importiert.

Definition der Droge
Queckenwurzelstock besteht aus dem von den Nebenwurzeln befreiten, gewaschenen und getrockneten Wurzelstock.

Makroskopische Merkmale
Das Aussehen der Droge erinnert an Stroh. Die Rhizomstücke sind 2 bis 3 mm dick, bis etwa 15 mm lang, gelblich braun bis hellbraun, glatt, glänzend, meist hohl und längs gefurcht. An den wenig erhabenen, nicht hohlen Nodien (Knoten) sitzen Reste der sehr dünnen Wurzeln und der gefransten, bräunlichen Niederblätter. Die Nodien zeigen im Querschnitt ein gelbliches Mark. Der Geschmack ist schwach süß.

Mikroskopische Merkmale
Das weißlich-gelbe Pulver enthält viele typische Epidermisfragmente, die mit einer dicken Cuticula versehen sind. Sie bestehen aus rechteckigen, gestreckten, dickwandigen Zellen mit getüpfelten, leicht welligen Wänden sowie kleinen, rundlichen bis fast rechteckigen Zellen, die mit den langen Zellen abwechseln. Außerdem sind zahlreiche Bruchstücke mäßig verdickter Fasern sowie Gruppen von Gefäßen mit spaltförmigen Tüpfeln oder mit spiral- oder ringförmiger Verdickung enthalten. Stärke fehlt. Falls Stärke gefunden wird, ist dies ein Hinweis auf Verfälschungen.
Abbildungen zu den mikroskopischen Merkmalen siehe Ph. Eur.

Hauptinhaltsstoffe
Schleim, Triticin (Fructosepolymer), Saponine, ätherisches Öl.

Anwendungsgebiete und Wirkung
Queckenwurzelstock wird bei entzündlichen Erkrankungen der ableitenden Harnwege und zur Vorbeugung gegen Nierengrieß verwendet. In der Volksmedizin wird die Droge als reizlinderndes Hustenmittel angewendet. Die enthaltenen Schleime wirken hustenstillend.

Kontraindikation
Bei Ödemen infolge eingeschränkter Herz- und Nierentätigkeit darf die Droge nicht verwendet werden.

Dosierung
2 bis 3 Teelöffel voll Droge werden mit 150 ml siedendem Wasser übergossen und 10 Min. ziehen gelassen, dann wird abgeseiht. Queckenwurzelstock kann auch als Abkochung zubereitet werden.
Mittlere Tagesdosis: 6 bis 9 g Droge

Hinweise an die Patienten
„Queckenwurzelstock ist zur Durchspülungstherapie, z. B. bei einer Blasenentzündung, geeignet. Trinken Sie mehrmals täglich eine Tasse Tee, achten Sie auf eine Trinkmenge von insgesamt mindestens 2 Litern pro Tag. Wenn Sie an Ödemen leiden, die durch die eingeschränkte Leistung von Herz oder Niere bedingt sind, dürfen Sie diesen Tee nicht trinken."

Schachtelhalmkraut – Ph. Eur.
Equiseti herba
Herba Equiseti

Equisetum arvense
(Ackerschachtelhalm) –
Equisetaceae
(Schachtelhalmgewächse)

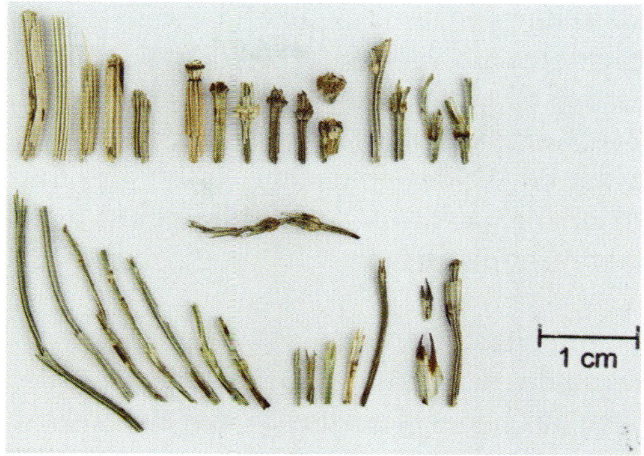

Andere Bezeichnung: Zinnkraut

Die Schachtelhalme gehören nicht zu den höheren Pflanzen, die mit Wurzel, Stängel, Blättern und Blüten wachsen, sondern zu den Farnpflanzen. Der Ackerschachtelhalm bildet Frühjahrs- und Sommertriebe aus. Die Frühjahrstriebe sind bis zu 20 cm hohe, blasse, unverzweigte Stängel, die aus dem tief im Boden sitzenden Wurzelstock austreiben. Sie betreiben keine Photosynthese, sondern ernähren sich aus dem Wurzelstock. An der Spitze sitzt ein brauner Sporophyllstand, der die Sporen enthält. Diese dienen der sexuellen Fortpflanzung des Schachtelhalms. Der Sommertrieb entwickelt sich später und ist steril, dient also nicht der sexuellen Fortpflanzung. Er besteht aus einem Stängel und quirlig angeordneten Seitenästen und sieht wie ein kleiner Tannenbaum aus. Stängel und Äste sind aus ineinander geschachtelten Segmenten aufgebaut, daher der Name der Pflanze. Der sterile Trieb wird geerntet und zur Droge verarbeitet.

Definition der Droge
Schachtelhalmkraut besteht aus den sterilen, oberirdischen Teilen der Pflanze.

Makroskopische Merkmale und Eigenschaften
Hauptsprossstücke sind grün bis graugrün, rau, brüchig und hohl, Seitenzweigstücke 3 – 5kantig, nicht hohl. Es sind deutliche Längsrippen zu sehen. Die Abschnitte sind durch Knoten getrennt, an denen sich gezähnte, braune Blattscheiden befinden. Die Seitenzweigstücke sind vierkantig. Die Droge knirscht beim Kauen.

Mikroskopische Merkmale
Das grünlich graue Pulver enthält typische Bruchstücke der Epidermis in Aufsicht, bestehend aus rechteckigen Zellen und paracytischen Spaltöffnungen, jeweils von 2 Nebenzellen überdacht, die quer zum Spalt leistenförmig verdickt aussehen. Im Querschnitt ist die Epidermis höckerig, die Höcker werden von der gemeinsamen Zellwand zweier benachbarter Epidermiszellen gebildet. Außerdem sind Bruchstücke mit großzelligem Parenchym und Gruppen langer, unverholzter, englumiger Fasern vorhanden.
Abbildungen zu den mikroskopischen Merkmalen siehe Ph. Eur.

Verfälschungen

Verfälschungen kommen häufig vor. In der Apotheke darf nur Zertifikatsware des Ackerschachtelhalms verwendet werden. Es gibt einige andere Schachtelhalm-Arten, die makroskopisch in der Droge nicht zu erkennen sind. Mikroskopisch ist die Unterscheidung nur teilweise möglich. Einige Schachtelhalme, z. B. der Sumpfschachtelhalm, sind giftig. Dies ist für Weidevieh nachgewiesen. Der Sumpfschachtelhalm löst bei Pferden die Taumelkrankheit aus, weil er das Vitamin B1 zerstört. Ob er auch für Menschen giftig ist, ist bisher nicht bewiesen.

Hauptinhaltsstoffe

Flavonoide, Kieselsäure in den Epidermiszellen
Wegen des hohen Gehaltes an Kieselsäurekristallen in den Epidermiszellen wurde mit der Pflanze früher Zinngeschirr geputzt, daher der Name „Zinnkraut".

Anwendungsgebiete und Wirkung

Schachtelhalmkraut wird zur Durchspülungstherapie bei bakteriellen und entzündlichen Erkrankungen der ableitenden Harnwege und bei Nierengrieß verwendet. Außerdem eignet es sich zur Ausschwemmung von Ödemen, die durch Verletzung entstanden sind. Die enthaltenen Flavonoide wirken aquaretisch, d. h. harntreibend. Äußerlich kann die Droge unterstützend zur Behandlung schlecht heilender Wunden verwendet werden. Die Anwendung in der Volksmedizin gegen Atemwegserkrankungen ist wissenschaftlich nicht bewiesen.

Nebenwirkungen und Wechselwirkungen sind nicht bekannt.

Kontraindikation

Bei Ödemen infolge eingeschränkter Herz- und Nierentätigkeit darf die Droge nicht verwendet werden. Wegen fehlender Studien zur Unbedenklichkeit ist die Anwendung bei Kindern unter 12 Jahren nicht empfehlenswert.

Dosierung

2 bis 3 Teelöffel Droge (2 bis 3 g) werden mit 150 ml siedendem Wasser übergossen und 5 Minuten gekocht, dann 15 Minuten ziehen lassen und abseihen.
Tagesdosis: 3 – 12 g Droge
Für die äußerliche Anwendung als Umschlag werden 10 g Droge mit 1 Liter Wasser zubereitet.

Hinweise an die Patienten

„Schachtelhalmkraut ist zur Durchspülungstherapie, z. B. bei einer Blasenentzündung, geeignet. Trinken Sie mehrmals täglich eine Tasse Tee, achten Sie auf eine Trinkmenge von insgesamt mindestens 2 Litern pro Tag. Wenn Sie an Ödemen leiden, die durch die eingeschränkte Leistung von Herz oder Niere bedingt sind, dürfen Sie diesen Tee nicht trinken. Sie können eine Zubereitung aus Schachtelhalm auch äußerlich als Umschlag zur Unterstützung der Wundheilung verwenden."

Wacholderbeeren – Ph. Eur.
Juniperi galbulus
Fructus Juniperi

Juniperus communis (Gemeiner Wacholder) –
Cupressaceae (Zypressengewächse)

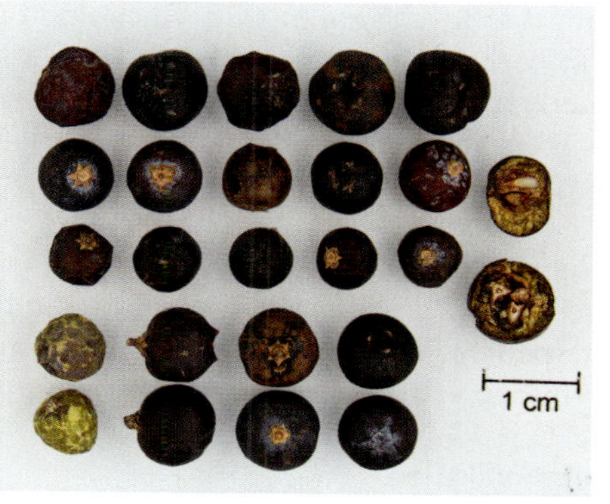

Andere Monographie: Wacholderöl – Ph. Eur.

Der gemeine Wacholder ist ein immergrüner Strauch oder kleiner Baum und wächst auf der gesamten Nordhalbkugel der Erde. Aus den Blüten der weiblichen Pflanzen wachsen beerenartige Zapfen, die für die Ausreifung zwei bis drei Jahre brauchen. Botanisch sind also Wacholderbeeren Wacholderzapfen. Die Droge stammt aus Wildvorkommen und wird aus verschiedenen Ländern, z. B. Italien, importiert.

Definition der Droge
Wacholderbeeren sind die getrockneten, reifen Beerenzapfen.

Makroskopische Merkmale und Eigenschaften
Die Droge besteht aus beerenartigen, kugeligen Früchten, die violett- bis schwarzbraun gefärbt sind. Am Scheitel ist ein dreistrahliger Spalt zu erkennen, der durch die Verwachsung von drei fleischig gewordenen Fruchtblättern entstanden ist. Das Innere der Frucht ist bräunlich und krümelig mit drei heller bräunlichen, harten, dreikantigen Samen. Der Geschmack ist zu Anfang kurz süß und dann unangenehm bitter, etwas nach Terpentin.

Mikroskopische Merkmale
Das bräunliche Pulver enthält typische farblose bis gelbliche Idioblasten aus dem Fruchtfleisch, „Tonnenzellen" genannt. Aus der Samenschale stammen die zahlreichen Steinzellnester mit kleinen Calciumoxalatkristallen im Lumen. Die ebenfalls zahlreichen Bruchstücke der Fruchtwandepidermis fallen durch die braune Farbe auf.

Hauptinhaltsstoffe
Ätherisches Öl mit Terpenen, z. B. α-Pinen und Terpinen-4-ol, Invertzucker

Anwendungsgebiete und Wirkung
Wacholderbeeren werden zur Durchspülungstherapie bei Blasenentzündungen angewendet. Das ätherische Öl, hauptsächlich der Anteil Terpinen-4-ol, hat eine harntreibende Wirkung. Diese soll auch zur „Blutreinigung" während einer Frühjahrskur beitragen. Bei

Verdauungsbeschwerden wirkt das Öl appetitanregend und spasmolytisch. Gegen rheumatische Beschwerden wird Wacholderbeeröl in Salben und Bädern angewendet und wirkt dort durchblutungsfördernd. Als Gewürz werden die Beeren z. B. in Wildgerichten, Sauerkraut und Fischmarinaden verwendet. Wegen des hohen Zuckergehaltes eignen sich die Beeren auch zum Vergären und anschließenden Destillieren und damit zur Herstellung von Schnaps, z. B. Gin, Genever.

Nebenwirkungen

Wacholderöl kann bei längerer Anwendung die Nieren reizen. Dies ist vom Gehalt an Monoterpenkohlenwasserstoffen im ätherischen Öl abhängig. Wird Öl verwendet, das wenig von diesen Substanzen, aber relativ viel Terpinen-4-ol enthält, ist es nicht nierenschädigend.

Kontraindikation

Wacholderbeeren oder das Öl dürfen nicht angewendet werden in der Schwangerschaft und bei bestehenden Nierenschäden oder einer Nierenentzündung, weil das Öl die Entzündung verstärkt. Wegen fehlender Studien zur Unbedenklichkeit wird die Droge nur für Erwachsene ab 18 Jahren empfohlen.

Dosierung

2 g Droge werden mit 150 ml siedendem Wasser aufgegossen und nach 10 Minuten abgeseiht. Es werden 3 bis 4 Tassen täglich getrunken.
Wirksame Tagesdosis: 2 bis 10 g Droge, entsprechend 20 bis 100 mg ätherisches Öl
Der Tee soll nicht länger als 6 Wochen angewendet werden.

Hinweise an die Patienten

„Wacholderbeeren sind zur Durchspülungstherapie, z. B. bei einer Blasenentzündung, geeignet. Trinken Sie mehrmals täglich eine Tasse Tee, achten Sie auf eine Trinkmenge von insgesamt mindestens 2 Litern pro Tag. Sie können Wacholder auch gegen Verdauungsbeschwerden anwenden. Wenn Sie an einer Nierenentzündung oder an Ödemen leiden, die durch die eingeschränkte Leistung von Herz oder Niere bedingt sind, dürfen Sie diesen Tee nicht trinken. Nehmen Sie Wacholdertee nicht länger als 6 Wochen ein.“

Beispiel für Fertigarzneimittel

Roleca®-Wacholder 100 mg

Tees gegen Blasen-Nieren-Erkrankungen

Heumann Blasen- und Nierentee Solubitrat® uro

1,2 g Teeaufgusspulver = 1 Messlöffel enthalten:
Trockenextrakt aus Birkenblättern (4-8:1) 224 mg (Auszugsmittel Wasser)
Trockenextrakt aus Echtem Goldrutenkraut (4-7:1) 250 mg (Auszugsmittel Wasser)

Sidroga® Blasen- und Nierenspültee Filterbeutel

Birkenblätter	30 %
Orthosiphonblätter	30 %

Goldrutenkraut 20 %
sonstige Bestandteile: Bitterer Fenchel, Brennnesselblätter, Pfefferminzblätter

Blasen-Nierentee (NRF 9.1.)

Mateblätter 10,0 g
Orthosiphonblätter 10,0 g
Bärentraubenblätter 20,0 g
Bohnenschalen 20,0 g
Schachtelhalmkraut 20,0 g
Birkenblätter 20,0 g

Blasen- und Nierentee I – Standardzulassung

Birkenblätter
Queckenwurzelstock
Riesengoldrutenkraut
Hauhechelwurzel
Süßholzwurzel aa 20,0 g

Blasen- und Nierentee II bis VII – Standardzulassung

A. Wirksame Bestandteile (in Masseprozenten)

Bestandteile/Teenummer	II	III	IV	V	VI	VII
Bärentraubenblätter	35,0 bis 50,0		35,0 bis 50,0	35,0 bis 50,0		35,0 bis 50,0
Birkenblätter	10,0 bis 20,0	10,0 bis 25,0			15,0 bis 30,0	15,0 bis 25,0
Bohnenschalen	10,0 bis 20,0			10,0 bis 20,0		
Goldrutenkraut		10,0 bis 25,0		10,0 bis 25,0	10,0 bis 20,0	
Hauhechelwurzel		10,0 bis 25,0	10,0 bis 25,0		20,0 bis 30,0	
Orthosiphonblätter			15,0 bis 30,0	10,0 bis 30,0	20,0 bis 30,0	

Queckenwurzelstock			10,0 bis 20,0			15,0 bis 25,0
Schachtelhalmkraut	10,0 bis 30,0	10,0 bis 30,0				

B. Sonstige Bestandteile:
Brennnesselkraut, Pfefferminzblätter, Fenchel, Ringelblumenblüten, Hagebuttenschalen, Rotes Sandelholz, Kornblumenblüten, Süßholzwurzel

Aufgaben

3.2.1 Karteikarten zum Lernen: Nehmen Sie für jede Droge eine Karteikarte und beschriften Sie die Vorderseite mit der deutschen Drogenbezeichnung, die Rückseite mit lateinischen Drogenbezeichnungen, Stammpflanze, Familie, makroskopischen Merkmalen und Stichworten zu Inhaltsstoffen, Indikation, Wirkung, Nebenwirkungen, Kontraindikationen, Dosierung, Beispielen für Fertigarzneimittel.

3.2.2 Welche Wirkung haben Bärentraubenblätter im Unterschied zu den anderen Blasen-Nieren-Drogen? Welcher Inhaltsstoff ist wirksam?
- Empfehlen Sie einer Kundin die Droge als Tee oder als Extrakt in Fertigarzneimitteln? (Begründung)
- Ist eine Langzeitanwendung zur Vorbeugung vor einer Blasenentzündung sinnvoll? (Begründung)

3.2.3 Auf welche Verfälschungen müssen Sie achten bei: Bärentraubenblättern, Liebstöckelwurzel und Schachtelhalmkraut?

3.2.4 Was geben Sie ab, wenn ein Kunde
- Zinnkraut,
- Indischen Nierentee oder
- Katzenbart verlangt?

3.2.5 Wie wirken „Aquaretika"?

3.2.6 Ist Bohnenschalen-Tee zur Senkung des Blutzuckerspiegels bei Diabetes geeignet?

3.2.7 Welche Goldrutenkraut-Monographien sind im Arzneibuch aufgeführt? Geben Sie deutsche und lateinische Drogenbezeichnung an. Wie unterscheiden sich die Drogen hinsichtlich ihrer Herkunft, Inhaltsstoffe, Wirkung?

3.2.8 Ein Kunde fragt: „Ich habe gelesen, dass Wacholder und Liebstöckel die Nieren schädigen, stimmt das?" Was sagen Sie ihm dazu?

3.2.9 Stellen Sie einen gut verträglichen Blasen-Nieren-Tee zusammen, der über längere Zeit getrunken werden darf.

3.2.2 Drogen gegen Blasenschwäche

Viele Männer und Frauen, nicht nur in höherem Alter, leiden unter einer Blasenschwäche. Diese wird bei Frauen meist durch eine Reizblase oder Beckenbodenschwäche, bei Männern durch die gutartige Vergrößerung der Prostata verursacht.

Blasenschwäche der Frau

Die Blasenschwäche bei Frauen äußert sich durch starken, teilweise schmerzhaften Harndrang, plötzlichen, unkontrollierten Harnabgang und häufiges Wasserlassen. Mögliche Ursachen sind die Veränderungen des Hormonspiegels während der Schwangerschaft oder in den Wechseljahren, mehrere Geburten, eine genetisch bedingte Bindegewebsschwäche, häufige Blasenentzündungen oder psychische Belastungen, Stress. Diese verursachen bei der Reizblase die gesteigerte Empfindlichkeit der Blasenmuskulatur, die sich dann schon bei kleinen Reizen zusammenzieht und Harn abgehen lässt. Bei einer Beckenbodenschwäche entsteht bei geringer körperlichen Anstrengung, wie Niesen, Husten, Heben, unkontrollierter Harnabgang.

Blasenschwäche des Mannes

Die Blasenschwäche bei Männern äußert sich u. a. durch vermehrten, nächtlichen Harndrang, verzögerten Beginn des Wasserlassens, eine unvollständige Blasenentleerung, Nachträufeln und Harnwegsinfekte. Verursacht werden die Beschwerden durch die im Alter häufig auftretende, gutartige Vergrößerung der Prostata – benigne Prostatahyperplasie, BPH. Sie ist hormonell bedingt. Die Prostata umschließt die Harnröhre unterhalb der Blase. Normalerweise ist sie so groß wie eine Kastanie. Durch die Veränderung des Östrogen-Androgen-Verhältnisses im Blut und die Umwandlung von Testosteron in Dihydrotestosteron beginnt sie im Alter zu wachsen und engt dadurch die Harnröhre ein. Dies führt zu den Störungen der Blasenentleerung. Die BPH wird in verschiedene Stadien eingeteilt. Stadium I und II sind das Reizstadium und das Restharnstadium, mit den oben beschriebenen Symptomen. In Stadium III kommt es zur Harnstauung in den oberen Harnwegen, hier ist die Behandlung mit pflanzlichen Arzneimitteln nicht mehr angezeigt.

Wirkungen pflanzlicher Arzneimittel gegen Blasenschwäche

Pflanzliche Arzneimittel sind zur Linderung der Beschwerden bei Blasenschwäche geeignet. Gegen die Reizblase werden Drogen verwendet, die aquaretisch, tonisierend auf die Blasenmuskulatur, entzündungswidrig und krampflösend sind. Bei psychisch bedingten Beschwerden helfen zusätzlich Sedativa wie Baldrian und Hopfen. Gegen die BPH-bedingten Beschwerden wirken Drogen abschwellend und entzündungswidrig. Die Phytopharmaka bessern die Symptome, die Vergrößerung der Prostata bleibt jedoch bestehen. Deshalb müssen die Patienten regelmäßig ärztlich überwacht werden.

Brennnesselwurzel – Ph. Eur.
Urticae radix
Radix Urticae

Urtica dioica (Große Brennnessel), *Urtica urens* (Kleine Brennnessel) – Urticaceae (Brennnesselgewächse)

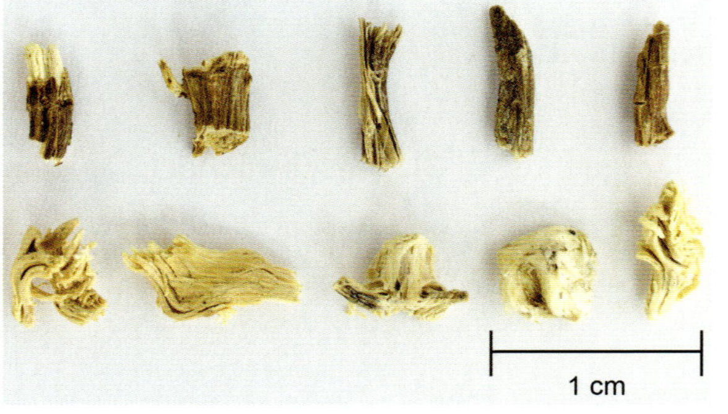

Definition der Droge
Brennnesselwurzel besteht aus den getrockneten Wurzeln und Rhizomen beider Pflanzen.

Hauptinhaltsstoffe
Phytosterole, z. B. β-Sitosterol, Polysaccharide

Anwendungsgebiete und Wirkung
Brennnesselwurzel wird bei leichten Entleerungsstörungen der Blase, die durch die gutartige Vergrößerung der Prostata entstehen, angewendet. Die Blase wird schneller und vollständiger entleert, die Restharnbildung damit vermindert. So leiden die Patienten weniger unter ständigem Harndrang, Nachtröpfeln und Harnwegsinfekten. Die Wirkung setzt erst nach einigen Wochen ein, eine Langzeitbehandlung ist möglich. Es sollten Extrakte in Fertigarzneimitteln empfohlen werden, weil deren Gehalt standardisiert und ihre Wirkung in Studien belegt ist.

Nebenwirkungen
Es können leichte Magen-Darm-Beschwerden auftreten.

Dosierung
Wirksame Tagesdosis: 4 bis 6 g Droge, meist als Extrakt in Fertigarzneimitteln

Hinweise an die Patienten
„Brennnesselwurzel bessert die Symptome Ihrer gutartigen Prostatabeschwerden, die volle Wirkung ist erst nach einigen Wochen erreicht. Die Vergrößerung der Prostata geht nicht zurück. Suchen Sie deshalb regelmäßig Ihren Arzt auf."

Beispiel für Fertigarzneimittel
Bazoton® uno

Kürbissamen – DAB
Cucurbitae semen
Semen Cucurbitae

Cucurbita pepo (Gartenkürbis) und/ oder verschiedene Kulturvarietäten von Cucurbita – Cucurbitaceae (Kürbisgewächse)

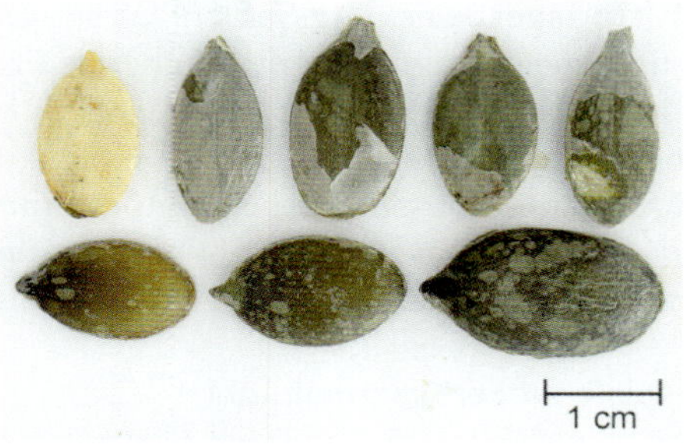

Der Gartenkürbis stammt aus Amerika und verbreitete sich in Europa erst im 16. Jahrhundert. Heute werden viele verschiedene Sorten gezüchtet. Für arzneiliche Zwecke wird meist der „Weichschalige Steirische Ölkürbis" angebaut. Die Samen sind olivgrün, haben eine dünne Samenschale und einen hohen Gehalt an wirksamen Inhaltsstoffen.

Definition
Kürbissamen sind die ganzen, getrockneten, reifen Samen, auch „Kürbiskerne" genannt.

Makroskopische Merkmale und Eigenschaften
Die Droge besteht aus den hellgrauen bis grünlichgrauen, bis 25 mm großen Samen. Sie sind flach, doppelt so lang wie breit und haben einen wulstigen Rand. Die Außenseite ist von einem dünnen Häutchen oder deren Resten überzogen. Der Geschmack ist charakteristisch, etwas nussig.

Mikroskopische Merkmale
Das hell- bis dunkelgraubraune Pulver enthält Bruchstücke des Keimlingsgewebes mit dünnwandigen Parenchymzellen, in denen Öltröpfchen und Aleuronkörner (Eiweißkörner) enthalten sind. Die Zellwände der Samenschalenfragmente sind stark getüpfelt. Bei Kürbissorten mit dicker Samenschale sind Bruchstücke der Steinzellschicht und Sternparenchymzellen vorhanden.

Hauptinhaltsstoffe
Phytosterole, Vitamin E, fettes Öl mit Öl- und Linolsäure

Anwendungsgebiete und Wirkung
Kürbissamen oder ihre Extrakte werden bei leichten Störungen der Blasenentleerung, die durch eine gutartige Vergrößerung der Prostata entstanden sind, angewendet. Die Blase wird schneller und vollständiger entleert, die Restharnbildung damit vermindert. So leiden die Patienten weniger unter ständigem Harndrang, Nachtröpfeln und Harnwegsinfekten. Die Wirkung setzt erst nach einigen Wochen ein, eine Langzeitbehandlung ist möglich. Auch zur Behandlung der Reizblase bei Frauen eignet sich die Droge. Es werden sowohl die ganzen Kürbiskerne als auch standardisierte Extrakte verwendet.
Nebenwirkungen, Wechselwirkungen und Kontraindikationen sind nicht bekannt.
Das Kürbiskernöl ist ein gesundes Öl mit einem hohen Anteil an Ölsäure und Linolsäure.

Dosierung
Mittlere Tagesdosis: 10 g Samen. Diese können über den Tag verteilt gegessen werden. In Fertigarzneimitteln sind entsprechende Extrakte enthalten.

Hinweise an die Patienten
„Kürbissamen bessern die Symptome Ihrer gutartigen Prostatabeschwerden, die volle Wirkung ist erst nach einigen Wochen erreicht. Die Vergrößerung der Prostata geht nicht zurück. Suchen Sie deshalb regelmäßig Ihren Arzt auf."

Beispiele für Fertigarzneimittel
Granu Fink® Blase, Granu Fink® Kürbiskerne, Granu Fink® femina Kapseln, Prostamed® Tab

Sägepalmenfrüchte – Ph. Eur.
Sabalis serrulatae fructus
Fructus Sabalis serrulatae

Serenoa repens (Sägepalme) – Arecaceae (Palmengewächse)

Andere übliche Drogenbezeichnung: Sabalfrüchte
Andere Monographie: Sägepalmenfrüchteextrakt – Ph. Eur.

Die Sägepalme ist eine Zwergpalme, die aus den Südstaaten der USA stammt. Inzwischen wächst sie aber auch in wärmeren Gegenden weit verbreitet, z. B. im Mittelmeerraum. Sie bildet keinen Stamm, die gestielten Blätter wachsen direkt aus dem Rhizom heraus. Die Droge stammt aus Wildvorkommen in den USA, sie wird nicht als Teedroge verwendet.

Definition der Droge
Die Droge besteht aus den getrockneten, reifen Früchten.

Hauptinhaltsstoffe
Gesättigte und ungesättigte Fettsäuren, Phytosterole in lipophilen Extrakten, meist Sabalextrakt genannt.

Anwendungsgebiet und Wirkung
Sabalextrakte werden bei leichten Störungen der Blasenentleerung, die durch eine gutartige Vergrößerung der Prostata entstehen, angewendet. Die Blase wird schneller und vollständiger entleert, die Restharnbildung damit vermindert. So leiden die Patienten weniger unter ständigem Harndrang, Nachtröpfeln und Harnwegsinfekten. Die Fettsäuren hemmen Enzyme und haben eine antiandrogene Wirkung. Außerdem wirken die Extrakte entzündungswidrig und abschwellend. Die Wirkung setzt erst nach einigen Wochen ein, eine Langzeitbehandlung ist sinnvoll.

Nebenwirkungen, Wechselwirkungen, Kontraindikationen sind nicht bekannt.

Dosierung
Wirksame Tagesdosis: 1 bis 2 g Droge, dies entspricht etwa 320 mg eines lipophilen Extrakts

Hinweise an die Patienten

„Sabalextrakte bessern die Symptome Ihrer gutartigen Prostatabeschwerden, die volle Wirkung ist erst nach einigen Wochen erreicht. Die Vergrößerung der Prostata geht durch die Heilpflanze nicht zurück. Suchen Sie deshalb regelmäßig Ihren Arzt auf."

Beispiele für Fertigarzneimittel

Eviprostat®–S Sabal serrulatum 320 mg

Aufgaben

3.2.10 Karteikarten zum Lernen: Nehmen Sie für jede Droge eine Karteikarte und beschriften Sie die Vorderseite mit der deutschen Drogenbezeichnung, die Rückseite mit lateinischen Drogenbezeichnungen, Stammpflanze, Familie, makroskopischen Merkmalen und Stichworten zu Inhaltsstoffen, Indikation, Wirkung, Nebenwirkungen, Kontraindikationen, Dosierung, Beispiel für Fertigarzneimittel.

3.2.11 Worauf müssen Kunden, die Drogen gegen Blasenschwäche anwenden, achten?

Blutreinigungstees

Jedes Jahr im Frühjahr kommen Kunden in die Apotheke und möchten eine Frühjahrskur zur so genannten Blutreinigung durchführen. Sie wollen über etwa 4 Wochen einen Tee trinken, der ihr Blut von Giftstoffen oder „Schlacken" befreit. Der Körper soll in seinen Funktionen angeregt, die Widerstandkraft erhöht, das Wohlbefinden gesteigert werden: Man geht fit und gesund in den Sommer. Diese Vorstellung beruht auf einer sehr alten Heillehre, die von Hippokrates stammt: Der Mensch ist gesund, wenn sich seine Körpersäfte im Gleichgewicht befinden. Die vier Körpersäfte sind Blut, Schleim, gelbe und schwarze Galle (aus der Milz). Sind sie im Ungleichgewicht (Dyskrasie), wird der Mensch krank. Durch verschiedene Ausleitungsmethoden kann das Gleichgewicht der Körpersäfte wieder hergestellt werden. Dazu gehören z. B. der Aderlass, das Abführen, das Harn treiben und das Schwitzen. Durch die verstärkte Ausscheidung werden die schädlichen Stoffe aus dem Körper entfernt und er wird zur Regeneration angeregt. Dieser Auffassung steht die Schulmedizin ablehnend gegenüber, bei den alternativen, ganzheitlichen Heilverfahren haben Säftelehre und Ausleitungsprinzip jedoch einen hohen Stellenwert.
Die heute verwendeten Blutreinigungstees enthalten meist gut verträgliche Aquaretika, die die Ausscheidung der schädlichen Stoffe über den Harn fördern sollen. Weitere Bestandteile sind Drogen, die den Gallefluss fördern und die Verdauung anregen. Früher waren auch häufig Anthranoid-Laxantien enthalten, dies ist heute nicht mehr zulässig.

Geeignete Drogen sind u. a. die gut verträglichen Flavonoiddrogen Birkenblätter, Brennnesselblätter, Bohnenschalen und Schachtelhalmkraut. Löwenzahn hat eine zusätzliche cholagoge Wirkung. Dazu kommen bittere, aromatische und carminative Drogen. Schmuckdrogen, Geruchs- und Geschmackskorrigentien sollten nicht fehlen, denn der Tee wird über eine längere Zeit getrunken und soll das Wohlbefinden fördern.
Zusätzlich sollten die Kunden während der Zeit ihrer Frühjahrskur auf mehr Bewegung an frischer Luft und eine gesunde, ausgewogene Ernährung mit weniger Alkohol hingewiesen werden. So werden sie sich nach den vier Wochen besser fühlen, auch wenn es keinen wissenschaftlichen Beweis für die Blutreinigung auf diesem Wege gibt.

Beispiel für einen Blutreinigungstee:

100 g Teemischung enthalten:

Brennnesselblätter	23 g
Birkenblätter	16 g
Löwenzahnkraut	16 g
Stiefmütterchenkraut	14 g
Spitzwegerichkraut	14 g
Petersilienwurzel	7 g
Anis	5 g
Fenchel	5 g

Stiefmütterchenkraut wird in der Volksmedizin zur Anregung des Stoffwechsels, Petersilienwurzel und Spitzwegerichkraut werden als harntreibende Mittel angewendet.

Aufgaben

3.2.12 Was erwarten Kunden von einem Blutreinigungstee?

3.2.13 Welche Meinung haben Schulmedizin bzw. alternative Heilverfahren zu Blutreinigungstees?

3.2.14 Welche Drogen sind in Blutreinigungstees enthalten, welche Hinweise geben Sie Ihren Kunden zur Durchführung einer Blutreinigungskur?

3.3 Drogen gegen Atemwegserkrankungen

Erkältungen sind katarrhalische Entzündungen der oberen und mittleren Luftwege und gehören zu den häufigsten Erkrankungen, die insbesondere im Frühjahr und im Herbst auftreten. Jeder Erwachsene erkältet sich im Durchschnitt 2– bis 3-mal pro Jahr, Kinder noch häufiger. Ein solcher, einfacher grippaler Infekt wird durch Viren ausgelöst, die über Tröpfcheninfektion verbreitet werden. Trockene Heizungsluft und Kälte begünstigen die Infektion, weil die Immunzellen in den Schleimhäuten dann weniger aktiv sind. Die Viren können die Zellen der Schleimhäute befallen und sich vermehren. Die klassische Erkältung beginnt meist mit Kratzen im Hals, Halsschmerzen und Schluckbeschwerden, gefolgt von Schnupfen mit Niesen und „laufender" Nase. Dazu kommen allgemeine Abgeschlagenheit, Kopfschmerzen und evtl. erhöhte Temperatur. Später entsteht ein trockener Reizhusten, mit dem nur wenig Schleim produziert wird. Das Nasensekret ist dünnflüssig, wird erst im Verlauf der Erkältung dickflüssiger. Nach einer Woche ist die Erkältung abgeklungen.
Ein einfacher grippaler Infekt muss von der echten Virusgrippe (Influenza) unterschieden werden. Diese ist eine sehr schwer verlaufende Erkrankung, deren Symptome plötzlich binnen weniger Stunden auftreten: Abgeschlagenheit, Schüttelfrost, Fieber über 39 °C, Husten, Halsschmerzen und Gliederschmerzen. Gefürchtete Komplikation der Influenza ist die Lungenentzündung, die durch Bakterien ausgelöst wird. Die echte Grippe muss ärztlich behandelt werden.
Bei einfachen Erkältungen reicht die Phytotherapie als alleinige Therapie aus, sie hilft, die Symptome zu lindern. Außerdem tragen Phytopharmaka dazu bei, dass schwerere Verläufe verhindert werden und Sekundärinfektionen vorgebeugt werden kann. Bakterien, die sich auf den durch die Viren geschädigten Schleimhäuten leicht vermehren können, lösen Bronchitis, Nasennebenhöhlenentzündung, Mandelentzündung oder Mittelohrentzündung aus. In diesen Fällen ist dann meistens die ärztliche Behandlung mit Antibiotika notwendig. Diese schwereren Erkrankungen können aber nicht nur Folge einfacher Erkältungen sein, sondern auch direkt durch Viren oder seltener durch Bakterien ausgelöst werden. Phytopharmaka sind zur begleitenden Therapie in jedem Fall nützlich.

Hauptwirkungen pflanzlicher Arzneimittel bei Erkrankungen der Atemwege

Expektorantien verflüssigen den zähflüssigen Schleim, der durch die Entzündung der Bronchien, der Nasennebenhöhlen und des Mittelohrs vermehrt gebildet wird. Drogen mit ätherischen Ölen und Saponindrogen wirken sekretolytisch und sekretomotorisch. Sie steigern die Produktion dünnflüssiger Sekrete, so dass der Schleim insgesamt flüssiger wird, sie aktivieren das Flimmerepithel, der Schleim wird besser aus dem Bronchialraum heraustransportiert. Dadurch, dass der Schleim abgehustet wird, wirken die Expektorantien auch hustenberuhigend. Einige Drogen, z. B. Thymian und Efeu, wirken zusätzlich bronchospasmolytisch, indem sie die Verkrampfung der Bronchialmuskulatur lösen.
Antitussiva stillen den Hustenreiz bei trockenem Reizhusten. Es handelt sich meist um Schleimdrogen, die nur lokal im Rachenraum wirken, indem sich die Schleime auf die entzündete Schleimhaut legen und die Reizung der Hustenrezeptoren abmildern. Die Schleime gelangen nicht in den Bronchialbereich.
Erkältungsdrogen, wie Holunderblüten oder Lindenblüten, sollen die Symptome der Erkältung lindern. Diese Wirkungen stammen aus der traditionellen Heillehre: Über die Anregung

der Schweißproduktion soll die Erkältung „ausgeschwitzt" werden. Ein wissenschaftlicher Nachweis dieser Wirkung fehlt, trotzdem sind schweißtreibende Tees bei Erkältung sehr beliebt.

3.3.1 Expektorantien

Anis – Ph. Eur.
Anisi fructus
Fructus Anisi

Pimpinella anisum (Anis) – Apiaceae (Doldenblütler)

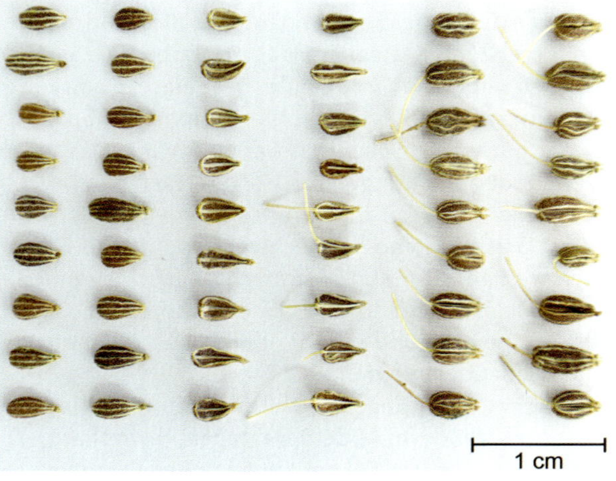

Andere Monographie: Anisöl – Ph. Eur.

Anis ist eine einjährige Pflanze, die im Mittelmeerraum heimisch ist und in wärmeren Gegenden weltweit angebaut wird. Die Droge wird u. a. aus Südeuropa importiert.

Definition der Droge

Anis besteht aus den trockenen, unversehrten, 2-teiligen Spaltfrüchten (Doppelachänen).

Makroskopische Merkmale und Eigenschaften

Die ei- bis birnenförmigen Früchte sind 3 bis 5 mm lang und damit kleiner als Fenchel und Kümmel. Die Früchte sind zweiteilige Spaltfrüchte, die meist nicht in die Teilfrüchte zerfallen. Im Unterschied zu den anderen Apiaceen-Drogen sitzt an den Früchten häufig noch ein Teil des Fruchtstiels. Mit der Lupe ist an der Außenfläche eine Behaarung zu erkennen. Geruch und Geschmack sind typisch nach Anis, sollten aber nicht mit Fenchel verwechselt werden, der einen ähnlichen Geruch und Geschmack hat.

Mikroskopische Merkmale

Das braun-grüne Pulver enthält typische, ganze oder zerbrochene, meist einzellige, oft gebogene Haare mit stumpfem Ende und warziger Cuticula oder Bruchstücke der Fruchtwand mit Haaren. Auffällig sind viele Bruchstücke mit gelben Exkretgängen, zahlreiche Stücke des Nährgewebes mit kleinen Calciumoxalatdrusen; Stärke fehlt.

Die mikroskopische Identifizierung der Früchte der Doldenblütler (Anis, Fenchel, Kümmel, Dill, Petersilie u. a.) ist aus dem Querschnitt eindeutig möglich. Bei der Untersuchung der Pulver kann es zu Verwechslungen kommen. Hier fehlt z. B. die charakteristische Form der Fruchtquerschnitte mit der typischen Anordnung der Ölgänge.
Abbildungen zu den mikroskopischen Merkmalen siehe Ph. Eur.

Verfälschungen
Die Droge kann kleine Mengen Korianderfrüchte oder andere Apiaceenfrüchte enthalten. Die Verfälschung mit giftigen Schierlingsfrüchten kommt nur noch selten vor, da die Droge aus Anbau stammt.

Hauptinhaltsstoffe
Ätherisches Öl mit trans-Anethol als Hauptbestandteil

Anwendungsgebiete und Wirkung
Anis wird gegen festsitzenden, verschleimten Husten und gegen Verdauungsstörungen, z. B. Blähungen, verwendet. Das ätherische Öl wirkt antibakteriell und expektorierend, es regt die Tätigkeit des Flimmerepithels in den Bronchien an, der Schleim wird besser abtransportiert. Außerdem wirkt es im Magen-Darm-Trakt spasmolytisch und carminativ. Anis wird häufig als Geschmackskorrigens und als Gewürz verwendet.
In der Volksmedizin wird Anis auch zur Anregung des Milchflusses in der Stillzeit angewendet. Die Wirkung beruht aber weniger auf den Inhaltsstoffen des Anis, als vielmehr auf der Aufnahme großer Mengen Flüssigkeit. Wegen fehlender Untersuchungen zur Unbedenklichkeit soll auf die Verwendung während Schwangerschaft und Stillzeit verzichtet werden.

Nebenwirkungen
Selten treten allergische Reaktionen auf.

Kontraindikationen
Wegen fehlender Studien zur Unbedenklichkeit Anis nicht während Schwangerschaft, Stillzeit und bei Kindern unter 12 Jahren anwenden.

Dosierung
1 bis 2 Teelöffel Anis werden gequetscht und mit 150 ml siedendem Wasser aufgegossen, abgedeckt und nach 10 bis 15 Minuten durch ein Teesieb gegeben. Bei Husten mehrmals täglich eine Tasse Tee trinken. Um die Konzentration des ätherischen Öls zu erhöhen, kann der Auszug auch mit Milch statt mit Wasser hergestellt werden. Im Fettanteil der Milch löst sich das ätherische Öl.
Bei Magen- und Darm-Beschwerden wird mehrmals täglich 1 Esslöffel Tee eingenommen.
Mittlere Tagesdosis: 6 g Droge oder 0,3 g ätherisches Öl, Anwendungsdauer: maximal zwei Wochen
Vor der Abgabe frisch anstoßen.

Hinweise an die Patienten
„Anis hilft Ihnen gegen Husten, er ist schleimlösend. Auch bei Verdauungsstörungen, vor allem Blähungen, ist Anis gut wirksam. Es treten selten allergische Reaktionen auf.“

Lagerhinweis: Anisfrüchte und Anisöl müssen vor Licht geschützt, dicht verschlossen und in möglichst vollständig gefüllten Gefäßen gelagert werden. Dies ist besonders wichtig, weil sich unter Lichteinfluss trans-Anethol in cis-Anethol umwandelt, das leicht giftig ist. Außerdem entsteht aus Anethol ein Polymer, das östrogenartige Wirkung haben soll.

Efeublätter – Ph. Eur.
Hederae folium
Folia Hederae

Hedera helix (Efeu) –
Araliaceae (Araliengewächse)

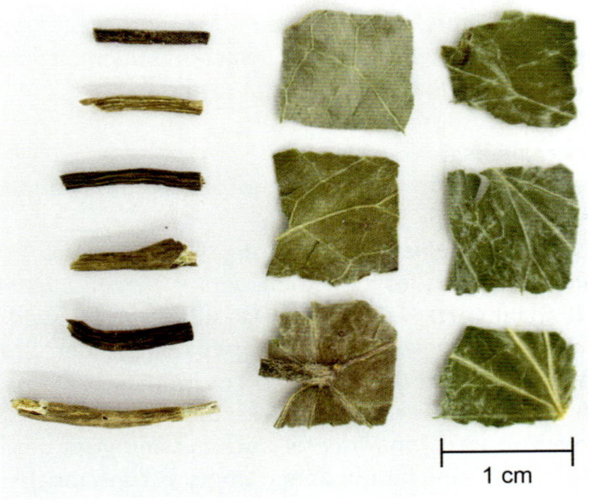

Efeu ist eine immergrüne, einheimische Kletterpflanze, die mit Haftwurzeln an Bäumen oder Hauswänden hochwächst oder am Boden kriecht. Die Zweige mit den gelappten Blättern sind den meisten Menschen bekannt. Weniger bekannt sind die im Herbst blühenden Zweige, deren Blätter rautenförmig und ganzrandig sind. Diese Zweige entwickeln sich erst, wenn der Efeu viele Jahre alt und dann meist schon weit nach oben gewachsen ist. Die verschiedenen Formen der Blätter des Efeus sind ein Beispiel für Blattdimorphismus (siehe S. 54).

Die Droge stammt überwiegend aus Wildsammlung und wird selten zur Bereitung eines Tees verwendet. Üblich sind Extrakte in Fertigarzneimitteln.

Definition der Droge
Efeublätter bestehen aus den im Frühjahr gesammelten, gelappten Blättern der Pflanze, also aus den Blättern der nicht blühenden Zweige.

Hauptinhaltsstoffe
Saponine, z. B. α-Hederin

Anwendungsgebiete und Wirkung
Efeublattextrakte werden gegen Husten und zur symptomatischen Behandlung chronisch-entzündlicher Bronchialerkrankungen verwendet. Die Saponine, insbesonders α-Hederin, sollen expektorierend und bronchospasmolytisch wirken. Dies könnte ein Vorteil des Efeus im Vergleich zu anderen Expektorantien sein. Die Saponine bewirken in Zellmodellversuchen, dass auf den Oberflächen der Zellen des Lungenepithels und des Bronchialgewebes die Dichte der β_2-adrenergen Rezeptoren nicht so stark abnimmt und die Empfindlichkeit des Gewebes für Adrenalin damit steigt. Dies hat mehrere positive Folgen: Es wird vermehrt Surfactant gebildet, eine oberflächenaktive Substanz, die die Lungenbläschen bedeckt und stabilisiert. Sie sorgt außerdem für den Abtransport von Schleim, weil in den Lungenbläschen keine Flimmerhärchen sind, die diese Aufgabe übernehmen könnten. Durch die vermehrte Surfactantbildung wird der zähe Schleim verflüssigt und kann abgehustet werden. Eine andere Folge der Zunahme der Rezeptorendichte ist die Entspannung der Bronchialmuskulatur, so dass der Atemwiderstand gesenkt wird.
Efeuextrakte sind für Kleinkinder, Kinder und Erwachsene geeignet, es gibt Fertigarzneimittel mit einer Zulassung für Säuglinge.

Nebenwirkungen und Kontraindikationen
Während Schwangerschaft und Stillzeit ist die Anwendung von Efeuextrakten nicht empfehlenswert. Extrakte, die in der HMPC-Monographie genannt sind, sollen erst bei Kindern ab 2 Jahren angewendet werden.

Dosierung
Die HMPC-Monographie führt verschiedene Extrakte und ihre Dosierungen für unterschiedliche Altersstufen auf.

Hinweise an die Patienten
„Efeuextrakte helfen Ihnen gegen Husten, sie wirken Schleim lösend und entkrampfend. Weil die Extrakte so gut verträglich sind, dürfen sie als Fertigarzneimittel auch bei Kleinkindern angewendet werden. Es gibt Präparate, die für Säuglinge zugelassen sind. Ist der Säugling noch kein Jahr alt, halten Sie bitte Rücksprache mit dem Arzt."

Beispiele für Fertigarzneimittel
Hedelix®, Prospan®

Eucalyptusblätter – Ph. Eur.
Eucalypti folium
Folia Eucalypti

Eucalyptus globulus (Gewöhnlicher Fieberbaum) – Myrtaceae (Myrtengewächse)

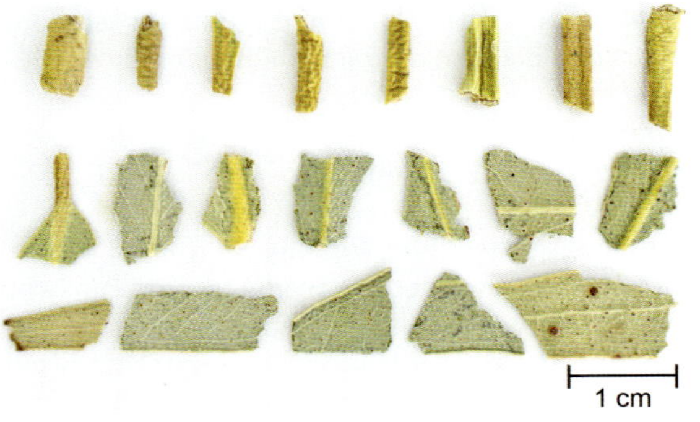

Andere Monographie: Eucalyptusöl – Ph. Eur., Cineol – Ph. Eur.

Der Eucalyptusbaum ist in Australien heimisch und liefert die Droge Eucalyptusblätter. Die Blattdroge darf nur von Eucalyptus globulus stammen, das ätherische Öl oder die Reinsubstanz Cineol hingegen von verschiedenen Cineol-reichen Eucalyptusarten. Als Teedroge haben die Blätter wenig Bedeutung, es werden eher das Öl oder die Reinsubstanz Cineol verwendet.

Definition der Droge
Die Blattdroge besteht aus den Laubblättern älterer Zweige, also nur aus den Folgeblättern, nicht aus den ovalen Primärblättern der jungen Zweige. Das ätherische Öl wird durch Wasserdampfdestillation und anschließende Rektifikation (mehrmals wiederholte Destillation) aus den frischen Blättern oder frischen Zweigspitzen gewonnen.

Makroskopische Merkmale und Eigenschaften
Blattdroge: Die dicken, graugrünen, ledrigen Blattstücke haben teilweise einen gelblich grünen Mittelnerv. Auf beiden Blattseiten befinden sich zahlreiche braune, punktförmige Korkwarzen. Im durchscheinenden Licht sind kleine Öldrüsen zu erkennen. Beim Zerreiben der Blätter entsteht der typische Geruch nach Eucalyptus.
Das ätherische Öl ist farblos bis blassgelb, riecht typisch und hat einen erst brennenden, campherartigen, später kühlenden Geschmack.

Mikroskopische Merkmale
Das graugrüne Pulver enthält Blattbruchstücke, die in Aufsicht auf der Blattunterseite zahlreiche große, anomocytische Spaltöffnungen haben. Bruchstücke des Mesophylls im Querschnitt enthalten große, schizogene Öldrüsen. Die Zellen der Korkwarzen treten als Gruppen brauner Zellen auf, außerdem sind viereckige Calciumoxalatkristalle und -drusen vorhanden. Haare fehlen.
Abbildungen zu den mikroskopischen Merkmalen siehe Ph. Eur.

Hauptinhaltsstoffe

Ätherisches Öl mit über 70 % Cineol (= Eukalyptol) als Hauptbestandteil, unerwünschte aliphatische Aldehyde. Diese Aldehyde reizen die Atemwege, sie werden zum großen Teil aus dem ätherischen Öl durch Rektifikation entfernt.

Anwendungsgebiete und Wirkung

Eucalyptusöl und Cineol wirken gegen Erkältungserkrankungen der Atemwege: Schnupfen, Rachenentzündung, Bronchitis, auch Nasennebenhöhlenentzündungen. Cineol wirkt antibakteriell, antiviral, expektorierend (hauptsächlich sekretolytisch), aber auch krampflösend und entzündungswidrig. Es wird nach oraler Aufnahme resorbiert, gelangt über die Blutbahn in den Lungenkreislauf und tritt in die Lunge über. Dort kann es direkt wirken und wird abgeatmet. Die Atemluft der Patienten riecht dann nach Eucalyptus. Die Anwendung in Erkältungssalben und als Inhalationstherapie ist ebenfalls möglich. Aus Salben tritt Cineol teilweise durch die Haut in die Blutbahn über, der andere Teil wird inhaliert.
Studienergebnisse weisen darauf hin, dass Cineol auch bei Asthma begleitend angewendet werden kann und zur Entkrampfung der Bronchialmuskulatur und Verminderung der Schleimsekretion führt. In diesem Fall wird es oral eingenommen, nicht inhaliert. Es sollte nur nach Rücksprache mit dem Arzt angewandt werden.
Eucalyptusöl wird äußerlich aufgrund seiner durchblutungsfördernden Wirkung gegen rheumatische Beschwerden verwendet.

Nebenwirkungen

In seltenen Fällen können nach Einnahme von Eucalyptus-Zubereitungen Übelkeit, Erbrechen und Durchfall auftreten. Konzentriertes Öl oder Cineol reizen die Schleimhäute des Magen-Darm-Traktes, so dass gastrointestinale Beschwerden auftreten können. Eine Inhalation kann bei Asthmatikern, Kindern oder Allergikern zu einer Verkrampfung der Bronchien führen.

Kontraindikationen

Bei entzündlichen Erkrankungen im Magen-Darm-Bereich, im Bereich der Gallenwege und bei schweren Lebererkrankungen darf die Droge nicht angewendet werden. Bei Säuglingen und Kleinkindern dürfen Eucalyptus-Zubereitungen nicht im Bereich des Gesichts, speziell der Nase, aufgetragen und nicht zur Inhalation verwendet werden. Es können Stimmritzenkrampf und Atemstörungen bis zum Erstickungsanfall auftreten.

Wechselwirkungen

Eucalyptus führt in der Leber zur Enzyminduktion. Deshalb werden andere Arzneimittel möglicherweise schneller abgebaut und wirken schwächer.

Dosierung

Blattdroge:
Wirksame Tagesdosis: 4 bis 6 g Droge
Ätherisches Öl/ Cineol:
oral 200 bis 600 (bis 1000) mg pro Tag in Fertigarzneimitteln. Bei äußerlicher Anwendung 5 bis 20 %- Zubereitungen. Zur Inhalation 12 Tropfen Öl auf 150 ml kochendes Wasser.

Hinweise an die Patienten

„Fertigarzneimittel mit Eucalyptus-Zubereitungen helfen gegen Ihre Erkältungsbeschwerden. Sie wirken schleimlösend und sind gegen Bakterien und Viren, die die Erkältung auslösen, wirksam. In seltenen Fällen können nach der Einnahme Magen-Darm-Beschwerden auftreten. Wenn Sie an entzündlichen Erkrankungen des Magen-Darm-Traktes, der Gallenwege oder schweren Lebererkrankungen leiden, sollten Sie Eucalyptuspräparate nicht verwenden. Die Präparate dürfen nicht bei Säuglingen und Kleinkindern unter 2 Jahren angewendet werden."

Beispiele für Fertigarzneimittel

Aspecton® Eukaps, Soledum® Kapseln, GeloMyrtol® forte (Kombination)

Bitterer Fenchel – Ph. Eur.

Foeniculi amari fructus
Fructus Foeniculi

Foeniculum vulgare ssp. *vulgare* var. *vulgare* (Bitterer Fenchel) – Apiaceae (Doldenblütler)

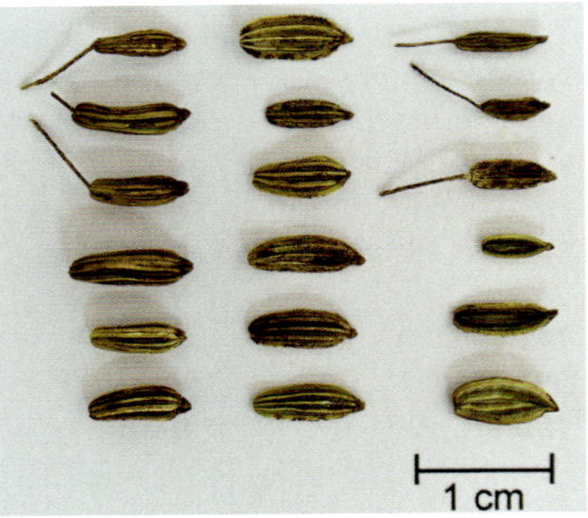

Andere Monographien: Bitterfenchelöl – Ph. Eur., Süßer Fenchel – Ph. Eur.

Fenchel ist eine zwei- bis mehrjährige Staude, die bis zu zwei Meter hoch werden kann. Die Pflanze wird in wärmeren Gegenden, wie z. B. dem Mittelmeerraum, angebaut und von dort importiert. Je nach Erntemethode unterscheidet man hochwertige „Kammware" von weniger wertigem „Strohfenchel".
Fenchel, *Foeniculum vulgare*, wird in Unterarten eingeteilt, wie an der Abkürzung *ssp.* (subspezies = Unterart) zu erkennen ist. Unterarten bilden Gruppen von Pflanzen, die sich sehr ähnlich sind, in einigen Merkmalen jedoch unterscheiden. Von einer Unterart kann es hier Varietäten geben, abgekürzt var. (varietas). Varietäten einer Art unterscheiden sich in noch weniger Merkmalen als Unterarten. Nur Spezialisten können die Unterschiede finden. Beim bitteren und süßen Fenchel, die beide Varietäten der Unterart vulgare sind, können die Früchte makroskopisch unterschieden werden, mikroskopisch dagegen nicht. Die Zusammensetzung der ätherischen Öle ist ebenfalls verschieden, daher variiert auch der Geschmack. Neben dem bitteren und dem süßen Fenchel gibt es noch die Varietät „*azoricum*", den Gemüsefenchel. Dessen Blattscheiden am Stängelgrund bilden eine Zwiebel, die als Gemüse dient.

Das europäische Arzneibuch führt zwei Fenchelmonographien. Üblicherweise wird der bittere Fenchel als Arzneimittel verwendet, der süße Fenchel als Lebensmittel-Tee oder Gewürz. Die folgenden Angaben beziehen sich auf bitteren Fenchel.

Definition der Droge
Bitterer Fenchel besteht aus den getrockneten, ganzen Früchten und Teilfrüchten.

Makroskopische Merkmale und Eigenschaften
Die Droge besteht aus nahezu zylindrischen, grünlichen bis braunen Früchten, die 3 bis 12 mm lang sind. Die Früchte sind zweiteilige Spaltfrüchte, die häufig in ihre Teilfrüchte zerfallen sind. Diese sind kahl und haben fünf deutlich hervortretende, leicht gebogene Rippen. Der Geruch ist typisch nach Fenchel, der Geschmack süßlich-bitter.

Mikroskopische Merkmale
Das graubraune bis graugelbe Pulver enthält typische Bruchstücke des Mesokarps mit Netzleisten, die aus großen Zellen mit netzartig getüpfelten Wänden bestehen („Fensterzellen“); außerdem gelbe Bruchstücke der breiten Sekretkanäle mit anliegenden, dünnwandigen, parkettförmig angeordneten Querzellen, zahlreiche Endospermbruchstücke mit Aleuronkörnern (Eiweißkörner), kleinen Calciumoxalatdrusen und viele Öltröpfchen. Stärke fehlt. Die mikroskopische Identifizierung der Früchte der Doldenblütler (Anis, Fenchel, Kümmel, Dill, Petersilie u. a.) ist aus dem Querschnitt eindeutig möglich. Bei der Untersuchung der Pulver kann es zu Verwechslungen kommen. Hier fehlt z. B. die charakteristische Form der Fruchtquerschnitte mit der typischen Anordnung der Ölgänge.
Abbildungen zu den mikroskopischen Merkmalen siehe Ph. Eur.

Verwechslungen/Verfälschungen
Die Verwechslung von bitterem und süßem Fenchel kann vorkommen. Eine Unterscheidung ist durch die Untersuchung der Zusammensetzung des ätherischen Öls möglich. Das Öl des süßen Fenchels enthält fast kein Fenchon. Die Früchte des süßen Fenchels sind heller, blassgrün oder gelblich braun, der Geschmack des süßen Fenchels ist milder und süßer.

Hauptinhaltsstoffe
Ätherisches Öl mit Anethol (süßlich) und viel Fenchon (bitter). Es dürfen maximal 5 % Estragol im Öl enthalten sein. Estragol ist eine Substanz, deren Umsetzungsprodukte in hoher Dosis bei Nagetieren zu Leberkrebs führen können. Beim Menschen besteht bei sachgerechter Dosierung kein erhöhtes Krebsrisiko.

Anwendungsgebiete und Wirkung
Fenchel wird gegen Husten und Bronchitis als Expektorans verwendet. Das ätherische Öl wirkt sekretolytisch und regt die Tätigkeit des Flimmerepithels in den Bronchien an, so dass der Schleim besser abtransportiert werden kann.
Bei krampfartigen Magen-Darm-Beschwerden, wie Blähungen und Völlegefühl, erhöht das Fenchelöl die Magenmotilität und wirkt in höherer Dosierung spasmolytisch. In der Volksmedizin wird Fencheltee auch gegen Blähungen bei Säuglingen angewendet. In „Windsalben“ und „Windölen“ ist neben Anisöl, Kümmelöl und anderen carminativ wirkenden Ölen meist auch Fenchelöl enthalten. Diese Zubereitungen werden beim Säugling auf

dem Bauch sanft einmassiert und lindern seine Beschwerden. Fenchel soll zur Anregung des Milchflusses in der Stillzeit dienen. Die Wirkung beruht weniger auf der Wirkung der Inhaltsstoffe, als vielmehr auf der Aufnahme großer Mengen Flüssigkeit.

Nebenwirkungen

Selten treten allergische Reaktionen auf, eine Kreuzallergie besteht eventuell mit Sellerie. Das konzentrierte Fenchelöl kann bei Säuglingen zu Kehlkopfkrämpfen und Atemstörungen bis zu Erstickungsanfällen führen.

Kontraindikationen

Das konzentrierte Öl darf nicht in der Schwangerschaft, nicht bei Säuglingen und Kleinkindern angewendet werden.
Wegen fehlender Untersuchungen zur Unbedenklichkeit soll Fenchel erst bei Kindern ab 4 Jahren verwendet werden.

Dosierung

1 Teelöffel Fenchel (2,5 g) wird gequetscht und mit 250 ml siedendem Wasser aufgegossen, abgedeckt und nach 10 bis 15 Min. durch ein Teesieb gegeben. Mehrmals täglich eine Tasse Tee trinken.
Wirksame Tagesdosis: 5 bis 7 g Droge
Es sollen nicht mehr als 7 g Droge pro Tag eingenommen werden, um die zugeführte Estragolmenge zu begrenzen. Fenchel vor der Abgabe frisch anstoßen.

Hinweise an die Patienten

„Fenchel hilft Ihnen gegen Husten, er wirkt schleimlösend. Auch bei krampfartigen Magen-Darm-Beschwerden, vor allem Blähungen, ist Fenchel gut wirksam. Falls Sie auf Sellerie allergisch reagieren, könnten Allergien auch mit Fenchel auftreten. Halten Sie die Dosierungsanleitung ein, verwenden Sie Fenchelöl immer nur verdünnt."

Beispiele für Fertigarzneimittel

Sidroga® Fenchel (Filterbeutel)
Für Säuglinge und Kleinkinder stehen Tees zur Verfügung, die keine Arzneimittel, sondern Lebensmittel sind. Beispiel: Sidroga® Bio Kinder-Fencheltee

Lagerhinweis: Fenchel und Fenchelöl müssen vor Licht geschützt, dicht verschlossen und in möglichst vollständig gefüllten Gefäßen gelagert werden. Dies ist besonders wichtig, weil sich unter Lichteinfluss trans-Anethol in cis-Anethol umwandelt, das leicht giftig ist.

Ipecacuanhawurzel – Ph. Eur. **Ipecacuanhae radix** **Radix Ipecacuanhae**	*Carapichea ipecacuanha* (Brechwurzel) – Rubiaceae (Rötegewächse)

Andere Monographien: Eingestelltes Ipecacuanhapulver – Ph. Eur., Eingestellte Ipecacuanhatinktur – Ph. Eur., Eingestellter Ipecacuanhafluidextrakt – Ph. Eur.

Der Name Ipecacuanha soll in der Sprache der Eingeborenen bedeuten: „Krankmachendes Kraut, das am Wege steht“. Die Brechwurzel ist in den tropischen Wäldern Brasiliens und Kolumbiens heimisch. Die Pflanzen sind kleine, immergrüne Zwergsträucher, die sehr langsam wachsen. Die Droge stammt aus Wildsammlung oder Anbau. Die Wurzel dient zur Herstellung der eingestellten Zubereitungen des Arzneibuches mit jeweils festgelegtem Wirkstoffgehalt. Sie eignet sich wegen ihrer Giftigkeit nicht als Teedroge.

Definition der Droge

Ipecacuanhawurzel besteht aus den zerkleinerten und getrockneten unterirdischen Organen von *Carapichea ipecacuanha* aus Mato Grosso oder Costa Rica.

Hauptinhaltsstoffe

In der Wurzelrinde Alkaloide, z. B. Emetin und Cephaelin, der Holzkörper ist alkaloidarm.

Anwendungsgebiete und Wirkung

In niedriger Konzentration (Einzeldosis 50 mg Droge bei Erwachsenen) können Brechwurzel-Zubereitungen gegen festsitzenden, verschleimten Husten angewendet werden. Die Alkaloide wirken stark sekretolytisch. Diese Anwendung kommt jedoch nur noch selten vor. In höherer Konzentration (0,5 bis 2 g Droge) wirkt die Droge als Brechmittel. Eingestellter Ipcacuanhafluidextrakt ist im brecherregenden Sirup des NRF (NRF 19.1.) enthalten. Dieser wird bei Vergiftungen zur Auslösung des Erbrechens verwendet. Brecherregender Sirup darf nur durch Ärzte angewendet werden.

Nebenwirkungen

Die Droge bzw. das Pulver lösen Allergien aus, evtl. auch asthmatische Anfälle.

Vergiftung

Größere Mengen der Alkaloide führen wegen ihrer Reizwirkung zu blutigen Durchfällen, starkem, andauernden Erbrechen, Herzrhythmusstörungen und Kollaps.

Ipecacuanhawurzel und ihre Zubereitungen sind verschreibungspflichtig.

Ätherische Öle der Kieferngewächse

Aus der Familie der Kieferngewächse, zu der Kiefern, Fichten und Tannen gehören, werden in Arzneimitteln gegen Erkältung hauptsächlich drei ätherische Öle verwendet. Deshalb werden im Folgenden Anwendungsgebiete, Wirkung nach der Charakterisierung der Drogen gemeinsam beschrieben.

Fichtennadelöl – DAB
Piceae aetheroleum
Oleum Pini sibiricum

Picea abies (Gemeine Fichte), *Abies sibirica* (Sibirische Tanne) oder andere Arten der Gattungen Abies und Picea – Pinaceae (Kieferngewächse)

Definition der Droge

Fichtennadelöl ist das ätherische Öl verschiedener Picea- und Abiesarten, das durch Wasserdampfdestillation aus den frischen Nadeln, Zweigspitzen oder Ästen gewonnen wird. Ein geeignetes Antioxidans kann zugesetzt sein.

Eigenschaften

Das ätherische Öl ist klar, farblos bis schwach gelb, hat einen angenehmen, aromatisch-erfrischenden Geruch, der Geschmack ist leicht bitter, etwas kratzend.

Hauptinhaltsstoffe

Das ätherische Öl enthält viel Bornylacetat

Kiefernnadelöl – Ph. Eur.
Pini silvestris aetheroleum
Oleum Pini silvestris

Pinus silvestris (Gewöhnliche Kiefer) – Pinaceae (Kieferngewächse)

Definition der Droge
Kiefernnadelöl ist das durch Wasserdampfdestillation aus den frischen Blättern und Zweigen gewonnene ätherische Öl. Ein geeignetes Antioxidans kann zugesetzt sein.

Eigenschaften
Das ätherische Öl ist klar, farblos bis schwach gelb, hat einen aromatischen Geruch, leicht nach Terpentin, der Geschmack ist leicht bitter.

Hauptinhaltsstoffe
Das ätherische Öl enthält viel α-Pinen.

Latschenkiefernöl – Ph. Eur.
Pini pumilionis aetheroleum
Oleum Pini pumilionis

Pinus mugo (Bergkiefer) – Pinaceae (Kieferngewächse)

Andere Bezeichnung: Latschenöl

Definition der Droge
Latschenkiefernöl ist das durch Wasserdampfdestillation aus den frischen Nadeln (Blättern) und Zweigen gewonnene ätherische Öl. Ein geeignetes Antioxidans kann zugesetzt sein.

Eigenschaften
Das ätherische Öl ist klar, farblos bis schwach gelb und riecht aromatisch.

Hauptinhaltsstoffe
Das ätherische Öl enthält viel α-Pinen.

Anwendungsgebiete und Wirkung der drei ätherischen Öle
Die Öle werden innerlich und äußerlich gegen Katarrhe der oberen und unteren Atemwege verwendet. Sie wirken sekretolytisch und antimikrobiell und werden in Nasentropfen oder -sprays, Einreibungen, Bädern und Inhalationen angewendet. Außerdem wirken sie lokal durchblutungsfördernd und sind daher in Salben gegen rheumatische und neuralgische Beschwerden enthalten. Am häufigsten wird das Kiefernnadelöl verwendet.

Nebenwirkungen
Die Öle reizen die Haut und Schleimhäute, Bronchospasmen können verstärkt werden. Nach dem Auftragen auf die Haut die Hände sorgfältig waschen, es darf kein Öl in die Augen gelangen.

Kontraindikationen
Bei Asthma bronchiale und Keuchhusten dürfen die Öle nicht angewendet werden.
Bei Säuglingen und Kleinkindern unter 2 Jahren dürfen die Öle nicht im Bereich des Gesichts oder zur Inhalation verwendet werden. Durch Reizung können ein Stimmritzenkrampf mit Erstickungsgefahr oder ein Kreislaufkollaps entstehen.

Dosierung
Einige Tropfen werden in heißes Wasser gegeben und die Dämpfe mehrmals täglich inhaliert. In flüssigen oder halbfesten Einreibemitteln sind die Öle meist zu 10 bis 15 % enthalten.

Hinweise an die Patienten
„Ätherische Öle der Nadelbäume helfen Ihnen als Inhalat oder Einreibung gegen Ihre Erkältungsbeschwerden, sie wirken schleimlösend. In Salben gegen rheumatische oder neuralgische Beschwerden fördern Sie die Durchblutung.
Bei Säuglingen und Kleinkindern unter 2 Jahren dürfen die Präparate nicht im Bereich des Gesichts oder zur Inhalation angewendet werden, die Kinder könnten ersticken oder einen Zusammenbruch des Kreislaufs erleiden. Wenn Sie an Asthma bronchiale leiden, sollten Sie die Öle nicht anwenden."

Beispiele für Fertigarzneimittel
Babix® – Inhalat N (Eucalyptusöl, Fichtennadelöl), Allgäuer Latschenkiefer® Franzbranntwein extra stark (Latschenkiefernöl, Campher, Menthol)

Pelargoniumwurzel – Ph. Eur.
Pelargonii radix
Radix Pelargonii

Pelargonium sidoides (Kapland-Pelargonie), *Pelargonium reniforme* – Geraniaceae (Storchschnabelgewächse)

Die aus Südafrika stammenden Pelargoniumarten ähneln unseren rotblühenden Balkon-Geranien. Sie werden in der traditionellen südafrikanischen Medizin schon seit Jahrhunderten angewendet. Zur Gewinnung der Droge wird Pelargonium sidoides angebaut, nach drei Jahren die Wurzel geerntet und ein spezieller wässrig-ethanolischer Extrakt für Fertigarzneimittel hergestellt. Zur Teebereitung wird die Droge nicht verwendet.

Definition der Droge
Pelargoniumwurzel besteht aus den meist zerkleinerten, getrockneten, unterirdischen Organen der Pflanzen.

Hauptinhaltsstoffe
Cumarine, Gerbstoffe

Anwendungsgebiete und Wirkung
Pelargoniumwurzel-Extrakt wird gegen akute und chronische Atemwegserkrankungen, z. B. akute Bronchitis, angewendet. Er wirkt sekretomotorisch, d. h. er fördert den Abtrans-

port des zähen Bronchialschleims. Außerdem wirkt er bakteriostatisch und aktiviert das Immunsystem gegen Viren. Empfehlenswert ist, die Einnahme bei den ersten Anzeichen eines grippalen Infektes zu beginnen und einige Tage nach Abklingen der Symptome fortzusetzen. Die Behandlungsdauer sollte drei Wochen nicht überschreiten. Der Extrakt ist für Erwachsene und Kinder ab ein Jahr geeignet.

Nebenwirkungen
Gelegentlich können leichte Magen-Darm-Beschwerden auftreten, in Einzelfällen evtl. die Leber geschädigt werden.

Kontraindikationen
Der Extrakt darf bei erhöhter Blutungsneigung und Anwendung gerinnungshemmender Arzneimittel, bei schweren Leber- und Nierenerkrankungen sowie während Schwangerschaft und Stillzeit nicht eingenommen werden.

Wechselwirkungen
Die Wirkung gerinnungshemmender Arzneimittel, wie Phenprocoumon und Warfarin, kann verstärkt werden.

Dosierung
Fertigarzneimittel Umckaloabo®:
Erwachsene und Kinder über 12 Jahre: 3-mal täglich 30 Tropfen; Kinder im Alter von 6 bis 12 Jahren: 3-mal täglich 20 Tropfen; bei Kleinkindern im Alter von 1 bis 5 Jahren: 3-mal täglich 10 Tropfen.
Die Behandlung soll nach Abklingen der Symptome mehrere Tage fortgesetzt werden, um einen Rückfall zu vermeiden. Die Behandlungsdauer soll 3 Wochen nicht überschreiten.

Hinweise an die Patienten
„Pelargoniumwurzel-Extrakt hilft gegen Ihre Erkältungsbeschwerden. Er wirkt schleimlösend, bekämpft die Bakterien und Viren und stärkt Ihr Immunsystem. Er ist für Kinder ab 1 Jahr geeignet. Wenn Sie Arzneimittel zur Blutverdünnung einnehmen, dürfen Sie dies Arzneimittel nicht anwenden. Auch für Schwangere und Stillende sowie Personen mit schweren Leber- und Nierenerkrankungen ist das Arzneimittel nicht geeignet.“

Beispiel für Fertigarzneimittel
Umckaloabo®

Primelwurzel – Ph. Eur.
Primulae radix
Radix Primulae

Primula veris (Wiesenschlüsselblume), *Primula elatior* (Hohe Schlüsselblume) – Primulaceae (Primelgewächse)

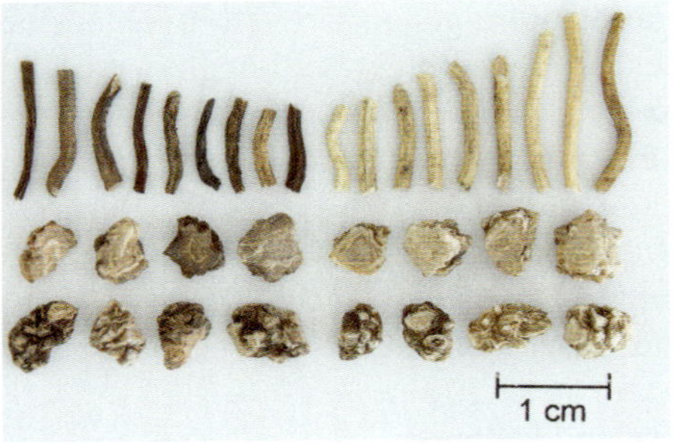

Andere Monographie: Schlüsselblumenblüten – DAC

Primeln sind beliebte Zierpflanzen, die als erste Frühlingsblüher in vielen Farben angeboten werden. Diese Pflanzen sind aber nicht als Stammpflanzen für die Drogengewinnung zugelassen. Die Droge Primelwurzel darf nur von zwei verschiedenen, gelb blühenden Schlüsselblumenarten stammen. Diese sind ausdauernde Pflanzen, die in Mittel- und Südeuropa heimisch sind, die Droge wird aus Balkanländern importiert.

Definition der Droge
Primelwurzel besteht aus dem Wurzelstock und den Wurzeln.

Makroskopische Merkmale und Eigenschaften
Die Droge besteht aus den Bruchstücken des harten Wurzelstocks, die wie kleine Steine aussehen. Sie sind außen dunkelbraun und grobhöckerig. Die Wurzelstücke sind sehr dünn, wenig gebogen, längsfaltig und brüchig. Primula veris hat weiße, Primula elatior bräunliche Wurzeln. Deshalb sieht die Droge je nach Herkunft unterschiedlich aus. Der Geruch ist schwach, der Geschmack bitter, kratzend. Das Drogenpulver kribbelt in der Nase und löst Niesen aus.

Mikroskopische Merkmale
Das graubraune Pulver enhält viele, typische Parenchymfragmente der Wurzelrinde, des Marks und der Rinde des Wurzelstocks mit verdickten und getüpfelten Zellwänden, bräunliche Bruchstücke des Oberflächengewebes mit Wurzelhaaren sowie Netzgefäße. Stammt die Droge von Primula elatior, findet man Steinzellnester. Im Wasserpräparat ist Stärke vorhanden, die allerdings keine typische Form oder Größe hat.
Abbildungen zu den mikroskopischen Merkmalen der Primelwurzel siehe Ph. Eur., zu denen der Schlüsselblumenblüten siehe DAC.

Hauptinhaltsstoffe
Saponine

Anwendungsgebiete und Wirkung
Primelwurzel wird bei Katarrhen der Luftwege, produktivem Husten und chronischer Bronchitis angewendet. Die Saponine wirken sekretolytisch und damit expectorierend. Die Anwendung über längere Zeit ist möglich, weil die Droge gut verträglich ist.

Häufig wird in Fertigarzneimitteln Primelwurzel mit Thymian kombiniert. Die Wirksamkeit dieser Extrakte wurde in mehreren Studien nachgewiesen.

Nebenwirkungen

Vereinzelt können durch die Reizwirkung der Saponine Magenbeschwerden und Übelkeit entstehen.

Kontraindikationen

Bei bekannter Allergie gegen Primeln soll die Droge nicht angewendet werden.
Wegen fehlender Studien zur Unbedenklichkeit ist die Droge für Kinder unter 12 Jahren nicht empfehlenswert.

Dosierung

Ein halber Teelöffel Droge (0,5 g) wird mit 150 ml siedendem Wasser übergossen und nach 10 Minuten abgeseiht.
Wirksame Tagesdosis: 0,5 bis 1,5 g

Hinweise an die Patienten

„Primelwurzel hilft Ihnen gegen Husten mit festsitzendem, zähem Schleim. Vereinzelt können Magenbeschwerden oder Übelkeit auftreten. Wenn Sie auf Primeln allergisch reagieren, dürfen Sie die Droge nicht anwenden."

Beispiele für Fertigarzneimittel

Bronchicum® Elixier/Tropfen, Ipalat®

Süßholzwurzel – Ph. Eur.

Liquiritiae radix
Radix Liquiritiae

Glycyrrhiza glabra (Süßholz) und andere Süßholzarten – Fabaceae (Hülsenfrüchtler)

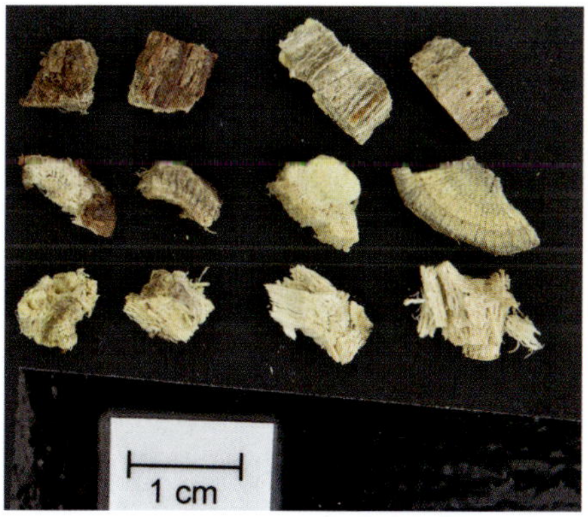

Andere Monographien: Süßholzwurzeltrockenextrakt als Geschmackskorrigens – Ph. Eur.

Häufige Drogenbezeichnung: Lakritzwurzel

Die Süßholzpflanze ist im Mittelmeerraum heimisch und wird dort auch angebaut. Sie ist eine Staude, die ein umfangreiches Wurzelsystem mit Ausläufern hat. Für die Drogengewinnung werden die dreijährigen Pflanzen im Herbst ausgegraben und die Wurzeln an der Sonne getrocknet. Die Droge kommt geschält oder ungeschält in den Handel. Aus den Wurzeln wird durch Auskochen und Eindicken der Süßholzsaft (Succus Liquiritiae) hergestellt. Er dient als Grundstoff für die Arzneimittel- und Lakritzherstellung.

Definition der Droge

Süßholzwurzel besteht aus den ungeschälten oder geschälten Wurzeln mit ihren Ausläufern.

Makroskopische Merkmale und Eigenschaften

Die geschnittene Droge besteht, wenn sie geschält ist, aus würfelförmigen, gelblichen Stücken mit faseriger Struktur. Die ungeschälte Ware hat eine braune, runzelige Außenschicht. In Längsrichtung sind die Stücke leicht durchzubrechen. Sie riecht schwach nach Lakritze. Bei längerem Kauen entwickelt sich der typische Lakritzgeschmack, die geschälte Wurzel schmeckt besser als die ungeschälte.

Mikroskopische Merkmale

Das hellgelbe bis schwach graue Pulver besteht aus typischen Bruchstücken gelber, dickwandiger Fasern, die von Kristallzellreihen begleitet werden. Viele Calciumoxalatkristalle kommen auch frei im Pulver vor. Außerdem sind Bruchstücke der Netz- und Tüpfelgefäße und bei der ungeschälten Droge auch Korkfragmente aus dünnwandigen Zellen zu finden. Im Wasserpräparat sind runde bis ovale Stärkekörner bis 20 µm Größe vorhanden.

Hauptinhaltsstoffe

Triterpensaponine: Glycyrrhizinsäure und ihre Salze (Glycyrrhizin)
Glycyrrhizin hat eine sehr hohe Süßkraft, die 50-mal stärker als Haushaltszucker ist.

Anwendungsgebiete und Wirkung

Süßholzwurzel wird als Expektorans gegen Husten angewendet. Die Saponine wirken sekretolytisch und sekretomotorisch, der Bronchialschleim kann besser abgehustet werden. Bei Entzündungen im Magen-Darm-Trakt, vor allem Gastritis und Ulcus, wirken die Saponine antiphlogistisch, die Pepsinaktivität nimmt ab und der Magenschleim wird dickflüssiger. Die entzündungshemmende Wirkung beruht auf einer indirekten Corticoidwirkung: Die Glycyrrhizinsäure hemmt ein Enzym in der Leber, das körpereigenes Nebennierenrindenhormon abbaut, so dass Cortisol länger wirksam bleibt. Es wird vermutet, dass die Wirkstoffe das Wachstum des Magenkeims Helicobacter pylori hemmen. Die Droge wird häufig als Geschmackskorrigens verwendet.

Nebenwirkungen

Bei längerer Anwendung hat Süßholzwurzel mineralocorticoide Wirkung. Wie das körpereigene Aldosteron hemmt die Glycyrrhizinsäure die Aussscheidung von Natrium, der Blutdruck steigt und es bilden sich Ödeme. Kalium wird verstärkt ausgeschieden, es entwickelt sich eine Hypokaliämie mit Müdigkeit und Muskelschwäche. Deshalb darf die tägliche Maximaldosis nicht überschritten werden und die Droge nicht länger als 4 bis 6 Wochen eingenommen werden.

Kontraindikationen

Wegen der mineralocorticoiden Wirkung darf Süßholzwurzel nicht bei chronischer Leberentzündung, Leberzirrhose, Hypertonie, Hypokaliämie, schwerer Niereninsuffizienz und während der Schwangerschaft angewendet werden. Wegen fehlender Studien zur Unbedenklichkeit ist Süßholzwurzel nur für Erwachsene empfehlenswert.

Wechselwirkungen

Bei gleichzeitiger Einnahme von Saluretika sind die Kaliumverluste höher, die Wirkung von Digitalisglykosiden gegen Herzinsuffizienz wird durch den Kaliummangel verstärkt.

Dosierung

½ bis 1 Teelöffel voll Droge (1,5 bis 2 g) werden mit 150 ml siedendem Wasser übergossen und nach 10 bis 15 Min. abgeseiht.
Wirksame Tagesdosis: 8 g gegen Magen-Darm-Beschwerden, 4 g gegen Husten.

Hinweise an die Patienten

„Süßholz- oder Lakritzenwurzel hilft Ihnen gegen Magenschleimhautentzündung, Geschwüre oder gegen festsitzenden Husten. Sie sollten die Heilpflanze nicht länger als 6 Wochen anwenden, weil sonst der Blutdruck steigen und Sie Wasseransammlungen bekommen könnten. Falls Sie schon unter Bluthochdruck, Lebererkrankungen, einer Niereninsuffizienz oder einem Kaliummangel leiden, dürfen Sie Zubereitungen aus Süßholzwurzel nicht in größeren Mengen einnehmen. Die Nebenwirkungen von Diuretika und die Wirkung von Digitalispräparaten können verstärkt werden. Während der Schwangerschaft darf Süßholz nicht angewendet werden. Diese Einschränkungen gelten auch für Süßigkeiten, die größere Mengen Lakritzsaft enthalten, sogenannte ‚Erwachsenen-Lakritz'."

Beispiele für Fertigarzneimittel

Atemwegserkrankungen: Heumann Bronchialtee Solubifix® T
Magen-Darmerkrankungen: Heumann Magentee Solu-Vetan®, rabro N, Iberogast®

Thymian – Ph. Eur.
Thymi herba
Herba Thymi

Thymus vulgaris (Echter Thymian),
Thymus zygis (Spanischer Thymian) –
Lamiaceae (Lippenblütler)

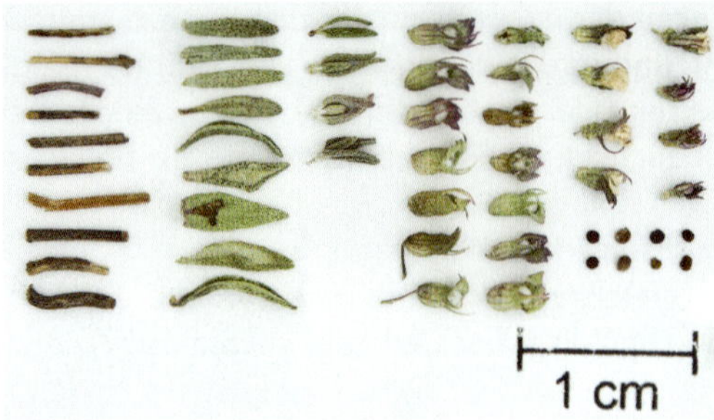

Andere Monographien: Thymianöl vom Thymol-Typ – Ph. Eur., Thymol – Ph. Eur.,

Die Droge Thymian darf von zwei verschiedenen Stammpflanzen gewonnen werden, dem violett blühenden echten Thymian und dem weiß blühenden spanischen Thymian. Die Halbsträucher, die im Mittelmeerraum heimisch sind, aber auch bei uns vorkommen, unterscheiden sich nicht nur durch ihre Blütenfarbe, auch Form und Größe der Blätter sowie die Behaarung sind verschieden.
Die Droge stammt aus Anbau aus Deutschland, Spanien und anderen Ländern.

Definition der Droge
Thymian besteht aus den von den Stängeln abgestreiften Blättern und Blüten beider Thymusarten. Das Thymianöl wird durch Wasserdampfdestillation aus den frischen, blühenden, oberirdischen Teilen der Pflanzen gewonnen.

Makroskopische Merkmale und Eigenschaften
Die Droge besteht vor allem aus den kleinen, eingerollten Blättern, die wie Nadeln aussehen. Weil die Droge durch Rebeln (Abstreifen) gewonnen wird, sind kaum kleine bräunliche Stängelstücke zu finden. Blütenteile sind ebenfalls selten. Beim Zerreiben entwickelt sich der typische Geruch, der Geschmack ist angenehm würzig.

Mikroskopische Merkmale
Das graugrüne bis grünlich braune Pulver enthält Epidermisstücke in der Aufsicht mit welligen, perlschnurartig verdickten Zellwänden und diacytischen Spaltöffnungen, zahlreichen Lamiaceen-Drüsenschuppen mit 12 Drüsenzellen, kleinen Drüsenhaaren mit einzelligem Stiel und rundlichem bis eiförmigem Köpfchen. Verschiedene Formen der Deckhaare sind bei beiden Thymianarten zu finden. Nur bei *Thymus vulgaris* kommen die charakteristischen „Kniehaare“ vor: 2- bis 3-zellige, abgewinkelte Gliederhaare mit warziger Cuticula.
Abbildungen zu den mikroskopischen Merkmalen siehe Ph. Eur.

Verfälschungen
Es können Verwechslungen mit Quendelkraut vorkommen.

Hauptinhaltsstoffe
Ätherisches Öl mit Thymol und dem isomeren Carvacrol

Anwendungsgebiete und Wirkung

Thymian ist eine der wichtigsten Drogen zur symptomatischen Behandlung von Bronchitis und Katarrhen der oberen Atemwege. Das ätherische Öl wirkt sekretolytisch und sekretomotorisch. Das Thymol wird nach oraler Aufnahme resorbiert und gelangt mit dem Blut in den Lungenkreislauf. Dort tritt es in die Lunge über und wirkt antimikrobiell. Außerdem wirkt die Droge bronchospasmolytisch, weswegen Thymian auch zur begleitenden Therapie des Keuchhustens empfohlen wird. Thymianöl ist in Mundwässern und Zahnpflegemitteln wegen seiner desinfizierenden und desodorierenden Wirkung enthalten. Thymian ist auch ein beliebtes Gewürz der mediterranen Küche. Die Speisen schmecken nicht nur gut, sie verderben auch nicht so schnell, weil Thymol antimikrobiell wirkt. In Fertigarzneimitteln wird Thymian häufig mit Primelwurzel kombiniert. Die Wirksamkeit dieser Extrakte wurde in mehreren Studien nachgewiesen.

Kontraindikationen

Wegen fehlender Untersuchungen zur Unbedenklichkeit sollen Flüssigextrakte (1:2 – 2,5) erst bei Kindern ab 4 Jahren, die Droge erst bei Kindern ab 12 Jahren verwendet werden.

Dosierung

1 Teelöffel voll Droge (1 bis 2 g) wird mit 150 ml heißem Wasser übergossen und nach etwa 10 Minuten durch ein Teesieb gegeben. Mehrmals täglich eine Tasse Tee trinken.

Hinweise an die Patienten

„Thymian hilft gegen Ihren Husten oder eine Bronchitis, er löst den Schleim und wirkt krampflösend."

Beispiele für Fertigarzneimittel

Aspecton® Hustentropfen (ohne Zucker und Alkohol), Bronchipret® Thymian, GeloBronchial® – Saft, Melrosum® Hustensaft

Quendelkraut – Ph. Eur.
Serpylli herba
Herba Serpylli

Thymus serpyllum s.l. (Quendel, Sand- oder Feldthymian) – Lamiaceae (Lippenblütler)

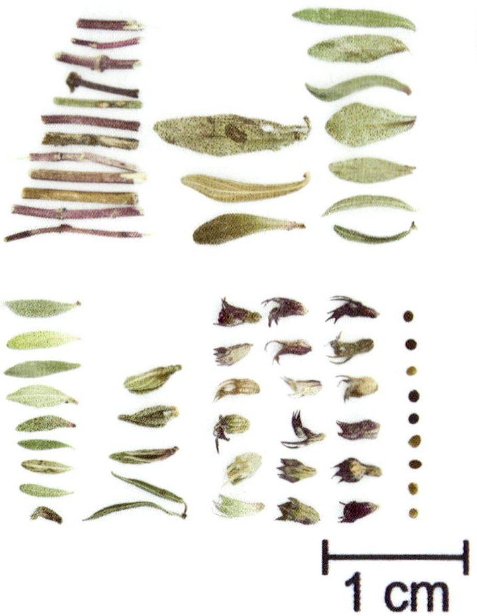

Der Sandthymian ist eine einheimische Thymianart. Das Arzneibuch lässt als Stammpflanze für das Quendelkraut aber nicht nur den Sandthymian zu, sondern erlaubt durch die Angabe „s.l." (= sensu latiore = im weiteren Sinne), dass auch andere Thymianarten als Drogenlieferanten verwendet werden dürfen. Der Gehalt an ätherischem Öl mit Thymol und Carvacrol in den Thymianarten muss den Anforderungen entsprechen Die Droge stammt aus Wildsammlungen und aus Anbau.

Definition der Droge
Quendelkraut besteht aus den getrockneten, blühenden, oberirdischen Pflanzenteilen.

Makroskopische Merkmale und Eigenschaften
Die Droge besteht im Unterschied zu Thymian nicht nur aus Blättern, sondern auch aus vielen Stängelstückchen. Diese sind grün oder braun, teilweise rötlich überlaufen, ältere auch holzig. Die Blättchen sind dünn, klein, oval und wenig eingerollt (Unterschied zu Thymian). Die drüsige Punktierung ist nur mit der Lupe zu erkennen. Selten sind Blütenteile enthalten. Geruch und Geschmack nach Thymian, jedoch schwächer ausgeprägt.

Mikroskopische Merkmale
Das graugrüne bis bräunlich grüne Pulver enthält typische Bruchstücke der Blattepidermen mit wellig-buchtigen, schwach verdickten Wänden, Lamiaceen-Drüsenschuppen und diacytischen Spaltöffnungen. Entlang des Blattrandes sitzen zahlreiche einzellige, kegelförmige Deckhaare mit verdickten und warzigen Wänden, seltener lange, einreihige Haare aus bis zu 8 Zellen. Die Pollenkörner sind kugelig bis elliptisch und haben eine fein gekörnte Exine und 6 Keimporen.

Verfälschungen
Es können Verwechslungen mit dem echten Thymian vorkommen.

Hauptinhaltsstoffe
Ätherisches Öl mit wenig Thymol und viel Carvacrol. Der Gehalt insgesamt ist wesentlich geringer als beim echten Thymian.

Anwendungsgebiete und Wirkung
Quendelkraut wird wie der Thymian gegen Katarrhe der oberen Atemwege angewendet. Es wirkt ebenfalls expektorierend, antimikrobiell und spasmolytisch, die Wirkung ist schwächer als beim echten Thymian.

Dosierung
2 Teelöffel voll Droge (2 g) werden mit 150 ml heißem Wasser übergossen und nach etwa 10 Minuten durch ein Teesieb gegeben. Mehrmals täglich eine Tasse Tee trinken. Wirksame Tagesdosis: 4 bis 6 g Droge.

Hinweise an die Patienten
„Quendelkraut hilft gegen Ihren Husten, es löst den Schleim und wirkt krampflösend."

3.3.2 Antitussiva

Eibischwurzel – Ph. Eur.
Althaeae radix
Radix Althaeae

Althaea officinalis (Echter Eibisch) – Malvaceae (Malvengewächse)

Eibischblätter – Ph. Eur.
Althaeae folium
Folia Althaeae

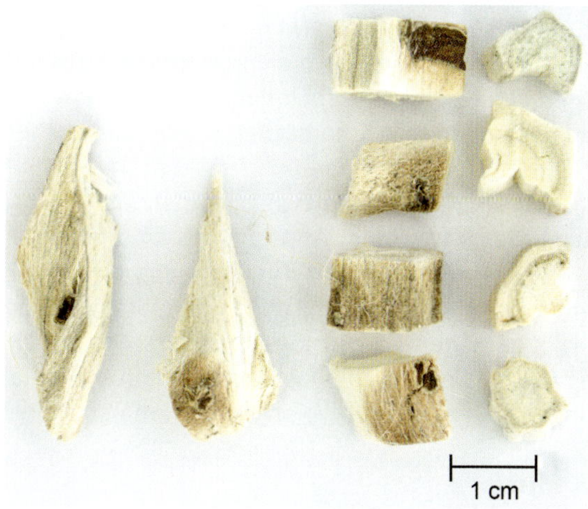

Andere Monographie: Eibischsirup – DAC

Der echte Eibisch ist eine große Staude, die in ganz Europa, z. B. an der Ostsee oder auf salzigen Böden wächst. Die Droge stammt aus Anbau in Osteuropa.

Definitionen der Drogen

Eibischwurzel besteht aus der geschälten oder ungeschälten, ganzen oder geschnittenen, getrockneten Wurzel. Sie wird im Herbst ausgegraben, evtl. geschält und vorsichtig getrocknet, weil sie sich sonst verfärbt.
Eibischblätter bestehen aus den ganzen oder geschnittenen, getrockneten Laubblättern.

Makroskopische Merkmale und Eigenschaften

Wurzel

Die geschälte Droge besteht aus unregelmäßigen oder würfelförmigen, fast weißen Stücken. Im Querschnitt fällt die bräunliche Kambiumlinie auf, die Rinde und Holzkörper voneinander trennt. Der Bruch ist außen faserig, innen körnig. Die ungeschälte Droge hat eine graubräunliche Oberfläche mit Narben der Nebenwurzeln. Der Geschmack ist schwach süß, bei längerem Kauen schleimig. Geschmack und Geruch dürfen nicht säuerlich sein, denn dann wurde die Droge feucht gelagert oder ist zu alt.

Blätter

Die Blattstücke sind graugrün und beiderseits behaart, die Nervatur ist deutlich zu erkennen. Die Bruchstücke der Blattstiele sind ebenfalls behaart. Selten sind Früchte enthalten. Der Geschmack ist bei längerem Kauen schleimig.

Mikroskopische Merkmale und Eigenschaften

Wurzel

Das Pulver der geschälten Wurzel ist fast weiß, das der ungeschälten Wurzel ist bräunlich grau. Es enthält Bruchstücke farbloser, unverholzter, dickwandiger Fasern mit spitzem oder gespaltenem Ende, Bruchstücke der Gefäße zur Wasserleitung, die getüpfelt oder leiterförmig verdickt sind, sowie Calciumoxalatdrusen und bei der ungeschälten Droge Bruchstücke des Korks mit dünnwandigen, tafelförmigen Zellen. Im Wasserpräparat quellen die Schleimzellen des Parenchyms und es sind zahlreiche rundliche Stärkekörner enthalten, die gelegentlich einen Längsspalt haben.
Abbildungen zu den mikroskopischen Merkmalen siehe Ph. Eur.

Blätter

Das graugrüne Pulver enthält typische, zahlreiche, lange, steife, einzellige, dickwandige Deckhaare, die spitz enden. An der Basis sind die Haare eckig und getüpfelt, dort sind sie teilweise zu sternförmigen Büscheln aus bis zu 8 Haaren vereint. Bruchstücke der Blattepidermis haben anomocytische oder paracytische Spaltöffnungen. Bruchstücke des Mesophylls enthalten Calciumoxalatdrusen. Die Pollenkörner sind groß, rund, rot und stachelig wie ein Seeigel. Im Wasserpräparat quellen die Schleimzellen des Parenchyms.
Abbildungen zu den mikroskopischen Merkmalen siehe Ph. Eur.

Hauptinhaltsstoffe

Schleime, Stärke (Wurzel)
Das Arzneibuch fordert für die Wurzel eine Quellungszahl von 10, mit 1 g pulverisierter Droge bestimmt, für die Blätter eine Quellungszahl von 12, mit 0,2 g pulverisierter Droge bestimmt.

Anwendungsgebiete und Wirkung

Eibischwurzel und -blätter werden zur Linderung bei Schleimhautreizungen im Mund- und Rachenraum und damit verbundenem trockenen Reizhusten verwendet. Die Schleime bedecken die entzündeten Bereiche des Rachenraumes, bilden dort einen Schutzfilm, sodass die Reizung der Hustenrezeptoren zurückgeht. In den Bronchialraum gelangen die Schleime nicht. Auch bei leichten Magenschleimhautentzündungen wirken Schleime reizlindernd. Eibischwurzel wird häufiger verwendet als Eibischblätter. Im DAC ist der Eibischsirup aufgeführt, der bei Reizhusten beliebt ist. Er wird volkstümlich „Schneckensaft" genannt. Die Drogen sind gut verträglich und dürfen auch bei Kindern ab 3 Jahren angewendet werden.

Dosierung

1 Teelöffel Eibischblätter (1 bis 2 g) wird mit 150 ml heißem Wasser übergossen und nach etwa 10 Minuten durch ein Teesieb gegeben. Mehrmals täglich eine Tasse Tee trinken.
Wirksame Tagesdosis: 5 g Droge
Eibischwurzel sollte nur als Kaltauszug hergestellt werden. Bei Aufgießen mit heißem Wasser würde die Stärke verkleistern und die Schleimstoffe könnten nicht gut extrahiert werden. Außerdem sind die Schleime nicht hitzestabil.
1 Teelöffel voll Eibischwurzel (3 g) wird mit 150 ml kaltem Wasser übergossen und 1 ½ Stunden unter gelegentlichem Umrühren stehen gelassen. Dann wird abgeseiht. Der Tee darf zum Trinken angewärmt werden.
Wirksame Tagesdosis: siehe HMPC-Monographie.
Eibischsirup DAC: Einzeldosis 5 bis 10 ml.

Hinweise an die Patienten

„Eibisch hilft Ihnen gegen trockenen Reizhusten, gegen Reizungen im Mund- und Rachenraum und auch gegen leichte Entzündungen der Magenschleimhaut. Weil diese Heilpflanze gut verträglich ist, darf sie auch bei Kleinkindern ab 3 Jahren angewendet werden.
Bereiten Sie den Eibischwurzeltee als Kaltauszug zu, die Blätter können Sie wie gewohnt mit heißem Wasser übergießen."

Beispiele für Fertigarzneimittel:

Heumann Bronchialtee Solubifix® T, Imupret® N, Phytohustil® N

Huflattichblätter – DAB
Farfarae folium
Folia Farfarae

Tussilago farfara (Huflattich)
Asteraceae (Korbblütler)

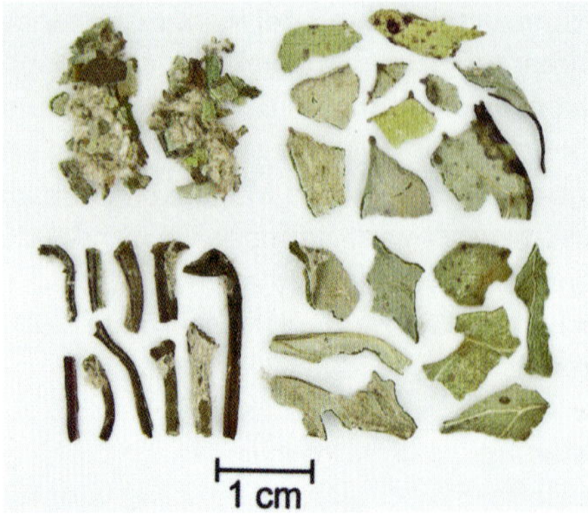

Der Huflattich ist eine heimische, kleine Staude. Er gehört zu den ersten Frühjahrsblühern am Wegesrand, die gelben Blüten erscheinen Ende März, anschließend kommen die Blätter, die im Mai/Juni geerntet werden. Früher stammte die Droge aus Wildsammlung. Wegen seiner lebertoxischen Inhaltsstoffe sollte wild wachsender Huflattich nicht mehr verwendet werden, in einigen Ländern ist er nicht mehr zugelassen. In Deutschland sind Huflattichblüten nicht mehr verkehrsfähig. Die nicht giftige Droge Huflattichblätter stammt aus Anbau spezieller Sorten und darf verwendet werden. In der Laienpresse wird Huflattich häufig empfohlen, deshalb ist eine gute Beratung der Kunden besonders wichtig.

Definition der Droge
Huflattichblätter bestehen aus den getrockneten Laubblättern.

Makroskopische Merkmale und Eigenschaften
Die gelblichen bis dunkelgrünen Blattstücke sind derb und brüchig, oberseits meist kahl und matt glänzend, unterseits dicht behaart und dadurch wollig-weiß-filzig. Auf der Oberseite sind die hellen Hauptnerven deutlich zu sehen, auf der Unterseite ist die Nervatur wegen der dichten Behaarung nicht zu erkennen. Die Droge hat einen schwach honigartigen Geruch und schleimig-süßlichen Geschmack.

Mikroskopische Merkmale
Das gelbliche bis graugrüne Pulver enthält Epidermisfragmente der Blattoberseite mit dünnwandigen, polygonalen Zellen und einer deutlichen, um die Haaransatzstellen und wenigen Spaltöffnungen strahligen Kutikularstreifung. Fragmente der unteren Epidermis haben zahlreiche anomocytische Spaltöffnungen. Bruchstücke des Mesophylls enthalten graue Klumpen aus Inulin, mehrere Schichten Palisadenparenchym und ein Schwammparenchym mit großen Interzellularen. Auffällig sind die vielen Wollhaare der Blattunterseite mit einer langen, verschlungenen Endzelle.

Verfälschungen

Es können Blätter verschiedener Pestwurzarten in der Droge vorkommen. Die Pestwurzblätter sind an ihren typischen, aber nicht sehr zahlreichen Gliederhaaren („Tonnenhaaren") zu erkennen.

Hauptinhaltsstoffe

Schleime, Inulin (Fructosepolymer), giftige Pyrrolizidinalkaloide

Anwendungsgebiete und Wirkung

Huflattichblätter wirken gegen akute Katarrhe der Luftwege mit Husten und Heiserkeit sowie akute, leichte Entzündungen der Mund- und Rachenschleimhaut. Die enthaltenen Schleime sind im Rachen lokal reizlindernd, sie bedecken die entzündete Schleimhaut und vermindern den Reiz auf die Hustenrezeptoren.

Nebenwirkungen

Einige Pyrrolizidinalkaloide im Huflattich, z. B. Senkirkin, wirken leberschädigend. Die Alkaloide werden in der Leber zu hochreaktiven Verbindungen metabolisiert, die kanzerogen sind. Aus Anbau stammende Huflattichware enthält keine giftigen Alkaloide und hat diese Nebenwirkung nicht.

Kontraindikationen

Huflattich darf nicht in der Schwangerschaft, Stillzeit und bei Kindern unter 12 Jahren angewendet werden.

Dosierung

1 Esslöffel Droge (2 g) wird mit 150 ml heißem Wasser übergossen und nach etwa 10 Minuten durch ein Teesieb gegeben. Mehrmals täglich eine Tasse Tee trinken.
Wirksame Tagesdosis: 4,5 bis 6 g Droge
Die Tagesdosis darf nicht mehr als 1 µg Pyrrolizidinalkaloide enthalten. Die Anwendungsdauer ist auf 4 bis 6 Wochen pro Jahr beschränkt.

Hinweise an die Patienten

„Huflattichblätter helfen Ihnen gegen trockenen Reizhusten und Heiserkeit. Weil der wild wachsende Huflattich krebserzeugende Stoffe enthält, sollten Sie nur speziellen Huflattichtee verwenden, der in der Apotheke erhältlich ist. Die Heilpflanze sollten Sie nur maximal 4 bis 6 Wochen im Jahr anwenden. In Schwangerschaft, Stillzeit und bei Kindern unter 12 Jahren darf der Huflattich nicht angewendet werden. Als gut wirksame und ungiftige Alternativen können Sie Spitzwegerichblätter, Eibischwurzel oder Malvenblüten verwenden."

Isländisches Moos/Isländische Flechte – Ph. Eur.
Lichen islandicus

Cetraria islandica (Isländische Flechte) – Parmeliaceae (Strauchflechten)

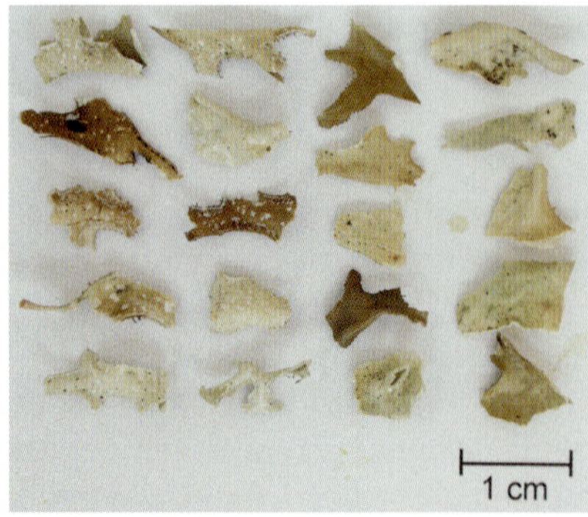

Isländisches Moos oder botanisch korrekt Isländische Flechte wächst in Mittel- und Hochgebirgsregionen Nord-, Mittel- und Osteuropas, auch in Island. Die Flechte ist eine Lebensgemeinschaft von Pilz und Alge und hat daher keine Wurzeln, Sprosse und Blüten, sondern besteht aus einem wenig differenzierten Pflanzenkörper, dem Thallus. Der Pilz bildet das Gerüst, er stellt die Verbindung zum Boden her und liefert Wasser und Mineralstoffe. In das Gerüst eingebettet liegen die Algen, die die Photosynthese übernehmen. Die Droge stammt aus Wildsammlung.

Definition der Droge
Isländisches Moos/Isländische Flechte besteht aus ganzem oder geschnittenem, getrockneten Thallus.

Makroskopische Merkmale und Eigenschaften
Die Droge besteht aus unregelmäßig geformten Stücken des Thallus, die rinnenförmig oder umgebogen, selten flach, am Rand ausgefranst und steif sind. Die Oberseite ist grünlich bis grünlich braun, die Unterseite grauweiß bis hellbräunlich mit vertieften, weißlichen Flecken. Der Geschmack ist schleimig und bitter.

Verwechslung
Die Droge darf nicht mit Irländischem Moos (Carrageen) verwechselt werden. Carrageen ist eine Droge, die aus den Thalli von Rotalgen besteht, sie sieht dem isländischen Moos entfernt ähnlich. Aus Carrageen werden Produkte, wie z. B. Tortengusspulver, hergestellt. Im Unterschied zur Gelatine werden die Carrageenane schon bei hohen Temperaturen fest, der Guss läuft daher nicht vom Kuchen herunter.

Mikroskopische Merkmale
Das graubraune Pulver enthält zahlreiche Bruchstücke eines Pseudoparenchyms (Scheinparenchym), das nicht aus Zellen, sondern aus Hyphen (Pilzfäden) besteht. Diese sind in der Randschicht englumig und dickwandig, in den inneren Bereichen locker verschlungen. Dazwischen eingebettet liegen kleine, grünliche bis bräunliche Algenzellen.

Hauptinhaltsstoffe

Wasserlösliche Schleime (50 %), die teilweise schon in kaltem Wasser oder erst in heißem Wasser löslich sind. Außerdem sind Flechtensäuren enthalten.

Anwendungsgebiete und Wirkung

Isländisches Moos wirkt gegen Schleimhautreizungen im Mund und Rachen und gegen trockenen Reizhusten. Die Schleime bedecken die gereizten Schleimhäute und lindern so die Beschwerden. Wegen des bitteren Geschmacks der Flechtensäuren kann die Droge auch gegen Appetitlosigkeit verwendet werden.

Kontraindikationen

Wegen fehlender Studien zur Unbedenklichkeit soll isländisches Moos nicht bei Kindern unter 12 Jahren, als Lutschmittel nicht unter 6 Jahren verwendet werden. Viele Lutschmittel sind keine Arzneimittel, sondern Lebensmittel oder Medizinprodukte, hier gelten die Altersbeschränkungen nicht.

Dosierung

1 Teelöffel Droge (1,5 g) werden mit 150 ml heißem Wasser übergossen und nach etwa 10 Minuten durch ein Teesieb gegeben. Mehrmals täglich eine Tasse Tee trinken.
Wirksame Tagesdosis: 4 bis 6 g Droge. Für einen appetitanregenden Tee wird die Zubereitung eines Kaltauszuges empfohlen.

Hinweise an die Patienten

„Isländisches Moos hilft Ihnen gegen trockenen Reizhusten und gegen Reizungen im Mund und Rachen. Auch bei Appetitlosigkeit können Sie den Tee trinken, hier sollten Sie ihn aber kalt ansetzen."

Produktbeispiele

Aspecton® Halstabletten Anis/Cassis, Isla-Moos®Pastillen

Königskerzenblüten/ Wollblumen – Ph. Eur.
Verbasci flos
Flores Verbasci

Verbascum thapsus (Kleinblütige Königskerze), *Verbascum densiflorum* (Großblütige K.), *Verbascum phlomoides* (Windblumen-K.) – Scrophulariaceae (Rachenblütler, Braunwurzgewächse)

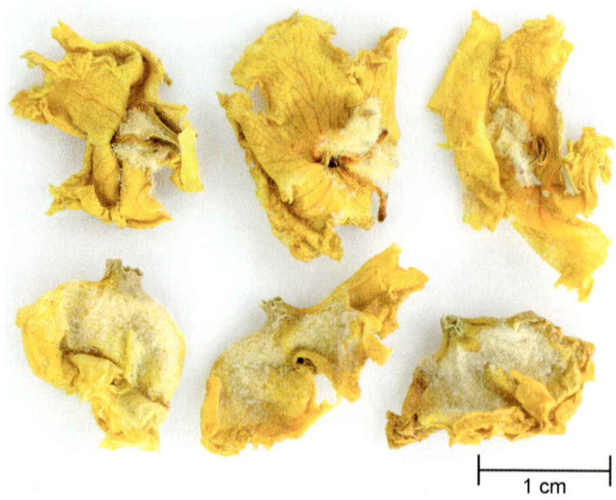

Königskerzen sind in ganz Europa verbreitet. Einige dieser zweijährigen Arten erreichen eine stattliche Höhe von über einem Meter und im Juni leuchten ihre gelben Blüten der Blütenstände an Böschungen und Wegrändern. Zur Gewinnung der Droge werden die gelben Blütenkronen nach dem Aufblühen herausgezupft, der Kelch bleibt zurück. Die Droge stammt aus Anbau.

Definition der Droge
Wollblumen bestehen aus den getrockneten, auf die Kronblätter mit angewachsenen Staubblättern reduzierten Blüten.

Makroskopische Merkmale und Eigenschaften
Die Droge besteht aus den 20 bis 30 mm großen, goldgelben Teilen der Blumenkrone. Die Krone ist eine kurze Röhre, die in fünf Zipfel ausläuft, die außen stark behaart sind. Die Staubfäden der Staubblätter sind teilweise rötlich und haben quer gestellte Staubbeutel. Der Geschmack ist süßlich und schleimig.

Mikroskopische Merkmale
Das gelbliche bis gelbbraune Pulver enthält viele, typische, mehrzellige Etagensternhaare und deren Bruchstücke. Die Deckhaare der Staubgefäße sind einzellig, lang, dünnwandig und röhrenförmig, manchmal mit einem keulenförmigen Ende, die Oberfläche ist deutlich gekörnt oder gestreift. Die Pollenkörner sind rundlich, haben eine feinkörnige Exine und drei Keimporen.
Abbildungen zu den mikroskopischen Merkmalen siehe Ph. Eur.

Hauptinhaltsstoffe
Schleime, Saponine

Anwendungsgebiete und Wirkung
Wollblumen werden gegen Katarrhe der Luftwege verwendet. Die enthaltenen Schleime wirken reizlindernd, die Saponine expectorierend, die Droge hat einen angenehmen Geschmack. Die beiden Wirkungen stören sich nicht, weil die Schleime nicht zentral den Husten dämpfen, sondern nur lokal im Rachen wirken und der aufgelockerte Bronchialschleim trotzdem abgehustet werden kann. Weil die Droge hübsch aussieht, wird sie auch als Schmuckdroge in Hustentees verwendet.

Nebenwirkungen
Es sind keine Nebenwirkungen bekannt.

Kontraindikationen
Wegen fehlender Studien zur Unbedenklichkeit sind Wollblumen für Kinder unter 12 Jahren nicht empfehlenswert.

Dosierung
3 bis 4 Teelöffel Droge (1,5 bis 2 g) werden mit 150 ml heißem Wasser übergossen und nach etwa 10 Minuten durch ein Teesieb gegeben. Mehrmals täglich eine Tasse Tee trinken. Wirksame Tagesdosis: 4,5 bis 8 g Droge

Hinweise an die Patienten
„Wollblumen helfen Ihnen gegen Hustenreiz und sind schleimlösend.“

Beispiele für Fertigarzneimittel
Pulmo Hevert®

Lagerhinweis
Wollblumen sind sehr feuchtigkeitsempfindlich und müssen in Gefäßen dicht verschlossen, am besten mit einem Trockenmittel, gelagert werden. Sie werden sonst braun und verlieren ihren Wert.

Malvenblüten – Ph. Eur.
Malvae sylvestris flos
Flores Malvae

Malva sylvestris (Wilde Malve)

Malvenblätter – Ph. Eur.
Malvae folium
Folia Malvae

Malva sylvestris (Wilde Malve), *Malva neglecta* (Wegmalve) – Malvaceae (Malvengewächse)

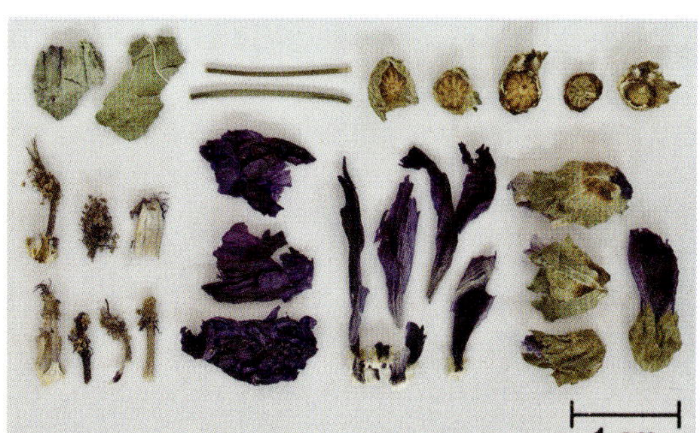

Die wilde Malve ist eine einheimische Staude, die im Sommer mit rosa-violetten Blüten blüht. Als Drogenlieferant darf die Gartenmalve angebaut werden, die intensiv gefärbte Blüten hat. Für die Gewinnung der Malvenblätter ist als weitere Malvenart die Wegmalve zugelassen.

Definitionen der Drogen

Malven*blüten* bestehen aus den ganzen oder geschnittenen, getrockneten Blüten nur der wilden Malve oder ihrer Kulturvarietäten.
Malven*blätter* bestehen aus den getrockneten, ganzen oder geschnittenen Laubblättern der wilden Malve und der Wegmalve.

Makroskopische Merkmale und Eigenschaften

Malven*blüten* bestehen aus den violetten Blütenteilen mit den grünen Kelchen. Teile des Außenkelches (aus Hochblättern gebildet) sowie des Kelches sind außen borstig behaart (Lupe). Der Geschmack ist fade und schleimig.
Malven*blätter* bestehen aus hellgrünen, weichen, zerknitterten, manchmal zusammenhängenden Blattstücken mit hervortretender Nervatur. Die Blätter sind nur wenig behaart. Kleine braune Flecken auf der Blattoberseite stammen von einem Pilz, dem Malven-Rost. Der Geschmack ist fade und schleimig.

Verwechslung

Neben Malvenblüten und Malvenblättern werden als Droge auch Stockrosenblüten verwendet: Flores Malvae arboreae, Alceae roseae flos. Sie stammen von *Alcea rosea*, der bis 2 Meter hohen, dunkelrot blühenden Stockrose, die ebenfalls Schleime enthält.

Mikroskopische Merkmale

Blüten

Das bläulich graue Pulver enthält Bruchstücke der Kronblätter, deren blauer Farbstoff in das Präparat übergeht. Die Pollenkörner sind groß, rund, stachelig und sehen wie Seeigel aus. Große, einzellige, dickwandige, steife Haare oder Bruchstücke davon kommen neben kleineren, dünnwandigen, einzelligen Haaren und Drüsenhaaren mit mehrzelligem Köpfchen vor. Stücke des Mesophylls enthalten Gefäße und Calciumoxalatdrusen.
Abbildungen zu den mikroskopischen Merkmalen siehe Ph. Eur.

Blätter

Das grüne bis gelblich grüne Pulver enthält Bruchstücke der oberen und unteren Blattepidermis mit schwach welligen Zellwänden und anisocytischen Spaltöffnungen. Verschiedene Haartypen kommen vor: einzellige, teilweise etwas gekrümmte Haare, rundliche Drüsenhaare und typische Büschelhaare. Bruchstücke des Mesophylls enthalten Calciumoxalatdrusen und Schleimzellen.

Hauptinhaltsstoffe

Schleime, als Blütenfarbstoffe Anthocyane
Die Quellungszahl für Blüten muss mindestens 15, für Blätter mindestens 7 betragen.

Anwendungsgebiete und Wirkung

Malvenblüten und -blätter wirken gegen Schleimhautreizungen im Mund und Rachen und damit verbundenem Reizhusten. Die Schleime bedecken die entzündeten Bereiche des

Rachens, bilden dort einen Schutzfilm und reduzieren die Reizung der Hustenrezeptoren. In den Bronchialraum gelangen die Schleime nicht. Malvenblüten werden wegen ihrer schönen Farbe auch als Schmuckdroge verwendet.

Nebenwirkungen

Die Drogen sind gut verträglich, es sind keine Nebenwirkungen bekannt.

Dosierung

3 bis 4 Teelöffel Malvenblüten (1,5 bis 2 g) werden mit 150 ml heißem Wasser übergossen und nach etwa 10 Minuten durch ein Teesieb gegeben. Mehrmals täglich eine Tasse Tee trinken.
Wirksame Tagesdosis: 5 g Droge
2 Teelöffel Malvenblätter (3 bis 5 g) werden mit 150 ml heißem Wasser übergossen und nach etwa 10 Minuten durch ein Teesieb gegeben. Mehrmals täglich eine Tasse Tee trinken. Die wirksame Tagesdosis entspricht der der Malvenblüten.

Hinweise an die Patienten

„Malvenblüten und -blätter helfen Ihnen gegen trockenen Reizhusten, gegen Reizungen im Mund und Rachen."

Der „Malventee" im Lebensmittelhandel besteht meist aus Hibiscusblüten, die von der afrikanischen Malve, *Hibiscus sabdariffa*, stammen.

Spitzwegerichblätter – Ph. Eur.

Plantaginis lanceolatae folium
Folia Plantaginis lanceolatae

Plantago lanceolata (Spitzwegerich) – Plantaginaceae (Wegerichgewächse)

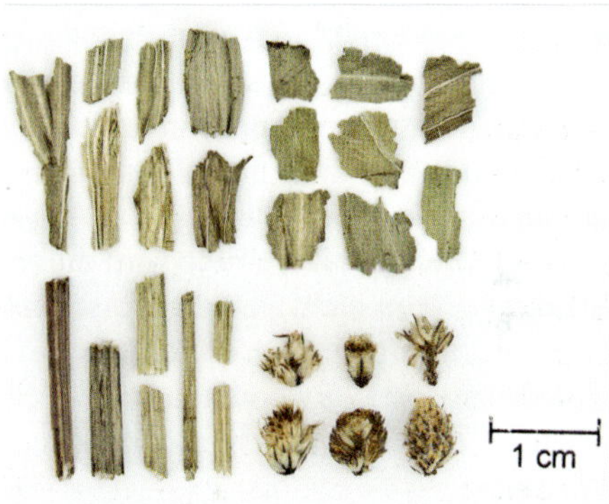

Der Spitzwegerich ist eine einheimische Staude, die sehr anspruchslos ist und als Wildkraut überall auf trockenen Plätzen wächst, auch zwischen Gehwegplatten. Im Unterschied zum großen und mittleren Wegerich, die auch häufig vorkommen, sind die Blätter des Spitzwegerichs schmal, lang und spitz zulaufend. Früher war die Krautdroge offizinell, sie wurde ab Ph. Eur. 4.04 von der Blattdroge abgelöst. Dies war sinnvoll, weil sich die Wirkstoffe hauptsächlich in den Blättern befinden. Die Droge stammt aus Anbau.

Definition der Droge

Spitzwegerichblätter bestehen aus den ganzen oder zerkleinerten Blättern und Blütenschäften.

Makroskopische Merkmale und Eigenschaften

Die Droge besteht aus hell- bis dunkelgrünen, dünnen, kahlen Blattstücken mit typischen, parallel verlaufenden Nerven. Die Teile der Blütenschäfte sind bräunlich grün, dünn mit tiefen Längsrinnen. Der Geschmack ist schwach bitter und schwach salzig.
Wenn die Droge nicht sachgerecht getrocknet oder feucht gelagert wurde, sind die Blätter braun verfärbt und minderwertig.

Mikroskopische Merkmale

Das gelblich grüne Pulver enthält Epidermisbruchstücke mit wellig-buchtigen Zellen und überwiegend diacytischen und wenigen anomocytischen Spaltöffnungen. Die typischen Deckhaare sind mehrzellig, einreihig, mit einer runden Basalzelle, darauf folgen lange, schmale, dickwandige Zellen, deren gemeinsame Zellwände wie Gelenke aussehen, deshalb auch „Gelenkhaare" genannt. Außerdem sind typische Drüsenhaare mit einzelligem Stiel und vielzelligem Köpfchen mit einer einzelnen Endzelle enthalten.
Abbildungen zu den mikroskopischen Merkmalen siehe Ph. Eur.

Hauptinhaltsstoffe

Schleime, Glykoside, z. B. Aucubin und Acetosid

Anwendungsgebiete und Wirkung

Spitzwegerichblätter werden angewendet gegen Katarrhe der Luftwege, entzündliche Veränderungen der Mund- und Rachenschleimhaut und äußerlich gegen entzündliche Veränderungen der Haut. Die Schleime wirken lokal reizlindernd und antitussiv, die Glykoside entzündungshemmend und antibakteriell. Die antibakterielle Wirkung des Aucubins ist nur in Fluidextrakten oder Presssäften vorhanden. Aus dem Glykosid Aucubin wird durch ein pflanzeneigenes Enzym das Aglykon, Aucubinogen, freigesetzt, das antibakteriell wirksam ist. Bei Teezubereitung wird durch heißes Wasser das Enzym jedoch zerstört und damit das Aglykon nicht freigesetzt, so dass keine antibakterielle Wirkung vorliegt. In der Volksmedizin werden die frischen, gequetschten Blätter zur Linderung der Beschwerden bei Mückenstichen verwendet.
Die Droge ist gut verträglich, es sind keine Nebenwirkungen bekannt.

Kontraindikation

Wegen fehlender Studien zur Unbedenklichkeit ist die Droge für Kinder unter 3 Jahren nicht empfehlenswert.

Dosierung

2 Teelöffel Spitzwegerichblätter (2 g) werden mit 150 ml heißem Wasser übergossen und nach etwa 10 Minuten durch ein Teesieb gegeben. Mehrmals täglich eine Tasse Tee trinken.
Wirksame Tagesdosis: 4 bis 6 g Droge

Hinweise an die Patienten
„Spitzwegerich hilft Ihnen gegen trockenen Reizhusten, gegen Reizungen im Mund und Rachen und äußerlich gegen leichte Entzündungen der Haut."

Beispiel für Fertigarzneimittel
Eucabal®-Hustensaft (mit Thymian)

3.3.3 Erkältungsdrogen

Holunderblüten – Ph. Eur.
Sambuci flos
Flores Sambuci

Sambucus nigra (Schwarzer Holunder) – Adoxaceae (Moschuskrautgewächse)

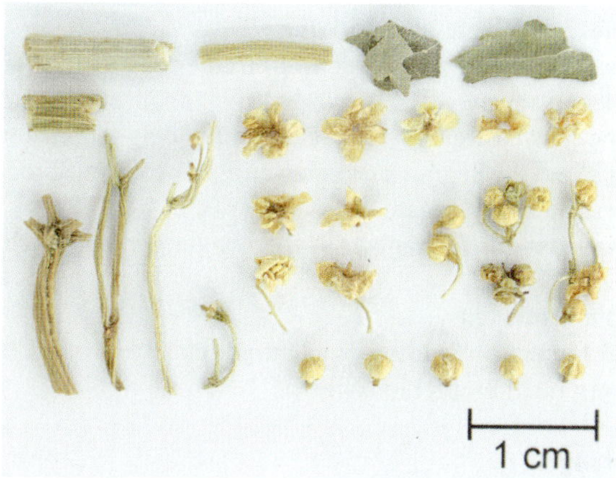

Häufige Bezeichnung: „Fliedertee", für die Beeren „Fliederbeeren"

Der schwarze Holunder ist ein einheimischer Strauch, der mehrere Meter hoch wird. Im Mai/Juni blüht er mit weißen Blütenständen, im Herbst entstehen die fast schwarzen, beerenartigen Früchte. Der Holunder wird vielfältig genutzt: Als Arzneimittel und als Lebensmittel. Das weiße Mark der Zweige eignet sich sehr gut als Hilfsmittel zur Herstellung von Schnitten für die Mikroskopie. Die Droge wird hauptsächlich aus Osteuropa importiert.

Definition der Droge
Holunderblüten bestehen aus den getrockneten Einzelblüten, die durch Rebeln (Reiben und Sieben) vom Blütenstand abgetrennt werden.

Makroskopische Merkmale und Eigenschaften
Die Droge besteht aus den kleinen, dunkelgelben Blüten, teilweise noch als kugelige Knospen. Der Kelch ist klein, grün bis braungrün und unbehaart. Die Blütenkrone ist fünfzipfelig, es sind fünf Staubblätter vorhanden. Dies ist besser zu erkennen, wenn die Blüten in Wasser eingeweicht worden sind. Der Geruch ist leicht herb, der Geschmack schwach süßlich.
Braun verfärbte Droge ist minderwertig und sollte nicht mehr verwendet werden.
Unterschiede zu Mädesüßblüten: Mädesüßblüten haben fünf Kronblätter, die nicht miteinander verwachsen sind und viele Staubblätter.

Mikroskopische Merkmale

Das grünlich-gelbe Pulver enthält zahlreiche kugelförmige Pollenkörner, die drei Keimporen und eine fein punktierte Exine haben. Auf den Epidermiszellen des Kelches sitzen gelegentlich einzellige Deckhaare. Die Kronblattfragmente haben in der oberen Epidermis perlschnurartig verdickte Zellwände und anomocytische Spaltöffnungen auf der Unterseite. In den Mesophyllbruchstücken liegen Idioblasten mit Kristallsand aus Calciumoxalat. Alle Blattbruchstücke zeigen eine Cuticularstreifung.
Abbildungen zu den mikroskopischen Merkmalen siehe Ph. Eur.

Hauptinhaltsstoffe

Flavonoide

Anwendungsgebiete und Wirkung

Holunderblüten werden als schweißtreibendes (diaphoretisches) Mittel gegen Erkältungskrankheiten angewendet. Die wirksamen Inhaltsstoffe sind nicht bekannt. Es wird vermutet, dass die schweißtreibende Wirkung durch den heißen Tee ausgelöst wird. Eine Schwitzkur ist vor allem zu Beginn der Erkältung sinnvoll. Außerdem wirkt Holunder sekretolytisch bei verschleimtem Husten.
Die Droge ist gut verträglich, Nebenwirkungen sind nicht bekannt.

Kontraindikationen

Wegen fehlender Studien zur Unbedenklichkeit sind Holunderblüten für Kinder unter 12 Jahren nicht empfehlenswert.

Dosierung

2 Teelöffel Holunderblüten (3 g) werden mit 150 ml heißem Wasser übergossen und nach etwa 10 Minuten durch ein Teesieb gegeben. Mehrmals täglich eine Tasse Tee möglichst heiß trinken.
Mittlere Tagesdosis: 10 bis 15 g Droge

Durchführung einer Schwitzkur:

1 bis 2 Tassen möglichst heißen Tee trinken, warm einpacken und eine Stunde im Bett schwitzen. Dann warm duschen, frische Wäsche anziehen, Bett neu beziehen und schlafen. Schwitzkuren sind nur für Personen mit einem stabilen Kreislauf geeignet.

Hinweise an die Patienten

„Holunderblüten helfen Ihnen gegen Ihre Erkältung, sie lösen den Husten und sind schweißtreibend."

Beispiele für Fertigarzneimittel

Sidroga® Erkältungstee, Sinupret®

Lindenblüten – Ph. Eur.
Tiliae flos
Flores Tiliae

Tilia cordata (Winterlinde), *Tilia platyphyllos* (Sommerlinde), *Tilia x vulgaris* (Holländische Linde) – Malvaceae (Malvengewächse)

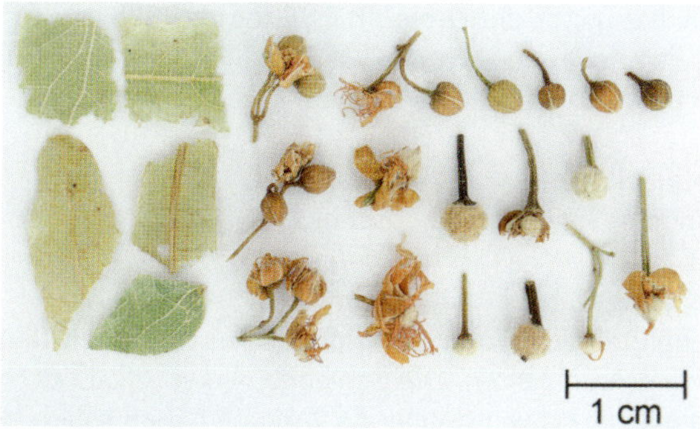

Linden sind Bäume, die in Europa häufig an Straßenrändern stehen. Als Drogenlieferanten dienen die Sommerlinde, die im Juni blüht, die Winterlinde, die im Juli blüht und das Kreuzungsprodukt der beiden Arten, die holländische Linde. Weil noch weitere Lindenarten angepflanzt werden, die vom Arzneibuch nicht zugelassen sind, sind Verfälschungen der Droge nicht selten. Die Droge wird importiert.

Definition der Droge
Lindenblüten bestehen aus den ganzen, getrockneten Blütenständen. Es sind nicht nur die Einzelblüten enthalten, sondern auch das große Hochblatt. Dadurch sieht die Droge nicht wie eine typische Blütendroge, sondern eher wie eine Krautdroge aus.

Makroskopische Merkmale und Eigenschaften
Die Droge besteht aus grünlichen Blütenknospen und bräunlichen Blüten. Die Kelchblätter sind bis sechs mm lang, kahnförmig, außen meist kahl, innen dicht behaart. Die Kronblätter sind bis acht mm lang und spatelförmig. Die Fruchtknoten sind filzig behaart. Typisch sind außerdem die grünen, steifen Stücke des Hochblattes, die eine deutliche Netznervatur haben. Der Geruch ist schwach aromatisch, der Geschmack schwach süßlich und schleimig.

Mikroskopische Merkmale
Die Pulverdroge eignet sich nicht zur mikroskopischen Identifizierung, weil die vom Arzneibuch nicht zugelassenen Lindenarten auch Büschelhaare haben, die allerdings auf den Hochblättern stehen. Die zugelassenen Stammpflanzen haben ihre Büschelhaare auf den Kelchblättern. Im Pulver wäre die Herkunft der Büschelhaare nicht zu ermitteln.
Der Blütenstand wird in seine Einzelteile zerlegt. Die obere Epidermis des Hochblattes hat Zellen mit geraden bis schwach welligen Wänden, die untere Epidermis Zellen mit wellig-buchtigen Wänden und Spaltöffnungen vom anomocytischen Typ. Die innere Epidermis der Kelchblätter trägt Büschelhaare. Im Parenchym der Kronblätter finden sich kleine Calciumoxalatdrusen und besonders an der Spitze Schleimzellen. Die Pollenkörner sind oval bis schwach dreieckig und haben eine feinkörnige Exine und drei Keimporen.

Verfälschungen

Relativ häufig ist die Droge mit Blüten der Silberlinde, *Tilia argentea*, verfälscht. Auch andere Lindenarten kommen vor. Die Silberlinde ist mikroskopisch an den Büschelhaaren auf den Hochblättern zu erkennen.

Hauptinhaltsstoffe

Flavonoide, Schleime, ätherisches Öl

Anwendungsgebiete und Wirkung

Lindenblüten werden angewendet gegen trockenen Reizhusten und zum Schwitzen bei Erkältungskrankheiten. Die Schleime wirken lokal reizlindernd und antitussiv. Die Wirkstoffe, die die schweißtreibende Wirkung haben sollen, sind nicht bekannt. Vermutlich ist es die heiße Flüssigkeit, die Schwitzen auslöst. Eine Schwitzkur ist vor allem zu Beginn der Erkältung sinnvoll. Die Droge soll außerdem bei Stresssymptomen entspannend wirken. Lindenblütentee wird wegen seines angenehmen Aromas häufig als Haustee ohne Indikation getrunken.
Die Droge ist gut verträglich, sie darf bei Kindern ab dem 4. Lebensjahr angewendet werden.

Dosierung

1 Teelöffel Lindenblüten (1,5 g) wird mit 150 ml heißem Wasser übergossen und nach etwa 10 Minuten durch ein Teesieb gegeben. 2 bis 4-mal täglich eine Tasse Tee möglichst heiß trinken.
Mittlere Tagesdosis: 3 bis 6 g Droge

Durchführung einer Schwitzkur:

1 bis 2 Tassen möglichst heißen Tee trinken, warm einpacken und eine Stunde im Bett schwitzen. Dann warm duschen, frische Wäsche anziehen, Bett neu beziehen und schlafen. Schwitzkuren sind nur für Personen mit einem stabilen Kreislauf geeignet.

Hinweise an die Patienten

„Lindenblüten helfen Ihnen gegen Ihre Erkältung, sie lindern den Hustenreiz und sind schweißtreibend."

Beispiel für Fertigarzneimittel

Sidroga® Erkältungstee (Kombinationspräparat)

Mädesüßblüten – DAC
Spireae flos
Flores Spiraeae

Mädesüßkraut – Ph. Eur.
Filipendulae ulmariae herba
Herba Spiraeae

Filipendula ulmaria (Echtes Mädesüß) – Rosaceae (Rosengewächse)

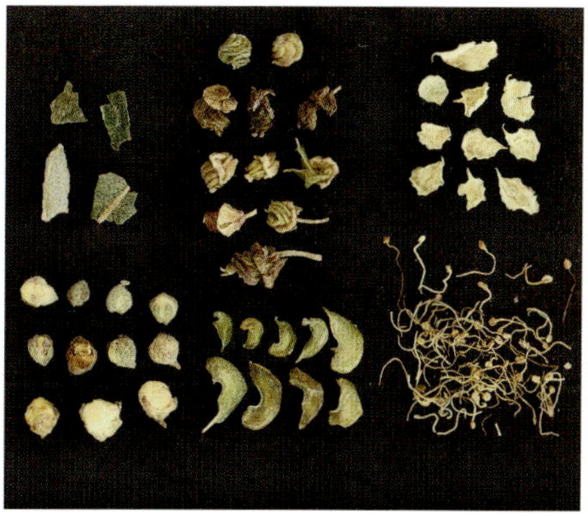

Andere Drogenbezeichnungen: Spierblumenblüten, Spierkraut

Das echte Mädesüß ist eine einheimische Staude, die an feuchten Standorten im Juni blüht. Die Drogen werden aus den Balkanländern importiert.

Definitionen der Drogen
Mädesüßkraut besteht aus geschnittenen, getrockneten blühenden Stängelspitzen. Mädesüßblüten bestehen aus getrockneten Blüten.

Makroskopische Merkmale und Eigenschaften
Krautdroge
Sie besteht aus Blüten, Blättern und Stängeln. Die Stängelstücke sind bis zu 5 mm dick, grünlich braun, steif, kantig, zumeist hohl und regelmäßig längs gefurcht. Die Teile der Blätter sind oberseits dunkelgrün und kahl, unterseits filzig, heller grün, manchmal silbrig mit hervortretender brauner Nervatur. Die Blütenknospen sind kugelig und gelblich, die kleinen Blüten ebenfalls gelblich. Eine Einzelblüte hat fünf Kelch- und fünf Kronblätter, die nicht miteinander verwachsen sind, zahlreiche Staubblätter mit rundlichen Staubbeuteln. Nach Befeuchten mit Wasser Geruch nach Methylsalicylat, Geschmack zusammenziehend und schwach bitter.
Blütendroge
Sie besteht aus gerebelten Blütenknospen und Blüten.

Unterscheidung Mädesüßblüten von Holunderblüten
Mädesüßblüten haben fünf Kronblätter, die nicht miteinander verwachsen sind und viele Staubblätter, Holunderblüten haben fünf Kronblätter, die am Grund zu einer Röhre verwachsen sind und nur fünf Staubblätter.

Mikroskopische Merkmale der Drogen

Das gelblich grüne Pulver enthält Bruchstücke der Blütenachse, in Aufsicht mit polygonalen Epidermiszellen, Calciumoxalatdrusen und einzelligen Deckhaaren. Kleine, mehrzellige Drüsenhaare mit braunem Inhalt sind nur wenige vorhanden, fallen aber als kleine rotbraune Klumpen auf. Bruchstücke der Blätter und Kelchblätter haben wellig-buchtige Epidermiszellen und auf der Unterseite anomocytische Spaltöffnungen. Im Mesophyll liegen Calciumoxalatdrusen. Die zahlreichen Pollenkörner sind rund mit 3 Keimporen und einer schwachgrubigen Exine. Fragmente der Faserzellschicht der Antheren mit sternförmigen Verdickungen (Sternendothecium) kommen vor.
Abbildungen zu den mikroskopischen Merkmalen der Mädesüßblüten siehe DAC, des Mädesüßkrautes siehe Ph. Eur.

Hauptinhaltsstoffe

Flavonoide, ätherisches Öl mit Salicylaldehyd und Methylsalicylat

Anwendungsgebiete und Wirkung

Mädesüß wird als schweißtreibendes Mittel zur unterstützenden Behandlung bei Erkältungskrankheiten verwendet. Die Wirkstoffe, die die schweißtreibende Wirkung haben sollen, sind nicht bekannt. Vermutlich ist es die heiße Flüssigkeit, die Schwitzen auslöst. Eine Schwitzkur ist vor allem bei Beginn der Erkältung sinnvoll. Die Salicylsäurederivate sind nur in geringer Konzentration enthalten, in den Blüten mehr als im Kraut. Trotzdem reichen die Mengen nicht aus, um eine entzündungshemmende Wirkung zu erzielen.

Kontraindikation

Bei Überempfindlichkeit auf Salicylsäure darf Mädesüß nicht angewendet werden. Wegen fehlender Studien zur Unbedenklichkeit ist Mädesüß nur für Erwachsene ab 18 Jahren empfehlenswert.

Dosierung

1 Teelöffel Mädesüßblüten/-kraut (1 bis 2 g) wird mit 150 ml heißem Wasser übergossen und nach etwa 10 Minuten durch ein Teesieb gegeben. Mehrmals täglich eine Tasse Tee möglichst heiß trinken.
Mittlere Tagesdosis: 2,5 bis 6 g Blüten oder 2 bis 18 g Kraut
Durchführung einer Schwitzkur:
1 bis 2 Tassen möglichst heißen Tee trinken, warm einpacken und eine Stunde im Bett schwitzen. Dann warm duschen, frische Wäsche anziehen, Bett neu beziehen und schlafen. Schwitzkuren sind nur für Personen mit einem stabilen Kreislauf geeignet.

Hinweise an die Patienten

„Mädesüß hilft Ihnen gegen Ihre Erkältung, es wirkt schweißtreibend. Wenn Sie überempfindlich gegen Salicylate, z. B. ASS – Acetylsalicylsäure, reagieren, sollten Sie die Droge nicht anwenden.“

Hustentees, Erkältungstees

Heumann Bronchialtee Solubifix®T (Sprühextrakt)

1,2 g Teeaufgusspulver enthalten:
Trockenextrakte aus

Süßholzwurzel	120 mg
Eibischwurzel	65 mg
Primelwurzel	10 mg
Thymianöl (mikroverkapselt)	1,2 mg

Sidroga® Husten- und Bronchialtee

Filterbeutel
1 Filterbeutel enthält:

Thymian	0,7 g
Eibischwurzel	0,5 g
Spitzwegerichblätter	0,3 g
Süßholzwurzel	0,3 g
Isländisches Moos	0,2 g

Hustentee Standardzulassung

Eibischwurzel	25,0 g
Fenchel	10,0 g
Isländisches Moos	10,0 g
Spitzwegerichkraut	15,0 g
Süßholzwurzel	10,0 g
Thymian	30,0 g

Husten- und Bronchialtee I und II Standardzulassung

A. Wirksame Bestandteile (in Masseprozenten)

Bestandteile/Tee	I	II
Anis		10,0 bis 40,0
Bitterer Fenchel	10,0 bis 25,0	
Lindenblüten		40,0 bis 60,0
Spitzwegerichkraut	25,0 bis 40,0	

Süßholzwurzel	25,0 bis 35,0	
Thymian	10,0 bis 40,0	10,0 bis 30,0

B. Sonstige Bestandteile
Eibischblätter, Hagebuttenschalen, Isländisches Moos, Kornblumenblüten, Lungenkraut, Malvenblätter, Malvenblüten, Quendelkraut, Schlüsselblumenblüten, Stiefmütterchenkraut.

Sidroga® Erkältungstee

1 Filterbeutel à 2 g enthält:
Holunderblüten 0,7 g
Weidenrinde 0,6 g
Lindenblüten 0,5 g
Sonstige Bestandteile:
Koriander, Süßholzwurzel

Erkältungstee I Standardzulassung

Wirksame Bestandteile:
Holunderblüten 30,0 g
Lindenblüten 30,0 g
Mädesüßblüten 20,0 g
Sonstige Bestandteile:
Hagebuttenschalen 20,0 g

Erkältungstee II bis V Standardzulassung

A. Wirksame Bestandteile

Bestandteile/Tee	II	III	IV	V
Holunderblüten	20,0 bis 40,0	20,0 bis 30,0	30,0 bis 50,0	20,0 bis 40,0
Lindenblüten	20,0 bis 40,0	25,0 bis 40,0		20,0 bis 40,0
Mädesüßblüten		20,0 bis 30,0		
Thymian			20,0 bis 30,0	20,0 bis 30,0
Weidenrinde	20,0 bis 35,0		20,0 bis 35,0	

B. Sonstige Bestandteile
Anis, Brombeerblätter, Bitterer Fenchel, Hagebuttenschalen, Malvenblüten, Quendelkraut, Ringelblumenblüten, Schwarze Johannisbeerblätter, Süßholzwurzel.

Aufgaben

3.3.1 Karteikarten zum Lernen: Nehmen Sie für jede Droge eine Karteikarte und beschriften Sie die Vorderseite mit der deutschen Drogenbezeichnung, die Rückseite mit lateinischen Drogenbezeichnungen, Stammpflanze, Familie, makroskopischen Merkmalen und Stichworten zu Inhaltsstoffen, Indikation, Wirkung, Nebenwirkungen, Kontraindikationen, Dosierung, Beispielen für Fertigarzneimittel.

3.3.2 Beschreiben Sie, welchen Stellenwert pflanzliche Hustenmittel im Vergleich zu chemischen Arzneistoffen haben.

3.3.3 Beschreiben Sie, was Expektorantien bzw. Antitussiva sind. Welche pflanzlichen Inhaltsstoffe wirken expektorierend, welche antitussiv?

3.3.4 Nennen Sie den Hauptwirkstoff der Eucalyptusblätter. Wie gelangt der Wirkstoff an den Wirkort und wie wirkt er?

3.3.5 Welche Fenchelmonographien sind im Arzneibuch aufgeführt? Welche Droge wird üblicherweise verwendet? Wie können die Drogen unterschieden werden?

3.3.6 Was ist in dem Fertigarzneimittel Umckaloabo® enthalten (Droge, Inhaltsstoffe)? Welche Wirkungen hat es? Welche Kontraindikationen sind zu beachten? Geben Sie Hinweise zur sachgerechten Einnahme.

3.3.7 Nennen Sie eine andere übliche deutsche Drogenbezeichnung für Süßholzwurzel. Welche Anwendungsgebiete und Wirkungen hat Süßholzwurzel? Warum darf die Droge nicht länger als 6 Wochen eingenommen werden?

3.3.8 Dürfen Sie Ipecacuanhawurzel und deren Zubereitungen ohne Rezept abgeben?

3.3.9 Auf welche Verfälschung müssen Sie bei Thymian achten? Wie ist die Unterscheidung möglich?

3.3.10 Ergänzen Sie: Huflattichblätter enthalten als Inhaltsstoffe .... Diese wirken .... Deshalb soll nur Droge aus .... abgegeben werden, die ....

3.3.11 Welcher Name ist botanisch richtig: Isländisches Moos oder Isländische Flechte? Auf welche Verwechslungsmöglichkeit müssen Sie bei Isländisch Moos achten?

3.3.12 Wie sind Wollblumen zu lagern?

3.3.13 Was geben Sie ab, wenn ein Kunde „Malventee" verlangt?

3.3.14 Welcher Unterschied besteht zwischen einem Hustentee und einem Erkältungstee?

3.3.15 Nennen Sie Beispiele für Erkältungsdrogen. Beschreiben Sie, warum schweißtreibende Drogen gegen Erkältung angewendet werden. Wie schätzt die Schulmedizin diese Anwendung ein?

3.3.16 Stellen Sie einen Hustentee zusammen, der sowohl gegen produktiven als auch gegen Reizhusten wirkt.

3.3.17 Ein Tee hat folgende Zusammensetzung:

- Mädesüßblüten
- Holunderblüten
- Lindenblüten
- Thymian
- Weidenrinde

a. Welche Indikation hat der Tee?
b. Warum sind die einzelnen Drogen enthalten?

3.4 Drogen gegen Magen-Darm-Erkrankungen

Hauptanwendungsgebiete für pflanzliche Arzneimittel dieser Gruppe sind funktionelle Dyspepsie, Reizmagen, Reizdarmsyndrom und Gastritis. Bei leichteren, vorübergehenden Beschwerden, wie Übelkeit, Appetitlosigkeit oder Blähungen, sind Tees häufig Mittel der ersten Wahl. Dyspepsie und Reizmagen oder Reizdarmsyndrom sind funktionelle Störungen, die meist keine krankhaften Veränderungen des Magen-Darm-Traktes als Ursache haben. Die Patienten fühlen sich jedoch stark beeinträchtigt. Gründe sind hier oft psychische Belastungen. Symptome für eine funktionelle Dyspepsie sind Appetitlosigkeit, Völle- und Druckgefühl im Oberbauch, Sodbrennen und Übelkeit. Bei einem Reizdarmsyndrom treten u. a. Leibschmerzen, Blähungen und im Wechsel Durchfall und Verstopfung auf. In vielen Fällen haben Patienten Symptome aus beiden Bereichen. Diagnostisch müssen diese funktionellen Beschwerden von Erkrankungen mit Organveränderungen, wie Gastritis und Ulkus, abgegrenzt werden. Diese können auch durch bakterielle Infektion mit Helicobacter pylori verursacht worden sein. Hier ist eine Therapie mit Antibiotika und Protonenpumpenhemmern notwendig. Die langfristige Einnahme von nichtsteroidalen Antiphlogistika, wie Acetylsalicylsäure oder Diclofenac, führt ebenfalls zu Entzündungen im Magen-Darm-Trakt. Eine ungesunde Lebensweise mit hektischen, unregelmäßigen Mahlzeiten, ungenügendem Kauen der Speisen, Stress, Alkohol-, Kaffee-, Nikotinkonsum fördert die Entstehung der Magen-Darm-Beschwerden. Kunden sollte in der Apotheke geraten werden, ihre Beschwerden durch den Arzt abklären zu lassen. Die Änderung des Ernährungsverhaltens, Stressabbau und Entspannungsübungen können neben einer Tee-Therapie zur Besserung der Magen-Darm-Beschwerden beitragen.

Wirkungen der Drogen gegen Magen-Darm-Beschwerden

Am Zungengrund befindet sich die Zone für die Geschmacksempfindung „bitter". Bitterstoffe reizen Rezeptoren und regen reflektorisch die Produktion von Speichel und Magensaft an. Im Magen lösen die Bitterstoffe außerdem die Ausschüttung des Gewebshormons Gastrin aus, welches die Bewegung von Magen und Dünndarm und die Produktion von Gallenflüssigkeit und Pankreassaft fördert. So werden die Verdauung verbessert, Beschwerden, wie Völlegefühl, Blähungen und Übelkeit, vermindert.
Ätherische Öle und Flavonoide der Magen-Darm-Drogen wirken hauptsächlich spasmolytisch und antiphlogistisch. Sie lindern Entzündungen, Krämpfe und Blähungen, regen aber auch den Appetit und die Verdauung an.

Angelikawurzel – Ph. Eur.

Angelicae archangelicae radix
Radix Angelicae

Angelica archangelica (Echte Engelwurz) – Apiaceae (Doldenblütler)

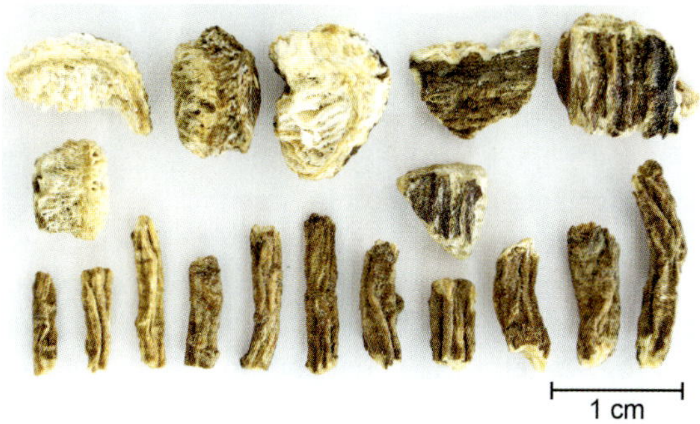

Die echte Engelwurz ist eine meist zweijährige Pflanze, die ursprünglich aus Nordeuropa stammt. Sie wächst an feuchten Standorten, wie Flussufern und feuchten Wiesen, und erreicht eine Höhe von bis zu 2,5 m. Auffällig sind von Juni bis August die großen, halbkugeligen, weißen Blütenstände des Doldenblütlers. Früher diente Angelikawurzel als Heilmittel gegen viele Krankheiten und sollte auch vor bösem Zauber schützen. Die Droge stammt aus Anbau, die zweijährigen Wurzelstöcke mit den Wurzeln werden ausgegraben, gereinigt und getrocknet.

Definition der Droge

Angelikawurzel besteht aus den getrockneten Wurzeln und dem Rhizom.

Makroskopische Merkmale und Eigenschaften

Die Droge besteht deutlich aus zwei verschiedenen Pflanzenteilen: Wurzelstücken und Rhizomteilen. Die relativ dünnen und runden Wurzelstücke sind außen braun bis schwarzbraun und deutlich längsgefurcht, innen haben sie einen gelblichen Holzkörper. Die weichen, unregelmäßigen Rhizomstücke sind graubraun bis rötlichbraun und haben ein schmutzig weißes Mark. Der Geruch ist würzig, der Geschmack aromatisch, scharf und bitter.

Mikroskopische Merkmale
Das bräunlich-weiße Pulver enthält Bruchstücke des Korks aus mehreren Lagen dünnwandiger, bräunlicher Zellen; typische Bruchstücke großer, gelblich-brauner Exkretgänge; Netzgefäßstücke und Bruchstücke des Rindenparenchyms; im Wasserpräparat viele kleine Stärkekörner, 2 bis 4 µm groß.
Abbildungen zu den mikroskopischen Merkmalen siehe Ph. Eur.

Verfälschungen
Es können Verfälschungen mit anderen Apiaceenwurzeln vorkommen. Das europäische Arzneibuch lässt mit einer DC auf Liebstöckelwurzel (Levistici radix) prüfen. Makroskopisch ist Liebstöckelwurzel an den roten Punkten sowie am „Maggigeruch" zu erkennen.
Andere Verfälschungen sind durch Verwechslung der Pflanze mit dem Wiesenbärenklau (*Heracleum sphondylium*) oder der Herkulesstaude (*Heracleum mantegazzianum*) möglich.

Hauptinhaltsstoffe
Ätherisches Öl, Bitterstoffe (Amarum aromaticum), Furanocumarine

Anwendungsgebiete und Wirkung
Die Droge wirkt gegen Appetitlosigkeit, dyspeptische Beschwerden, wie Völlegefühl, Blähungen, leichte Magen-Darm-Krämpfe. Das ätherische Öl und die Bitterstoffe verstärken die Bildung von Verdauungssäften in Mund und Magen, außerdem wirken sie spasmolytisch und cholagog. Angelikawurzel ist häufig Bestandteil von Kräuterschnäpsen.

Nebenwirkungen
In der Droge sind Furanocumarine enthalten, die die Haut lichtempfindlicher machen können. Hautentzündungen (Photodermatosen) können entstehen. Das Risiko ist allerdings gering, weil Furanocumarine wenig wasserlöslich sind. Während der Anwendung der Droge sollte auf längere Sonnenbäder verzichtet werden.

Kontraindikationen
Wie alle Bitterdrogen darf auch Angelikawurzel nicht bei Magen- oder Darmgeschwüren angewendet werden.

Dosierung
1 Teelöffel Droge (2 bis 4 g) wird mit 150 ml siedendem Wasser übergossen und nach etwa 10 Minuten abgeseiht. Der Tee kann auch durch eine kurze Abkochung zubereitet werden. Mehrmals täglich eine Tasse mäßig warmen Tee eine halbe Stunde vor den Mahlzeiten trinken.
Wirksame Tagesdosis: 6 bis 10 g Droge

Hinweise an die Patienten
„Angelikawurzel hilft Ihnen bei Appetitlosigkeit, Völlegefühl, Blähungen und Verdauungsbeschwerden. Trinken Sie den Tee jeweils eine halbe Stunde vor den Mahlzeiten. Wenn Sie an einem Magen- oder Darmgeschwür leiden, sollten Sie den Tee nicht trinken. Angelikawurzel macht Ihre Haut lichtempfindlicher, meiden Sie deshalb Sonnenbäder oder Sonnenstudios, solange Sie die Heilpflanze einnehmen."

Beispiel für Fertigarzneimittel
Iberogast® (Kombination)

Hinweis: Achtung! Drogenkäfer

Bitterorangenschale – Ph. Eur.

Aurantii amari epicarpium et mesocarpium
Pericarpium Aurantii amari

Citrus aurantium ssp. *aurantium* (Bitterorange, Pomeranze) – Rutaceae (Rautengewächse)

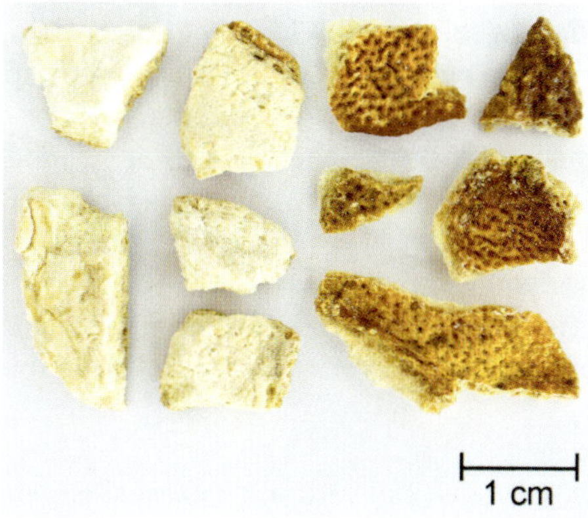

Andere Monographie: Bitterorangenblüten – Ph. Eur.

Übliche Drogenbezeichnung: Pomeranzenschale

Die Bitterorange ist ein kleiner Baum, der ursprünglich aus Indochina stammt und heute in vielen warmen Regionen, wie den Mittelmeerländern, kultiviert wird. Die Früchte ähneln denen essbarer Orangen, sind jedoch meist kleiner, enthalten sehr viele Samen und schmecken roh nicht angenehm. Die Droge stammt aus Anbau, sie wird u. a. aus Spanien und Portugal importiert.

Definition der Droge

Die Droge besteht aus dem Epikarp und Teilen des Mesokarps, ein Teil des weißen, schwammigen Mesokarps ist entfernt. Die Frucht ist eine mehrfächerige Beere. Das Epicarp ist der äußere Teil der Fruchtwand, wegen seiner Farbe als Flavedo bezeichnet. Das Mesokarp ist der mittlere Teil der Fruchtwand, als Albedo bezeichnet.

Makroskopische Merkmale und Eigenschaften

Die viereckigen Stückchen sind außen gelbrötlich-braun, durch die Ölbehälter grubig vertieft; innen gelblich bis bräunlich und wattig. Der Geruch ist würzig, aromatisch nach Orange, der Geschmack würzig und bitter.

Mikroskopische Merkmale

Das hellbraune Pulver enthält Bruchstücke der Epidermis des Epicarps mit kleinen, vieleckigen Zellen, vereinzelt Spaltöffnungen vom anomocytischen Typ; Gruppen von Parenchymzellen aus dem Mesokarp mit großen Interzellularen, prismatische Calciumoxalatkristalle;

Bruchstücke lysigener Ölbehälter; nadelförmige Kristalle des Flavonoids Hesperidin. Diese lösen sich in Kaliumhydroxidlösung mit gelber Farbe.
Abbildungen zu den mikroskopischen Merkmalen siehe Ph. Eur.

Hauptinhaltsstoffe

Ätherisches Öl in lysigenen Ölbehältern, bitter schmeckende Flavonoide.

Anwendungsgebiete und Wirkung

Die Droge wirkt gegen Appetitlosigkeit und dyspeptische Beschwerden. Sie ist ein aromatischer Bitterstoff (Amarum aromaticum), der die Magensaftsekretion anregt. Auch als Geschmackskorrigens eignet sie sich und rundet den Geschmack eines Tees sehr gut ab. Häufig wird die Tinktur verwendet, sie ist z. B. Bestandteil von Pepsinwein.

Nebenwirkungen

Bestandteile des ätherischen Öls erhöhen die Lichtempfindlichkeit und können bei hellhäutigen Personen in Verbindung mit UV-Strahlung zu Hautentzündungen führen.

Dosierung

1 Teelöffel Droge (2 g) wird mit 150 ml siedendem Wasser übergossen und nach etwa 10 bis 15 Min. abgeseiht. Mehrmals täglich eine Tasse Tee zur Appetitanregung eine halbe Stunde vor den Mahlzeiten, bei Verdauungsbeschwerden nach den Mahlzeiten trinken.
Wirksame Tagesdosis: 4 bis 6 g Droge

Hinweise an die Patienten

„Pomeranzenschale hilft Ihnen gegen Appetitlosigkeit und Verdauungsbeschwerden. Trinken Sie den Tee zur Appetitanregung jeweils eine halbe Stunde vor den Mahlzeiten, sonst nach dem Essen. Wenn Sie schnell einen Sonnenbrand bekommen, sollten Sie, solange Sie diesen Tee trinken, Sonnenbäder oder Sonnenstudios meiden."

Beispiele für Fertigarzneimittel

Kombinationen: AMARA-Pascoe®, Pepsinwein Blücher-Schering

Chinarinde – Ph. Eur.
Cinchonae cortex
Cortex Chinae

Cinchona pubescens und andere Arten (Chinarindenbaum) – Rubiaceae (Rötegewächse)

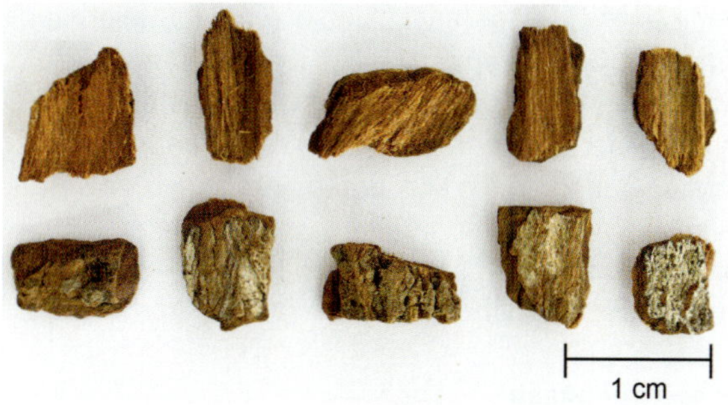

Andere Monographie: Eingestellter Chinarindenfluidextrakt – Ph. Eur.

Der Chinarindenbaum ist ein immergrüner, großer Baum und stammt aus Südamerika, nicht aus China. Der Name Chinarinde leitet sich vom altperuanischen Wort kina = Rinde ab. Der Baum heißt auch Fieberrindenbaum. Anbaugebiete sind z. B. Bolivien, Indonesien und Malaysia, von dort wird die Droge importiert.

Makroskopische Merkmale und Eigenschaften
Die gebogenen Rindenstücke sind außen graubraun bis silbrig und längsrunzlig, die Innenseite ist dunkel rötlich-braun, längs gestreift und der Bruch außen kurz und innen faserig. Der Geschmack ist intensiv und lang anhaltend bitter.

Mikroskopische Eigenschaften
Das rötlichbraune Pulver enthält typische, sehr lange Sklerenchymfasern mit stark verdickten, verholzten Zellwänden, die Tüpfelkanäle sind deutlich zu erkennen, außerdem typische Bruchstücke der Rinde mit Kristallsandzellen.
Abbildungen zu den mikroskopischen Merkmalen siehe Ph. Eur.

Hauptinhaltsstoffe
Bitter schmeckende China-Alkaloide mit Chinin, Chinidin, Gerbstoffe, andere Bitterstoffe.

Anwendungsgebiete und Wirkung
Es ist zwischen der Anwendung der Droge und derjenigen der isolierten Einzelalkaloide zu unterscheiden. Chinarinde wirkt gegen Appetitlosigkeit und Verdauungsbeschwerden, wie Blähungen und Völlegefühl. Der bittere Geschmack der Alkaloide und Bitterstoffe steigert die Sekretion von Speichel und Magensaft. Chinin, meist als Chininsulfat, wird in der Dosis von 1 mg Getränken als Bittermittel zugesetzt. In höherer Dosierung wirkt Chinin gegen nächtliche Wadenkrämpfe (Dosis 100 bis 300 mg). Nachdem die Malariaerreger zunehmend Resistenzen gegen die synthetischen Antimalariamittel entwickelt haben, wird Chinin wieder häufiger als Mittel gegen Malaria angewendet. Es reduziert die Vermehrung der Parasiten in den roten Blutkörperchen, somit werden auch die Fieberanfälle gemindert. Das Chinidin als Reinsubstanz wird in Fertigarzneimitteln zur Behandlung von Herzrhythmusstörungen verwendet.

Nebenwirkungen des Chinins

Allergische Reaktionen, wie Fieber und Hautallergien, die auch schon durch die geringen Mengen in Getränken ausgelöst werden können. Bei Überdosierung zentralnervöse Störungen, wie Kopfschmerzen, Hör- und Sehstörungen, Übelkeit, Brechdurchfall. Die Anzahl der Blutplättchen kann vermindert werden, somit wird die Blutungsneigung erhöht. Bei Schwangeren kann die Wehentätigkeit angeregt werden.

Kontraindikationen

Schwangerschaft, Überempfindlichkeit gegen China-Alkaloide

Wechselwirkungen

Bei gleichzeitiger Gabe blutgerinnungshemmender Arzneimittel wird die Wirkung verstärkt.

Dosierung

Etwa ½ Teelöffel Droge (0,8 g) wird mit 150 ml siedendem Wasser übergossen und nach etwa 10 bis 15 Min. abgeseiht. 1- bis 3-mal täglich eine Tasse Tee zur Appetitanregung eine halbe Stunde vor den Mahlzeiten, bei Verdauungsbeschwerden nach den Mahlzeiten trinken. Wirksame Tagesdosis: 1 bis 3 g Droge

Hinweise an die Patienten

„Chinarinde hilft Ihnen gegen Appetitlosigkeit und Verdauungsbeschwerden. Trinken Sie den Tee zur Appetitanregung jeweils eine halbe Stunde vor den Mahlzeiten, in anderen Fällen nach dem Essen. Es können allergische Hautausschläge oder Fieber entstehen. Wenn Sie Arzneimittel zur Blutverdünnung einnehmen, kann die Wirkung dieser Mittel verstärkt werden. In diesem Fall ist Rücksprache mit Ihrem Arzt erforderlich."

Beispiel für Fertigarzneimittel

Limptar® N

Condurangorinde – DAC

Condurango cortex
Cortex Condurango

Marsdenia condurango (Condurangostrauch) – Asclepiadaceae (Schwalbenwurzgewächse)

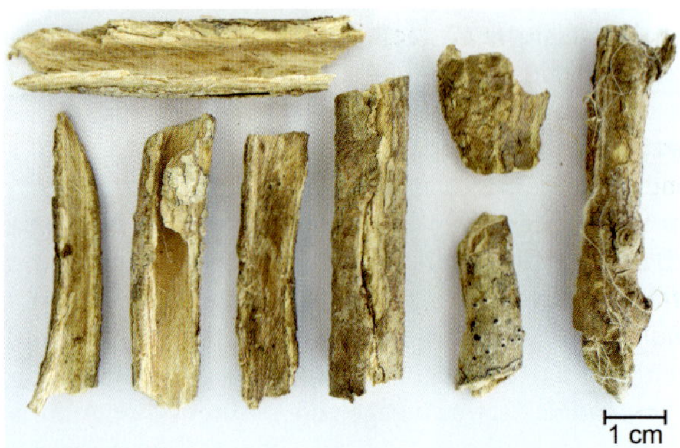

Andere Monographie: Condurangorindenfluidextrakt – DAC

Der Condurangostrauch ist eine Kletterpflanze, die in Kolumbien, Peru und Ecuador wächst.

Definition der Droge

Die Droge besteht aus der getrockneten und geschnittenen Rinde der Zweige und Stämme.

Makroskopische Merkmale und Eigenschaften

Faserige Rindenstücke, die Außenseite ist graubraun, längsrunzelig und durch große, quer gestellte Lentizellen höckerig. Die Innenseite ist heller, grob längs-gestreift, aus den äußeren Teilen der Bruchflächen treten Fasern hervor. Der Geschmack ist bitter, der Geruch schwach süßlich-aromatisch.

Mikroskopische Merkmale

Das graugelbe Pulver enthält typische Steinzellnester mit großen, dickwandigen, stark getüpfelten Steinzellen; sehr lange, dickwandige, aber unverholzte Fasern; selten Bruchstücke des Parenchyms mit Milchröhren, deren körniger Inhalt z. T. ausgetreten ist; Calciumoxalatdrusen. Weniger typisch sind Bruchstücke des Korks.
Abbildungen der mikroskopischen Merkmale siehe DAC

Hauptinhaltsstoffe

Bitterstoffe, z. B. Condurangin. Die Wirkstoffe sind in kaltem Wasser besser löslich als in heißem Wasser.

Anwendungsgebiete und Wirkung

Condurangorinde wirkt als Amarum gegen Appetitlosigkeit und Verdauungsbeschwerden. Die Bitterstoffe regen die Speichel- und Magensaftsekretion an. Der Tee hat einen angenehmen Geschmack.

Dosierung

Etwa ½ Teelöffel (1,5 g) fein zerschnittene oder grob gepulverte Condurangorinde wird mit 150 ml kaltem Wasser angesetzt, kurz zum Sieden erhitzt und nach vollständigem Erkalten abgeseiht. 2- bis 3-mal täglich eine Tasse 30 Minuten vor dem Essen trinken.
Die Droge kann auch mit Wein angesetzt werden. Dazu werden 50 bis 100 g Droge mit einem Liter Wein übergossen und mehrere Tage stehen gelassen. Vor den Mahlzeiten wird ein Likörglas voll zur Appetitanregung getrunken.
Wirksame Tagesdosis: 2 bis 4 g Droge

Hinweise an die Patienten

„Condurangorinde hilft Ihnen bei Appetitlosigkeit und Verdauungsbeschwerden. Der Tee ist gut verträglich.“

Beispiel für Fertigarzneimittel

Kombination: PASCOPANKREAT®

Enzianwurzel – Ph. Eur.
Gentianae radix
Radix Gentianae

Gentiana lutea
(Gelber Enzian) –
Gentianaceae
(Enziangewächse)

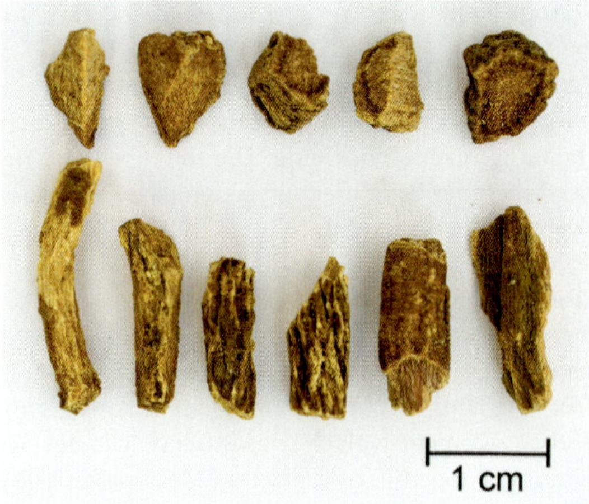

Bei „Enzian" denkt man an die blau blühenden Enzianarten. Die Arzneipflanze ist jedoch der gelb blühende Enzian. Er ist eine bis 1 m hohe Staude, die in den alpinen Regionen Mitteleuropas wächst. In Deutschland steht die Pflanze unter Naturschutz, weil sie in früheren Zeiten in großen Mengen zur Schnapsherstellung verwendet und so fast ausgerottet worden ist. Die Droge stammt aus Kulturen in Süddeutschland oder Frankreich oder aus Wildsammlung in Spanien und anderen Ländern.

Definition der Droge
Enzianwurzel besteht aus den getrockneten, zerkleinerten Wurzeln und Rhizomen.

Makroskopische Merkmale und Eigenschaften
Die Wurzelstücke sind außen braun, deutlich längsgefurcht, der Bruch ist gelblich bis rötlich-gelb. Am glatten Bruch ist eine deutliche Kambiumlinie erkennbar, die die schmale Rinde vom Holzkörper trennt. Die Rhizomstücke sind quergerunzelt. Der Geschmack ist anhaltend stark bitter.

Mikroskopische Merkmale
Das hellbraune Pulver enthält typische Bruchstücke des Rinden- und Holzparenchyms mit mäßig verdickten Zellwänden, die Zellen enthalten Öltröpfchen und Nadeln aus Calciumoxalat, außerdem Bruchstücke aus dem Korkgewebebereich sowie Spiral- und Netzgefäßstücke aus dem Leitgewebe. Die Droge ist stärkefrei.
Abbildungen zu den mikroskopischen Merkmalen siehe Ph. Eur.

Hauptinhaltsstoffe
Bitterstoffe, z. B. Amarogentin, der bitterste bekannte Naturstoff. Sein Bitterwert ist 58 Millionen: 1 g Amarogentin lässt 58000 Liter Wasser bitter schmecken, wenn es darin gelöst wird.

Anwendungsgebiete und Wirkung

Die Droge wirkt gegen Verdauungsbeschwerden, wie Appetitlosigkeit, Völlegefühl und Blähungen. Der Enzian ist ein Amarum purum, ein kräftiges Bittermittel ohne ätherisches Öl zur Abrundung des Geschmacks. Die Bitterstoffe regen die Speichel- und Magensaftsekretion sowie die Produktion anderer Verdauungssäfte an. Enzian sollte nicht in zu großen Mengen in Tee enthalten sein, andernfalls wird der Bittergeschmack unangenehm.

Nebenwirkungen

Gelegentlich kann Enzianwurzel Kopfschmerzen hervorrufen.

Kontraindikationen

Bei Magen-Darm-Geschwüren darf die Droge nicht angewendet werden, weil die vermehrte Säureproduktion zu verstärkter Reizung führt. Wegen fehlender Studien zur Unbedenklichkeit ist Enzianwurzel nur für Erwachsene ab 18 Jahren empfehlenswert.

Dosierung

Etwa ½ bis 1 Teelöffel Droge (1 bis 2 g) wird mit 150 ml siedendem Wasser übergossen und nach etwa 10 bis 15 Min. abgeseiht. 3- bis 4-mal täglich eine Tasse Tee zur Appetitanregung eine halbe Stunde vor den Mahlzeiten, bei Verdauungsbeschwerden nach den Mahlzeiten trinken.
Wirksame Tagesdosis: 3 bis 8 g Droge

Hinweise an die Patienten

„Enzianwurzel hilft Ihnen gegen Appetitlosigkeit und Verdauungsbeschwerden. Trinken Sie den Tee zur Appetitanregung jeweils eine halbe Stunde vor den Mahlzeiten, in allen anderen Fällen nach dem Essen. Wenn Sie an Geschwüren des Magens oder des Zwölffingerdarms leiden, dürfen Sie den Tee nicht einnehmen."

Ingwerwurzelstock – Ph. Eur.

Zingiberis rhizoma
Rhizoma Zingiberis

Zingiber officinale (Ingwer) – Zingiberaceae (Ingwergewächse)

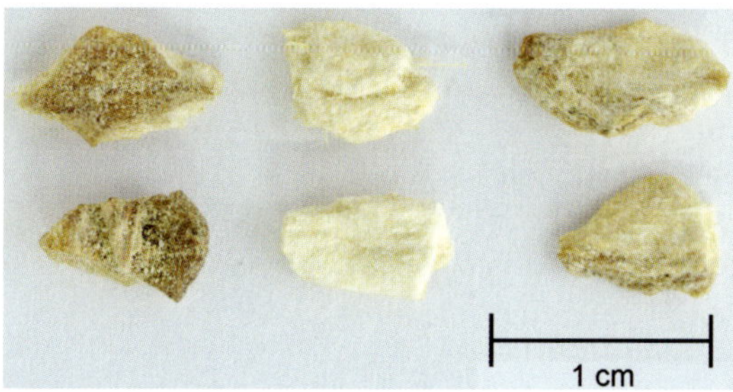

Andere Monographie: Ingwertinktur – DAC

Ingwer ist eine alte Gewürz- und Heilpflanze. Die Staude, mit ihrem fleischigen, in knollige Abschnitte unterteilten Wurzelstock, stammt aus dem tropischen Südostasien. Zur Gewinnung des frisch oder als Pulver verwendeten Gewürzes oder der Droge wird sie in China, Indien und anderen tropischen Regionen angebaut.

Definition der Droge

Ingwerwurzelstock besteht aus den getrockneten Wurzelstöcken, die entweder vollständig oder nur an beiden Flachseiten vom Kork befreit sind.

Makroskopische Merkmale und Eigenschaften

Die Rhizomstücke sind gelblich-weiß und flachgedrückt. Die Oberfläche ist fein längsgestreift, im Bruch ragen Fasern heraus. Bei ungeschälten Stücken ist eine Außenschicht von braunem Kork, bei geschälten Stücken sind Korkreste vorhanden. Der Geruch ist aromatisch, der Geschmack brennend scharf und typisch. Frischer Ingwer duftet leicht nach Zitrone, der bei Trocknung verschwindet.

Mikroskopische Merkmale

Das blassgelbe bis bräunliche Pulver enthält typische Gruppen großer, dünnwandiger Sklerenchymfasern, oft mit einer gezähnten Wand; ziemlich große Gefäße mit netzartigen Verdickungen; dünnwandiges Parenchym mit gelb-braunen Ölzellen; im Wasserpräparat typische flache, unregelmäßige Stärkekörner, teilweise mit einer kleinen Vorwölbung am schmalen Ende („Zingiberaceenschnäuzchen") und einer schwachen, quer verlaufenden Schichtung.

Abbildungen zu den mikroskopischen Merkmalen siehe Ph. Eur.

Hauptinhaltsstoffe

Ätherisches Öl, nichtflüchtige Scharfstoffe. Der Rückstand der Extraktion mit Alkohol oder Aceton heißt Ingwer-Oleoresin.

Anwendungsgebiete und Wirkung

Ingwer wirkt gegen dyspeptische Beschwerden. Die Scharfstoffe steigern den Speichelfluss und die Magensaftsekretion, wirken cholagog, erhöhen den Tonus der Darmmuskulatur und regen die Darmperistaltik an. Außerdem ist Ingwer ein wirksames Antiemetikum und kann gegen Reisekrankheit oder auch gegen Übelkeit nach kleineren operativen Eingriffen angewendet werden. Hier sind ebenfalls die Scharfstoffe wirksam, die die Magenbewegung steigern. Da keine Müdigkeit auftritt, können auch Autofahrer Ingwer einnehmen, z. B. bei einer Fährüberfahrt. Ingwer wird vielfach als Gewürz verwendet.

Kontraindikationen

Ingwer darf nicht bei Schwangerschaftserbrechen und Kindern unter 6 Jahren angewendet werden, bei Gallensteinleiden nur nach Rücksprache mit dem Arzt.

Dosierung

Bei dyspeptischen Beschwerden: 0,5 bis 1,5 g grob gepulverte Droge wird mit 150 ml siedendem Wasser übergossen und nach etwa 10 bis 15 Min. abgeseiht. 2- bis 3-mal täglich eine Tasse Tee zur Appetitanregung eine halbe Stunde vor den Mahlzeiten, bei Verdauungsbeschwerden nach den Mahlzeiten trinken.

Bei Reiseübelkeit: 0,5–2 g getrocknete Pulverdroge oder Fertigarzneimittel 30 Minuten vor Beginn der Reise einnehmen. Falls die Reise länger dauert, wird die Einnahme alle 4 Stunden wiederholt.

Wirksame Tagesdosis: 2 bis 4 g Droge

Hinweise an die Patienten

„Ingwer hilft Ihnen gegen Ihre Verdauungsbeschwerden. Aber auch gegen Reiseübelkeit können Sie die Heilpflanze anwenden. Trinken Sie den Tee vor den Mahlzeiten, gegen Reiseübelkeit nehmen Sie das Arzneimittel eine halbe Stunde vor Reisebeginn ein. Für Schwangere und Kinder unter 6 Jahren ist Ingwer nicht geeignet. Wenn Sie an Gallensteinen leiden, sprechen Sie vor der Anwendung mit Ihrem Arzt."

Beispiel für Fertigarzneimittel

Zintona® Kapseln

Kalmuswurzelstock – DAC
Calami rhizoma
Rhizoma Calami

Acorus calamus (Kalmus) – Acoraceae (Kalmusgewächse)

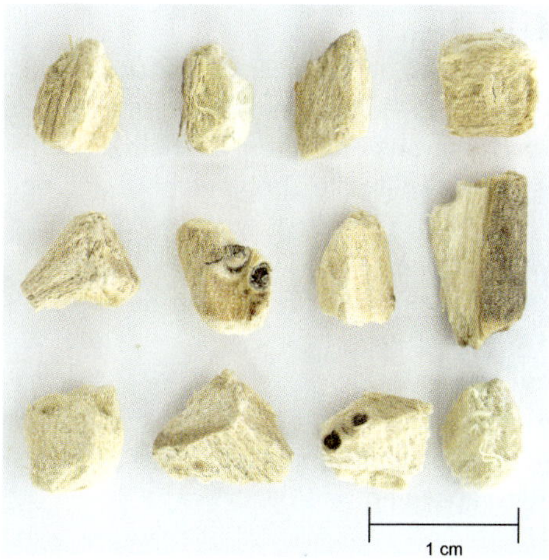

Kalmus ist eine Sumpfpflanze, deren Heimat Ostasien ist. Schon seit Jahrhunderten wächst er in Mitteleuropa. Die Droge stammt aus Wildsammlung in Osteuropa und Indien.

Definition der Droge

Die Droge besteht aus dem von den Wurzeln und Blattresten befreiten, geschälten, meist der Länge nach gespaltenen und getrockneten Rhizom.

Makroskopische Merkmale und Eigenschaften

Unregelmäßige, weißlich-gelbe, leichte Rhizomstücke, an denen vereinzelt Wurzelnarben als dunkle Kreise und Leitbündel als Punkte zu erkennen sind (Lupe). Die Stücke sind relativ weich. Der Geruch ist eigenartig, aromatisch, der Geschmack scharf und bitter.

Mikroskopische Merkmale

Das gelbliche Pulver enthält Teile des Aerenchyms mit rundlich polyedrischen Zellen (Grundgewebe mit sehr großen Interzellularen, das der Durchlüftung dient), Exkretzellen mit ätherischem Öl und großen Interzellularen, außerdem zwischen den Aerenchymzellen kleine dreieckige Interzellularen. Bruchstücke der Leitbündel zeigen Spiral- und Treppengefäße und Kristallzellreihen. Im Wasserpräparat findet man sehr kleine, rundliche Stärkekörner. Abbildungen der mikroskopischen Merkmale siehe DAC

Hauptinhaltsstoffe

Ätherisches Öl und Bitterstoffe

Anwendungsgebiete und Wirkung

Kalmus wird gegen Verdauungsbeschwerden, wie Appetitlosigkeit, Völlegefühl und Blähungen, angewendet. Die Bitterstoffe wirken appetitanregend, das ätherische Öl spasmolytisch. In Mund- und Gurgelwässsern kann Kalmus ebenfalls enthalten sein.

Nebenwirkungen

Bei der vom DAC geforderten Kalmusqualität sind keine Nebenwirkungen zu erwarten. In anderen Kalmus-Varietäten, z. B. dem indischen Kalmus, sind größere Mengen des cancerogenen β-Asarons enthalten, deshalb dürfen sie nicht verwendet werden.
Zur Sicherheit sollte die Droge nicht über längere Zeit angewendet werden.

Kontraindikationen

Kalmus darf nicht für Bäder verwendet werden.

Dosierung

Etwa ½ Teelöffel (1 bis 1,5 g) fein zerschnittene oder gepulverte Droge wird mit 150 ml siedendem Wasser übergossen oder kalt angesetzt und kurz aufgekocht. Nach etwa 3 bis 5 Minuten abseihen.

Hinweise an die Patienten

„Kalmus hilft Ihnen gegen Verdauungsbeschwerden, wie Appetitlosigkeit und Völlegefühl. Verwenden Sie nur Kalmustee aus der Apotheke, denn es gibt auch Kalmusarten, die eventuell Krebs erzeugen. Wenden Sie den Tee nicht über längere Zeit an.“

Kamillenblüten – Ph. Eur.

Matricariae flos
Flores Chamomillae

Matricaria chamomilla (*Matricaria recutita*) (Echte Kamille) – Asteraceae (Korbblütler)

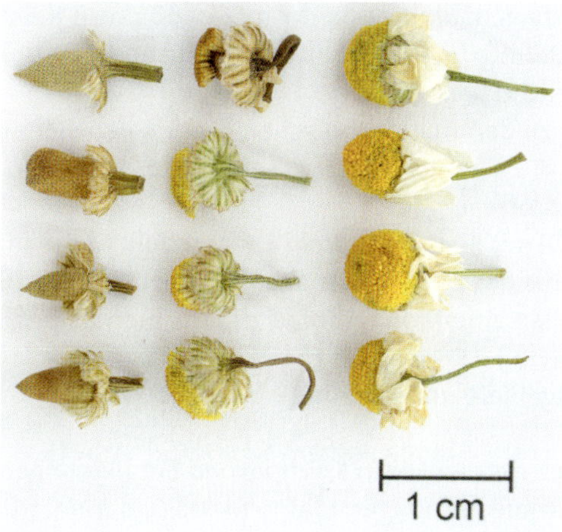

Andere Monographien: Kamillenöl – Ph. Eur., Kamillenfluidextrakt – Ph. Eur.

Kamillenblüten sind eine der wichtigsten Drogen in Deutschland und werden schon seit Jahrtausenden genutzt. Die echte Kamille ist eine einjährige, krautige Pflanze, stammt ursprünglich aus dem Mittelmeerraum und ist heute fast weltweit verbreitet. Sie wird vorwiegend in Ägypten und Argentinien angebaut, da dort ein hoher Wirkstoffgehalt erreicht wird.

Definition der Droge

Kamillenblüten bestehen aus den getrockneten Blütenköpfchen.

Makroskopische Merkmale und Eigenschaften

Bei den Blütenköpfchen handelt es sich um traubige Blütenstände, die aus vielen kleinen Einzelblüten zusammengesetzt sind. Auf dem länglich kegelförmigen Blütenboden sitzen viele gelbe, zwittrige Röhrenblüten, die von einem Kranz weißer, weiblicher Zungenblüten umgeben sind. Der Hüllkelch besteht aus zahlreichen Hüllkelchblättern. Die Röhrenblüten sitzen nicht sehr fest am Blütenstandsboden, deswegen ist der Feinanteil (Kamillengrus) in der Droge sehr hoch. Da aber gerade die Röhrenblüten Drüsenhaare mit dem ätherischen Öl enthalten, ist der Wirkstoffgehalt des Feinanteils hoch. Der Blütenstandsboden ist hohl, ein wichtiges Merkmal zur Unterscheidung von anderen Kamillenarten. Der Geruch ist kräftig aromatisch, der Geschmack typisch bitter und aromatisch.

Mikroskopische Merkmale

Ph. Eur sieht die Mikroskopie der Pulverdroge vor. Zur Untersuchung eignet sich aber sehr gut das Zerlegen des Blütenköpfchens in seine Teile.
Röhrenblüten: Typisch ist die Flächenansicht des Fruchtknotens mit vielen in Reihen angeordneten Asteraceen-Drüsenschuppen und Schleimzellreihen, an der Basis befindet sich ein Steinzellring. Die fünfzipfelige Krone zeigt langgestreckte Epidermiszellen und kleine

Gruppen von Papillen nahe der Spitze der Zipfel. Die Pollenkörner sind kugelförmig bis dreieckig, haben einen Durchmesser von etwa 30 µm, 3 Keimporen und eine stachelige Exine.
Hüllkelchblatt: Im grünen Teil befinden sich anomocytische Stomata, in der zentralen Zone typische längliche Steinzellen.
Abbildungen zu den mikroskopischen Merkmalen siehe Ph. Eur.

Hauptinhaltsstoffe

Ätherisches Öl mit (-)-α-Bisabolol (Levomenol), Matricin (bei der Wasserdampfdestillation entsteht daraus das blaue Chamazulen), Flavonoide, z. B. Apigenin.
Der DAC enthält eine Monographie zu Levomenol.

Anwendungsgebiete und Wirkung

Innerlich

Kamillenblüten werden gegen Krämpfe und Entzündungen, Blähungen, Übelkeit, Erbrechen, Gastritis, Krämpfe des Magen-Darm-Trakts und Menstruationsbeschwerden angewendet. Die Inhaltsstoffe wirken antiphlogistisch und spasmolytisch, am stärksten α-Bisabolol und Apigenin; dabei sind für die spasmolytische Wirkung hauptsächlich die Flavonoide verantwortlich. Bei Magengeschwüren fördert α-Bisabolol die Abheilung und beugt der Entstehung von Magenschwüren vor.

Äußerlich

Kamillenaufgüsse für Umschläge, Extrakte in Salben oder Gurgellösungen wirken gegen Haut- und Schleimhautentzündungen einschließlich der Mundhöhle und des Zahnfleisches sowie bakterielle Hauterkrankungen. Sie sind entzündungswidrig, antibakteriell, fungizid und regen den Hautstoffwechsel an.
Bei Erkältung, Husten, Schnupfen und Nasennebenhöhlenentzündungen lindern Inhalationen mit Kamille die Beschwerden. Um hier eine gute Wirkung zu erzielen, sollten Extrakte mit hohem Wirkstoffgehalt verwendet werden.
Bei Erkrankungen im Anal- und Genitalbereich, wie z. B. hämorrhoidalen Beschwerden, Juckreiz, wirken Sitzbäder oder Spülungen entzündungswidrig.

Nebenwirkungen

Allergische Hautreaktionen, die typische „Korbblütlerallergie“, treten selten auf. Es ist möglich, dass die Patienten dann auch auf andere Korbblütler allergisch reagieren, dazu zählen Schafgarbe, Arnika und Ringelblume.

Kontraindikation

Der Teeaufguss darf nicht im Bereich des Auges angewendet werden.

Dosierung

Erkrankungen im Magen-Darm-Bereich

1 gehäufter Esslöffel (3 g) Kamillenblüten wird mit 150 ml siedendem Wasser übergossen und nach etwa 10 bis 15 Min. abgeseiht. 3- bis 4-mal täglich eine Tasse Tee zwischen den Mahlzeiten trinken. Zur Linderung von Magenbeschwerden eignet sich auch sehr gut eine Rollkur: Der Tee wird auf nüchternen Magen getrunken. Dann legt man sich ins Bett, jeweils 5 Min. auf den Rücken, eine Seite, Bauch und andere Seite.

Gurgeln, Spülen, Inhalieren und zur Bereitung von Umschlägen
Der Aufguss in der angegebenen Menge oder dem benötigten Vielfachen wird, wie folgt, hergestellt:
3 bis 10 g Kamillenblüten werden mit 100 ml siedendem Wasser übergossen, zugedeckt und nach 5 bis 10 Minuten durch ein Teesieb gegeben.
Badezusatz: 50 g Kamillenblüten werden auf 10 l Wasser verwendet.

Hinweis: Bei der Teebereitung bleiben bis zu 70% des ätherischen Öls im Drogenrückstand. Eine bessere Wirkung ist durch die Verwendung wässrig-alkoholischer Extrakte zu erreichen.

In Kamillentees als Lebensmittel ist häufig Kamillenkraut enthalten, weil es einen besseren Geschmack hat. Der Gehalt an wirksamen Substanzen ist nur gering.

Hinweise an die Patienten

„Kamillentee und Kamillenextrakte helfen Ihnen bei Magen-Darm-Beschwerden, Hautentzündungen und Erkältung. Sie wirken gegen Entzündungen und Krämpfe. Wenn Sie allergisch auf Korbblütler, wie Arnika oder Ringelblume, reagieren, sollten Sie mit der Anwendung von Kamillenblüten vorsichtig sein. Wenden Sie Kamillentee nicht am Auge an.“

Beispiele für Fertigarzneimittel

Kamillosan®

Koriander – Ph. Eur.

Coriandri fructus
Fructus Coriandri

Coriandrum sativum
(Koriander) –
Apiaceae (Doldenblütler)

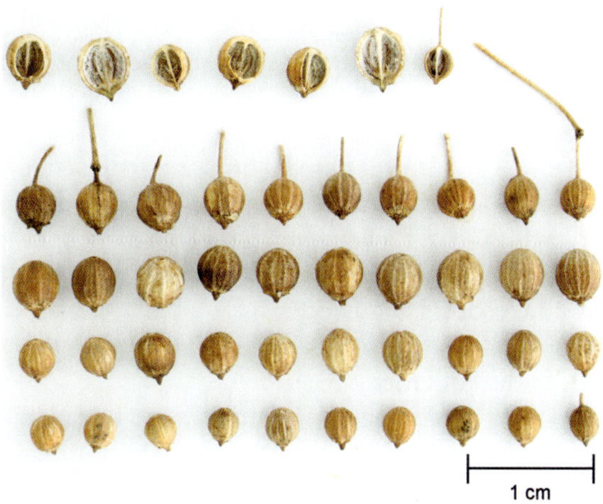

Andere Monographie: Korianderöl – Ph. Eur.

Koriander ist ein einjähriges Kraut, das aus dem östlichen Mittelmeerraum stammt. Die Pflanze wird weltweit kultiviert und als Arznei- und Gewürzpflanze verwendet. Als Gewürz dienen nicht nur die kugeligen Früchte, sondern auch das frische Kraut.

Definition der Droge
Koriander besteht aus den getrockneten Früchten.

Makroskopische Merkmale und Eigenschaften
Die Früchte bestehen aus den Doppelachänen, die nicht in Teilfrüchte zerfallen sind. Sie sind kugelig, beige-braun und gerippt und bilden innen einen kleinen Hohlraum. Geruch und Geschmack sind würzig, aromatisch

Mikroskopische Merkmale
Im braunen Pulver sind Bruchstücke des Endosperms mit kleinen, dickwandigen Zellen vorhanden, die kleine Oxalatdrusen und Öltröpfchen enthalten; Endokarpbruchstücke mit sehr schmalen Zellen, die parkettartig angeordnet sind; Bruchstücke aus dem Mesokarp, die aus Schichten von kurzen, stark verdickten, getüpfelten Faserzellen bestehen, die im rechten Winkel zu benachbarten Zellschichten liegen.
Abbildungen zu den mikroskopischen Merkmalen siehe Ph. Eur.

Hauptinhaltsstoffe
Ätherisches Öl mit Linalool als Hauptbestandteil

Anwendungsgebiete und Wirkung
Die Droge wird gegen Appetitlosigkeit und dyspeptische Beschwerden, wie Völlegefühl, Blähungen, angewendet. Das ätherische Öl wirkt spasmolytisch und antimikrobiell. Koriander wird auch als Geruchs- und Geschmackskorrigens in Teemischungen verwendet.

Nebenwirkungen
Selten können Allergien auftreten. Das frische Kraut ist photosensibilisierend.

Dosierung
½ Teelöffel (1,2 g) kurz vor dem Gebrauch zerstoßener Koriander wird mit 150 ml siedendem Wasser übergossen, abgedeckt und nach etwa 10 bis 15 Minuten durch ein Teesieb gegeben. 2- bis 3-mal täglich eine Tasse Tee zur Appetitanregung jeweils 30 Minuten vor den Mahlzeiten, bei Verdauungsbeschwerden nach den Mahlzeiten trinken.
Wirksame Tagesdosis: 3 g Droge

Hinweise an die Patienten
„Koriander hilft Ihnen gegen Appetitlosigkeit und Verdauungsbeschwerden. Sehr selten können allergische Reaktionen entstehen. Der Koriander wirkt am besten, wenn Sie ihn kurz vor der Teebereitung selbst zerquetschen."

Kümmel – Ph. Eur.
Carvi fructus
Fructus Carvi

Carum carvi (Echter Kümmel) –
Apiaceae (Doldenblütler)

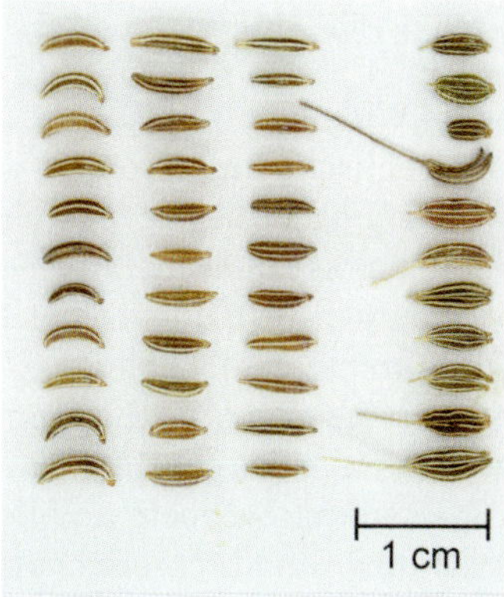

Andere Monographie: Kümmelöl – Ph. Eur.

Kümmel kennen die meisten Menschen als Gewürz, das man entweder gern oder gar nicht mag. Der echte Kümmel ist eine zweijährige Pflanze, die in Mitteleuropa wild auf Wiesen und an Wegrändern wächst. Für die Drogengewinnung wird der Kümmel in Deutschland, den Niederlanden, Ägypten und anderen Ländern angebaut.

Definition der Droge
Kümmel besteht aus den ganzen, getrockneten Teilfrüchten.

Makroskopische Merkmale und Eigenschaften
Die Teilfrüchte der ursprünglichen Doppelachänen sind graubraun, sichelförmig gekrümmt, beiderseits zugespitzt und haben 5 schmale, hervortretende Rippen. Geruch und Geschmack sind typisch würzig und aromatisch.

Mikroskopische Merkmale
Das gelblich-braune Pulver enthält Bruchstücke der Sekretgänge mit gelblich-braunen bis braunen, dünnwandigen, polygonalen Sekretzellen; zahlreiche Endospermfragmente mit Aleuronkörnern, Öltröpfchen und Calciumoxalatrosetten; Bruchstücke des Exokarps mit derbwandigen Zellen und wenigen anomocytischen Spaltöffnungen.
Die mikroskopische Identifizierung der Früchte der Doldenblütler (Anis, Fenchel, Kümmel, Dill, Petersilie u. a.) ist aus dem Querschnitt eindeutig möglich. Bei der Untersuchung der Pulver kann es zu Verwechslungen kommen. Hier fehlt z. B. die charakteristische Form der Fruchtquerschnitte mit der typischen Anordnung der Ölgänge.
Verwechslung des echten Kümmels mit Kreuzkümmel (Cumini fructus, *Cuminum cyminum*): Durch die Namensähnlichkeit und andere Bezeichnungen, wie italienischer Kümmel oder türkischer Kümmel für den Kreuzkümmel, kann es zu Verwechslungen kommen. Der Kreuzkümmel wächst im Mittelmeerraum und wird als Gewürz verwendet. Die Früchte sind heller als der echte Kümmel und zerfallen kaum in Teilfrüchte. Bei Kreuzkümmel findet man unter dem Mikroskop typische Borstenhaare auf der Fruchtwand.

Hauptinhaltsstoffe

Ätherisches Öl mit Carvon und Limonen

Anwendungsgebiete und Wirkung

Kümmel wird gegen dyspeptische Beschwerden, wie leichte krampfartige Beschwerden im Magen-Darm-Bereich, Blähungen und Völlegefühl, angewendet. Das ätherische Öl wirkt spasmolytisch und antimikrobiell. Kümmel ist eine wichtige carminative (blähungstreibende) Droge und damit typischer Bestandteil eines Darmtees.

Volksmedizinisch wird Kümmel in Milchbildungstees für stillende Frauen und gegen Blähungen bei Säuglingen als Tee allein, als Zusatz zur Milchnahrung oder als 10% Zubereitung in fetten Ölen zur Massage des geblähten Bauches verwendet. Als Lebensmittel wird Kümmel blähenden Speisen mit Zwiebeln und Kohl zugesetzt, um die Verträglichkeit zu verbessern. Er ist Bestandteil von Kümmelschnäpsen.

Nebenwirkungen

Bei längerer Anwendung in hohen Dosen sind Leber- und Nierenschäden möglich.

Dosierung

Etwa ½ Teelöffel (1,8 g) kurz vor dem Gebrauch zerstoßener Kümmel wird mit 150 ml siedendem Wasser übergossen, abgedeckt und nach 10 bis 15 Minuten durch ein Teesieb gegeben. 1- bis 3-mal täglich eine Tasse Tee trinken.

Wirksame Tagesdosis: 1,5 bis 6 g Droge

Hinweise an die Patienten

„Kümmel ist die wirksamste Heilpflanze gegen Blähungen. Sie hilft Ihnen auch gegen andere Verdauungsbeschwerden, wie Völlegefühl und leichte Magen-Darm-Krämpfe. Der Kümmel wirkt am besten, wenn Sie ihn kurz vor der Teebereitung selbst zerquetschen."

Hinweis: Viele Menschen mögen Kümmel nicht. Er kann durch Fenchel oder Anis ersetzt werden

Beispiele für Fertigarzneimittel

Kombinationen: Carmenthin®, Iberogast®

Pfefferminzblätter – Ph. Eur.
Menthae piperitae folium
Folia Menthae piperitae

Mentha x piperita (Pfefferminze) – Lamiaceae (Lippenblütler)

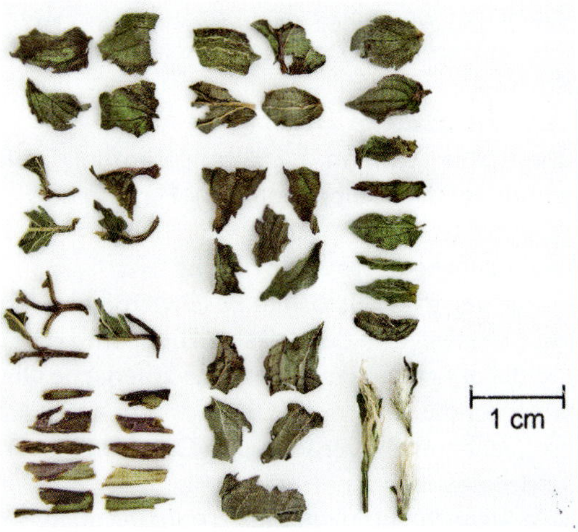

Andere Monographien: Pfefferminzblättertrockenextrakt – Ph. Eur., Pfefferminztinktur – DAC

Pfefferminze ist eine Kulturpflanze, die durch Kreuzung verschiedener Minzenarten entstanden ist. Eltern der Pfefferminze sind die Wasserminze (*M. aquatica*) und die grüne Minze (*M. spicata*). Die grüne Minze ist selbst ein Kreuzungsprodukt aus rundblättriger Minze (*M. rotundifolia*) und Rossminze (*M. longifolia*). Die Pfefferminze wird deshalb als Tripelbastard bezeichnet. Pflanzen, die durch Kreuzung verschiedener Arten gezüchtet werden, erkennt man am „x" zwischen Gattungsnamen und Epitheton. Die Droge stammt ausschließlich aus Anbau, ihre Vermehrung ist nur vegetativ durch Stecklinge möglich. Als wichtigste Sorte wird die „Mitcham-Minze" angebaut. Sie ähnelt im Aussehen der Wasserminze, dem einen „Elternteil". Die Blätter werden kurz vor der Blüte geerntet, dann lässt man sie einen Tag welken und trocknet sie dann. In der Zeit des Welkens erhöht sich der Gehalt an ätherischem Öl. Die Droge wird meist nicht geschnitten, es entsteht der typische „Blattkrüll".

Definition der Droge
Pfefferminzblätter bestehen aus den getrockneten, ganzen oder geschnittenen Blättern.

Makroskopische Merkmale und Eigenschaften
Die Blätter sind dünn, leicht zerbrechlich, grün, meist gerunzelt und zusammengefaltet. Die Blattnerven treten auf der Unterseite deutlich hervor, der Hauptnerv ist teilweise rötlich-violett. Die Stängelstücke sind vierkantig und blauviolett oder grünviolett überlaufen. Geruch und Geschmack sind typisch nach Menthol mit kühlender Wirkung.

Mikroskopische Merkmale
Das bräunlich-grüne Pulver enthält typische grüne Blattbruchstücke mit wellig-buchtigen Epidermiszellen und gestreifter Kutikula, diacytische Spaltöffnungen und Lamiaceen-

Drüsenschupppen; kleine Köpfchenhaare mit einzelligem Stiel und einzelligem, rundlichen Köpfchen, mehrzellige Gliederhaare mit gestreifter Kutikula.
Abbildungen zu den mikroskopischen Merkmalen siehe Ph. Eur.

Hauptinhaltsstoffe

Ätherisches Öl (mind. 1,2 %) mit Menthol, Labiatengerbstoffe (Labiatae: alte Familienbezeichnung für die Lippenblütler), Flavonoide

Anwendungsgebiete und Wirkung

Als Tee gegen krampfartige Beschwerden im Magen-Darm-Bereich sowie der Gallenblase und Gallenwege. In der Volksheilkunde wird die Droge gegen Übelkeit, Erbrechen, Durchfall, und Blähungen angewendet. Das ätherische Öl und die Flavonoide wirken spasmolytisch, cholagog, das ätherische Öl außerdem antimikrobiell. In vielen Teemischungen sind Pfefferminzblätter als Geruchs- und Geschmackskorrigens enthalten. Sie übertönen sogar den Geruch des Baldrians.
Viele Menschen trinken Pfefferminztee auch, weil er ihnen gut schmeckt.

Nebenwirkungen

Bei längerer Anwendung sind Magenreizungen möglich.

Kontraindikationen

Verschluss der Gallenwege, bei Gallensteinen können Koliken entstehen. Wegen fehlender Studien zur Unbedenklichkeit ist die Droge für Kinder unter 4 Jahren nicht empfehlenswert.

Dosierung

1 bis 2 Esslöffel (1,5 bis 3 g) Pfefferminzblätter wird mit 150 ml siedendem Wasser übergossen, abgedeckt, und nach 10 bis 15 Minuten durch ein Teesieb gegeben. 3-mal täglich eine Tasse Tee trinken.
Wirksame Tagesdosis: 4,5 bis 9 g Droge

Hinweise an die Patienten

„Pfefferminztee hilft Ihnen gegen krampfartige Beschwerden im Magen-Darm-Trakt und bei Gallenbeschwerden. Wenn Sie an Gallensteinen leiden, sollten Sie den Tee nicht trinken.“

Pfefferminzöl – Ph. Eur.
Menthae piperitae aetheroelum
Oleum Menthae piperitae

Mentha x piperita (Pfefferminze) – Lamiaceae (Lippenblütler)

Das ätherische Öl wird durch Wasserdampfdestillation aus den frischen, blühenden oberirdischen Teilen der Pflanze gewonnen.

Hauptinhaltsstoffe

Der Hauptbestandteil ist Menthol, für den Geruch und Geschmack sind auch einige Begleitstoffe, z. B. Jasmon, verantwortlich.

Anwendungsgebiete und Wirkung

Pfefferminzöl wirkt innerlich gegen krampfartige Beschwerden im oberen Magen-Darm-Trakt und in den Gallenwegen, gegen Reizdarmsyndrom und Mundschleimhautentzündungen. Äußerlich wird es gegen Muskel- und Nervenschmerzen sowie Kopfschmerzen verwendet. Bei Kopfschmerzen und Migräne wird eine 10 % ethanolische Lösung auf Schläfen und Stirn angewandt. Innerlich und äußerlich wirkt es gegen Husten, Schnupfen und Erkältung. Pfefferminzöl hat annähernd die gleichen Wirkungen wie die Blattdroge, ist jedoch lokal stärker reizend. Eine große Bedeutung hat Pfefferminzöl als Geruchs- und Geschmackskorrigens in Lebensmitteln, Kosmetika und Arzneimitteln.

Kontraindikationen

Pfefferminzöl darf nicht bei Säuglingen und Kleinkindern bis 2 Jahre im Bereich des Gesichts und der Brust angewendet werden. Es kann ein Stimmritzenkrampf bis hin zum Atemstillstand entstehen. Wegen fehlender Studien zur Unbedenklichkeit ist das Öl für Kinder unter 4 Jahren nicht empfehlenswert.

Beispiele für Fertigarzneimittel

Euminz®, Carmenthin®

Minzöl – Ph. Eur.

Menthae arvensis aetheroleum partim mentholum depletum
Oleum Menthae arvensis

Mentha canadensis –
Lamiaceae (Lippenblütler)

Minzöl wird je nach Herkunft als japanisches, chinesisches oder indisches Pfefferminzöl bezeichnet; dabei ist zu beachten, dass es sich nicht um echtes Pfefferminzöl handelt.

Hauptinhaltsstoffe

Frisch destilliertes Minzöl enthält mehr als 80 % Menthol, das bereits bei Abkühlung auskristallisiert. Es wird dann noch weiteres Menthol entzogen (partim mentholum depletum), außerdem entbittert, bevor das Öl mit einem Gehalt von 40 % Menthol in den Handel gelangt.

Anwendungsgebiete und Wirkung

Die Anwendung ist derjenigen des echten Pfefferminzöls ähnlich. Minzöl wird gegen Krämpfe im Magen-Darm-Trakt, zum Gurgeln und zur Inhalation bei Erkältungskrankheiten, als schmerzstillende Einreibung bei Nerven- und Gliederschmerzen verwendet. Als Geschmackskorrigens ist es wegen seines bitteren Geschmacks nicht geeignet. Aus Minzölen wird natürliches Menthol gewonnen.

Beispiele für Fertigarzneimittel

JHP®-Rödler

Krauseminzöl – DAC
Menthae crispae aetheroleum
Oleum Menthae crispae

Mentha spicata var. *crispa* und andere Mentha-Arten – Lamiaceae (Lippenblütler)

Einige Minzenarten haben krause Blätter und einen typischen Geruch. Diese werden unter dem Namen „Krauseminze" zusammengefasst. Aus den frischen oberirdischen Pflanzenteilen wird das ätherische Öl durch Wasserdampfdestillation gewonnen.

Hauptinhaltsstoffe

Krauseminzöl enthält neben Menthol in größeren Mengen Carvon.

Anwendungsgebiete und Wirkung

Krauseminzöl wird als Geschmackskorrigens verwendet. Es hat durch Carvon einen mild süßlichen Geschmack. Als Lebensmittel ist es z. B. unter dem Namen „Spearmint" im Handel.

Menthol – Ph. Eur.
Levomentholum
Mentholum

Racemisches Menthol – Ph. Eur.
Mentholum racemicum

Natürliches Menthol wird aus Minzölen gewonnen. Racemisches Menthol wird aus Thymol hergestellt.

Anwendungsgebiete und Wirkung

Menthol wird hauptsächlich äußerlich gegen Nerven- und Gliederschmerzen, Juckreiz, Kopfschmerzen und Erkältung angewendet. Es wirkt kühlend, anästhesierend, Juckreiz stillend. Die kühlende Wirkung wird nicht durch spezifische Erregung der Kaltrezeptoren, sondern durch die Senkung des Schwellenwertes für die Thermorezeption erreicht. Bei der Anwendung von Menthol auf der Haut sinkt die Temperatur also nicht ab, obwohl es sich kalt anfühlt. In höheren Konzentrationen wirkt Menthol durchblutungsfördernd.

Kontraindikationen

Menthol darf nicht bei Säuglingen und Kleinkindern im Bereich des Gesichts angewendet werden. Es kann ein Stimmritzenkrampf bis hin zum Atemstillstand entstehen.

Ruhrkrautblüten – DAC
Helichrysi flos
Flores Stoechados

Helichrysum arenarium
(Sandstrohblume) –
Asteraceae (Korbblütler)

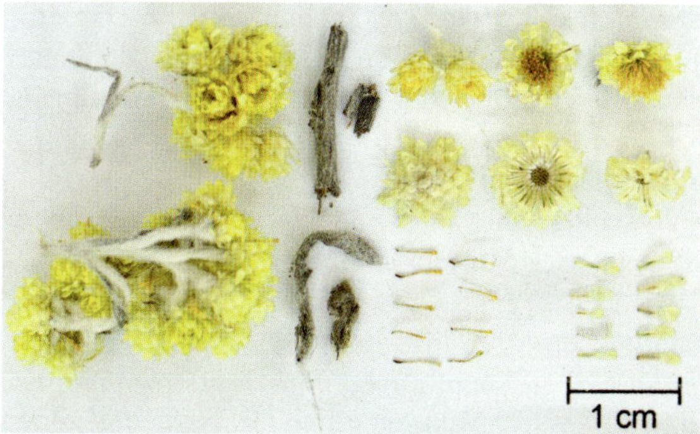

Übliche Drogenbezeichnung: Katzenpfötchen

Die Sandstrohblume wächst auf trockenen, sandigen Wiesen. Sie blüht mit kleinen, intensiv gelben oder orangegelben Blütenköpfchen. Die Pflanze steht in Deutschland unter Naturschutz. Die Droge stammt aus Wildsammlungen in Russland, Polen und der Türkei.

Definition der Droge
Ruhrkrautblüten bestehen aus den getrockneten, ganzen oder geschnittenen Blütenständen. Sie werden kurz vor dem Aufblühen geerntet.

Makroskopische Merkmale und Eigenschaften
Die Blütenkörbchen sind klein und zitronengelb, mit zahlreichen Hüllblättern und Röhrenblüten. Die inneren Hüllblätter haben ein gelbes Anhängsel. Blüten und Teile des behaarten, silbrigen Stängels hängen filzig zusammen. Der Geschmack ist schwach bitter.

Mikroskopische Merkmale
Das gelbe Pulver enthält typische Asteraceen Drüsenschuppen mit einem mehrzelligen Stiel, keulenförmige Drüsenhaare, viele Peitschenhaare mit 2 bis 3 kurzen Basalzellen und einer langen, gewundenen Endzelle, Teile der Pappushaare, kleine, rundliche Pollenkörner mit stacheliger Exine.
Abbildungen der mikroskopischen Merkmale siehe DAC

Verfälschungen
Es ist auf Verfälschungen mit Blütenköpfen anderer Strohblumenarten zu prüfen. Diese sind weiß bis bräunlich und dürfen nicht in der Droge vorkommen.

Hauptinhaltsstoffe
Flavonoide, die die Blüten gelb färben.

Anwendungsgebiete und Wirkung
Katzenpfötchen wirken mild gegen Verdauungsstörungen. Sie sind schwach choleretisch und können als begleitende Droge gegen Gallenbeschwerden verwendet werden. Wegen der intensiven Farbe sind sie als Schmuckdroge beliebt.

Kontraindikationen
Bei Verschluss der Gallenwege darf die Droge nicht angewendet werden, bei Gallensteinleiden nur nach Rücksprache mit dem Arzt.

Dosierung
2 Teelöffel (3 g) Katzenpfötchen werden mit 150 – 200 ml siedendem Wasser übergossen und nach 5 bis 10 Minuten durch ein Teesieb gegeben.
Wirksame Tagesdosis: 3 – 9 g Droge

Hinweise an die Patienten
„Katzenpfötchen haben eine milde Wirkung bei Gallenbeschwerden. Wenn Sie an Gallensteinen oder Verschluss der Gallenwege leiden, sollten Sie vor der Anwendung Ihren Arzt fragen."

Schafgarbenkraut – Ph. Eur.
Millefolii herba
Herba Millefolii

Achillea millefolium
(Gemeine Schafgarbe) –
Asteraceae (Korbblütler)

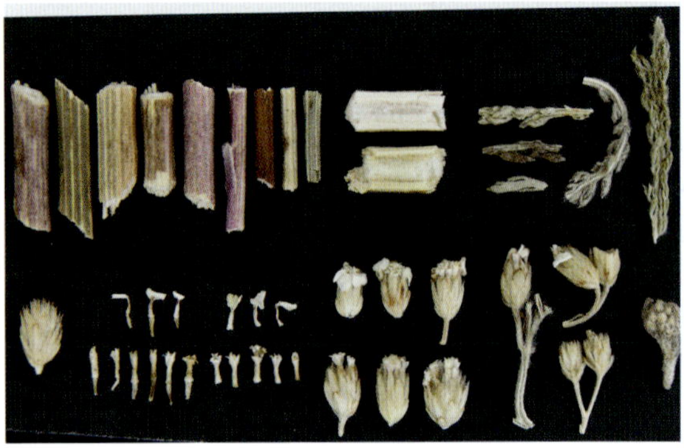

Schafgarbe ist eine Staude, die in ganz Europa heimisch ist. Sie stellt keine hohen Ansprüche und wächst verbreitet an Wegrändern, auf Wiesen und Äckern. Die Droge stammt aus Wildsammlung und aus Anbau, hauptsächlich in Ost- und Südosteuropa.

Definition der Droge
Schafgarbenkraut besteht aus den getrockneten und blühenden Triebspitzen.

Makroskopische Merkmale und Eigenschaften
Typisch sind die Hüllkelchblätter der Blütenköpfchen, die dachziegelartig angeordnet sind und einen bräunlichen oder weißlichen Rand haben. Die Stängelstücke sind behaart, längsrinnig und enthalten helles Mark. Die Blattbruchstücke sind dunkelgrün. Der Geruch ist schwach aromatisch, der Geschmack leicht bitter.

Mikroskopische Merkmale

Das grüne bis graugrüne Pulver enthält typische Stängelbruchstücke mit Peitschenhaaren, die aus einem mehrzelligen Stiel und einer dickwandigen, sehr langen Endzelle bestehen; Asteraceen-Drüsenschuppen; stachelige, kleine Pollenkörner; Blattbruchstücke mit anomocytischen Spaltöffnungsapparaten.

Abbildungen zu den mikroskopischen Merkmalen siehe Ph. Eur.

Hauptinhaltsstoffe

Ätherisches Öl mit 1,8-Cineol und Proazulenen, Flavonoide, Bitterstoffe

Die Proazulene gehen bei der Wasserdampfdestillation in das blaugefärbte Chamazulen über. Der Proazulengehalt kann sehr stark schwanken, weil es aus einer Reihe schwer zu unterscheidender Unterarten der Schafgarbe stammt. Diese haben unterschiedlichen oder gar keinen Gehalt an Proazulen. Weil diese Inhaltsstoffe für die Wirkung wesentlich sind, ist auf Drogen mit entsprechendem Zertifikat zu achten.

Anwendungsgebiete und Wirkung

Die Droge wirkt innerlich gegen Appetitlosigkeit, leichte krampfartige Beschwerden im Magen-Darm-Trakt und krampfartige Menstruationsbeschwerden. Ätherisches Öl und Flavonoide wirken spasmolytisch, die Bitterstoffe appetitanregend. Schafgarbe wirkt außerdem entzündungswidrig und choleretisch, sie kann deshalb auch zur Behandlung entzündlicher Hauterkrankungen und Gallenbeschwerden verwendet werden. Die Anwendungsgebiete der Schafgarbe und der Kamille sind sehr ähnlich, weil die Inhaltsstoffe teilweise gleich sind.

Nebenwirkungen

Allergische Hautreaktionen, die typische „Korbblütlerallergie“, treten selten auf. Es ist möglich, dass die Patienten dann auch auf andere Korbblütler allergisch reagieren, dazu zählen Kamillenblüten, Arnika und Ringelblume.

Kontraindikationen

Wegen fehlender Studien zur Unbedenklichkeit ist Schafgarbe nur für Patienten ab 12 Jahren empfehlenswert.

Dosierung

2 Teelöffel (2 bis 4 g) Schafgarbenkraut werden mit 250 ml siedendem Wasser übergossen und nach 10 Minuten durch ein Teesieb gegeben. Mehrmals täglich eine Tasse Tee zwischen den Mahlzeiten trinken.

Hinweise an die Patienten

„Schafgarbenkraut wirkt ähnlich wie Kamille und hilft Ihnen gegen Appetitlosigkeit und Verdauungsbeschwerden, auch wenn Krämpfe sie begleiten. Außerdem ist die Heilpflanze bei Hautentzündungen und Frauenleiden wirksam. Wenn Sie allergisch auf Korbblütler, wie Arnika oder Ringelblume, reagieren, sollten Sie mit der Anwendung von Schafgarbe vorsichtig sein.“

Beispiel für Fertigarzneimittel

Kamillan®

Tausendgüldenkraut – Ph. Eur.
Centaurii herba
Herba Centaurii

Centaurium erythraea s. l. und andere Arten (Echtes Tausendgüldenkraut) – Gentianaceae (Enziangewächse)

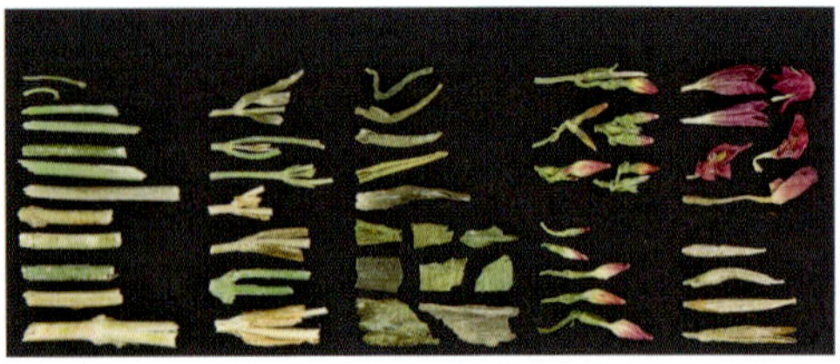

Echtes Tausendgüldenkraut ist ein einheimisches, etwa 30 cm hoch wachsendes Kraut. Es kommt nur zerstreut vor und steht unter Naturschutz. Das Arzneibuch lässt mehrere Arten der Gattung *Centaurium* als Stammpflanzen zu, die in ihren Inhaltsstoffen dem echten Tausendgüldenkraut entsprechen. Die Droge wird aus Südosteuropa importiert.

Definition der Droge
Tausendgüldenkraut besteht aus den getrockneten oberirdischen Teilen zur Zeit der Blüte.

Makroskopische Merkmale und Eigenschaften
Typisch sind die rosafarbenen Teile der Blüten mit röhrenförmigem Kelch und einer zipfeligen Kronröhre, hohle Stängelstücke mit Längsleisten und kleine Kapseln mit kleinen, gemusterten, rauen Samen. Der Geschmack ist bitter.

Mikroskopische Merkmale
Das grünlich-gelbe Pulver enthält Blattbruchstücke mit wellig-buchtigen Epidermiszellen und anisocytischen Stomata, Mesophyllfragmente mit Palisadenzellen, in denen sich jeweils ein Calciumoxalatkristall befindet; rosa Kronblattstücke mit papillösen Epidermiszellen (die Farbe löst sich in Chloralhydratlösung); Teile des Endotheziums mit netz- oder leistenförmigen Wandverdickungen; gelbe, dreieckig abgerundete bis elliptische Pollenkörner mit punktierter Exine; gelbbraune Bruchstücke der Samenschale; Stängelteile mit Leitgeweben.

Hauptinhaltsstoffe
Bitterstoffe, die sich hauptsächlich in den Blüten befinden.

Anwendungsgebiete und Wirkung
Die Droge wirkt als Amarum purum gegen Appetitlosigkeit und Verdauungsbeschwerden, indem ihre Bitterstoffe die Speichel- und Magensaftsekretion anregen. Da der bittere Geschmack nicht so stark ist wie bei Enzianwurzel, ist das Tausendgüldenkraut für einen Tee gut geeignet.

Kontraindikationen
Bei Magen- und Darmgeschwüren sollte die Droge nicht angewendet werden, weil die Sekretion der Magensäure angeregt wird. Wegen fehlender Studien zur Unbedenklichkeit ist Tausendgüldenkraut nur für Erwachsene ab 18 Jahren empfehlenswert.

Dosierung

1 Teelöffel (1,8 g) Tausendgüldenkraut wird mit 150 ml siedendem Wasser übergossen und nach etwa 10 bis 15 Minuten durch ein Teesieb gegeben. Zur Appetitanregung 2- bis 3-mal täglich eine Tasse Tee etwa eine halbe Stunde vor den Mahlzeiten, bei Verdauungsbeschwerden nach den Mahlzeiten trinken.
Mittlere Tagesdosis: 6 g Droge

Hinweise an die Patienten

„Tausendgüldenkraut hilft Ihnen gegen Appetitlosigkeit und Verdauungsbeschwerden. Trinken Sie den Tee zur Appetitanregung jeweils eine halbe Stunde vor den Mahlzeiten, in anderen Fällen nach dem Essen. Wenn Sie an Geschwüren des Magens oder des Zwölffingerdarms leiden, dürfen Sie den Tee nicht trinken."

Wermutkraut – Ph. Eur.

Absinthii herba
Herba Absinthii

Artemisia absinthium (Wermut) – Asteraceae (Korbblütler)

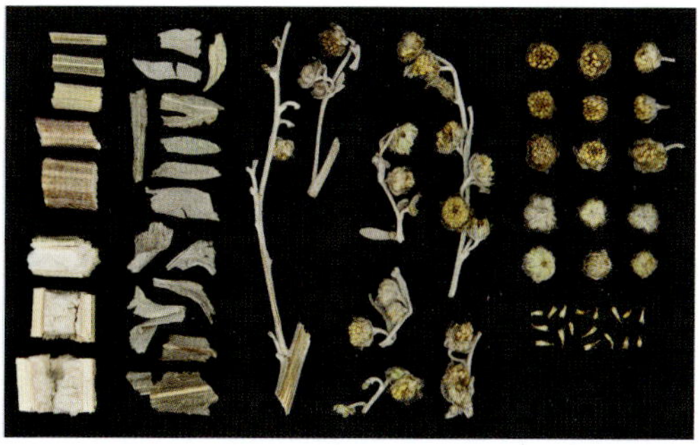

Wermut ist ein großer Halbstrauch, der in trockenen Gebieten Südeuropas wächst. Die Droge stammt aus Anbau in Osteuropa. Wermut dient als Heilpflanze, das ätherische Öl wird aber auch zur Herstellung alkoholischer Absinthgetränke verwendet.

Definition der Droge

Wermutkraut besteht aus den getrockneten basalen Laubblättern oder/und getrockneten, zur Blütezeit gesammelten, oberen Sprossteilen und Laubblättern oder einer Mischung der angeführten Pflanzenteile.

Makroskopische Merkmale und Eigenschaften

Die Blattbruchstücke sind relativ schmal, silbrig mattgrau. Die kugeligen Blütenköpfchen sind gelb bis bräunlich, Stängelstücke graugrün, kantig, längs gerillt und markhaltig. Drogenstaub hat beim Einatmen einen unangenehmen bitteren Geschmack.

Mikroskopische Merkmale

Das grünlich graue Pulver enthält typische T-förmige Deckhaare, außerdem Spreuhaare mit wenigen kurzen Basalzellen und einer langen zylindrischen Endzelle; Epidermisbruchstücke

mit Spaltöffnungen vom anomocytischen Typ; wenige Asteraceen-Drüsenschuppen; Pollenkörner mit 3 Keimporen und einer feinwarzigen Exine. Außerdem sind viele Bruchstücke von Faserbündeln und Gefäßen vorhanden.
Abbildungen zu den mikroskopischen Merkmalen siehe Ph. Eur.

Hauptinhaltsstoffe

Bitterstoffe, ätherisches Öl mit Thujon

Anwendungsgebiete und Wirkung

Wermutkraut wird gegen Beschwerden, wie Appetitlosigkeit, Verdauungsbeschwerden mit leichten Krämpfen im Magen-Darm-Bereich, Völlegefühl, Blähungen und Krämpfe, die durch Gallenfunktionsstörungen ausgelöst werden, angewendet. Es wirkt spasmolytisch und regt die Magen- und Gallensaftsekretion an.

Nebenwirkungen

Gegen Wermuttee kann sich nach längerer Anwendung eine Abneigung entwickeln, der Tee sollte dann abgesetzt werden.
Das Thujon, das im ätherischen Öl enthalten ist, ist giftig. Es wirkt neurotoxisch und löst zentralnervöse Störungen, wie Schwindel, Kopfschmerzen und Krämpfe, aus und soll auch zu Halluzinationen und Rauschzuständen führen. Deswegen wird vor dem Konsum größerer Mengen wermuthaltiger Spirituosen (Absinth, „Grüne Fee“) gewarnt. Lange Zeit waren Absinthe in Deutschland verboten. Seit einigen Jahren sind sie wieder zugelassen, der Thujongehalt darf maximal 35 mg/kg betragen. Rauschzustände und die toxische Wirkung der Getränke sind auf den hohen Alkoholgehalt von bis zu 70 Vol.-% zurückzuführen. Gesundheitsschädigende Mengen an Thujon werden normalerweise nicht aufgenommen. In wässrigen Auszügen, wie Tee, ist wenig Thujon enthalten, weil es schlecht wasserlöslich ist.

Kontraindikation

Wegen fehlender Studien zur Unbedenklichkeit ist die Droge nur für Erwachsene ab 18 Jahren empfehlenswert.

Dosierung

1 Teelöffel (1,5 g) Wermutkraut wird mit 150 ml siedendem Wasser übergossen und nach etwa 10 bis 15 Minuten durch ein Teesieb gegeben. Zur Appetitanregung 2-mal täglich eine Tasse Tee etwa eine halbe Stunde vor den Mahlzeiten, bei Verdauungsbeschwerden nach den Mahlzeiten trinken.
Mittlere Tagesdosis: 2 bis 3 g Droge, die Thujon-Dosis soll 3 mg pro Tag nicht überschreiten.
Einnahmedauer: maximal 2 Wochen

Hinweise an die Patienten

„Wermutkraut hilft Ihnen gegen Verdauungsbeschwerden und krampfartige Magen-Darm-Beschwerden und fördert die Gallenfunktion. Trinken Sie den Tee zur Appetitanregung jeweils eine halbe Stunde vor den Mahlzeiten, in anderen Fällen nach dem Essen.“

Zimtrinde – Ph. Eur.
Cinnamomi cortex
Cortex Cinnamomi

Cinnamomum verum (Echter Zimtbaum) – Lauraceae (Lorbeergewächse)

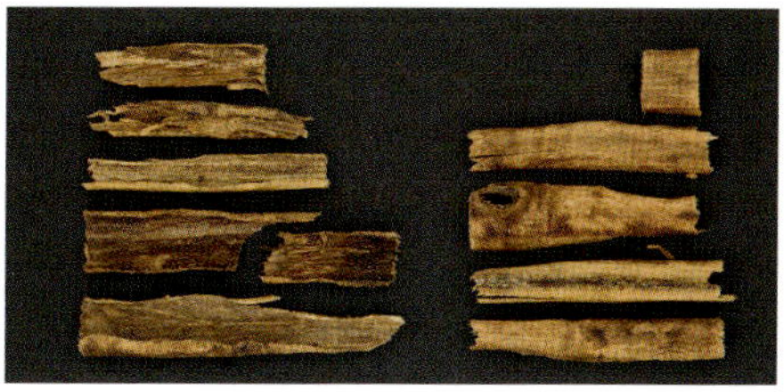

Andere Monographien: Zimtöl – Ph. Eur.

Zimt wird von einem immergrünen Baum gewonnen, der in Süd- und Südostasien heimisch ist. Die Bezeichnung „Ceylon-Zimt“ geht auf den früheren Namen der Insel Sri Lanka zurück, die Ceylon hieß. Für die Gewinnung der Droge wird der Baum zurück geschnitten und aus dem Baumstumpf treiben lange, dünne Äste, die geerntet werden.

Definition der Droge
Zimtrinde besteht aus der getrockneten, vom äußeren Kork und dem darunter liegenden Parenchym befreiten Rinde junger, auf zurückgeschnittenen Stöcken wachsender Schösslinge.

Makroskopische Merkmale und Eigenschaften
Die Rinde kommt als dicht gepackte, zusammengesetzte Röhren oder Doppelröhren in den Handel. Die Außenseite ist glatt, gelblich-braun, hat unscheinbare Narben von Blättern und Blütenknospen mit einer zarten, weißlichen, welligen Längsstreifung. Die Innenseite der Rinde ist etwas dunkler und ebenfalls längs gestreift. Der Bruch ist kurzfaserig.
Die Rindenstücke der Schnittdroge sind braun, faserig und gebogen. Die Außen- und Innenseiten sind gestreift. Geruch und Geschmack sind typisch aromatisch.

Mikroskopische Merkmale
Das gelbliche bis rötlich braune Pulver enthält viele Gruppen rundlicher Steinzellen mit getüpfelten und mäßig verdickten Wänden mit Tüpfelkanälen. Außerdem sind zahlreiche farblose Einzelfasern vorhanden, die ein enges Lumen und verdickte, kaum getüpfelte Wände haben. Die Bruchstücke des Rindenparenchyms enthalten kleine Kristallnadeln. Korkteile fehlen oder sind nur selten vorhanden. Im Wasserpräparat findet man viele, kleine Stärkekörner, einzeln oder zusammengesetzt.
Abbildungen zu den mikroskopischen Merkmalen siehe Ph. Eur.

Verfälschung: Chinesischer Zimt (Cassia-Zimt – *Cinnamomum aromaticum*) wird meist als Gewürz gehandelt. Im Unterschied zum Ceylon-Zimt enthält er Cumarin, das leberschädigend wirkt. Die Unterscheidung ist mikroskopisch über das Vorkommen von Korkzellen und mit DC über den Nachweis des Cumarins möglich. In Lebensmitteln dürfen nicht mehr als 2 mg/kg Cumarin als Aroma enthalten sein.

Hauptinhaltsstoffe
Ätherisches Öl mit Zimtaldehyd

Anwendungsgebiete und Wirkung

Die Droge wird bei Appetitlosigkeit, zur Behandlung dyspeptischer Beschwerden, wie leichten krampfartigen Beschwerden im Magen-Darm-Bereich, bei Völlegefühl und Blähungen, verwendet. Zimt fördert die Magen-Darm-Motilität und wirkt leicht antibakteriell und fungistatisch, die Magensaftsekretion wird gesteigert. Die Droge dient auch als Geruchs- und Geschmackskorrigens. Als Nahrungsergänzungsmittel werden Kapseln mit Extrakt oder Zimtpulver zur begleitenden Behandlung des Diabetes Typ II empfohlen. Der Beleg über die Wirksamkeit steht noch aus.

Nebenwirkungen

Es treten häufig allergische Reaktionen auf.

Kontraindikationen

Bei Überempfindlichkeit gegen Zimt oder Perubalsam sowie in der Schwangerschaft darf die Droge nicht eingenommen werden. Wegen fehlender Studien zur Unbedenklichkeit ist Zimtrinde nur für Erwachsene ab 18 Jahren empfehlenswert.

Dosierung

1 Teelöffel (1 g) Zimtrinde wird mit 150 ml siedendem Wasser übergossen und nach etwa 10 bis 15 Minuten durch ein Teesieb gegeben. Zur Appetitanregung 2-bis 4-mal täglich eine Tasse Tee etwa eine halbe Stunde vor den Mahlzeiten, bei Verdauungsbeschwerden nach den Mahlzeiten trinken.
Mittlere Tagesdosis: 2 bis 4 g Droge

Hinweise an die Patienten

„Zimtrinde hilft Ihnen gegen Appetitlosigkeit und Verdauungsbeschwerden. Nach der Einnahme von Zimt treten häufig allergische Reaktionen auf. In der Schwangerschaft darf Zimt nicht angewendet werden. Wenn Sie Ceylon-Zimt verwenden, sind Sie vor schädlichen Wirkungen auf die Leber sicher."

Teemischungen

Standardzulassungen und NRF führen jeweils 6 Magentees und 12 Magen-Darm-Tees auf. Die Tees unterscheiden sich in ihren Wirkungen, darauf ist bei der Empfehlung eines solchen Tees zu achten. Die Magentees I bis VI Standardzulassung enthalten unterschiedliche Bitterdrogen und sind gegen Appetitlosigkeit und funktionelle Dyspepsie wirksam. Die Melissenblätter im Magentee IV wirken spasmolytisch und sedativ. Dies ist bei Magenbeschwerden, die durch Nervosität bedingt sind, von Vorteil. Zur Appetitanregung sollte ein Tee 15 bis 30 Minuten vor einer Mahlzeit getrunken werden. Der Tee sollte nicht zu stark gesüßt werden, damit der Bittergeschmack erhalten bleibt, der für die sekretionssteigernde Wirkung verantwortlich ist. Die langfristige Anwendung ist meist nicht sinnvoll, weil sich eine Abneigung gegen den Geschmack entwickeln kann. Die Magen-Darm-Tees I bis XII Standardzulassung sind hauptsächlich aus spasmolytisch und antiphlogistisch wirksamen Drogen zusammengesetzt. Typische Tees gegen Blähungen sind die Tees II bis IV, die aus den blähungstreibenden (carminativen) Apiaceen-Drogen bestehen. Wichtiger Bestandteil ist Kümmel, der die stärkste carminative Wirkung hat. Ein blähungstreibender Tee sollte mehrmals täglich getrunken werden. Die Tees V bis IX, in denen zusätzlich Drogen, wie

Angelikawurzel oder Kamillenblüten, enthalten sind, wirken gegen die möglichen Ursachen der Blähungen, z. B. eine zu geringe Sekretion der Verdauungssäfte. Die Tees X bis XII sind als begleitende Tees bei einer Gastritis- und Ulkustherapie wirksam, außerdem bei Reizmagen und Reizdarmsyndrom. Die Drogen wirken antiphlogistisch und spasmolytisch. Die Tees werden mehrmals täglich vor oder nach den Mahlzeiten getrunken. Es kann auch eine Rollkur durchgeführt werden, hierfür eignet sich besonders gut Kamille als Monodroge: Der warme Tee wird morgens auf nüchternen Magen getrunken und dann legt man sich im Bett jeweils 5 Minuten auf Bauch, rechte Seite, Rücken und linke Seite.

Magentees

Heumann Magentee Solu-Vetan®

1,2 g Teeaufgusspulver enthalten:

Trockenextrakt aus Süßholzwurzel	250 mg
Trockenextrakt aus Pfefferminzblättern	75 mg
Pfefferminzöl	5,4 mg

H & S Magentee bitter, 20 Filterbeutel à 2 g

100 g Teemischung enthalten:

Schafgarbenkraut	35,0 g
Tausendgüldenkraut	25,0 g
Enzianwurzel	15,0 g
Wermutkraut	15,0 g
Sonstige Bestandteile:	
Anis	5,0 g
Bitterer Fenchel	5,0 g

Magentee I Standardzulassung

Enzianwurzel	20,0 g
Bitterorangenschale	20,0 g
Tausendgüldenkraut	25,0 g
Wermutkraut	25,0 g
Zimt	10,0 g

Magentee II bis VI Standardzulassung

Zusammensetzung

A. Wirksame Bestandteile (in Masseprozenten)

Bestandteile/ Tee-Nr.	II	III	IV	V	VI
Angelikawurzel	10,0 bis 25,0				
Enzianwurzel			10,0 bis 30,0	10,0 bis 30,0	10,0 bis 15,0

Löwenzahn			10,0 bis 35,0		
Melissenblätter		10,0 bis 35,0			
Bitterorangenschale					15,0 bis 25,0
Schafgarbenkraut	15,0 bis 30,0	10,0 bis 35,0		10,0 bis 35,0	
Tausendgüldenkraut	10,0 bis 25,0		10,0 bis 35,0	10,0 bis 25,0	10,0 bis 25,0
Wermutkraut	10,0 bis 25,0	30,0 bis 50,0		10,0 bis 25,0	10,0 bis 20,0

B. Sonstige Bestandteile
Anis, Basilikumkraut, Brombeerblätter, bitterer Fenchel, Koriander, Kornblumenblüten, Bitterorangenblüten, Ringelblumenblüten, Rosmarinblätter, Salbeiblätter

Magen-Darm-Tees

Heumann Magen- und Verdauungstee, Filterbeutel

1 Filterbeutel enthält:

Anis	525 mg
Bitterer Fenchel	525 mg
Kümmel	350 mg
Pfefferminzblätter	350 mg

Sidroga® Magen-Darm-Beruhigungstee, Filterbeutel

1 Filterbeutel à 2,0 g enthält:

Kamillenblüten	0,8 g
Schafgarbenkraut	0,6 g
Pfefferminzblätter	0,5 g

Sonstiger Bestandteil: Zimtrinde

Blähungstreibender Tee (NRF 6.4.)

Kümmel	20,0 g
Anis	20,0 g
Kamillenblüten	20,0 g
Pfefferminzblätter	20,0 g
Baldrianwurzel	20,0 g

Magen- und Darmtee I Standardzulassung

Baldrianwurzel	25,0 g
Kümmel	25,0 g
Pfefferminzblätter	25,0 g
Kamillenblüten	25,0 g

Magen- und Darmtee II bis XII Standardzulassung

A. Wirksame Bestandteile (in Masseprozenten)

Bestand-teile/ Tee-Nr.	**II**	**III**	**IV**	**V**	**VI**	**VII**	**VIII**	**IX**	**X**	**XI**	**XII**
Anis	20,0 bis 30,0		15,0 bis 30,0		15,0 bis 30,0	15,0 bis 30,0	15,0 bis 30,0	15,0 bis 30,0			
Bitterer Fenchel	20,0 bis 30,0	20,0 bis 30,0	15,0 bis 30,0	20,0 bis 35,0	15,0 bis 30,0	15,0 bis 30,0	15,0 bis 30,0	15,0 bis 30,0			
Koriander		20,0 bis 40,0	15,0 bis 20,0								
Kümmel	20,0 bis 40,0	20,0 bis 30,0	15,0 bis 30,0	20,0 bis 35,0	15,0 bis 30,0	15,0 bis 30,0	15,0 bis 30,0	15,0 bis 30,0			
Angelika-wurzel				20,0 bis 30,0							
Kamillen-blüten					20,0 bis 40,0		10,0 bis 40,0	10,0 bis 40,0	20,0 bis 40,0	30,0 bis 40,0	30,0 bis 50,0
Pfeffer-minzblätter						20,0 bis 40,0	10,0 bis 40,0		20,0 bis 30,0	15,0 bis 40,0	
Schafgar-benkraut								10,0 bis 30,0	20,0 bis 35,0		15,0 bis 25,0
Süßholz-wurzel										15,0 bis 35,0	15,0 bis 35,0

B. Sonstige Bestandteile

Baldrianwurzel, Kornblumenblüten, Malvenblüten, Melissenblätter, Ringelblumenblüten, Zimtrinde

Aufgaben

3.4.1 Karteikarten zum Lernen: Nehmen Sie für jede Droge eine Karteikarte und beschriften Sie die Vorderseite mit der deutschen Drogenbezeichnung, die Rückseite mit lateinischen Drogenbezeichnungen, Stammpflanze, Familie, makroskopischen Merkmalen und Stichworten zu Inhaltsstoffen, Indikation, Wirkung, Nebenwirkungen, Kontraindikationen, Dosierung, Beispielen für Fertigarzneimittel.

3.4.2 Nennen Sie Magen-Darm-Beschwerden, die durch pflanzliche Arzneimittel gelindert werden.

3.4.3 Beschreiben Sie die Wirkungen der Bitterstoffe bei Appetitlosigkeit und Völlegefühl.

3.4.4 Wie wirken ätherische Öle und Flavonoide bei Magen-Darm-Beschwerden?

3.4.5 Ingwerwurzelstock

a. Zu welcher Gruppe Amara gehört Ingwer?
b. Welchen Vorteil hat Ingwer gegenüber H1-Antihistaminika bei der Anwendung gegen Reiseübelkeit?
c. Auf welche Kontraindikation ist zu achten?

3.4.6 Pfefferminzblätter

a. Pfefferminzblätter stammen von *Mentha x piperita*. Was bedeutet das „x"?
b. Wie unterscheiden sich die Anwendungsgebiete von Pfefferminztee und Pfefferminzöl?
c. Wie unterscheiden sich Pfefferminzöl und Minzöl?

3.4.7 Welcher giftige Stoff ist im Wermutkraut enthalten und welche Wirkung hat er? Gelangt dieser Stoff in den Wermuttee? (Begründung)

3.4.8 Ein Tee hat folgende Zusammensetzung:

- Anis
- Bitterer Fenchel
- Korianderfrüchte
- Kümmel
- Zimtrinde

Welche Indikation hat der Tee? Begründen Sie Ihre Antwort.

3.4.9 Ein Tee hat folgende Zusammensetzung:

- Schafgarbenkraut
- Süßholzwurzel
- Pfefferminzblätter
- Kamillenblüten

Welche Indikation hat der Tee? Begründen Sie Ihre Antwort.

3.4.10 Ein Tee hat folgende Zusammensetzung:
- Enzianwurzel
- Tausendgüldenkraut
- Bitterorangenschale
- Wermutkraut
- Zimtrinde

Welche Indikation hat der Tee? Begründen Sie Ihre Antwort.

3.4.11 Warum ist „Magentee" nicht gleich „Magentee"?

3.5 Drogen gegen Leber- und Gallenbeschwerden

Kunden in der Apotheke verlangen Leber-Galle-Mittel, vor allem rund um Festtage, wie Weihnachten, Silvester und Fasching. Zu diesen Zeiten wird viel und fett gegessen und auch reichlich Alkohol getrunken. Doch auch ohne ungesunde Lebensweise können Beschwerden auftreten. Funktionelle Störungen im Bereich der Gallenwege sind Ursache für Druckgefühl im Oberbauch, Übelkeit, Appetitlosigkeit, Völlegefühl, Blähungen und Fettstühle. Die Symptome werden durch fettreiche Mahlzeiten verstärkt. Auslöser der funktionellen Beschwerden können verminderte Gallenproduktion in der Leber oder gestörte Entleerung der Gallenblase sein.

Wirkungen der Drogen gegen Gallenbeschwerden

Zwei Hauptwirkungen werden unterschieden; dabei ist deren Trennung nicht immer möglich und auch nicht notwendig. Die Drogen regen einerseits die Produktion der Gallenflüssigkeit in der Leber an, d. h. sie wirken choleretisch. Fördern sie andererseits die Bewegung der Gallengänge und die Entleerung der Gallenblase, wirken sie cholekinetisch. Zusammen werden diese Wirkungen als „cholagog" bezeichnet. Einige Heilpflanzen wirken auch spasmolytisch, die Gallengänge und die Gallenblase werden entkrampft. Es gelangt mehr Gallenflüssigkeit in den Darm, die Fette werden besser emulgiert, die Aktivität der Verdauungsenzyme gesteigert. Auf diese Weise werden die Symptome gelindert. Bei Entzündungen der Gallenblase, Gallensteinen oder Verschluss der Gallenwege dürfen Cholagoga nicht in der Selbstmedikation angewandt werden. Diese würden die Erkrankungen evtl. verschlimmern und dazu führen, dass Gallensteine aus der Blase in den Gallengang wandern und ihn verstopfen oder eine Gallenkolik auslösen.
Ähnliche Beschwerden wie bei funktionellen Gallenerkrankungen werden durch Störungen der Leberfunktion ausgelöst. Die Patienten leiden unter Appetitlosigkeit, Übelkeit, Brechreiz, Blähungen, Druckgefühl und Schmerzen im Oberbauch. Das Lebergewebe kann durch Arzneimittel, Umweltgifte, vor allem aber durch zu viel Alkohol sowie fett- und zuckerreiches Essen geschädigt werden.

Wirkungen der Drogen gegen Lebererkrankungen

Grundsätzlich ist es schwierig, Erkrankungen der Leber zu behandeln. Als das zentrale Entgiftungsorgan des Körpers muss sie alle Stoffe verstoffwechseln. Ist das Lebergewebe geschädigt, darf es durch die Arzneistoffe nicht noch weiter belastet werden. Drogen sind nur zur symptomatischen und begleitenden Behandlung geeignet. Sie unterstützen den Leberstoffwechsel, wirken entzündungshemmend und stabilisieren die Membranen der Leberzellen. Vor Anwendung der Phytopharmaka muss eine Lebererkrankung ärztlich abgeklärt worden sein. Zur Behandlung schwerer Lebererkrankungen, wie Hepatitis, sind pflanzliche Präparate nicht geeignet.

Artischockenblätter – Ph. Eur.
Cynarae folium
Folia Cynarae

Cynara cardunculus (Artischocke) – Asteraceae (Korbblütler)

Andere Monographie: Artischockenblättertrockenextrakt – Ph. Eur.

Die distelartige Artischocke stammt aus dem Mittelmeerraum; dort wird sie schon seit langer Zeit als Gemüse und Arznei geschätzt. Die Hüllblätter des Blütenköpfchens und der fleischige Blütenboden – Artischockenherzen – werden als Gemüse verwendet. Die Blütenköpfe werden geerntet, wenn sie noch geschlossen sind. Für die Gewinnung der wässrigen Trockenextrakte werden frische Blätter von speziell für pharmazeutische Zwecke angebauten Pflanzen verarbeitet. Artischockenblätter werden nicht als Teedroge verwendet.

Definition der Droge

Artischockenblätter bestehen aus den frischen oder getrockneten Grundblättern. Die Grundblätter sind die Blätter der bodennahen Blattrosette, nicht die Blätter der Stängel.

Hauptinhaltsstoffe

Kaffeesäurederivate (Phenolcarbonsäuren) mit Cynarin, Bitterstoffe, Flavonoide

Anwendungsgebiete und Wirkungen

Die Droge wirkt gegen Appetitlosigkeit und Verdauungsbeschwerden, wie Völlegefühl, Blähungen oder Übelkeit, die durch funktionelle Leber-Galle-Störungen bedingt sind, die Bitterstoffe wirken Appetit anregend, Flavonoide und Kaffeesäurederivate choleretisch, die Produktion der Gallenflüssigkeit wird gesteigert. Die Extrakte hemmen außerdem die Cholesterolbiosynthese in der Leber und fördern die Ausscheidung des Cholesterols mit der Gallenflüssigkeit, so dass der Cholesterolspiegel im Blut sinkt und einer Arteriosklerose vorgebeugt wird. Diese neueren Erkenntnisse zur Wirkung führten zu einer Erweiterung der Anwendungsgebiete auf Fettstoffwechselstörungen und Arterioskleroseprophylaxe.

Kontraindikationen

Artischocke darf nicht angewendet werden bei Verschluss der Gallenwege, bei Gallensteinleiden nur nach Rücksprache mit dem Arzt. Auch für Personen mit einer Korbblütlerallergie eignen sich Artischockenpräparate nicht. Aus Sicherheitsgründen sollen Schwangere, Stillende und Kinder unter 12 Jahren keine Zubereitungen aus Artischocken einnehmen.

Dosierung

Mittlere Tagesdosis: 6 g Droge, die in entsprechenden Trockenextrakten erreicht werden muss.

Hinweise an die Patienten

„Artischockenextrakte helfen Ihnen gegen Störungen der Gallenfunktion, wie Appetitlosigkeit und Verdauungsbeschwerden. Außerdem senken sie den Cholesterinspiegel und beugen so einer „Arterienverkalkung“ vor. Weil die Gallenfunktionen angeregt werden, darf Artischocke nicht bei Verschluss der Gallenwege angewendet werden. Wenn Sie an Gallensteinen leiden, fragen Sie vor der Einnahme Ihren Arzt. Bei Korbblütlerallergie sollten Sie auf Artischockenpräparate verzichten.“

Beispiele für Fertigarzneimittel

Aristochol® Galle, Cynara AL, Hepar-SL forte

Javanische Gelbwurz – Ph. Eur.

Curcumae zanthorrhizae rhizoma
Rhizoma Curcumae zanthorrhizae

Curcuma zanthorrhiza (Javanische Gelbwurz)

Curcumawurzelstock – DAC

Curcumae longae rhizoma
Rhizoma Curcumae longae

Curcuma domestica (Gelbwurzel) – Zingiberaceae (Ingwergewächse)

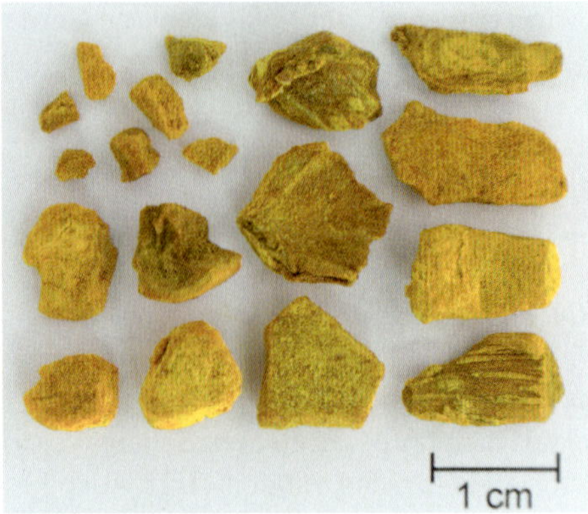

Curcuma-Arten sind in Südostasien heimisch. Sie werden dort zur Gewinnung der Drogen und zur Herstellung von Gewürzmischungen (Curry) angebaut. Hauptanbaugebiete sind Java und Indien.

Definitionen der Drogen

Javanische Gelbwurz besteht aus den in Scheiben geschnittenen, getrockneten Wurzelstöcken.

Curcumawurzelstock besteht aus den nach der Ernte gebrühten und getrockneten Wurzelstöcken. Das Rhizom ist von einer Korkschicht umgeben und gibt schlecht Wasser ab. Durch Überbrühen reißt die Korkschicht auf und das Rhizom kann trocknen.

Makroskopische Merkmale und Eigenschaften

Die Rhizomstückchen der javanischen Gelbwurz sind orangegelb bis graubraun und unregelmäßig, teilweise scheibenförmig. Der Bruch ist glatt und körnig, die Grenze zwischen Rinde und Zentralzylinder ist teilweise als helle Linie erkennbar. Der Geschmack ist leicht bitter, der Speichel färbt sich beim Kauen gelb.

Die Stücke des geschnittenen Curcumawurzelstocks sind orangegelb und unregelmäßig. Der Bruch ist glatt und hornartig. Die Randstücke haben außen eine schmale dunkle Zone. Der Geschmack ist brennend bitter, der Speichel färbt sich beim Kauen gelb.

Mikroskopische Merkmale

Das Pulver der javanischen Gelbwurz ist rötlich-braun, das Pulver des Curcumawurzelstocks ist gelbbraun. Die Merkmale sind zum großen Teil gleich. Es sind Bruchstücke des Parenchyms aus großen Zellen mit zahlreichen, kleineren, orangegelben Exkretzellen vorhanden. Außerdem werden Bruchstücke aus Korkzellen und Netz- oder andere Gefäße gefunden. Im Wasserpräparat sind typische abgeplattete, ovale bis viereckige Stärkekörner mit deutlicher

Schichtung vorhanden. Einige Körner haben an der Spitze eine kleine Ausbuchtung. Bei der javanischen Gelbwurz liegen die Stärkekörner einzeln vor, bei Curcumawurzelstock sind große, verkleisterte Stärkeklumpen und nur wenige einzelne Körner vorhanden.
Abbildungen der mikroskopischen Merkmale des Curcumawurzelstocks siehe DAC, der javanischen Gelbwurz siehe Ph. Eur.

Unterscheidung der Drogen

Makroskopisch ist eine Unterscheidung kaum möglich. Mikroskopisch ist bei Curcumawurzelstock die verkleisterte Stärke zu finden, bei javanischer Gelbwurz sind die Stärkekörner unverändert, weil sie nicht gebrüht wird. Die chemische Zusammensetzung der Drogen ist ähnlich, es bestehen jedoch qualitative Unterschiede, die mit einer Fluoreszenzprobe oder mit einer DC überprüft werden können.

Hauptinhaltsstoffe

Beide Drogen enthalten ätherisches Öl und orange-gelbe, nichtflüchtige, schlecht wasserlösliche Curcuminoide sowie Stärke. Die Zusammensetzung der ätherischen Öle und die Curcuminoide sind unterschiedlich.

Anwendungsgebiete und Wirkung

Beide Drogen werden zur Behandlung dyspeptischer Beschwerden, wie Völlegefühl, Appetitlosigkeit und Unverträglichkeit fetter Speisen, verwendet. Wegen der Curcuminoide wirken sie hauptsächlich choleretisch, cholekinetisch und verdauungsfördernd. Früher wurde Gelbwurzel vermehrt als Gewürzdroge verwendet, z. B. als Bestandteil von Currypulvermischungen. Die Javanische Gelbwurz wurde als Gallenmittel angewendet.
Heute werden beide Drogen als gleichwertig angesehen. Die Curcuminoide sind unter der Bezeichnung „Curcumin" ein orange-gelber Lebensmittelfarbstoff (E 100).
Die Zubereitung als Tee ist wenig gebräuchlich. Aus den kompakten Rhizomstücken lösen sich die Wirkstoffe nur schlecht. Zuverlässig wirksam sind daher Fertigarzneimittel mit Gelbwurz-Extrakten.

Nebenwirkungen

Nach längerem Gebrauch können durch Reizung der Magenschleimhaut Magenbeschwerden auftreten.

Kontraindikationen

Die Drogen dürfen bei Verschluss der Gallenwege, während Schwangerschaft und Stillzeit nicht angewendet werden, bei Gallensteinleiden nur nach Rücksprache mit dem Arzt. Wegen fehlender Studien zur Unbedenklichkeit sind die Drogen nur für Erwachsene ab 18 Jahren empfehlenswert.

Dosierung

Javanische Gelbwurz
Etwa 1/3 Teelöffel grob gepulverte Droge (1 g) wird mit 100 ml siedendem Wasser übergossen und nach 10 Minuten abgeseiht. Tagesdosis: 3 g

Curcumawurzelstock
⅓ – ½ Teelöffel voll grob gepulverte Droge (0,5 – 1 g) wird mit 150 ml siedendem Wasser übergossen und nach 10 Minuten abgeseiht.
Wirksame Tagesdosis: 1,5 – 3,0 g

Hinweise an die Patienten

„Javanische Gelbwurz und Curcumawurzelstock helfen Ihnen gegen Ihre Verdauungsbeschwerden, sie fördern die Gallenfunktion. Wenn Sie an Gallenerkrankungen leiden, sollten Sie vor der Anwendung mit Ihrem Arzt sprechen."

Beispiele für Fertigarzneimittel

Curcu-Truw® (Curcumawurzelstock)

Hinweis: Die Drogen dürfen wegen der Namensähnlichkeit nicht mit Kanadischer Gelbwurz – Hydrastidis rhizoma – Ph. Eur. verwechselt werden.

Löwenzahnkraut mit Wurzel – Ph. Eur.

Taraxaci officinalis herba cum radice
Radix Taraxaci cum Herba

Taraxacum officinale (Löwenzahn, Kuhblume) – Asteraceae (Korbblütler)

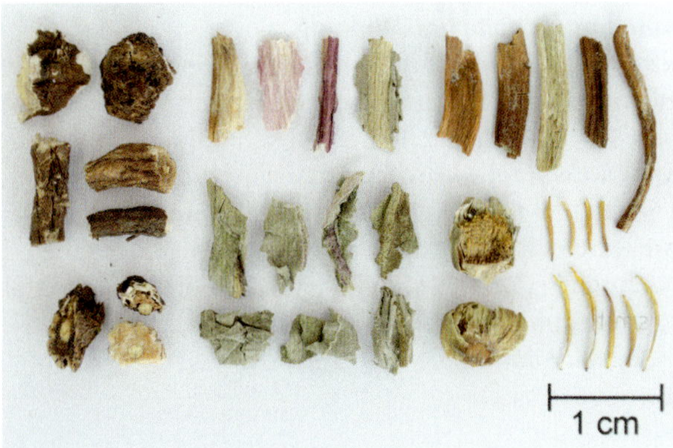

Andere Monographie: Löwenzahnwurzel – Ph. Eur.

Löwenzahn ist eine der bekanntesten Pflanzen, vor allem wegen der reifen Blüten, die ihm den Namen „Pusteblume" gaben. Er ist weltweit verbreitet und es existieren viele Unterarten, die sich nur in kleinen Merkmalen unterscheiden. Der Löwenzahn ist mehrjährig und stellt keine hohen Ansprüche an den Standort, eine Fuge zwischen Gehwegplatten reicht ihm zum Wachsen. Die Droge stammt aus Wildvorkommen oder Anbau.

Definition der Droge

Die Droge ist ein Gemisch von ganzen oder zerkleinerten, getrockneten ober- und unterirdischen Teilen des Löwenzahns.

Makroskopische Merkmale und Eigenschaften

Die Wurzelstücke sind dunkelbraun bis hell gelblich-braun mit einem kleinen, gelben Holzkörper und weißlicher bis hell bräunlicher Rinde. Die Blattstücke sind meist kahl mit rotviolett überlaufenen Blattstielen. Teile der Blütenstände kommen selten vor. Der Geschmack ist bitter.

Mikroskopische Merkmale

Das gelblich braune Pulver enthält typische Bruchstücke der Wurzelrinde mit farblosen, dünnwandigen Parenchymzellen und netzartig miteinander verbundenen (anastomosierenden) Milchröhren. Milchröhren befinden sich auch in den Bruchstücken der Blattstiele. Die Flächenansicht der Blattepidermis zeigt Spaltöffnungen vom anomocytischen Typ und durchscheinende Zellen des Palisadenparenchyms. Von den Haaren sind meist nur Bruchstücke vorhanden, teilweise mit kollabierten Zellen. Aus dem Bereich des Wurzelholzes stammen zahlreiche Gefäßbruchstücke, Stärke fehlt. Im Glycerolpräparat sind frei oder im Parenchym vorliegende eckige, unregelmäßige Bruchstücke von Inulin (Fructosepolymer) vorhanden.
Abbildungen zu den mikroskopischen Merkmalen siehe Ph. Eur.

Hauptinhaltsstoffe

Bitterstoffe, Kaliumsalze, Inulin. Inulin ist ein Fructosepolymer und das Speicherkohlenhydrat der Korbblütler.

Anwendungsgebiete und Wirkung

Löwenzahn wird gegen Störungen des Gallenflusses, Appetitlosigkeit, dyspeptische Beschwerden und zur Anregung der Harnausscheidung verwendet. Er wirkt choleretisch und aquaretisch, die Bitterstoffe appetitanregend. Volkstümlich wird Löwenzahn als Blutreinigungsmittel angewendet. Im Herbst geerntete Wurzeln dienen geröstet als Kaffee-Ersatz. Die jungen Blätter eignen sich als Salat.

Nebenwirkungen

Es treten selten Kontaktallergien durch den frischen Milchsaft auf.

Kontraindikationen

Die Droge darf bei Verschluss der Gallenwege nicht angewendet werden, bei Gallensteinleiden nur nach Rücksprache mit dem Arzt. Wegen fehlender Studien zur Unbedenklichkeit ist Löwenzahn für Kinder unter 12 Jahren nicht empfehlenswert.

Dosierung

3 – 4 Teelöffel (3 – 4 g) Löwenzahn wird mit 150 ml kaltem Wasser übergossen, aufgekocht und nach 10 bis 15 Minuten durch ein Teesieb gegeben. 1- bis 3-mal täglich eine Tasse zur Appetitanregung vor den Mahlzeiten, in den übrigen Fällen nach den Mahlzeiten trinken.

Hinweise an die Patienten

„Löwenzahn hilft Ihnen gegen Appetitlosigkeit, fördert die Gallenfunktion und regt die Harnausscheidung an. Falls Sie an Gallenerkrankungen, wie z. B. Gallensteinen, leiden, sprechen Sie vor der Anwendung mit Ihrem Arzt. Der Milchsaft ist nicht giftig, selten entstehen allergische Reaktionen."

Mariendistelfrüchte – Ph. Eur.
Silybi mariani fructus
Fructus Cardui Mariae
(alt: Semen Cardui Mariae)

Silybum marianum (Mariendistel) – Asteraceae (Korbblütler)

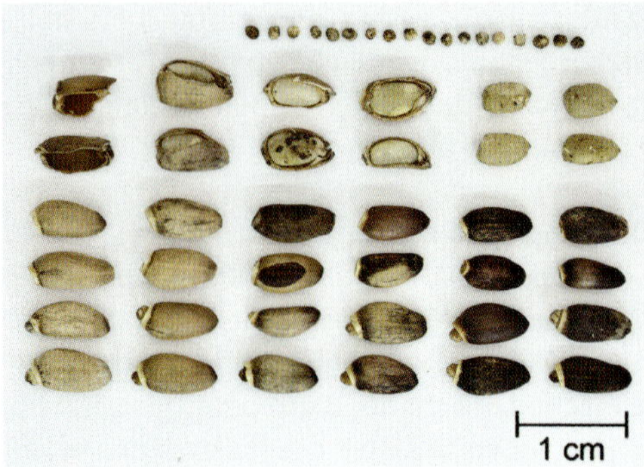

Andere Monographie: Eingestellter, gereinigter Mariendistelfrüchtetrockenextrakt – Ph. Eur.

Die Mariendistel ist eine zweijährige Distel mit auffälligen weiß-grünen Blättern und purpurfarbenen Blütenköpfen. Die Pflanze stammt aus dem Mittelmeerraum und wird für die Drogengewinnung angebaut.

Definition der Droge
Mariendistelfrüchte bestehen aus den reifen, vom Pappus befreiten Früchten.

Makroskopische Merkmale und Eigenschaften
Die Früchte sind schief eiförmig, länglich, ein wenig flach gedrückt, glänzend braunschwarz oder matt graubraun mit dunkler oder heller Strichelung. Am oberen Ende befindet sich ein heller, knorpeliger Rand. Der Geschmack ist ölig. Die Droge darf nicht ranzig riechen.

Mikroskopische Merkmale
Im gelbbraunen Pulver sind zahlreiche, typische Bruchstücke der farblosen Exokarpzellen, in der Aufsicht polygonal, im Querschnitt palisadenartig vorhanden. Das Lumen erscheint je nach Ausrichtung im Mikroskoppräparat groß oder als schmaler Schlitz. Unterhalb der Exokarpzellen liegen faserartige Zellen mit dunklem Farbstoff, der sich mit Chloralhydrat rot färbt. Bruchstücke des Endokarps haben palisadenartige, zitronengelbe Sklerenchymzellen. Zahlreich vorhanden sind Bruchstücke der Keimblätter, die aus dünnwandigen Zellen mit Öltröpfchen und Calciumoxalatdrusen bestehen.

Hauptinhaltsstoffe
Flavonoidgemisch Silymarin mit Silibinin als Hauptwirkstoff. Die Wirkstoffe befinden sich in der Fruchtwand.

Anwendungsgebiete und Wirkung
Silymarin-Zubereitungen wirken gegen toxische Leberschäden und eignen sich zur unterstützenden Behandlung bei chronisch-entzündlichen Lebererkrankungen und Leberzirrhose. Silymarin stabilisiert die Leberzellmembran, so können Giftstoffe, z. B. Alkohol, nicht in

die Zellen gelangen. Es beschleunigt die Regeneration der Leberzellen durch Anregung der Proteinbiosynthese, fängt freie Radikale ab, wirkt antioxidativ und entzündungswidrig. Silibinin-Extrakte werden als Infusion gegen Vergiftungen mit Knollenblätterpilz verwendet. Silibinin verdrängt die Pilzgifte Phalloidin und Amanitin von der RNA-Polymerase, die für die Proteinbiosynthese der Leberzellen verantwortlich ist. Mariendistel-Extrakte wirken stärker, wenn sie prophylaktisch angewendet werden, weil nur dann die Stabilisierung der Zellmembran voll zur Geltung kommt.
Die Droge, als Tee zubereitet, wirkt gegen dyspeptische Beschwerden, wie Völlegefühl, Appetitlosigkeit, und unterstützend bei funktionellen Gallenblasenbeschwerden. Der Tee hat keine Leberschutzwirkung, weil das Silymarin schlecht in Wasser löslich ist. Die Teebereitung hat keine große Bedeutung.

Nebenwirkungen

Die Droge bzw. der Extrakt sind sehr gut verträglich, bisweilen leicht laxierend.
Wegen fehlender Studien zur Unbedenklichkeit ist die Anwendung nur für Erwachsene ab 18 Jahren empfehlenswert.

Dosierung

Mittlere Tagesdosis: 12 bis 15 g Droge
200 bis 400 mg Silymarin in Fertigarzneimitteln.

Hinweise an die Patienten

„Extrakte aus Mariendistelfrüchten sind ein Leberschutzmittel. Sie wirken unterstützend bei Leberschäden durch Gifte, wie Alkohol, und bei chronisch-entzündliche Lebererkrankungen. Der Tee hat keine Leberwirkung. Falls sich die Beschwerden nicht bessern oder Anzeichen einer Gelbsucht auftreten, suchen Sie bitte Ihren Arzt auf."

Beispiele für Fertigarzneimittel

Legalon® Protect Madaus (Silymarin), Legalon® SIL (Silibinin), Hepabesch®

Leber-Galle-Tees

Sidroga® Verdauungs- und Gallentee (Teebeutel)

Löwenzahn	35 %
Schafgarbenkraut	35 %
Pfefferminzblätter	25 %
Sonstiger Bestandteil:	Kümmel

Gallentee I Standardzulassung

Kümmel	10,0 g
Javanische Gelbwurz	20,0 g
Löwenzahn	30,0 g
Mariendistelfrüchte	20,0 g
Pfefferminzblätter	20,0 g

Gallentee II Standardzulassung

A. Wirksame Bestandteile in Masseprozenten

Javanische Gelbwurz	15,0 bis 20,0
Löwenzahn	15,0 bis 50,0
Pfefferminzblätter	20,0 bis 40,0
Schafgarbenkraut	10,0 bis 30,0

B. Sonstige Bestandteile

Bitterer Fenchel, Kamillenblüten, Kornblumenblüten, Kümmel, Ringelblumenblüten, Süßholzwurzel, Wermutkraut

Aufgaben

3.5.1 Karteikarten zum Lernen: Nehmen Sie für jede Droge eine Karteikarte und beschriften Sie die Vorderseite mit der deutschen Drogenbezeichnung, die Rückseite mit lateinischen Drogenbezeichnungen, Stammpflanze, Familie, makroskopischen Merkmalen und Stichworten zu Inhaltsstoffen, Indikation, Wirkung, Nebenwirkungen, Kontraindikationen, Dosierung, Beispielen für Fertigarzneimittel.

3.5.2 Welche Wirkungen haben Mariendistelfrüchte? Unterscheiden Sie Tee und Extrakt.

3.5.3 Stellen Sie einen Leber-Galle-Tee zusammen. Begründen Sie Ihre Auswahl der Drogen.

3.5.4 Artischocke

a. Wie wirken Extrakte aus Artischocken? Aus welchem Pflanzenteil werden die Extrakte gewonnen?

b. Welche Kontraindikationen sind zu beachten?

c. Aus welchem Pflanzenteil besteht das Artischockengemüse?

3.5.5 Ein Tee hat folgende Zusammensetzung:

- Löwenzahn
- Pfefferminzblätter
- Javanische Gelbwurz
- Mariendistelfrüchte
- Kümmel

Welche Indikation hat der Tee? Warum sind die einzelnen Drogen enthalten?

3.6 Drogen gegen Verstopfung

„Ich habe Probleme mit meiner Verdauung". Patienten, die mit diesem Problem in die Apotheke kommen, haben meist eine Verstopfung (Obstipation). Eigentlich ist die Aussage der Patienten falsch, denn sie leiden nicht unter einer Störung ihrer Verdauung, dem Aufschluss der Nährstoffe im Darm, sondern unter einer Störung der Ausscheidung des Stuhls. Was ist eine Obstipation? Der Toilettengang erfolgt seltener als dreimal die Woche, der Stuhl ist hart, die Mengen sind klein und können nur durch starke Bauchpresse abgesetzt werden. Wenn eine akute Verstopfung plötzlich auftritt, z. B. durch die Ernährungsumstellung auf einer Auslandsreise, dauert sie nur kurze Zeit. Dauern die Beschwerden dagegen über mehrere Monate an, liegt eine chronische Obstipation vor. Diese wird durch die heutige Lebensweise mit Bewegungsmangel, geringer Trinkmenge, ballaststoffarmer Ernährung, Stress und Unterdrückung des Stuhlgangs („keine Zeit") gefördert. Organische Ursachen können z. B. Erkrankungen des Darms, wie Divertikel, Stoffwechselerkrankungen, wie Diabetes mellitus, oder eine Schilddrüsenunterfunktion sein. Auch in der Schwangerschaft kann eine Obstipation auftreten, ältere Menschen neigen ebenfalls dazu. In der Apotheke besonders zu beachten ist die Obstipation als Nebenwirkung von Arzneimitteln: Opiate zur Schmerzbehandlung, Codein gegen Husten, Antidepressiva, Eisenpräparate oder auch der Missbrauch von Laxantien können eine Obstipation auslösen.
Viele Patienten meinen, dass täglicher Stuhlgang erforderlich sei. Sie haben jedoch keine Obstipation, sondern sind nur nicht richtig informiert. Solange der Stuhl ohne Probleme ausgeschieden werden kann, ist eine Entleerung zwischen dreimal täglich und einmal alle drei Tage normal. Erst wenn Beschwerden auftreten, kann eine Verstopfung die Ursache sein. Eine akute Obstipation mit weiteren Symptomen, wie Blut im Stuhl, starken Schmerzen, Übelkeit oder Erbrechen, muss ärztlich abgeklärt werden.
Die Behandlung der Obstipation sollte mit der Empfehlung beginnen, die Ernährung umzustellen, viel zu trinken und für mehr Bewegung zu sorgen. Eine ballaststoffreiche Kost mit Vollkornprodukten, Obst und Gemüse, mindestens 1 ½ Liter Flüssigkeit am Tag und regelmäßige körperliche Aktivität können helfen. In vielen Fällen ist jedoch die Einnahme von Laxantien notwendig.

Wirkungen pflanzlicher Arzneimittel gegen Obstipation

Schleimdrogen sind mild wirksame Abführmittel. Sie gehören zu den Quellstofflaxantien, die gut verträglich sind und auch über lange Zeit und in der Schwangerschaft eingenommen werden dürfen. Sie binden Wasser im Darm, der Darminhalt wird weicher und sein Füllvolumen nimmt zu. Durch den damit verbundenen Dehnungsreiz wird die Peristaltik des Darms angeregt und die Stuhlentleerung erleichtert. Quellmittel müssen mit viel Flüssigkeit eingenommen werden. Bei regelmäßiger Einnahme setzt die abführende Wirkung verzögert nach mehreren Tagen ein.
Anthranoiddrogen sind stark wirksam, sie wirken antiresorptiv und hydragog. Sie reizen die Darmschleimhaut des Dickdarms und verstärken dadurch die Darmbewegung. Weniger Natrium und Wasser werden aus dem Darm resorbiert (antiresorptiv). Gleichzeitig bewirken Anthranoide die aktive Abgabe von Chloridionen, Wasser und Elektrolyten in den Darm (hydragog). Es verbleibt mehr Wasser im Darm und der Stuhl wird weicher. Die Anthraglykoside müssen, bevor sie wirken können, im Dickdarm aktiviert werden, indem

der Zuckeranteil der Glykoside durch Darmbakterien abgespalten und die Aglyka reduziert werden, so dass die wirksame Form der Anthranoide (die Anthranole) entsteht. Ein kleiner Anteil wird resorbiert und ist für die rote bis braune Färbung des Urins verantwortlich. Die Wirkstärke der Anthranoiddrogen ist unterschiedlich: Aloe wirkt am stärksten, dann folgen Sennesblätter und -früchte, relativ mild sind Faulbaumrinde und Rhabarberwurzel. Anthranoide eignen sich zur kurzfristigen Behandlung der akuten und der chronischen Verstopfung. Sie sollten so dosiert werden, dass ein weicher, aber kein flüssiger Stuhl entsteht. Bei längerer Anwendung können die dabei entstehenden Natriumverluste Kaliummangel hervorrufen, so dass sich die Darmperistaltik noch mehr reduziert und die Obstipation sich verstärkt. Es besteht die Möglichkeit, dass die Patienten die Dosis der Anthranoide immer weiter erhöhen und in einen Teufelskreis geraten, der zur Abhängigkeit von Anthranoiden führt. Sie sollten deshalb nicht über längere Zeit angewendet werden. Während der Schwangerschaft, Stillzeit und bei Darmverschluss dürfen Anthranoiddrogen nicht eingenommen werden. Ob sie das Risiko, an Dickdarmkrebs zu erkranken, erhöhen, ist umstritten, sie dürfen jedoch nur maximal 2 Wochen eingenommen werden. Damit sind diese Drogen ein Beispiel dafür, dass nicht alle pflanzlichen Arzneimittel unschädlich und harmlos sind.
Rizinusöl gehört zu den antiresorptiv und hydragog wirkenden Laxantien. Es wird kurzfristig als Laxans gegen akute Obstipation verwendet. Im Unterschied zu den Anthranoiden ist es dünndarmwirksam. Durch Gallenflüssigkeit wird das fette Öl emulgiert und die Lipasen im Dünndarm spalten aus dem Rizinusöl die Rizinolsäure ab, die laxierende Wirkung hat. Sie ist polar und wird nur langsam resorbiert. Sie regt die Darmbewegung an, vermindert die Resorption von Wasser und Elektrolyten aus dem Darm und verstärkt die Sekretion in den Darm. Die Anwendungsdauer soll 1 bis 2 Wochen nicht überschreiten.
Bei Patienten, die eine gestörte Fettverdauung haben, wirkt Rizinusöl nicht, weil seine Triglyceride dann nicht gespalten werden können.

Kap-Aloe – Ph. Eur.
Aloe capensis

Verschiedene Aloe-Arten, insbesondere *Aloe ferox*

Curaçao-Aloe – Ph. Eur.
Aloe barbadensis
Aloe vera –

Xanthorrhoeaceae (Grasbaumgewächse)

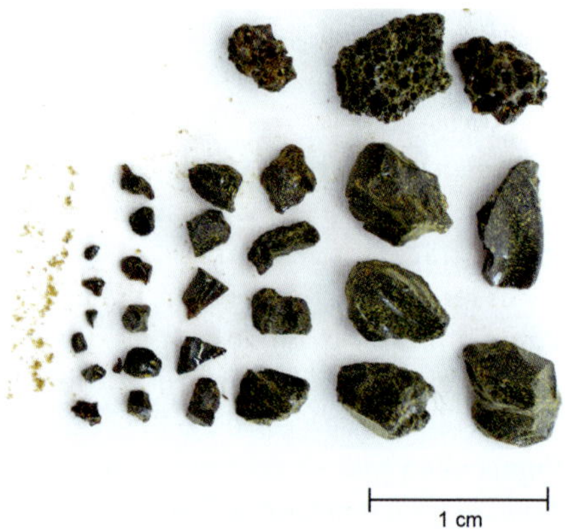

Andere Monographie: Eingestellter Aloetrockenextrakt – Ph. Eur.

Die Aloë -Arten (o und e werden getrennt gesprochen) sind Blattsukkulenten. Die dickfleischigen Blätter haben ein inneres parenchymatisches Wasserspeichergewebe, mit dem sie sich den Lebensbedingungen sehr trockener Standorte anpassen. So wachsen sie in Afrika, im Mittelmeergebiet und in den südlichen Teilen der USA. *Aloe ferox* ist eine baumartig wachsende Aloe-Art und dient der Gewinnung des Abführmittels. Sie wird nicht als Teedroge verwendet, sondern als Extrakt in Fertigarzneimitteln. Die krautige Pflanze *Aloe vera* liefert die Abführdroge Curaçao-Aloe, hauptsächlich wird sie jedoch zur Herstellung kosmetischer Produkte angebaut.

Definition der Drogen

Kap-Aloe und Curaçao-Aloe bestehen jeweils aus dem zur Trockne eingedickten Saft der Blätter. Der gelbe, bitter schmeckende Aloesaft befindet sich in Exkretzellen, die im äußeren Bereich der dickfleischigen Blätter um die Leitgewebe herum liegen. Werden die Blätter angeschnitten, fließt der Aloesaft heraus. Er wird durch Kochen eingeengt, in Platten gegossen und dann zu kleinen Stückchen zerschlagen oder schonend durch Vakuumsprühtrocknung zu einem braunen Pulver verarbeitet.

Makroskopische Merkmale und Eigenschaften

Die Droge besteht aus tiefbraunen Stückchen, die grünlich schimmern und glänzende, muschelige Bruchflächen haben. Der Geschmack ist bitter und unangenehm.

Hauptinhaltsstoffe

Anthranoide mit Aloin A und B (= Barbaloin)

Kap-Aloe enthält mindestens 18 % Anthranoide, Curaçao-Aloe mindestens 28 % Anthranoide, berechnet als Aloin. Die Drogen unterscheiden sich nicht nur in ihrem Aloingehalt, sondern auch qualitativ in der Zusammensetzung der Anthranoide.

Anwendungsgebiete und Wirkung

Aloe wird als kräftiges Laxans gegen akute Verstopfung angewendet. Die Anthranoide wirken im Dickdarm antiresorptiv und hydragog. Die Wirkung ist sehr viel stärker als bei den übrigen Anthranoiddrogen. Wie alle Anthranoiddrogen darf Aloe nicht länger als 2 Wochen angewendet werden.

Aloe sollte nur verwendet werden, wenn mildere Drogen, wie die Quellmittel Leinsamen und Flohsamen, sowie eine Ernährungsumstellung keine Wirkung hatten.

Nebenwirkungen

Es können teilweise schwere Bauchkrämpfe auftreten, der Urin färbt sich rot bis rotbraun. Bei längerer Anwendung kann sich eine Gewöhnung entwickeln. Es wird diskutiert, ob die Anthranoide das Risiko an Dickdarmkrebs zu erkranken, erhöhen.

Wechselwirkungen

Bei langfristiger Anwendung wird durch Kaliummangel die Wirkung von Herzglykosiden und Antiarrhythmika beeinflusst. Süßholzwurzel, Glucocorticoide und Thiaziddiuretika verstärken den Kaliummangel.

Kontraindikationen

Aloe darf nicht während der Schwangerschaft und Stillzeit, bei Darmverschluss, entzündlichen Darmerkrankungen und bei Kindern unter 12 Jahren angewendet werden, außerdem nicht bei Hämorrhoiden und während der Menstruation. Die Droge führt zu einer starken Durchblutung des Beckenbereiches, die Monatsblutung wird verstärkt, Hämorrhoidalgefäße könnten durch Erhöhung des Druckes beim Stuhlgang reißen und es käme zu einer starken Blutung.

Dosierung

Tagesdosis 10 bis 30 mg Aloin in Fertigarzneimitteln. Die Dosis soll so gewählt werden, dass der Stuhl weich, aber nicht flüssig ist. Dadurch werden zu hohe Elektrolytverluste vermieden.

Hinweise an die Patienten

„Aloe ist ein kräftiges Abführmittel, das Sie nur kurzfristig gegen Verstopfung einnehmen sollten, wenn mildere Mittel unwirksam sind. Als Nebenwirkung können Bauchkrämpfe auftreten, der Urin färbt sich evtl. rot bis rotbraun, was aber harmlos ist. Beachten Sie, dass Aloe nicht während der Schwangerschaft und Stillzeit, bei entzündlichen Erkrankungen des Darms, Darmverschluss, Hämorrhoiden und während der Menstruation eingenommen werden darf. Bei längerer Einnahme wird die Wirkung anderer Arzneimittel beeinflusst."

Beispiel für Fertigarzneimittel

Kräuterlax® Kräuterdragees zum Abführen

Aloe vera

Das Produkt Aloe vera wird aus dem Wasserspeichergewebe der Blätter von *Aloe vera* hergestellt, Pflanzen- und Produktname sind gleich. Dafür werden die Blätter geschält und das fast farblose, gelartige Blattinnere weiterverarbeitet. Hauptinhaltsstoffe sind Heteropolysaccharide, Anthranoide sind bei sorgfältiger Verarbeitung nicht enthalten. Das Gel soll kühlende, hydratisierende, antibakterielle und antiphlogistische Wirkungen haben und wird schon lange Zeit in Kosmetika verwendet. Mögliche Anwendungsgebiete sind Hauterkrankungen, Wunden, Verbrennungen, auch Sonnenbrand. Bei schweren Hauterkrankungen, wie Neurodermitis und Psoriasis, scheint die pflegende Wirkung von Aloe vera von Vorteil zu sein. Die innerliche Anwendung als Wundermittel gegen eine Vielzahl von Beschwerden ist wissenschaftlich nicht belegt.

Faulbaumrinde – Ph. Eur.
Frangulae cortex
Cortex Frangulae

Frangula alnus (*Rhamnus frangula*) (Faulbaum) – Rhamnaceae (Kreuzdorngewächse)

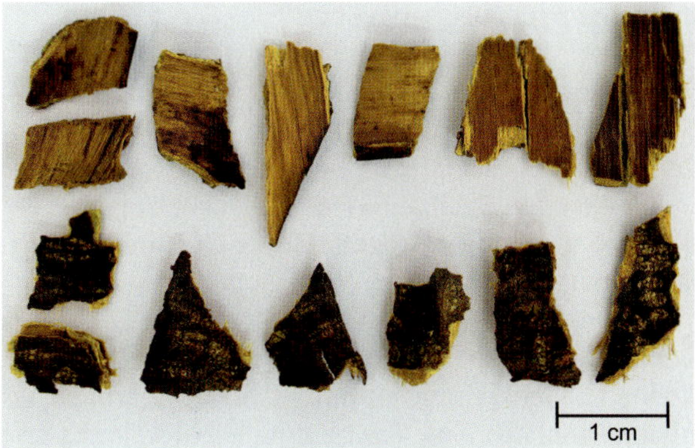

Andere Monographie: Eingestellter Faulbaumrindentrockenextrakt – Ph. Eur.

Faulbaum ist ein Strauch oder kleiner Baum, der in ganz Europa verbreitet ist. Der Name soll sich vom fauligen Geruch der frischen Rinde herleiten. Die Droge stammt aus Wildvorkommen in Osteuropa, z. B. Polen. Die Äste sollen nur 3 bis 4 Jahre alt sein und werden im Frühjahr vor der Blüte geerntet und geschält.

Definition der Droge
Faulbaumrinde besteht aus der getrockneten Rinde der Stämme und Zweige. Die Droge muss nach dem Abschälen noch ein Jahr lagern oder unter Luftzufuhr einige Stunden auf 80 bis 100 °C erhitzt werden (künstliche Alterung). Auf diese Weise werden die Inhaltsstoffe oxidiert, so dass sie weniger schleimhautreizend wirken. Die frische Droge kann Erbrechen und Krämpfe auslösen, weil die Anthranoide schon in ihrer wirksamen Form vorliegen und die Magenschleimhaut stark reizen. Durch Oxidation werden die Inhaltsstoffe zu unwirksamen Stoffen, die erst im Dickdarm aktiviert werden.

Makroskopische Merkmale und Eigenschaften
Die Droge besteht aus leicht gebogenen Rindenstücken. Die Außenseite ist graubraun bis dunkelbraun, längs gerunzelt und hat zahlreiche graue, quer verlaufende Lentizellen (Korkwarzen). Die Innenseite ist orangebraun bis rotbraun, fein längs gestreift. Der Bruch ist kurzfaserig. Die Rindenstücke färben Wasser gelb. Der Geschmack ist bitter, zusammenziehend.

Mikroskopische Merkmale
Das gelbliche bis rötlichbraune Pulver färbt Chloralhydratlösung orange. Typisch sind zahlreiche Gruppen teilweise verholzter Bastfasern, begleitet von Kristallzellschichten mit Calciumoxalatprismen. Außerdem sind rötlichbraune Korkfragmente und Parenchymfragmente mit Calciumoxalatdrusen enthalten. Steinzellen dürfen nicht zu sehen sein, denn diese kommen nur bei der amerikanischen Faulbaumrinde vor.
Abbildungen zu den mikroskopischen Merkmalen siehe Ph. Eur.

Hauptinhaltsstoffe

Anthranoide mit Glucofrangulinen

Anwendungsgebiete und Wirkung

Faulbaumrinde wird als Laxans gegen akute Verstopfung angewendet. Die Anthranoide wirken im Dickdarm antiresorptiv und hydragog. Die Wirkung ist milder als bei den übrigen Anthranoiddrogen. Faulbaumrinde darf nicht länger als 2 Wochen angewendet werden, und nur dann, wenn mildere Drogen, wie die Quellmittel Leinsamen und Flohsamen sowie eine Ernährungsumstellung, keine Wirkung hatten.

Nebenwirkungen

Es können Bauchkrämpfe auftreten, der Urin färbt sich rot bis rotbraun. Bei längerer Anwendung kann sich eine Gewöhnung entwickeln. Es wird diskutiert, ob die Anthranoide das Dickdarmkrebsrisiko erhöhen.

Wechselwirkungen

Bei langfristiger Anwendung wird durch Kaliummangel die Wirkung von Herzglykosiden und Antiarrhythmika beeinflusst. Süßholzwurzel, Glucocorticoide und Thiaziddiuretika verstärken den Kaliummangel.

Kontraindikationen

Faulbaumrinde darf nicht während der Schwangerschaft und Stillzeit, bei Darmverschluss, entzündlichen Darmerkrankungen und bei Kindern unter 12 Jahren angewendet werden.

Dosierung

Etwa ein halber Teelöffel Faulbaumrinde (2 g Droge) wird mit 150 ml siedendem Wasser übergossen, nach 10 bis 15 Minuten abgeseiht und abends vor dem Schlafengehen getrunken. Die Wirkung setzt nach 8 bis 12 Stunden ein. Die Dosis soll so gewählt werden, dass ein weicher, kein flüssiger Stuhl entsteht.
Maximale Tagesdosis: 30 mg Anthranoide

Hinweise an die Patienten

„Faulbaumrinde ist ein kräftiges Abführmittel, das Sie nur kurzfristig gegen Verstopfung einnehmen sollten, wenn mildere Mittel unwirksam sind. Als Nebenwirkung können Bauchkrämpfe auftreten, der Urin färbt sich evtl. rot bis rotbraun, was aber harmlos ist. Beachten Sie, dass Faulbaumrinde nicht während der Schwangerschaft und Stillzeit, bei entzündlichen Erkrankungen des Darms und Darmverschluss eingenommen werden darf. Für Kinder unter 12 Jahren ist Faulbaumrinde nicht geeignet. Bei längerer Einnahme wird die Wirkung anderer Arzneimittel beeinflusst.“

Cascararinde – Ph. Eur.
Rhamni purshianae cortex
Cortex Rhamni purshianae

Rhamnus purshiana
(Amerikanischer Faulbaum) –
Rhamnaceae (Kreuzdorngewächse)

Andere Monographie: Eingestellter Cascaratrockenextrakt – Ph. Eur.

Andere Drogenbezeichnung: Amerikanische Faulbaumrinde

Der amerikanische Faulbaum wächst an der Pazifikküste Nordamerikas und wird dort auch angebaut. Die Rinde wird von älteren Zweigen oder vom Stamm des Baumes gewonnen. Die Cascararinde hat in Deutschland wenig Bedeutung.

Unterscheidung Faulbaumrinde – Cascararinde
Im Unterschied zur europäischen Faulbaumrinde ist die Außenseite der Cascararinde mit Moosen und Flechten bewachsen und hat nur wenige Lentizellen. Mikroskopisch sind die Steinzellnester typisch, die bei Faulbaumrinde fehlen. Die Inhaltsstoffe sind mit einer DC zu unterscheiden.
Abbildungen zu den mikroskopischen Merkmalen siehe Ph. Eur.

Cascararinde enthält wie Faulbaumrinde Anthranoide, hier werden sie Cascaroside genannt. Sie wirken ebenfalls laxierend, aber stärker als Faulbaumrinde. Nebenwirkungen, Wechselwirkungen, Kontraindikationen entsprechen denen der Faulbaumrinde.

Beispiel für Fertigarzneimittel
Legapas®, Heumann Abführtee SOLUBILAX®

Rhabarberwurzel – Ph. Eur.
Rhei radix
Rhizoma Rhei

Rheum palmatum
(Medizinalrhabarber),
Rheum officinale
(südchinesischer Rhabarber) –
Polygonaceae (Knöterichgewächse)

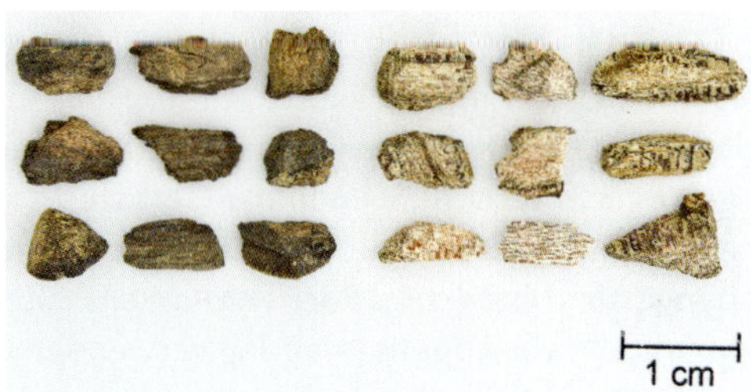

Die Blattstiele des in Europa verbreiteten Speiserhabarbers, *Rheum rhabarbarum*, werden im Frühjahr zu Kompott und Kuchen verarbeitet. Die Pflanze ist kein Drogenlieferant. Vom Arzneibuch sind die ähnlich aussehenden Arten Medizinalrhabarber und südchinesischer Rhabarber zugelassen. Sie werden in China, Russland und Europa angebaut.

Definition der Droge

Rhabarberwurzel besteht aus den unterirdischen Teilen beider Pflanzen, aus Hybriden (Kreuzungsprodukten) beider Arten oder deren Mischung. Die Droge ist von Stängeln und weitgehend von Außenrinde mit Wurzelfasern befreit.

Makroskopische Merkmale und Eigenschaften

Die Droge besteht aus würfeligen oder unregelmäßigen Wurzelstücken, die bräunlich-gelb oder hell- bis dunkelbraun und auffallend marmoriert sind. Meistens sind sie von einem bräunlich-gelben Pulver bedeckt. Der Bruch ist körnig, nicht faserig. Der Geschmack ist bitter, kratzend und entsteht schon beim Einatmen kleiner Mengen des Staubes.

Mikroskopische Merkmale

Das orangefarbene bis bräunlich-gelbe Pulver färbt Chloralhydratlösung orange. Typisch für Rhabarber sind die bis über 100 µm großen Calciumoxalatdrusen und deren Bruchstücke, außerdem Netzgefäße, die sehr weitlumig und nicht verholzt sind. Außerdem sind zahlreiche Gruppen runder oder polygonaler, dünnwandiger Parenchymzellen vorhanden. Steinzellen und Fasern fehlen. Im Wasserpräparat sind einfache, abgerundete oder zusammengesetzte Stärkekörner mit sternförmigem Bildungszentrum vorhanden.

Verfälschungen

Gelegentlich wird Medizinalrhabarber mit sibirischem Rhabarber, *Rheum rhaponticum*, verfälscht. Er enthält weniger Anthranoide, wird aber zur Herstellung von Extrakten gegen Wechseljahresbeschwerden verwendet. Diese Rhabarberart ist einfach zu identifizieren: Streicht man ein Stück Droge über ein feuchtes Filterpapier und bestrahlt dieses mit UV_{365} –Licht, fluoresziert der Inhaltsstoff Rhaponticin blau.

Hauptinhaltsstoffe

Anthranoide mit Rhein, Gerbstoffe

Anwendungsgebiete und Wirkung

Die Anwendungsgebiete der Rhabarberwurzel sind dosisabhängig: 1 bis 2 g Droge als Einzeldosis wirken laxierend bei akuter Verstopfung, ihre Anthranoide im Dickdarm antiresorptiv und hydragog. Obstipation ist das Hauptanwendungsgebiet der Droge. Werden nur 0,1 bis 0,2 g Droge verwendet, wirken die Gerbstoffe adstringierend. Die Menge Anthranoide ist dann zu gering, um abzuführen. Deswegen ist Rhabarber auch in Arzneimitteln gegen Entzündungen im Mund- und Rachenraum enthalten. Die kleine Dosis Rhabarber kann auch in Magenmitteln zur Appetitanregung verwendet werden, weil Anthranoide bitter schmecken.

Nebenwirkungen

Es können Bauchkrämpfe auftreten, der Urin färbt sich rot bis rotbraun. Bei längerer Anwendung kann sich eine Gewöhnung entwickeln. Es wird diskutiert, ob die Anthranoide das Dickdarmkrebsrisiko erhöhen.

Wechselwirkungen

Bei langfristiger Anwendung wird durch Kaliummangel die Wirkung von Herzglykosiden und Antiarrhythmika beeinflusst. Süßholzwurzel, Glucocorticoide und Thiaziddiuretika verstärken den Kaliummangel.

Kontraindikationen

Rhabarberwurzel darf nicht während der Schwangerschaft und Stillzeit, bei Darmverschluss, entzündlichen Darmerkrankungen und bei Kindern unter 12 Jahren angewendet werden.

Dosierung

Etwa ½ bis 1 Teelöffel Rhabarberwurzel (1 bis 2 g Droge) wird mit 150 ml siedendem Wasser übergossen, nach 10 bis 15 Minuten abgeseiht und abends vor dem Schlafengehen getrunken. Die Wirkung setzt nach 8 bis 12 Stunden ein. Die Dosis soll so gewählt werden, dass ein weicher, kein flüssiger Stuhl entsteht.
Maximale Tagesdosis als Laxans: 30 mg Anthranoide

Hinweise an die Patienten

„Rhabarberwurzel ist ein kräftiges Abführmittel, das Sie nur kurzfristig gegen Verstopfung einnehmen sollten, wenn mildere Mittel nicht wirksam sind. Als Nebenwirkung können Bauchkrämpfe auftreten, der Urin färbt sich evtl. rot bis rotbraun, was aber harmlos ist. Beachten Sie, dass Rhabarberwurzel während der Schwangerschaft und Stillzeit, bei entzündlichen Erkrankungen des Darms und Darmverschluss nicht angewendet werden darf. Für Kinder unter 12 Jahren ist Rhabarberwurzel nicht geeignet. Bei längerer Einnahme wird die Wirkung anderer Arzneimittel beeinflusst.“

Beispiel für Fertigarzneimittel

Pyralvex® Lösung (für die Mundschleimhaut)

Sennesblätter – Ph. Eur.

Sennae folium

Folia Sennae

Senna alexandrina (*Cassia senna*) (Alexandriner-Senna), *Cassia angustifolia* (Tinnevelly-Senna) – Fabaceae (Hülsenfrüchtler)

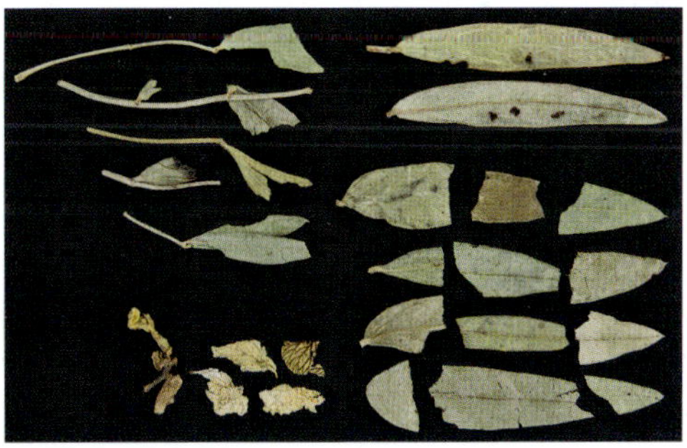

Andere Monographie: Eingestellter Sennesblättertrockenextrakt – Ph. Eur.

Sennespflanzen sind Halbsträucher mit zusammengesetzten, paarig gefiederten Blättern und gelben Blüten, aus denen sich Hülsenfrüchte entwickeln. Heimisch sind Sennesarten u. a. in Nordafrika und Indien, Länder, in denen sie auch angebaut werden.

Definition der Droge
Sennesblätter dürfen aus den Fiederblättchen der zusammengesetzten Blätter beider Senna-Arten bestehen. Bevorzugt wird die reine Tinnevelly-Ware aus Indien, weil die Blätter von Hand gepflückt werden und sehr gute Qualität haben.

Makroskopische Merkmale und Eigenschaften
Die Blattstückchen sind dünn und brüchig, gelbgrün bis braungrün. Stücke der unteren Blattteile sind deutlich ungleichhälftig, die Blattspreite setzt neben der Mittelrippe nicht auf gleicher Höhe an. Ober- und Unterseite sind glatt oder fein behaart und durch querverlaufende oder schräge Linien gekennzeichnet. Teilweise sind auch ganze Blättchen vorhanden, die länglich lanzettlich sind und eine kleine, stachelige Spitze haben können. Der Geschmack ist leicht bitter.

Mikroskopische Merkmale
Das hellgrüne bis grünlich-gelbe Pulver enthält polygonale Epidermiszellen mit Spaltöffnungen, vorwiegend vom paracytischen Typ, typische einzellige, kegelige Haare mit warziger Cuticula („Revolverhaare"), entweder einzeln oder mit anhängenden Epidermisfragmenten. Außerdem sind Fasern, begleitet von Calciumoxalat-Kristallzellreihen und Calciumoxalatdrusen, isoliert oder in Parenchymbruchstücken vorhanden, selten Bruchstücke des Blattquerschnitts, die den typischen äquifazialen Blattaufbau haben.

Hauptinhaltsstoffe
Anthranoide mit Sennosiden

Anwendungsgebiete und Wirkung
Sennesblätter werden als Laxans gegen akute Verstopfung angewendet. Die Anthranoide wirken im Dickdarm antiresorptiv und hydragog, die Wirkung setzt nach 8 bis 12 Stunden ein. Viele andere Indikationen sind nicht mehr zugelassen: Schlankheitstees, Stoffwechseltees, Blutreinigungstees.

Nebenwirkungen
Es können Bauchkrämpfe auftreten, der Urin färbt sich rot bis rotbraun. Bei längerer Anwendung kann sich eine Gewöhnung entwickeln. Es wird diskutiert, ob die Anthranoide das Dickdarmkrebsrisiko erhöhen.

Wechselwirkungen
Bei langfristiger Anwendung wird durch Kaliummangel die Wirkung von Herzglykosiden und Antiarrhythmika beeinflusst. Süßholzwurzel, Glucocorticoide und Thiaziddiuretika verstärken den Kaliummangel.

Kontraindikationen
Sennesblätter dürfen nicht während der Schwangerschaft und Stillzeit, bei Darmverschluss, entzündlichen Darmerkrankungen und bei Kindern unter 12 Jahren angewendet werden.

Dosierung
Etwa ½ bis 1 Teelöffel Sennesblätter (bis 1,5 g Droge) werden mit 150 ml warmem oder heißem Wasser übergossen, nach 10 Minuten abgeseiht und abends vor dem Schlafengehen getrunken. Die Wirkung setzt nach 8 bis 12 Stunden ein. Die Dosis soll so gewählt werden, dass ein weicher, kein flüssiger Stuhl entsteht. Bei einer Dosis von mehr als 2 g pro Tasse sind starke Bauchschmerzen zu erwarten. Der Tee kann auch durch Ansetzen mit kaltem Wasser und längerem Ziehen bereitet werden. Durch die Herstellung eines Kaltauszuges wird der Tee verträglicher.
Maximale Tagesdosis: 30 mg Anthranoide

Hinweise an die Patienten
„Sennesblätter sind ein kräftiges Abführmittel, das Sie nur kurzfristig gegen Verstopfung einnehmen sollten, wenn mildere Mittel nicht wirksam sind. Als Nebenwirkung können Bauchkrämpfe auftreten, der Urin färbt sich evtl. rot bis rotbraun, was aber harmlos ist. Beachten Sie, dass Sennesblätter nicht während der Schwangerschaft und Stillzeit, bei entzündlichen Erkrankungen des Darms und Darmverschluss angewendet werden dürfen. Für Kinder unter 12 Jahren sind Sennesblätter nicht geeignet. Bei längerer Einnahme wird die Wirkung anderer Arzneimittel beeinflusst. Sennesblätter eignen sich nicht als Blutreinigungstee oder Schlankheitstee."

Beispiele für Fertigarzneimittel
Bekunis Kräutertee, Midro Tee

Tinnevelly-Sennesfrüchte – Ph. Eur.
Sennae fructus angustifoliae
Folliculi Sennae Tinnevelly

Cassia angustifolia (Tinnevelly-Senna)
Fabaceae (Schmetterlingsblütler)

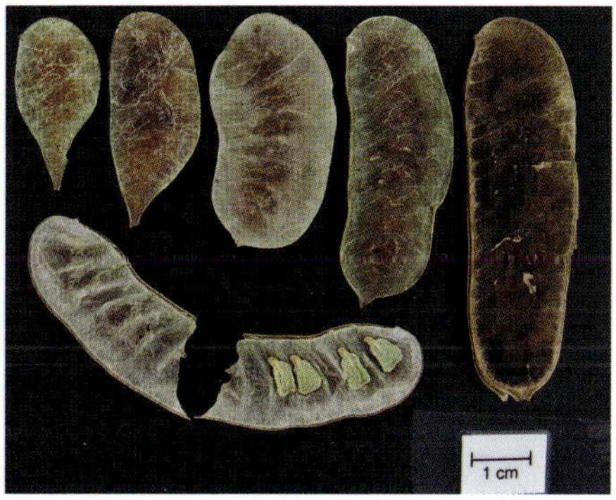

Alexandriner-Sennesfrüchte – Ph. Eur.
Sennae fructus acutifoliae
Folliculi Sennae Alexandriner
Senna alexandrina (Alexandriner-Senna)

Übliche Drogenbezeichnung: Sennesschoten
Die Bezeichnung „Sennesschoten" ist botanisch falsch, da es sich um Hülsenfrüchte handelt.

Definition der Drogen

Alexandriner-Sennesfrüchte und Tinnevelly-Sennesfrüchte bestehen aus den getrockneten Früchten der einzelnen Stammpflanzen. Das Arzneibuch führt getrennte Monographien auf, weil der Gehalt an Anthranoiden unterschiedlich ist: Alexandriner-Sennesfrüchte enthalten mindestens 3,4 %, Tinnevelly-Sennesfrüchte mindestens 2,2 % Anthranoide, berechnet als Sennosid B.

Makroskopische Merkmale und Eigenschaften

Die beiden Drogen sehen sehr ähnlich aus. Sie bestehen aus flach zusammengedrückten, braungrünen oder graugrünen Hülsenstücken, die an den Stellen, wo die Samen liegen oder lagen, dunkler braun gefärbt sind. Endstücke der Hülsen laufen in einen Stielansatz oder einen Griffelansatz aus. Die Samen sind grün bis hellbraun, flach und umgekehrt eiförmig. An der unterschiedlichen Oberflächenstruktur können die Drogen unterschieden werden: Tinnevelly-Samen haben ein unzusammenhängendes Netz querverlaufender und geschlängelter Falten, Alexandriner-Samen ein Netz hervortretender Falten.

Mikroskopische Merkmale

Die mikroskopischen Merkmale beider Drogen sind gleich. Das jeweils braune Pulver enthält Fragmente der äußeren Fruchtwand mit polygonalen Zellen, mit wenigen kegelförmigen, warzigen Haaren und vereinzelten Spaltöffnungen vom anomocytischen oder paracytischen Typ, zwei Lagen sich kreuzender Fasern mit einer Calciumoxalatprismen führenden Zellschicht, charakteristische Palisadenzellen des Samens, geschichtete Zellen des Endosperms sowie Calciumoxalatprismen und -drusen.
Abbildungen zu den mikroskopischen Merkmalen beider Drogen siehe Ph. Eur.

Anwendungsgebiete und Wirkung

Sennesfrüchte werden genauso angewendet wie Sennesblätter, sie wirken jedoch milder. Wenn nichts anderes angegeben ist, sind die Tinnevelly-Sennesfrüchte abzugeben.
Nebenwirkungen, Wechselwirkungen, Kontraindikationen und die Hinweise für die Patienten sind die gleichen wie bei Sennesblättern angegeben.

Dosierung

½ bis 1 Teelöffel (1 bis 2 g Droge) Tinnevelly-Sennesfrüchte werden mit 150 ml warmem oder heißem Wasser übergossen und nach 10 Minuten abgeseiht. Der Tee kann auch durch Ansetzen von 1 Teelöffel Sennesfrüchten mit kaltem Wasser und zwei- bis dreistündiges Ziehen bereitet werden. Abends vor dem Schlafengehen eine Tasse Tee trinken.
Bei Alexandriner-Sennesfrüchten wird nur ein halber Teelöffel Droge benötigt.
Maximale Tagesdosis: 30 mg Anthranoide

Beispiele für Fertigarzneimittel

Alasenn® Kräutergranulat, Midro Abführ Tabletten, Neda Früchtewürfel, Agiolax® (Kombination)

Natives Rizinusöl – Ph. Eur. **Ricini oleum virginale** **Oleum Ricini** **Raffiniertes Rizinusöl – Ph. Eur.** **Ricini oleum raffinatum** **Oleum Ricini raffinatum**	*Ricinus communis* (Rizinus, Wunderbaum) – Euphorbiaceae (Wolfsmilchgewächse)

Rizinus ist ein frostempfindlicher Strauch oder Baum, der in warmen Gegenden weltweit verbreitet ist. Weil Rizinus so schnell wächst, wird er auch Wunderbaum genannt. Aus den weiblichen Blüten entwickeln sich Fruchtkapseln, die drei große, graubraune marmorierte Samen enthalten, aus denen das fette Öl gewonnen wird. Die Rizinuspflanze wird u. a. in Indien und China angebaut.
Neben dem fetten Öl enthalten die Samen das hochgiftige Protein Ricin. Es ist ein Lectin, das die Proteinbiosynthese hemmt, Zellen sterben ab, rote Blutkörperchen werden zerstört. Die attraktiven Samen dürfen deshalb nicht zu Schmuck verarbeitet werden, schon Lutschen an den Samen führt zu schweren Vergiftungen. 2 bis 20 Samen, oral aufgenommen und zerkaut, gelten als tödliche Dosis für Erwachsene. Das Ricin wird inzwischen als biologischer Kampfstoff eingeordnet, es wurde in Geheimdienstkreisen schon als Mordwaffe verwendet. Die Gewinnung des Rizinusöls nach den Vorschriften des Arzneibuches garantiert, dass kein Ricin im Öl vorhanden ist.

Definition der Drogen

Natives Rizinusöl ist das aus den Samen durch Kaltpressung gewonnene, fette Öl. Das raffinierte Öl wird nach der Kaltpressung einer Raffination unterworfen und durch Behandlung mit Adsorptionsmitteln, z. B. Bleicherden, aufgehellt. Geeignete Antioxidantien dürfen zugesetzt werden.

Eigenschaften

Die Rizinusöle sind klare, farblose bis schwach gelbe, viskose hygroskopische Flüssigkeiten, die mit Ethanol mischbar sind. Der Geschmack ist anfangs mild, dann unangenehm kratzend.

Hauptinhaltsstoffe

Das Öl besteht hauptsächlich aus Triricinolein, dem Triglycerid der ungesättigten Ricinolsäure (12-Hydroxyölsäure).

Anwendungsgebiete und Wirkung

Rizinusöl wird kurzfristig als Laxans gegen akute Obstipation verwendet. Es wirkt im Dünndarm antiresorptiv und hydragog.
Wegen seiner pflegenden Eigenschaften ist es als Emolliens in Salben enthalten. Es dringt gut in die Haut ein, macht sie geschmeidig, die Heilung wird durch die ölige Schutzschicht gefördert. Alkoholhaltigen Zubereitungen, z. B. Haarspiritus, wird Rizinusöl als rückfetten-

des Mittel zugesetzt. In der Kosmetikindustrie wird das Öl ebenfalls vielfach verarbeitet, z. B. in Lippenstiften und Wimperntusche. Im technischen Bereich dient Rizinusöl als Schmiermittel für Motoren, weil seine Viskosität bei Temperaturveränderungen gleich bleibt.

Nebenwirkungen

Vor allem bei höherer Dosierung können Übelkeit, Erbrechen und Magen-Darm-Krämpfe auftreten. Bei langfristiger Anwendung entsteht Kaliummangel, so dass die Obstipation verstärkt wird.

Kontraindikationen

Rizinusöl darf nicht bei Darmverschluss, entzündlichen Darmerkrankungen, Bauchbeschwerden unbekannter Ursache, während der Schwangerschaft und Stillzeit und bei Kindern und Heranwachsenden unter 18 Jahren angewendet werden.

Wechselwirkungen

Durch verstärkte Kaliumverluste bei langfristiger Anwendung wird die Wirkung von Herzglykosiden verstärkt, die Resorption fettlöslicher Vitamine wird behindert.

Dosierung

Der Wirkungseintritt ist von der eingenommenen Dosis abhängig: 1 Teelöffel voll Öl wirkt nach etwa 8 Stunden, 1 bis 2 Esslöffel (15 bis 30 g) schon nach 2 bis 4 Stunden. Weil das Öl nicht gut schmeckt, ist die Einnahme von Rizinusöl-Kapseln zu empfehlen.

Hinweise an die Patienten

„Rizinusöl ist ein kräftiges Abführmittel, das Sie nur kurzfristig gegen Verstopfung anwenden sollten, wenn mildere Mittel nicht wirksam sind. Mit 1 bis 2 Esslöffel kann die Wirkung sehr schnell, nach 2 bis 4 Stunden, einsetzen. Beachten Sie, dass Rizinusöl nicht während der Schwangerschaft und Stillzeit, bei entzündlichen Erkrankungen des Darms und Darmverschluss eingenommen werden darf. Für Kinder und Heranwachsende unter 18 Jahren ist Rizinusöl nicht geeignet. Bei längerer Einnahme wird die Wirkung anderer Arzneimittel beeinflusst.“

Flohsamen – Ph. Eur.
Psyllii semen
Semen Psyllii

Plantago afra (Flohkraut, Strauchwegerich), *Plantago indica* (Sandwegerich) – Plantaginaceae (Wegerichgewächse)

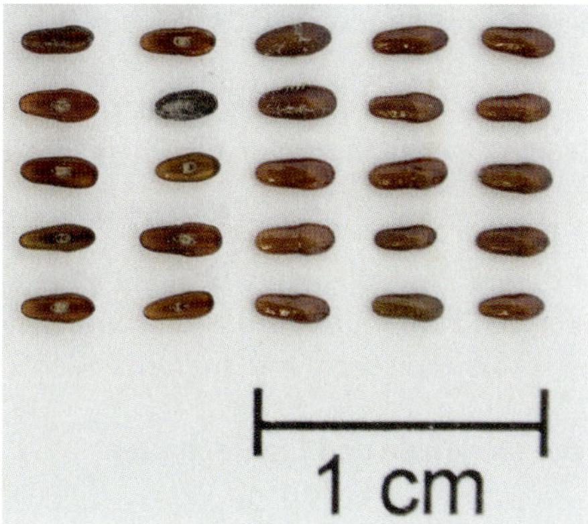

Indische Flohsamen – Ph. Eur.
Plantaginis ovatae semen
Semen Plantaginis ovatae

Plantago ovata (Indisches Flohsamenkraut)

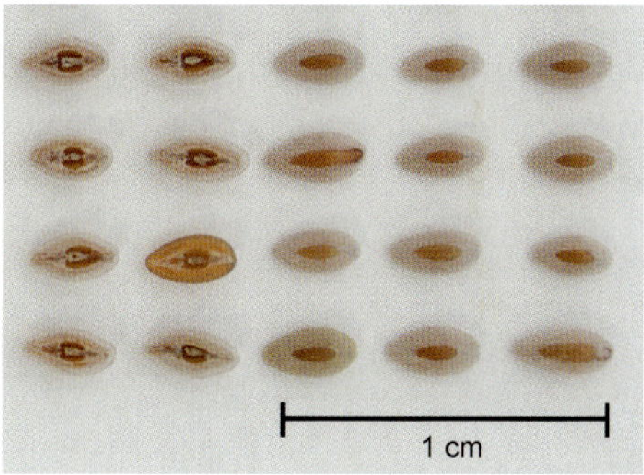

Indische Flohsamenschalen – Ph. Eur.
Plantaginis ovatae seminis tegumentum
Testa Plantaginis ovatae

Plantago ovata (Indisches Flohsamenkraut)

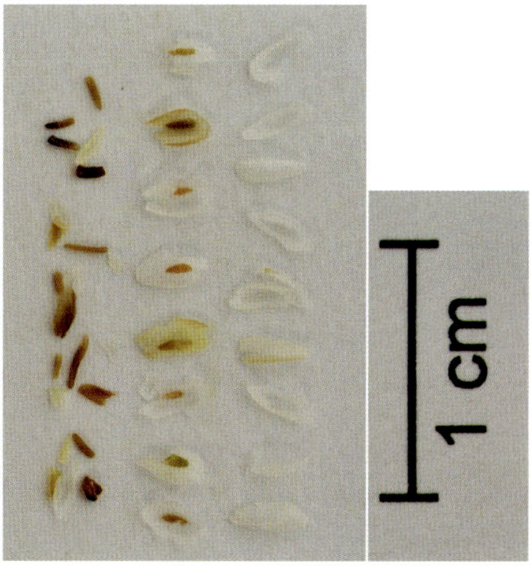

Wegericharten, die mit dem einheimischen Spitzwegerich verwandt sind, sind einjährige Kräuter. Flohkraut und Sandwegerich, die die Droge Flohsamen liefern, wachsen vom Mittelmeergebiet bis nach Asien, die Droge stammt oft aus Frankreich und Spanien. Das indische Flohsamenkraut ist in Indien heimisch und wird dort angebaut. Indische Flohsamenschalen werden wegen ihrer starken Quellfähigkeit am häufigsten verwendet.

Definition der Drogen

Flohsamen und indische Flohsamen bestehen aus den reifen, ganzen und getrockneten Samen der jeweiligen Stammpflanzen. Indische Flohsamenschalen bestehen hauptsächlich aus der Samenschale (Episperm mit angrenzenden Schichten).

Makroskopische Merkmale und Eigenschaften

Flohsamen

Die Samen sehen aus wie Flöhe, daher der Name. Sie sind rotbraun bis schwarzbraun, länglich eiförmig, glatt und glänzend. Wegen ihrer dunklen Farbe werden sie auch „black psyllium" genannt. Auf der Bauchseite befindet sich eine durchgehende Furche mit einer runden, hellen Abrissstelle in der Mitte.

Indische Flohsamen

Im Unterschied zu den Flohsamen sind sie blassrosa bis rötlich-gelb und glänzen nicht. Sie werden wegen ihrer Farbe auch „blond psyllium" genannt. Auf der nach außen gekrümmten Seite ist ein ovaler, rötlich brauner Fleck, auf der anderen Seite ist eine Furche mit weißlicher Abrissstelle vorhanden.

Indische Flohsamenschalen

Die Droge besteht aus den blassrosa bis beigefarbenen, durchscheinenden, spröden Samenschalen. Einige Stücke haben einen rötlich braunen, ovalen Fleck. Außerdem sind undurchsichtige, braungelbe Bruchstücke des Samens enthalten. Die Droge wird auch „psyllium husk" oder „ispaghula husk" genannt (engl. husk = Schale).

Der Geschmack der drei Drogen ist schleimig.

Mikroskopische Merkmale

Flohsamen

In der Ph. Eur. sind keine mikroskopischen Merkmale für Flohsamen aufgeführt.

Das braune Pulver enthält Stücke der Epidermis der Samenschalen mit in Aufsicht vieleckigen Zellen. Bruchstücke der Querschnitte haben eine Schleimepidermis mit großen Schleimzellen, die von einer dünnen Cuticula begrenzt ist. Die innere Zellschicht enthält auffällige Einlagerungen mit braunen Farbstoffen, die teilweise herausgefallen sind. Bruchstücke des Nährgewebes sind dickwandig und grob getüpfelt, Stücke des Embryogewebes sind dünnwandig und enthalten Fetttröpfchen.

Indische Flohsamen

Die Pulverdroge wird mit Milchsäure-Reagenz aufbereitet. Das hellbraune Pulver enthält Bruchstücke der Epidermis mit polygonalen, schleimführenden Zellen. Die Bruchstücke der inneren Schichten der Samenschale bestehen aus bräunlichen, dünnwandigen Zellen, denen häufig äußere Schichten des Nährgewebes anhaften. Die Endospermfragmente bestehen aus dickwandigen Zellen und enthalten Aleuronkörner (Eiweißkörner) und Fetttröpfchen. Außerdem sind wenige Bruchstücke des Embryos mit dünnwandigen Zellen vorhanden. Im Wasserpräparat sind wenige, kleine Stärkekörner enthalten.

Indische Flohsamenschalen
Das hellgelbe Pulver enthält nur Bruchstücke der Epidermis mit Schleimzellen und Fragmente der inneren Schichten der Samenschale. Im Wasserpräparat befinden sich wenige, kleine Stärkekörner

Hauptinhaltsstoffe
Die drei Drogen enthalten in der Epidermis der Samenschale Schleimstoffe. Das Quellvermögen ist sehr unterschiedlich.

Droge	Flohsamen	Indische Flohsamen	Indische Flohsamenschalen
Quellungszahl (Ph. Eur.)	> 10	> 9	> 40

Anwendungsgebiete und Wirkung
Indische Flohsamenschalen haben im Prinzip die gleichen Wirkungen wie Flohsamen und ganze indische Flohsamen, allerdings ist ihre Wirkung viel stärker. Sie werden bevorzugt angewandt, dazu liegen viele Studien vor, die die Wirkungen belegen.
Indische Flohsamenschalen wirken als Quellstoff gegen chronische Verstopfung. Die Schleimstoffe nehmen Wasser auf, der Darm wird gedehnt und durch den Dehnungsreiz die Peristaltik angeregt. Außerdem wird der Darminhalt durch die Bindung des Wassers weicher und kann so leichter ausgeschieden werden. Die Wirkung tritt erst nach einem bis mehreren Tagen ein. Weitere Anwendungsgebiete sind das Reizdarmsyndrom und alle Erkrankungen, bei denen ein weicher Stuhl erwünscht ist, z. B. hämorrhoidale Beschwerden. Auch in der Schwangerschaft darf die Droge eingenommen werden.
Die regelmäßige Einnahme von 10 g Flohsamenschalen pro Tag senkt den Cholesterolspiegel des Blutes, weil Gallensäuren und Cholesterol im Darm gebunden und dann ausgeschieden werden. So sinkt das Risiko für Herz-Kreislauf-Erkrankungen.
Bei Durchfällen unterschiedlicher Ursache binden Flohsamenschalen die überschüssige Flüssigkeit im Darm und verfestigen den Stuhl.
Flohsamenschalen vermindern die Resorption von Glucose aus dem Darm und senken damit den Blutzuckerspiegel.
Durch ihre Quellung im Magen vermindern die Flohsamenschalen den Appetit und können unterstützend bei Diäten zur Gewichtsabnahme verwendet werden.
Eine Anwendung über längere Zeit ist möglich, weil sich keine Gewöhnung entwickelt.

Nebenwirkungen
Flohsamenschalen sind gut verträglich, selten treten allergische Reaktionen auf, vor allem durch den Drogenstaub. Zu Beginn der Einnahme können vermehrt Blähungen entstehen, die aber nach ein bis zwei Wochen verschwinden, wenn sich der Darm an die Flohsamenschalen gewöhnt hat. Bei Einnahme mit zu wenig Flüssigkeit können Verschlüsse der Speiseröhre oder des Darmes entstehen.

Kontraindikationen

Flohsamenschalen dürfen nicht angewendet werden bei Verengungen des Magen-Darm-Traktes, Darmverschluss und schwer einstellbarem Diabetes. Sie sollen nicht gleichzeitig mit Motilitätshemmern, z. B. Loperamid, eingenommen werden.

Wechselwirkungen

Flohsamenschalen können die Resorption von Vitaminen, Mineralstoffen und Arzneistoffen behindern. Zur Einnahme von Arzneimitteln sollte deshalb ein Zeitabstand von 1 Stunde eingehalten werden. Die Resorption der Kohlenhydrate wird verzögert, deshalb ist evtl. eine Anpassung der Insulindosis bei Diabetikern erforderlich.

Dosierung

	Flohsamen	Indische Flohsamen	Indische Flohsamenschalen
Verstopfung	25 – 40 g TD in 3 Einzeldosen	8 – 40 g TD in 2 – 3 Einzeldosen	7 – 11 g TD in 1 – 3 Einzeldosen
Hypercholesterolämie			7 – 20 g TD in 1 – 3 Einzeldosen
Reizdarmsyndrom			7 – 20 g TD in 1 – 3 Einzeldosen

TD = Tagesdosis

Die jeweilige Menge Droge wird mit 150 ml kaltem Wasser verrührt, sofort eingenommen und außerdem 1 Tasse Wasser getrunken. Es muss immer mindestens das Verhältnis 1:30 von Droge zu Wasser eingehalten werden.

Hinweise an die Patienten

„Flohsamenschalen sind ein mildes Abführmittel und helfen gegen Ihre Verstopfung. Nehmen Sie das Präparat niemals ohne Wasser ein, da sonst Schluckbeschwerden entstehen können. Verrühren Sie einen Teelöffel Samenschalen mit einem Glas Wasser, trinken dies sofort und noch ein Glas Wasser nach. Wenn Sie zu wenig Flüssigkeit nehmen, kann ein Verschluss der Speiseröhre oder des Darms entstehen. Die Wirkung tritt nach einem bis mehreren Tagen ein. Wenn Sie andere Arzneimittel einnehmen müssen, halten sie einen Zeitabstand von einer Stunde ein. Flohsamen sind gut verträglich, zu Beginn der Einnahme können vorübergehend Blähungen auftreten. Falls Sie Diabetiker sind, ist es möglich, dass Ihre Insulindosis reduziert werden muss.
Auch Schwangere und Kinder ab 6 Jahren dürfen Flohsamenschalen gegen Verstopfung einnehmen."

Beispiele für Fertigarzneimittel

Agiocur®, Flosine® Balance, Metamucil kalorienarm Orange, Mucofalk®

Leinsamen – Ph. Eur.
Lini semen
Semen Lini

Linum usitatissimum
(Echter Lein, Flachs) –
Linaceae (Leingewächse)

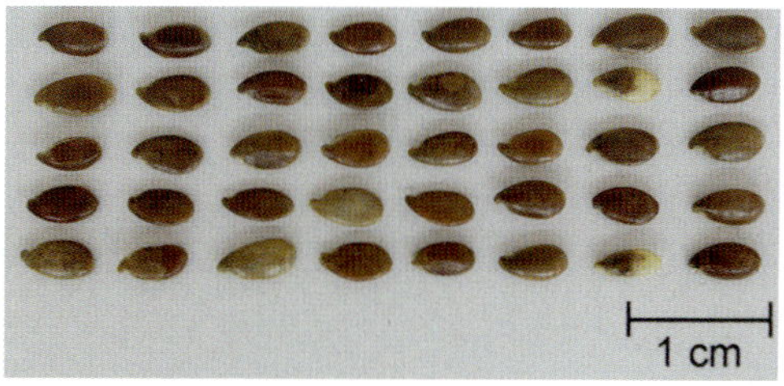

Lein ist eine alte Kulturpflanze, die zur Faser- und Ölgewinnung in fast allen Teilen der Welt kultiviert wird. Aus den Fasern des Stängels werden Leinenstoffe hergestellt, das Öl ist ein sehr gesundes Öl, weil es Omega-3-Fettsäuren enthält.

Definition der Droge
Leinsamen bestehen aus den ganzen getrockneten, reifen Samen.

Makroskopische Merkmale und Eigenschaften
Die Droge besteht aus braunen, glatten, glänzenden, länglich eiförmigen Samen. Die Flächen sind schwach gewölbt und die Kanten abgerundet. Das eine Ende ist breit abgerundet, das andere zu einem kleinen, stumpfen, seitlich gebogenen Schnabel ausgezogen. Der Geschmack ist leicht nussig und ölig.
Nach Arzneibuch muss die Quellungszahl mindestens 4 betragen.
Die Samen dürfen nicht matt aussehen, denn dann sind sie feucht gelagert worden. Der Geschmack darf nicht ranzig sein.

Mikroskopische Merkmale
Das gelblichbraune, fettige Pulver enthält typische Bruchstücke der inneren Epidermis der Samenschale, die aus Pigmentzellen bestehen, deren braune Pigmentstücke teilweise herausgefallen sind. Charakteristisch sind außerdem Fragmente der äußeren Schleimepidermis der Samenschale und Teile der Kollenchymschicht, die unterhalb der Epidermis liegt und die aus runden Zellen mit deutlich dreieckigen Interzellularräumen besteht (Ringzellschicht). Zahlreiche Bruchstücke aus langgestreckten Sklerenchymfaserzellen und darunter quer verlaufenden, länglichen Parenchymzellen, Grundgewebestücke von Endosperm und Keimling mit Aleuronkörnern und Öltröpfchen sind vorhanden, Stärke fehlt.
Abbildungen zu den mikroskopischen Merkmalen siehe Ph. Eur.

Hauptinhaltsstoffe
Schleime in der Epidermis der Samenschale, fettes Öl mit viel Linolensäure (Omega-3-Fettsäure), cyanogene Glykoside.
Der Schleimgehalt ist am höchsten, wenn die Samen vollreif sind.

Anwendungsgebiete und Wirkung
Innerliche Anwendung
Leinsamen wirken als Quellstoff gegen chronische Verstopfung. Die Schleime quellen und füllen den Darm, der dadurch gedehnt wird. Durch den Dehnungsreiz wird die Peristaltik

angeregt. Der Stuhl wird durch die Wasserbindung weicher und kann leichter ausgeschieden werden. Die Cellulose der Samenschale unterstützt als Ballaststoff die Wirkung. Weil sich die Schleime in der Epidermis der Samenschale befinden, kann die Droge sowohl ganz als auch geschrotet eingenommen werden. Die geschrotete Droge hat einen hohen Nährwert, weil Leinöl durch die Zerkleinerung freigesetzt wird. 100 g Leinsamen enthalten etwa 500 kcal, dies entspricht einer Tafel Schokolade.
Weil Leinsamen gut verträglich sind, darf die Droge auch in der Schwangerschaft und bei Kindern über 12 Jahren angewendet werden.
Bei Entzündungen des Magen-Darm-Traktes wirkt Leinsamenschleim reizlindernd. Hier wird der Schleim vor der Einnahme vorgequollen.
Industriell bearbeiteter Leinsamen ist durch ein spezielles Verfahren „aufgeschlossen“: Die Samen werden angequetscht, nur die äußeren Schichten des Samens werden aufgebrochen. Dieser Leinsamen kommt vakuumverpackt in den Handel.

Äußerliche Anwendung

Gepulverte Leinsamen können zu Breiumschlägen verwendet werden. Sie wirken wundheilend.

Nebenwirkungen

Bei zu geringer Flüssigkeitszufuhr können Blähungen entstehen.
Leinsamen enthalten cyanogene Glykoside, aus denen Blausäure abgespalten werden kann. Diese Spaltung der Verbindungen geschieht im Magen-Darm-Trakt fast gar nicht, weil das Enzym des Leinsamens (Linase), das für die Spaltung verantwortlich ist, im Magen keine optimalen pH-Verhältnisse vorfindet. So ist dieses Enzym kaum wirksam, so dass nur eine sehr geringe Menge Blausäure frei wird. Diese wird durch ein körpereigenes Entgiftungssystem in der Leber, das Enzym Rhodanase, in das ungiftige Thiocyanat umgewandelt und ausgeschieden. Es sind keine Vergiftungsfälle mit Leinsamen bekannt geworden.

Wechselwirkungen

Die Resorption anderer Arzneistoffe kann durch Schleime behindert werden. Zwischen der Einnahme von Leinsamen und anderen Arzneimitteln soll deshalb ein Abstand von einer Stunde eingehalten werden.

Gegenanzeigen

Bei Darmverschluss darf Leinsamen nicht eingenommen werden.

Dosierung

Zur inneren Anwendung als Laxans 2- bis 3-mal täglich 1 bis 1½ Esslöffel (10 bis 15 g) Leinsamen mit viel Flüssigkeit, mindestens die 10-fache Menge, zu den Mahlzeiten einnehmen. Die Wirkung tritt nach 1 bis 2 Tagen ein. Bei Entzündungen des Magen-Darm-Traktes werden 5 bis 10 g Leinsamen mit 250 ml Wasser versetzt und über Nacht stehen gelassen. Der fertige Schleim wird mit oder ohne Samen eine halbe Stunde vor dem Essen eingenommen. Zur äußerlichen Anwendung werden 30 bis 50 g Leinsamenpulver zu einem feucht-heißen Breiumschlag zubereitet.

Hinweis

Geschrotete Leinsamen dürfen in der Apotheke nur 24 Stunden aufbewahrt werden, da das Leinöl schnell ranzig wird, weil es einen hohen Anteil ungesättigter Fettsäuren enthält.

Hinweise an die Patienten

„Leinsamen sind ein mildes, gut verträgliches Mittel gegen Ihre Verstopfung. Trinken Sie viel Flüssigkeit zur Einnahme und haben sie ein wenig Geduld: Die Wirkung tritt erst nach ein bis zwei Tagen ein. Wenn Sie andere Arzneimittel einnehmen müssen, halten Sie einen Abstand von einer Stunde zur Einnahme des Leinsamens. Auch Schwangere und Kinder über 12 Jahren dürfen Leinsamen anwenden."

Abführtees

Abführtees sind meist aus Anthranoid- und Begleitdrogen zusammengestellt, da mit milden Quellmitteln, wie Leinsamen, kein wirksamer Tee bereitet werden kann.

Abführtee (NRF 6.9.)

Bitterer Fenchel, geschnitten	10,0 g
Kamillenblüten, geschnitten	10,0 g
Pfefferminzblätter, geschnitten	20,0 g
Sennesblätter, geschnitten	60,0 g

Empfehlung: Begrenzte Abgabemenge 20,0 g

Sidroga® Abführtee mit Sennesblättern (Filterbeutel)

1 Filterbeutel à 1,5 g enthält:
Sennesblätter, geschnitten 500,0 – 600,0 mg, eingestellt auf 15 mg Hydroxyanthracenglykoside, berechnet als Sennosid B
Sonstige Bestandteile: Erdbeerblätter, Krauseminzblätter, Lemongraskraut

H&S Abführtee (Filterbeutel)

1 Filterbeutel à 1 g enthält:

Tinnevelly-Sennesfrüchte	0,75 g
Sonstiger Bestandteil: Kümmel	0,25 g

Kräftiger Abführtee (Apotheker M. Pahlow)

Sennesblätter	30,0 g
Rhabarberwurzel	30,0 g
Süßholzwurzel	20,0 g
Kümmel	10,0 g
Pfefferminzblätter	10,0 g

Sennesblätter und Rhabarberwurzel sind Anthranoiddrogen und die Hauptbestandteile der Mischung. Die Süßholzwurzel verstärkt die Wirkung der Anthranoide. Die Saponine als Tenside verstärken die Reizung der Darmschleimhaut. Kümmel soll hier spasmolytisch wirken und den Krämpfen vorbeugen, die durch die Anthranoide ausgelöst werden können. Pfefferminzblätter sind als Geschmackskorrigens enthalten.

„Milder“ Abführtee (Apotheker M. Pahlow)

Faulbaumrinde 30,0 g
Hagebuttenschalen 30,0 g
Brombeerblätter
Himbeerblätter āā ad 100,0 g

Faulbaumrinde ist eine relativ mild wirkende Anthranoiddroge. Ihr Anteil in der Teemischung beträgt nur 30 %. Dieser Tee ist daher nicht stark wirksam, darf aber auch nicht länger als 2 Wochen angewendet werden.

Mischung ohne Anthranoide

Carrageen 30,0 g
Flohsamen 70,0 g
Ethanol 8,0 g
Pfefferminzöl 2,0 g

Carrageen, auch Irländisches Moos genannt (nicht mit Isländischem Moos verwechseln), ist eine Droge, die aus Rotalgen gewonnen wird. Sie enthält Polysaccharide, die Carrageenane, die als Quellstoff wirken. Große Bedeutung haben Carrageenane in Lebensmitteln, z. B. als Tortenguss.

10 bis 30 g der Mischung in Wasser, 20 Minuten vorgequollen, einnehmen. Pro 10 g der Mischung mindestens 150 ml Flüssigkeit trinken, 2-mal täglich.

Aufgaben

3.6.1 Karteikarten zum Lernen: Nehmen Sie für jede Droge eine Karteikarte und beschriften Sie die Vorderseite mit der deutschen Drogenbezeichnung, die Rückseite mit lateinischen Drogenbezeichnungen, Stammpflanze, Familie, makroskopischen Merkmalen und Stichworten zu Inhaltsstoffen, Indikation, Wirkung, Nebenwirkungen, Kontraindikationen, Dosierung, Beispielen für Fertigarzneimittel.

3.6.2 Vervollständigen Sie die Tabelle:

	Schleime	Anthranoide	Ricinusöl
Stoffgruppe			
Indikation			
Wirkung			
Wirkungseintritt nach			
Anwendungsdauer			
In der Schwangerschaft? Ja/Nein			

3.6.3 Ordnen Sie nach der Wirkstärke: Faulbaumrinde, Aloe, Rhabarberwurzel, Sennesfrüchte, Sennesblätter

3.6.4 Welche akuten Nebenwirkungen können bei Einnahme der Anthranoide auftreten?

3.6.5 Welche Kontraindikationen sind für Anthranoiddrogen zu beachten?

3.6.6 Welche Nebenwirkungen können nach längerer Einnahme der Anthranoiddrogen auftreten? Begründen Sie dies.

3.6.7 Aloe

a. Beschreiben Sie die Gewinnung der Abführdroge „Aloe". Aus welchem Teil des Blattes stammt sie?
b. Welche besonderen Kontraindikationen gelten für Aloe als Abführdroge?
c. Was ist „Aloe vera"? Welche Wirkungen hat es, welche sind umstritten?

3.6.8 Sennes

a. Welche drei Monographien zu Sennesdrogen sind im europäischen Arzneibuch aufgeführt? Nennen Sie die deutschen und lateinischen Drogenbezeichnungen sowie die Stammpflanzen.
b. Wie unterscheiden sich Sennesblätter und Sennesfrüchte in ihrer Wirkung?

3.6.9 Rizinus

a. Wann tritt bei der Einnahme von Rizinusöl die Wirkung ein? Nennen Sie die verschiedenen Dosierungen und die dazugehörige Dauer bis zum Beginn der Wirkung.
b. Was ist Ricin? Welche Wirkungen hat es? Ist Ricin im Rizinusöl enthalten?

3.6.10 Beschreiben Sie die Wirkung der Schleime bei Verstopfung.

3.6.11 Leinsamen

a. Erklären Sie einer Kundin die Wirkung von Leinsamen.
b. Beantworten Sie der Kundin folgende Fragen:
   - Was ist besser, ganze oder geschrotete Leinsamen?
   - Wie viel muss ich einnehmen, wann wirkt Leinsamen?
   - Ich bin schwanger, darf ich Leinsamen anwenden?
   - Stimmt es, dass Leinsamen giftig sind?

3.6.12 Indische Flohsamenschalen

a. Erklären Sie einem Kunden die Wirkung von indischen Flohsamenschalen gegen Verstopfung. Welche anderen Wirkungen hat die Droge?
b. Beantworten Sie dem Kunden folgende Fragen:
   - Wie muss ich Flohsamenschalen zubereiten und einnehmen?
   - Gibt es einen Unterschied, ob ich ganze Flohsamen einnehme oder indische Flohsamenschalen?

3.6.13 Stellen Sie einen Abführtee zusammen und begründen Sie die Auswahl der Drogen.

3.7 Drogen gegen Durchfall

Durchfall ist ein unangenehmes Symptom, hinter dem viele Ursachen stecken können. Diarrhö ist gekennzeichnet durch die häufige Entleerung von flüssigem Stuhl. Auslöser sind häufig Infektionen durch Bakterien oder Viren, z. B. das Noro-Virus, die akute Durchfallerkrankungen, evtl. sogar mit Erbrechen, verursachen. Diese Infektionen verlaufen unterschiedlich schwer, klingen meist nach 3 bis 4 Tagen wieder ab. Sie werden z. B. als „Reisedurchfall“ oder „Magen-Darm-Grippe“ bezeichnet. Andere Ursachen können Nahrungsmittelunverträglichkeiten (häufig Lactoseintoleranz), verdorbene Lebensmittel, Allergien, Reizdarmsyndrom, Stress, z. B. Prüfungsangst, oder Erkrankungen des Darms, z. B. Morbus Crohn, sein.
Als Nebenwirkung der Einnahme von Antibiotika treten bei vielen Patienten Durchfälle auf. Zieht sich ein Durchfall über mehrere Wochen hin, handelt es sich um eine chronische Diarrhö.
Durchfallerkrankungen, die länger als 2 Tage andauern oder bei denen Fieber oder Blutbeimengungen im Stuhl auftreten, gehören in ärztliche Behandlung. Bei Säuglingen ist die Gefahr einer Dehydrierung besonders hoch, deshalb ist hier keine Selbstmedikation möglich.
An erster Stelle der Therapie steht bei Durchfall die Zufuhr von Flüssigkeit und Elektrolyten, um eine Dehydrierung zu verhindern und den Kreislauf zu stabilisieren. Fertigarzneimittel dieser Gruppe enthalten alle Mineralstoffe und Glucose in optimaler Zusammensetzung.

Diätetische Behandlung

In der akuten Phase sollte neben viel Flüssigkeit nur Glucose als Kohlenhydrat gegeben werden. Auch Zwieback, Banane (enthält viel Kalium) und geriebener Apfel sind geeignet. Dann wird dem Speiseplan langsam Eiweiß, zuletzt auch wieder Fett zugefügt.
Pflanzliche Arzneimittel werden meist nur begleitend zur Behandlung des Durchfalls verwendet, in leichten Fällen können sie als alleinige Maßnahme ausreichen.

Wirkungen der Drogen gegen Durchfall

Es handelt sich hauptsächlich um Gerbstoffdrogen, die im Darm durch Ausfällung der Eiweiße die Oberfläche der Darmschleimhaut abdichten. Dadurch wird die Sekretion vermindert, die von den Erregern produzierten Toxine können die Darmschleimhaut nicht mehr reizen und die Peristaltik wird normalisiert. Außerdem haben Gerbstoffe auch direkte antibakterielle, antivirale und entzündungshemmende Wirkungen. Als pflanzlicher Peristaltikhemmer mit zusätzlich spasmolytischer Wirkung wird Uzarawurzel verwendet. Zur Vorbeugung der Antibiotika-bedingten Durchfälle eignet sich besonders Bierhefe – Saccharomyces boulardii –, auf die Antibiotika keine Wirkung haben.

Frauenmantelkraut – Ph. Eur.
Alchemillae herba
Herba Alchemillae

Alchemilla vulgaris s.l. (Gemeiner Frauenmantel) – Rosaceae (Rosengewächse)

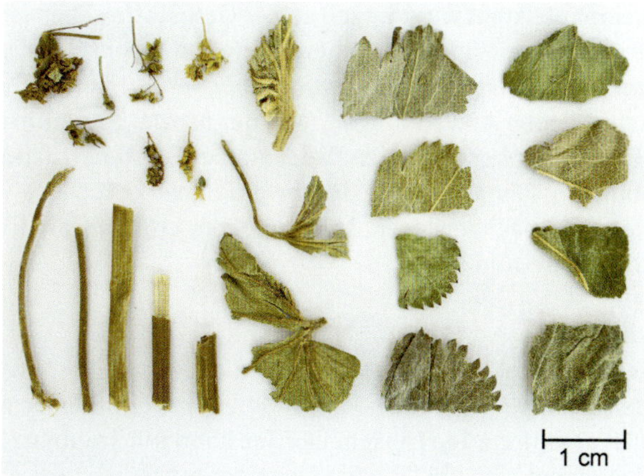

Frauenmantel ist eine mehrjährige Staude mit typischen handförmig gelappten Blättern, die an einen Umhang erinnern. Die Pflanze ist in Europa vom Mittelmeer bis Island heimisch, wächst auch in Nordamerika und Asien. Die Droge stammt hauptsächlich aus Anbau.

Definition der Droge

Frauenmantelkraut besteht aus den zur Blütezeit gesammelten, oberirdischen Teilen der Pflanze. Die Abkürzung s.l. bedeutet „sensu latiore – im weiteren Sinne". Der Name *Alchemilla vulgaris* steht für eine so genannte „Artengruppe" sehr ähnlicher Frauenmantelarten, die nur schwer zu unterscheiden sind.

Makroskopische Merkmale und Eigenschaften

Die mengenmäßig überwiegenden Blattstücke sind graugrün bis bräunlich-grün, Teile jüngerer Blätter sind unterseits dicht behaart. Typisch sind Blattstücke, die aus dem Übergangsbereich zwischen Blattspreite und Blattstiel stammen, dort verlaufen die Blattnerven wie ein Fächer. Die Teile der Blütenstände sind klein, verknäuelt und gelblich-grün. Die Stängelteile sind hohl, graugrün bis gelblich-grün, behaart und teilweise längsfurchig und glänzend. Der Geschmack ist schwach zusammenziehend.

Mikroskopische Merkmale

Das graugrüne Pulver enthält viele schmale, einzellige, bis 1 mm lange, spitz zulaufende Haare oder deren Bruchstücke. Die Zellwand der Haare ist verdickt und verholzt, an der Basis getüpfelt. Die Blattfragmente haben in Aufsicht buchtige bis wellige Epidermiszellen, deren Seitenwände ungleichmäßig verdickt sind und perlschnurartig aussehen, sowie Spaltöffnungen vom anomocytischen Typ. Parenchymbruchstücke bestehen aus dünnwandigen Zellen, die Calciumoxalatdrusen enthalten. Vereinzelt sind Bruchstücke der Fruchtknotenwand vorhanden, deren Zellen je einen Calciumoxalatkristall enthalten, außerdem zahlreiche Bruchstücke der Stiele und Stängel mit verschiedenen Gefäßarten und Fasern.

Hauptinhaltsstoffe

Hydrolysierbare Gerbstoffe

Anwendungsgebiete und Wirkung

Frauenmantelkraut wirkt wegen seiner Gerbstoffe gegen leichte Durchfallerkrankungen. Die adstringierende Wirkung der Gerbstoffe ist wissenschaftlich nachgewiesen. Die Droge wird jedoch nur selten wegen ihrer tatsächlichen Wirkungen verwendet, sondern wegen ihrer volkstümlichen Anwendungen. Wie der Name „Frauenmantel" schon sagt, soll die Droge gegen „Frauenbeschwerden" aller Art, z. B. Menstruationsbeschwerden, Unterleibsentzündungen, klimakterische Beschwerden, wirken. Diese Wirkungen sind wissenschaftlich bisher nicht nachgewiesen. Nebenwirkungen, Kontraindikationen und Wechselwirkungen sind nicht bekannt.

Dosierung

3 bis 4 Teelöffel Frauenmantelkraut (2 bis 4 g) werden mit 150 ml siedendem Wasser aufgegossen, abgedeckt und nach 10 Min. durch ein Teesieb gegeben. Bei Durchfall mehrmals täglich eine Tasse Tee trinken. Der Tee kann mit Traubenzucker gesüßt werden, Haushaltszucker eignet sich bei Durchfall weniger gut. Wirksame Tagesdosis: 5 bis 10 g Droge.

Hinweise an die Patienten

„Frauenmantelkraut hilft Ihnen gegen leichte Durchfallerkrankungen. Die weiteren Anwendungen gegen Frauenleiden stammen aus der Volksheilkunde und sind wissenschaftlich nicht bewiesen. Sollten sich Ihre Beschwerden nicht innerhalb kurzer Zeit bessern, suchen Sie bitte einen Arzt auf."

Heidelbeeren, getrocknete – Ph. Eur.

Myrtilli fructus siccus
Fructus Myrtilli

Vaccinium myrtillus (Heidelbeere, Blaubeere) –
Ericaceae (Heidekrautgewächse)

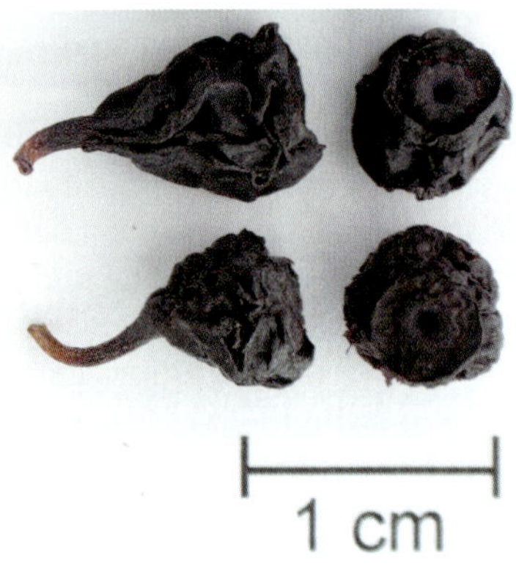

Andere Monographie: Heidelbeerblätter – DAC

Heidelbeere ist ein kleiner, heimischer Strauch. Im Sommer reifen die kleinen, blauschwarzen Beeren, die als Obst beliebt sind. Durch Trocknung wird daraus die Droge hergestellt. Sie stammt aus Wildbeständen in Ost- und Südosteuropa.
Das europäische Arzneibuch enthält auch eine Monographie für frische Heidelbeeren – Myrtilli fructus recens, die als Teedroge jedoch keine Bedeutung haben. Sie werden zur Herstellung von Extrakten verwendet.

Definition der Droge
Die Droge besteht aus den reifen, getrockneten Früchten.

Makroskopische Merkmale und Eigenschaften
Die blauschwarzen Beeren sind stark geschrumpft, etwas gummiartig – nicht hart, grob runzelig, unregelmäßig kugelig und teilweise kurz gestielt. Am Scheitel sitzt ein wulstartiger Kelchrest, an dem die kurzen Kelchzipfel zu erkennen sind. Das Mesokarp ist blauschwarz und enthält abgeplattete, glänzend rotbraune Samen. Der Geschmack ist süßsauer, leicht zusammenziehend. Die Droge schimmelt leicht und wird häufiger von Insekten befallen.

Mikroskopische Merkmale
Das violettbraune Pulver färbt Chloralhydratlösung beim Erhitzen violett. Typisch sind bräunlich gelbe Bruchstücke der Samenschale, die aus länglichen Zellen mit U-förmig verdickten Zellwänden bestehen, sowie rötliche Bruchstücke des Exokarps aus polygonalen Zellen mit mäßig verdickten Wänden. Gruppen von violettrosa Steinzellen aus den inneren Schichten der Fruchtwand haben dicke, gefurchte Zellwände. Es sind außerdem Calciumoxalatprismen und -Drusen vorhanden.

Hauptinhaltsstoffe
Catechingerbstoffe

Anwendungsgebiete und Wirkung
Getrocknete Heidelbeeren werden bei leichten Durchfallerkrankungen und zur lokalen Therapie leichter Entzündungen im Mund- und Rachenraum verwendet. Die Gerbstoffe wirken adstringierend. Frische Heidelbeeren wirken nicht antidiarrhoisch.

Nebenwirkungen, Kontraindikationen und Wechselwirkungen sind nicht bekannt.

Dosierung
Etwa 1 bis 2 Esslöffel Heidelbeeren (10 bis 20 g Droge) werden in 150 ml Wasser 10 Min. gekocht und noch heiß durch ein Teesieb gegeben. Der Tee kann auch durch 2-stündiges Ansetzen und Quellen in kaltem Wasser bereitet werden. Mehrmals täglich einen Tasse Tee trinken. Der Tee ist rotviolett gefärbt und schmeckt gut. Es kann auch mehrmals täglich 1 Esslöffel Heidelbeeren gekaut und mit Flüssigkeit eingenommen werden.
Wirksame Tagesdosis: 20 bis 60 g Droge, zur lokalen Anwendung wird eine 10 % Abkochung bereitet.

Hinweise an die Patienten
„Getrocknete Heidelbeeren helfen Ihnen gegen leichten Durchfall, frische Heidelbeeren sind nicht wirksam. Kochen Sie die Heidelbeeren 10 Min. in Wasser, der Tee schmeckt auch Kindern gut. Sollte der Durchfall länger als 2 Tage andauern, suchen Sie bitte einen Arzt auf."

Tannin – Ph. Eur.
Tanninum
Acidum tannicum

Tannin wird aus verschiedenen Pflanzengallen gewonnen, z. B. den chinesischen Zackengallen. Gallwespen, Gallmücken oder auch Läuse legen ihre Eier in die Leitungsbahnen der Blätter oder auf Vegetationspunkte austreibender Knospen. Als Reaktion umhüllen die Pflanzen diese Gelege mit einem kugelförmigen Gebilde, einer Galle, in der sich die Insekten entwickeln. Gallen bestehen überwiegend aus Gerbstoffen, die durch Extraktion mit Wasser und Alkohol-Ether-Gemisch gewonnen werden.

Definition
Tannin ist ein Gemisch von Estern der Glucose mit Gallussäure und Gallussäurederivaten.

Eigenschaften
Tannin ist ein weißes bis schwach braunes Pulver, das in Wasser und Ethanol 96% leicht löslich ist.

Anwendungsgebiete und Wirkung
In Fertigarzneimitteln gegen Durchfall werden Gerbstoffverbindungen verwendet. Tannin selbst ist schlecht verträglich, weil es die Magenschleimhaut reizt. Außerdem wird es im Dünndarm gespalten und unwirksam. Daher wird es mit Eiweiß (Albumin oder Hühnereiweiß) zu Tanninalbuminat verbunden. Aus dieser Verbindung wird im Darm der Gerbstoffanteil langsam freigesetzt und kann antidiarrhoisch wirken.

Beispiele für Fertigarzneimittel
Tannalbin®, Tannacomp® (Kombination mit Ethacridinlactat)

Schwarze Teeblätter
Theae nigrae folium
Folia Theae nigrae

Camellia sinensis (Teestrauch) – Theaceae (Teestrauchgewächse)

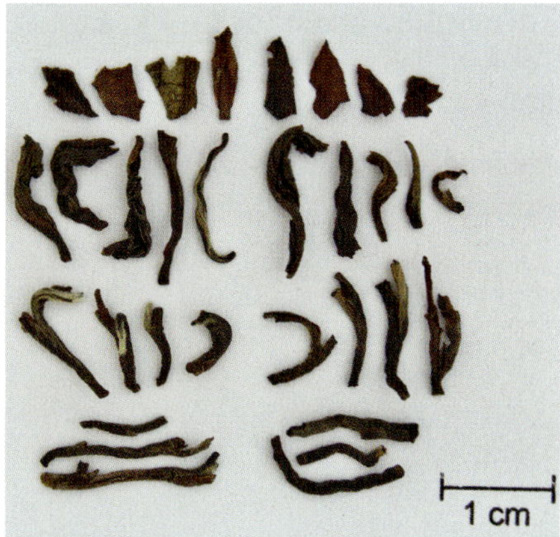

Der Teestrauch ist ein immergrüner Strauch, der bis zu 15 m hoch werden kann. Er ist in den Hochländern Südwestchinas und Nord-Ost-Indiens heimisch. Zur Erleichterung der Ernte wird die Pflanze als kleiner Strauch gezogen. Die besten Tees hinsichtlich Qualität und Aroma liefern die Knospen und jungen Blätter, die mehrmals im Jahr geerntet werden (First Flash). Schwarzer Tee wird durch Fermentation aus den grünen Blättern hergestellt. Die Blätter lässt man anwelken, rollt sie dann, um die Zellen zu zerstören und die Enzyme freizusetzen. Anschließend werden sie bei hoher Feuchtigkeit und erhöhter Temperatur bis zu 3 Stunden fermentiert. Dies ist ein enzymatischer Oxidationsprozess, bei dem die Gerbstoffe umgesetzt werden und Aromastoffe entstehen, die Blätter werden schwarz. Zum Schluss werden die Blätter im heißen Luftstrom getrocknet.
Grüner Tee wird nicht fermentiert. Er enthält daher die Inhaltsstoffe der frischen Blätter. Gerbstoffe, die antioxidativ wirken und karzinogenaktivierende Enzyme hemmen sollen, sind nur im grünen Tee enthalten.

Hauptinhaltsstoffe
Coffein (bis 4,5 %), Gerbstoffe

Anwendungsgebiete und Wirkung
Schwarzer Tee wird als anregendes Getränk getrunken. Das Coffein wirkt zentral stimulierend, Müdigkeit geht zurück und die Konzentrationsfähigkeit steigt. Diese Wirkung ist am stärksten, wenn der Aufguss nur kurze Zeit zieht, etwa 2 Minuten. Gegen Durchfall wird ein Teeaufguss verwendet, der bis zu 10 Minuten ziehen soll. Dann werden mehr Gerbstoffe gelöst, die anregende Wirkung wird schwächer.
Als Hausmittel gegen Durchfall werden 3 bis 4 Tassen pro Tag getrunken. Es können Salz und Glucose zugesetzt werden, um Natrium und Energie zuzuführen. Die optimale Versorgung mit Elektrolyten und Energie bieten jedoch die Fertigarzneimittel.

Tormentillwurzelstock – Ph. Eur.
Tormentillae rhizoma
Rhizoma Tormentillae

Potentilla erecta (Blutwurz) –
Rosaceae (Rosengewächse)

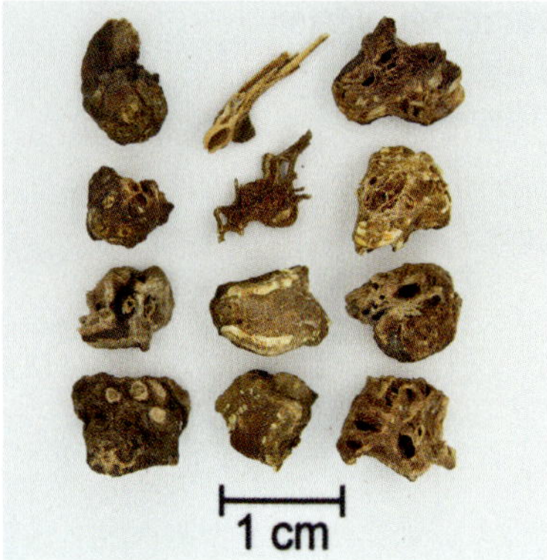

Andere Monographie: Tormentilltinktur – Ph. Eur.

Blutwurz ist eine kleine, gelb blühende Staude, die fast überall in Europa wächst. Den Namen hat sie bekommen, weil sich die Schnittflächen des frischen Wurzelstocks blutrot färben. Die Droge wird aus Osteuropa importiert.

Definition der Droge
Die Droge besteht aus dem Rhizom, das von den Wurzeln befreit wurde.

Makroskopische Merkmale und Eigenschaften
Die Rhizomstücke sind unregelmäßig geformt und hart. Die Außenseite ist braun bis rotbraun und runzelig. Die Stücke erscheinen durch unregelmäßig verlaufende, weißliche Faser- oder Gefäßbündel bisweilen gestreift. Die Faserbündel treten teilweise an den Bruchflächen hervor oder liegen frei in der Droge. Der Geschmack ist stark zusammenziehend.

Mikroskopische Merkmale
Das rötlich-braune Pulver enthält große, grob gezackte Calciumoxalatdrusen, entweder frei im Präparat oder in Mark- oder Markstrahlzellen. Parenchymbruchstücke enthalten rötlich braune Gerbstoffklumpen. Es sind Gruppen und Bruchstücke dickwandiger Sklerenchymfasern und Korkgewebefragmente mit dünnwandigen, braunen, tafelförmigen Zellen enthalten. Im Wasserpräparat findet man etwa 20 µm große Stärkekörner, die rund oder elliptisch sind.

Hauptinhaltsstoffe
Catechingerbstoffe und hydrolysierbare Gerbstoffe. Die Droge hat einen sehr hohen Gerbstoffgehalt und ist deshalb gut wirksam.

Anwendungsgebiete und Wirkung
Tormentillwurzelstock wird gegen leichte, unspezifische Durchfallerkrankungen und Schleimhautentzündungen im Mund- und Rachenraum angewendet. Die Gerbstoffe wirken adstringierend.

Nebenwirkungen

Bei empfindlichen Personen können die Gerbstoffe Übelkeit hervorrufen.

Kontraindikationen

Wegen fehlender Studien zur Unbedenklichkeit wird Tormentillwurzelstock nur für Erwachsene ab 18 Jahren empfohlen.

Dosierung

Etwa ½ – 1Teelöffel (1,4 bis 3 g Droge) wird mit 150 ml kaltem Wasser übergossen, zum Sieden erhitzt und noch warm durch ein Teesieb gegeben. 2- bis 3-mal täglich eine Tasse Tee trinken.
Zum Spülen der Mund- und Rachenschleimhaut entweder den Tee verwenden oder 1 – 5 ml Tinktur auf ein Glas Wasser, mehrmals täglich.
Tagesdosis: 6 g Droge

Hinweise an die Patienten

„Tormentillwurzelstock hilft Ihnen gegen leichten Durchfall. Kochen Sie den Wurzelstock in Wasser und trinken Sie mehrmals täglich eine Tasse Tee. Sollte der Durchfall länger als 2 Tage andauern, suchen Sie bitte einen Arzt auf."

Uzarawurzel
Uzarae radix
Radix Uzarae

Xysmalobium undulatum – *Apocynaceae* (Immergrüngewächse)

Die Uzara-Pflanze ist in Südafrika heimisch und wird auch dort zur Drogengewinnung angebaut. Die zwei- bis dreijährigen Wurzeln werden geerntet und getrocknet. Daraus wird ein Extrakt hergestellt und zu einem Fertigarzneimittel verarbeitet. Uzarawurzel wird nicht als Teedroge verwendet.

Hauptinhaltsstoffe

Gemisch aus Steroidglykosiden (Uzaron), den herzwirksamen Glykosiden ähnlich.

Anwendungsgebiete und Wirkung

Uzara wirkt gegen akute Durchfallerkrankungen. Die Steroidglykoside vermindern die Darmperistaltik und sind damit in ihrer Wirkung mit Loperamid vergleichbar, allerdings milder wirksam. Im Unterschied zu Loperamid wirkt Uzara zusätzlich spasmolytisch.

Kontraindikationen

Bei gleichzeitiger Behandlung mit herzwirksamen Glykosiden gegen Herzinsuffizienz darf Uzara nicht angewendet werden, denn seine Steroidglykoside wirken ebenfalls auf das Herz. Weil sie jedoch polare Verbindungen sind, werden sie sehr schlecht resorbiert und die Wirkung auf das Herz ist kaum zu erwarten. Trotzdem sollen Patienten, die Digitalispräparate erhalten, Uzara besser nicht anwenden.
Während Schwangerschaft und Stillzeit darf Uzara nicht verwendet werden.

Dosierung

Zu Beginn der Behandlung wird hoch dosiert: Erwachsene und Kinder ab 12 Jahren sollen eine Menge Zubereitung, die 1 g Droge entspricht, einnehmen. Bis zum Abklingen der Beschwerden als Tagesdosis entsprechend 600 bis 1200 mg Droge.
Neben Dragees stehen auch ein alkoholfreier Saft sowie alkoholhaltige Lösung zur Verfügung.
Der Saft eignet sich für Kinder ab 2 Jahren, die Tabletten ab 6 Jahren, die Lösung ab 12 Jahren.

Hinweise an die Patienten

„Das Präparat mit Uzarawurzel hilft Ihnen gegen Durchfall. Nehmen Sie es nach Dosierungsanleitung ein. Wenn Sie Digitalisglykoside gegen Ihre Herzschwäche einnehmen müssen, dürfen Sie Uzara nicht anwenden."

Beispiel für Fertigarzneimittel

Uzara® Tabletten, -Lösung, -Saft

Teemischungen gegen Durchfall

Neben schwarzem Tee oder anderen Gerbstoffdrogen als Monodrogen können auch Teemischungen gegen Durchfall verwendet werden. Sinnvoll ist die Kombination einer Gerbstoffdroge mit spasmolytisch, antiphlogistisch und antibakteriell wirkenden Drogen.

Tormentillwurzelstock	20,0 g
Pfefferminzblätter	10,0 g
Kamillenblüten	10,0 g

Heidelbeeren (zerquetscht)	20,0 g
Melissenblätter	10,0 g
Kamillenblüten	10,0 g

Die Teemischungen können als Abkochung zubereitet werden.

Aufgaben

3.7.1 Karteikarten zum Lernen: Nehmen Sie für jede Droge eine Karteikarte und beschriften Sie die Vorderseite mit der deutschen Drogenbezeichnung, die Rückseite mit lateinischen Drogenbezeichnungen, Stammpflanze, Familie, makroskopischen Merkmalen und Stichworten zu Inhaltsstoffen, Indikation, Wirkung, Nebenwirkungen, Kontraindikationen, Dosierung, Beispielen für Fertigarzneimittel.

3.7.2 Beschreiben Sie die Wirkung der Gerbstoffe bei Durchfall.

3.7.3 Gegen welche Beschwerden kaufen Kundinnen Frauenmantelkraut?

3.7.4 Tannin

a. Was ist Tannin? Woraus wird es gewonnen?
b. In welcher Form wird Tannin in Fertigarzneimitteln verwendet (Begründung)?

3.7.5 Schwarzer Tee soll gegen Durchfall getrunken werden. Geben Sie Hinweise zu richtigen Zubereitung. Ist grüner Tee auch wirksam?

3.7.6 Uzarawurzel

a. Welche wirksamen Inhaltsstoffe enthält Uzarawurzel? Wie wirkt die Droge und mit welchem synthetischen Arzneistoff ist die Wirkung vergleichbar?
b. Welche Kontraindikationen sind bei Uzarawurzel zu beachten?

3.7.7 Stellen Sie einen Tee gegen Durchfall zusammen. Begründen Sie Ihre Auswahl.

3.8 Drogen gegen Erkrankungen der Haut und des Mund- und Rachenraums

Pflanzliche Arzneimittel sind bei der Behandlung von Hauterkrankungen als alleinige Mittel oder zur begleitenden Therapie geeignet. Sie werden verwendet bei infektiösen Erkrankungen, die durch Bakterien, Pilze oder Viren ausgelöst werden, dienen der Wundbehandlung, auch bei chronischen Prozessen, und bessern die Symptome stumpfer Verletzungen.
Die Hauptwirkstoffe der „Hautdrogen" sind ätherische Öle und Gerbstoffe.
Ätherische Öle wirken hauptsächlich entzündungswidrig, wundheilungsfördernd und gegen Bakterien, Viren und Pilze.
Gerbstoffe wirken adstringierend. Sie reagieren mit den Eiweißbestandteilen der Haut und Schleimhaut und es entsteht ein Gerbstoff-Eiweiß-Niederschlag, die Koagulationsmembran. Dadurch werden die oberen Hautschichten abgedichtet, die Vermehrung von Krankheitserregern behindert, die Sekretion vermindert und die Heilung der Haut unterstützt.
Neben den Wirkungen der Drogen ist für den Erfolg eines Hautmittels immer die richtige Darreichungsform verantwortlich. Sie ist abhängig z. B. vom Hauttyp, Hautalter und der Art der Erkrankung.

Arnikablüten – Ph. Eur.
Arnicae flos
Flores Arnicae

Arnica montana (Arnika, Bergwohlverleih) –
Asteraceae (Korbblütler)

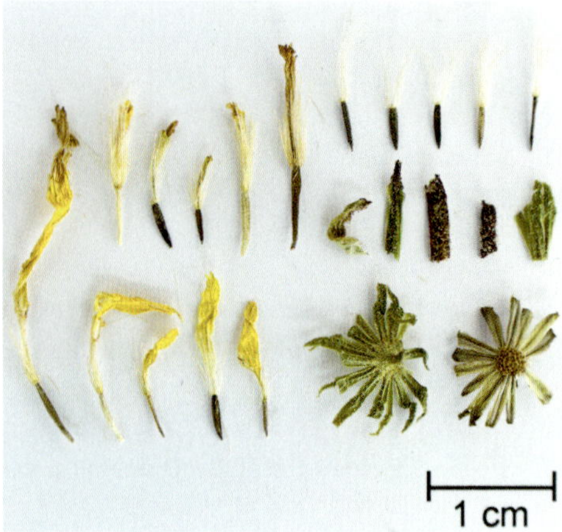

Andere Monographie: Arnikatinktur – Ph. Eur.

Arnika ist ein 20 bis 60 cm hoher, ausdauernder, gelb blühender Korbblütler, der hauptsächlich in den Bergregionen Mittel- und Südeuropas vorkommt. Der Name Bergwohlverleih (Wolferlei) stammt wahrscheinlich vom „Wolf". Damit ist nicht das Tier gemeint, sondern eine durch Wundreiben entstehende Hauterkrankung, die in Körperfalten oder durch einen längeren Ritt zu Pferde entstehen kann. Schon im Mittelalter kannte man die lindernde Wirkung der Arnika in diesen Fällen, daraus ist wohl der Name entstanden. Die Droge stammt zu einem kleinen Anteil aus Wildsammlung in Spanien, der Hauptteil aus Anbau, seitdem es gelungen ist, eine Sorte zu züchten, die sich anbauen lässt. Einige Jahre war wegen der Probleme bei der Beschaffung der Droge auch die Nordamerikanische Wiesenarnika (*Arnica chamissonis*) als Stammpflanze zugelassen.

Definition der Droge
Arnikablüten bestehen aus den ganzen oder teilweise zerfallenen, getrockneten Blütenständen.

Makroskopische Merkmale und Eigenschaften
Die Droge sieht fein und fedrig, wie „Gewölle", aus. Auffällig sind die vielen farblosen, steifen Pappushaare. Die Röhrenblüten sind hellgelb bis orangefarben, gelegentlich auch dunkel verfärbt. Sie sind im unteren Teil behaart und tragen lange, steife Pappushaare sowie einen bräunlichen, kantigen Fruchtknoten. Die gelben Zungenblüten haben eine deutliche Längsnervatur, sind unten röhrenförmig und oben flacher, haben Fruchtknoten und Pappus. Die Hüllkelchblätter sind klein, schmal, ganzrandig und grünlich bis braun. Der Geschmack ist leicht bitter.

Mikroskopische Merkmale
Das gelblich-braune Pulver enthält viele typische Bruchstücke der Pappushaare, die aus Zellreihen bestehen, deren Enden spitz abstehen. Charakteristisch sind auch die Zwil-

lingshaare des Fruchtknotens, von denen die eine Haarzelle immer länger als die andere ist. Die gemeinsame Wand ist deutlich getüpfelt. Bruchstücke der Fruchtknotenwand enthalten braunschwarze Klumpen von Phytomelanen (kohlenstoffartige Ablagerungen). Die Pollenkörner sind gelb und stachelig und haben drei Keimporen. Außerdem sind viele, spitz zulaufende Gliederhaare vorhanden.
Das Europäische Arzneibuch prüft die Pulverdroge nicht, sondern die einzelnen Teile des Blütenstandes. Es sind dazu Abbildungen der mikroskopischen Merkmale aufgenommen.

Verfälschungen

Arnikablüten werden häufiger verfälscht, weil die Pflanze in den meisten europäischen Ländern unter Naturschutz steht. Mögliche Beimengungen sind Ringelblumenblüten und mexikanische Arnika (*Heterotheca inuloides*). Das Arzneibuch prüft mit einer Dünnschichtchromatographie auf Inhaltsstoffe beider Verfälschungen. Seit Arnika angebaut wird, hat sich die Qualität verbessert. Beim Bezug der Droge ist auf Ware mit Analysenzertifikat zu achten.

Hauptinhaltsstoffe

Helenalin, Flavonoide, ätherisches Öl

Anwendungsgebiete und Wirkung

Arnikazubereitungen werden nur äußerlich zur Behandlung von stumpfen Verletzungen, z. B. bei Blutergüssen, Verstauchungen, Prellungen, Quetschungen und Ödemen infolge eines Knochenbruchs, verwendet. Das Helenalin und auch die anderen Inhaltsstoffe wirken antiphlogistisch und lindern die entzündlich bedingten Schmerzen, Schwellungen und Blutergüsse verschwinden schneller.
Auch bei rheumatischen Muskel- und Gelenkbeschwerden werden die Beschwerden gebessert. Bei Entzündungen der Mund- und Rachenschleimhaut wirken die Inhaltsstoffe antiseptisch.
Arnika wirkt entzündungswidrig bei Insektenstichen, Furunkulose und oberflächlichen Venenentzündungen.
Die häufigste Darreichungssform ist Tinktur, die verdünnt angewendet wird. Aus den Blüten kann ein Aufguss für Umschläge hergestellt werden.

Nebenwirkungen

Arnika löst häufig Allergien aus, vor allem nach längerer Anwendung. Es entstehen schmerzhafte, juckende und entzündliche Hautveränderungen. Diese sogenannte „Korbblütlerallergie“ kann auch bei der Anwendung von Kamillenblüten, Schafgarbenkraut, Ringelblumenblüten und anderen Korbblütlern auftreten. Ist die Haut geschädigt, kann Arnika eine ödematöse Dermatitis mit Bläschenbildung hervorrufen. Wenn die Konzentration der Arnikazubereitungen zu hoch ist, kann auch die gesunde Haut bis zur Zerstörung des Gewebes geschädigt werden.
Arnikazubereitungen wirken bei innerlicher Anwendung giftig. Schon bei geringer Dosierung können Übelkeit, Erbrechen und Durchfall entstehen. In hoher Dosierung ist Arnika herzwirksam: Es entstehen Herzklopfen, Herzrhythmusstörungen, Schwindel und eventuell Kollaps. Arnika wird innerlich nur in homöopathischen Zubereitungen verwendet.

Kontraindikationen

Bei einer bestehenden Allergie auf Korbblütler darf die Droge nicht angewendet werden, ebenfalls nicht während Schwangerschaft und Stillzeit und bei Kindern unter 12 Jahren, da hierzu Untersuchungen fehlen.

Dosierung

Aufguss für Umschläge
Etwa 1 bis 2 Teelöffel (2 bis 3 g) Arnikablüten werden mit 150 ml heißem Wasser übergossen und nach 10 Minuten durch ein Teesieb gegeben. Leinen, Zellstoff oder ähnliches Material wird mit dem Aufguss durchtränkt und auf die entsprechenden Körperpartien aufgelegt. Die Umschläge werden mehrmals täglich gewechselt.
Tinktur
Für Umschläge wird die Tinktur 3- bis 10-fach mit Wasser verdünnt.
Für Mundspülungen wird die Tinktur 10-fach verdünnt.

Hinweise an die Patienten

„Arnikazubereitungen helfen Ihnen gegen stumpfe Verletzungen, rheumatische Beschwerden, oberflächliche Venenentzündungen und Entzündungen im Mund- und Rachenraum. Wenden Sie die Tinktur immer verdünnt an oder stellen Sie sich einen Tee her, der aber nur für Umschläge benutzt werden darf. Wenn Sie den Tee trinken, kann es zu Herzbeschwerden bis zum Kollaps kommen. Arnika löst häufig Allergien aus. Verzichten Sie dann auf die Verwendung und meiden Sie andere Korbblütler, wie Kamille oder Ringelblume."

Beispiele für Fertigarzneimittel

Arnikatinktur Hofmann's®, Kneipp® Arnika Salbe S

Beinwellwurzel
Symphyti radix
Radix Symphyti

Symphytum officinale (Gewöhnlicher Beinwell) –
Boraginaceae (Raublattgewächse)

Beinwell ist eine Staude, die an feuchten Standorten in ganz Europa wächst. Schon der Name weist auf seine Heilwirkung hin. „Bein" steht ganz allgemein für Knochen und „well" kommt von „wallen", einem alten Wort für die Zuheilung von Pflanzenwunden, die der aufsteigende Pflanzensaft bewirken soll. Die Droge stammt aus Anbau von speziell entwickelten Sorten. Die Teedroge hat keine Bedeutung, es werden nur Extrakte in Fertigarzneimitteln verwendet.

Definition der Droge

Beinwellwurzel besteht aus den frischen oder getrockneten unterirdischen Teilen der Pflanze.

Hauptinhaltsstoffe

Allantoin (Purinderivat), Gerbstoffe, Schleime, Pyrrolizidinalkaloide

Anwendungsgebiete und Wirkung

Die Extrakte der Beinwellwurzel werden äußerlich bei stumpfen Verletzungen, wie Prellungen, Zerrungen und Verstauchungen, und zur Anregung der Knochenheilung angewendet. Sie wirken entzündungshemmend und fördern die Kallusbildung. Auch bei schmerzhaften Muskel- und Gelenkbeschwerden wirken die Extrakte lindernd. Es sollten nur Fertigarzneimittel verwendet werden.

Nebenwirkungen

Die in der Droge enthaltenen Pyrrolizidinalkaloide wirken bei Langzeitanwendung hepatotoxisch und kanzerogen. Deshalb darf die Droge nur äußerlich und auf intakter Haut angewendet werden. Beinwellextrakte in Fertigarzneimitteln sind fast frei von schädlichen Alkaloiden. Sie halten die vorgeschriebenen Begrenzungen ein, wenn nicht mehr als 100 µg Alkaloide in der Tagesdosis enthalten sind.

Kontraindikationen

Bei einer bestehenden Allergie sowie bei Patienten unter 18 Jahren soll auf die Anwendung der Droge verzichtet werden. Wegen der toxischen Wirkungen darf Beinwell in der Schwangerschaft und Stillzeit nicht verwendet werden.

Hinweise an die Patienten

„Beinwellextrakte helfen Ihnen gegen Prellungen, Verstauchungen, Zerrungen und Muskel- und Gelenkbeschwerden. Wenden Sie die Arzneimittel nur auf unverletzter Haut an. In der Schwangerschaft, Stillzeit und bei Patienten unter 18 Jahren soll Beinwell nicht angewendet werden."

Beispiele für Fertigarzneimittel

Kytta® Schmerzsalbe, Traumaplant® Creme

Eichenrinde – Ph. Eur.
Quercus cortex
Cortex Quercus

Quercus robur (Stieleiche), *Quercus petraea* (Traubeneiche), *Quercus pubescens* (Flaumeiche) – Fagaceae (Buchengewächse)

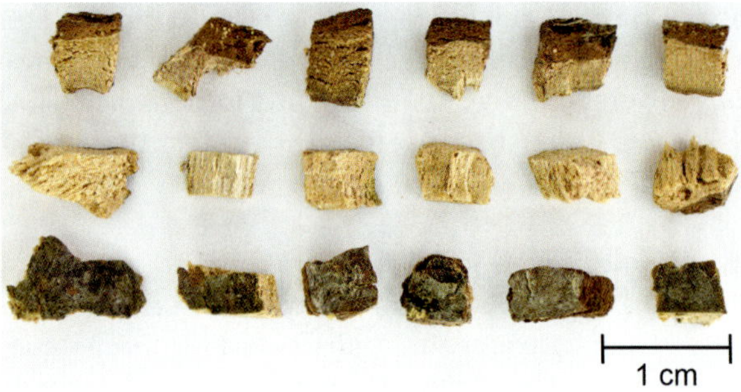

Die Eiche gehört zu den bekanntesten Laubbäumen und fast jeder kennt die typischen Blätter oder die Eicheln. Drei verschiedene Eichenarten lässt das Arzneibuch für die Gewinnung der Droge zu. Es dürfen nur junge, frische Zweige geschält werden, weil der Gerbstoffgehalt der Rinde dann am höchsten ist. Die Droge stammt aus Wildsammlung und wird aus Ost- und Südosteuropa importiert.
Der als Flaschenkork oder für andere Zwecke verwendete Kork stammt von Korkeichen – *Quercus suber* und *Quercus occidentalis*. Diese werden im Mittelmeergebiet kultiviert. Sie bilden dicke Korkschichten, die mehrmals abgeschält und für verschiedene technische Zwecke verarbeitet werden.

Definition der Droge
Eichenrinde besteht aus der getrockneten Rinde frischer, junger Zweige.

Makroskopische Merkmale und Eigenschaften
Die Rindenstücke sind annähernd würfelförmig und außen graubraun bis silbergrau, teilweise glatt und glänzend („Spiegelrinde"). Einige Stücke sind splittrig und grobfaserig. Die Innenseite ist hellbraun bis rotbraun mit deutlichen Längsleisten. Der Geschmack ist zusammenziehend und schwach bitter.

Mikroskopische Merkmale
Das hellbraune bis rötlich-braune und faserige Pulver enthält zahlreiche Steinzellgruppen oder einzelne Steinzellen mit verzweigten Tüpfeln, Bruchstücke von Faserbündeln, die von Kristallzellreihen umgeben sind, zahlreiche gelbbraune Korkbruchstücke und Parenchymfragmente mit Drusen aus Calciumoxalat.

Hauptinhaltsstoffe
Gerbstoffgemisch aus Catechingerbstoffen und Tanninen
Gerbstoffe verändern sich während der Lagerung. Durch Oxidation und Kondensation entstehen wasserunlösliche Phlobaphene. Damit nimmt der Gehalt an wirksamen Gerbstoffen ab. Eichenrinde sollte daher nicht zu lange gelagert werden.

Anwendungsgebiete und Wirkung

Zubereitungen aus Eichenrinde werden äußerlich als Bad oder Umschlag gegen entzündliche Hauterkrankungen angewendet.
Lokal als Gurgellösungen oder Spülungen vermindern sie leichte Entzündungen im Mund- und Rachenraum.
Als Sitzbad helfen sie bei Entzündungen im Anal- oder Genitalbereich, z. B. bei hämorrhoidalen Beschwerden.
Die Schweißbildung wird vermindert, deswegen werden Fußbäder mit Eichenrinde gegen Fußschweiß angewandt. Damit wird auch dem Befall mit Fußpilz vorgebeugt. Die Gerbstoffe wirken adstringierend, entzündungswidrig, antibakteriell und antiviral.
Die innerliche Anwendung ist bei unspezifischen akuten Durchfallerkrankungen möglich.

Kontraindikationen

Bei großflächigen Hautschäden sollen Gerbstoffe nicht verwendet werden, weil sie in die Blutbahn gelangen und die Leber schädigen können. Während Schwangerschaft und Stillzeit darf die Droge nicht angewendet werden. Wegen fehlender Studien zur Unbedenklichkeit wird Eichenrinde nur für Erwachsene ab 18 Jahren empfohlen.
Für Vollbäder gelten grundsätzlich Einschränkungen bei großflächigen, nässenden Ekzemen, Verletzungen, fieberhaften und infektiösen Erkrankungen. Patienten mit schwerer Herzinsuffizienz oder stark erhöhtem Blutdruck dürfen ebenfalls keine Vollbäder nehmen.

Dosierung

Durchfall

3 g Eichenrinde werden mit 250 ml Wasser versetzt und zum Sieden erhitzt. Dann wird sofort abgeseiht und der Tee 3-mal täglich getrunken.

Äußerlich und im Mund- und Rachenraum

Spülungen, Umschläge und Gurgellösungen: 20 g Droge auf 1 Liter Wasser.
Voll- und Teilbäder: 5 g Droge auf 1 Liter Wasser.
Die Droge wird als Abkochung zubereitet, die Kochzeit beträgt 15 bis 20 Minuten.
1 Esslöffel Eichenrinde wiegt etwa 6 g.
Anwendungsdauer nicht länger als eine Woche, bei Durchfall 3 Tage

Hinweise an die Patienten

„Zubereitungen aus Eichenrinde helfen Ihnen gegen Durchfall, entzündliche Erkrankungen der Haut, des Mund- und Rachenraums und des Anal- und Genitalbereiches. Sie vermindern auch Fußschweiß. Beachten Sie die Dosierung und bereiten Sie die Eichenrinde zu, indem Sie diese mit Wasser kochen. Bei großflächigen, auch nässenden Hauterkrankungen sollten keine Eichenrindenbäder angewandt werden. Leiden Sie unter Herzinsuffizienz oder Bluthochdruck, verzichten Sie grundsätzlich auf Vollbäder."

Gewürznelken – Ph. Eur.
Caryophylli flos
Flores Caryophylli

Syzygium aromaticum (Gewürznelkenbaum) – Myrtaceae (Myrtengewächse)

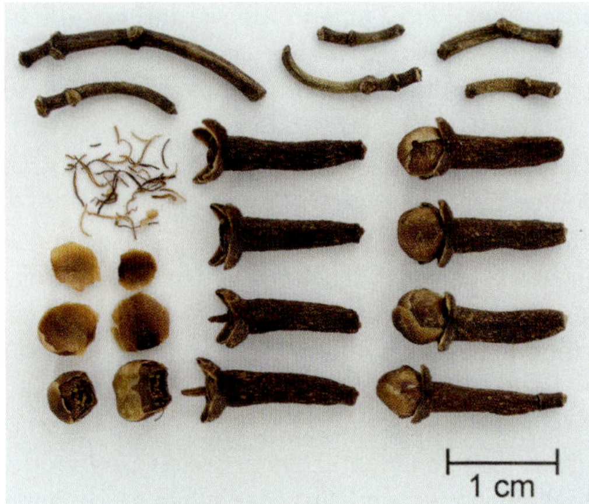

Andere Monographien: Nelkenöl – Ph. Eur., Eugenol – Ph. Eur.

Der Gewürznelkenbaum ist ein bis zu 20 m hoher, immergrüner Baum, der ursprünglich in Indonesien heimisch ist. Die Droge wird u. a. aus Madagaskar, Indonesien und Sri Lanka importiert.

Definition der Droge
Gewürznelken bestehen aus den ganzen Blütenknospen, die so lange getrocknet werden, bis sie rötlich braun geworden sind.

Makroskopische Merkmale
Die rötlich braune Blütenknospe besteht aus dem vierkantigen, stängelartigen, festen Unterkelch, der in vier derbe, abstehende Kelchzipfel übergeht. Die vier helleren, gelbbraunen Kronblätter bilden eine Haube. Wird der Unterkelch mit dem Fingernagel eingedrückt, sondert er ätherisches Öl ab. Dies ist ein wichtiges Qualitätsmerkmal. Denn es ist auch Ware auf dem Markt, der das ätherische Öl schon entzogen wurde. Hier würde beim Eindrücken des Unterkelches kein Öl mehr austreten. Gewürznelken haben einen charakteristischen Geruch und einen brennend würzigen Geschmack.

Mikroskopische Merkmale
Das dunkelbraune Pulver enthält typische Bruchstücke des Unterkelchs mit Epidermis und darunterliegendem Parenchym mit großen Ölräumen. Die Sklerenchymfasern sind kurz, liegen einzeln oder in Bündeln und haben verdickte, verholzte, wenig getüpfelte Wände. Außerdem sind viele Parenchymbruchstücke mit Calciumoxalatdrusen und typische, kleine, dreieckige Pollenkörner mit drei Keimporen vorhanden.

Hauptinhaltsstoffe
Ätherisches Öl mit Hauptbestandteil Eugenol.

Anwendungsgebiete und Wirkung

Gewürznelken sind keine Teedroge. Meist wird das ätherische Öl gegen entzündliche Veränderungen der Mund- und Rachenschleimhaut angewendet. Der Hauptbestandteil Eugenol wirkt stark antimikrobiell und lokalanästhetisch. Deswegen wird das Öl auch in der Zahnheilkunde für provisorische Füllungen verwendet. Auch als Hausmittel bei Zahnschmerzen haben sich Gewürznelken bewährt: Entweder beißt man auf eine Gewürznelke oder bepinselt den schmerzenden Zahn mit Nelkenöl. So kann die Zeit bis zum Zahnarztbesuch überbrückt werden.
Nelkenöl ist ein gut wirkendes Insekten-Vertreibungsmittel. Es sollte aber nicht konzentriert auf die Haut aufgebracht werden, weil es zu Reizungen führt. Es reicht häufig, ein Schälchen mit Nelkenöl aufzustellen und Mücken und Wespen werden vertrieben.
Gewürznelken dienen jedoch hauptsächlich als Gewürz. Sie sind Bestandteil von Glühweingewürz, Gewürzmischungen für Lebkuchen und werden für die Zubereitung von Rotkohl verwendet.
Das Gewürznelkenöl sollte nicht mit dem sehr teuren Nelkenöl für die Parfümherstellung verwechselt werden. Dieses stammt von der Gartennelke – *Dianthus caryophyllus*.

Kontraindikation

Wegen fehlender Studien zur Unbedenklichkeit wird die Droge nur für Erwachsene ab 18 Jahren empfohlen.

Dosierung

In Mundwässern 1 bis 5 % ätherisches Öl

Hinweise an die Patienten

„Gewürznelkenöl hilft Ihnen gegen Entzündungen der Mund- und Rachenschleimhaut und stillt Ihre Zahnschmerzen. Dies ersetzt aber nicht den Zahnarztbesuch. Sie können das Öl auch zur Vertreibung von Insekten verwenden, tragen sie es aber nicht konzentriert auf die Haut auf.“

Beispiel für Fertigarzneimittel

Salviathymol® N (Kombination)

Hamamelisblätter – Ph. Eur.
Hamamelidis folium
Folia Hamamelidis

Hamamelis virginiana (Virginische Zaubernuss) – Hamamelidaceae (Zaubernussgewächse)

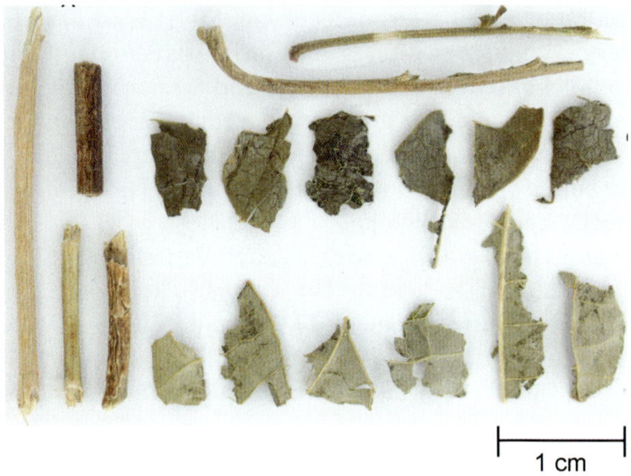

Andere Monographie: Hamamelisrinde – Ph. Eur.

Die virginische Zaubernuss ist ein großer Strauch, der in Nordamerika heimisch ist. Blätter und Rinde liefern Drogen, die aus Nordamerika importiert werden. Es gibt auch Anbaugebiete in Europa. Hamamelisarten, die im Spätwinter gelb oder rot blühen, sind bei uns in Parks und Gärten sehr beliebt.

Hauptinhaltsstoffe
Blätter und Rinde enthalten Gerbstoffe und ätherisches Öl. Die Rinde hat einen höheren Gerbstoffgehalt, die Gerbstoffzusammensetzung ist unterschiedlich. Blätter enthalten hauptsächlich Catechingerbstoffe, die Rinde enthält Gallotannine.

Anwendungsgebiete und Wirkung
Als Teedrogen haben beide Drogen wenig Bedeutung, verwendet werden Extrakte und Hamameliswasser in Fertigarzneimitteln.
Der Extrakt wird äußerlich angewendet bei leichten Hautverletzungen, lokalen Entzündungen der Haut und Schleimhäute sowie bei hämorrhoidalen Beschwerden und Krampfadern. Die Gerbstoffe wirken adstringierend, antiphlogistisch und blutstillend.
Hamameliswasser ist ein wässrig-alkoholisches Destillat aus den frischen Blättern und Zweigen, das keine Gerbstoffe, aber ätherisches Öl enthält. Es wirkt venentonisierend und entzündungshemmend. Es wird gegen Hauterkrankungen, hämorrhoidale Beschwerden und Krampfaderleiden angewendet.
Die Drogen und ihre Zubereitungen sind gut verträglich.

Dosierung
Es sind die Dosierungsanleitungen der Fertigarzneimittel zu befolgen.

Kontraindikationen
Wegen fehlender Studien zur Unbedenklichkeit sollen Hamamelisblätter bei Hauterkrankungen nur bei Kindern ab 6 Jahren, Hamamelisrinde ab 12 Jahren, bei hämorrhoidalen Beschwerden beide Drogen nur bei Erwachsenen angewendet werden.

Hinweise an die Patienten
„Hamameliszubereitungen helfen Ihnen gegen Hautverletzungen, Haut- und Schleimhautentzündungen, Hämorrhoiden und Krampfadern. Es stehen Arzneimittel für die innerliche und äußerliche Anwendung für Sie zur Verfügung."

Beispiele für Fertigarzneimittel
Hametum® Wund- und Heilsalbe (Hamameliswasser)
Haenal® Hamamelis Zäpfchen (Hamamelisrindenextrakt)
Posterine® Salbe und Zäpfchen (Hamamelisblätterextrakt)

Johannisöl
Johanniskrautöl
Hyperici oleum
Oleum Hyperici

Hypericum perforatum (Johanniskraut) – Hypericaceae (Johanniskrautgewächse)

Johanniskrautöl ist ein medizinisches Öl, das aus frischen Johanniskrautblüten und Olivenöl (oder einem anderen fetten Öl im Verhältnis 1:10) hergestellt wird. Es ist leuchtend rot gefärbt und wird deshalb auch Rotöl genannt. Rotöl wird zur Behandlung von scharfen und stumpfen Verletzungen und zur Behandlung von Myalgien (Muskelschmerzen) verwendet. Unreine und spröde Haut kann mit diesem Öl gepflegt werden. Das Rotöl hat keine antidepressive Wirkung.
Die Anwendung des Öls bei Verbrennungen 1. Grades ist nicht mehr üblich.
Wegen fehlender Studien zur Unbedenklichkeit wird Johanniskrautöl für Kinder unter 12 Jahren nicht empfohlen.

Myrrhe – Ph. Eur.
Myrrha

Commiphora molmol (Myrrhenbaum) und/ oder andere Commiphora Arten – Burseraceae (Balsambaumgewächse)

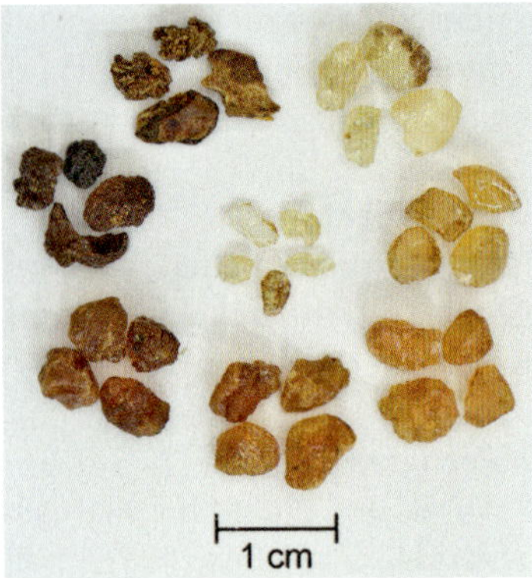

Andere Monographie: Myrrhentinktur – Ph. Eur.

Der Myrrhenbaum ist ein Baum mit dornigen Zweigen, der in trockenen Gebieten Afrikas und Arabiens wächst. Das Gummiharz wird gewonnen, indem die Rinde eingeschnitten wird, der auslaufende, gelbe Milchsaft an der Luft erstarrt und geerntet wird. Die Droge stammt hauptsächlich aus Wildsammlung.

Definition der Droge
Myrrhe ist das an der Luft gehärtete Gummiharz, das aus Stamm oder Ästen der Myrrhenbaumarten spontan austritt oder durch Anschneiden erhalten werden kann.

Makroskopische Merkmale und Eigenschaften
Die Droge besteht aus unregelmäßig gerundeten Körnern oder kleinen Klumpen, die eine raue, gelblich- bis rötlich-braune Oberfläche haben, die bräunlich bestäubt ist. Der Bruch ist muschelig, die Bruchflächen sind gelb bis rötlich-braun oder auch weißlich gefleckt. Dünne Bruchsplitter sind durchscheinend. Der Geruch ist aromatisch, der Geschmack bitter. Myrrhe bleibt an den Zähnen kleben.

Hauptinhaltsstoffe
Das Gummiharz besteht aus ätherischem Öl, Harz und einem hydrophilen Gummenanteil.

Anwendungsgebiete und Wirkung
Myrrhe wird als Myrrhentinktur zur lokalen Behandlung leichter Entzündungen der Mund- und Rachenschleimhaut und bei Prothesendruckstellen verwendet. Das ätherische Öl und die anderen Inhaltsstoffe wirken adstringierend, desinfizierend und heilungsfördernd auf die Schleimhäute. In der Kosmetik ist Myrrhe in Parfüms, Zahn- und Mundpflegemitteln enthalten.

Nebenwirkungen
Bei unverdünnter Anwendung können vorübergehend ein leichtes Brennen und eine Geschmacksbeeinträchtigung auftreten.

Kontraindikationen
Wegen fehlender Studien zur Unbedenklichkeit wird Myrrhentinktur für Kinder unter 12 Jahren nicht empfohlen.

Dosierung
Die Myrrhentinktur wird 2- bis 3-mal täglich unverdünnt auf die betroffenen Stellen des Zahnfleisches oder der Mundschleimhaut aufgepinselt. Zum Spülen oder Gurgeln werden 0,5 bis 5 ml Tinktur in 150 ml Wasser gegeben.

Hinweise an die Patienten
„Myrrhentinktur hilft Ihnen gegen Entzündungen des Zahnfleisches und der Mundschleimhaut, auch bei Druckstellen durch Zahnprothesen. Sie können die Tinktur aufpinseln oder zum Spülen mit Wasser verdünnen."

Hinweis: Myrrhentinktur wird im Unterschied zu anderen Tinkturen mit Ethanol 90 % (V/V) hergestellt. Beim Mischen mit Wasser wird die Tinktur milchig-weiß.

Beispiele für Fertigarzneimittel
Myrrhentinktur Hofmann's®

Ratanhiawurzel – Ph. Eur.
Ratanhiae radix
Radix Ratanhiae

Krameria lappacea (*Krameria triandra*)
(Peru-Ratanhia) –
Krameriaceae (Ratanhiengewächse)

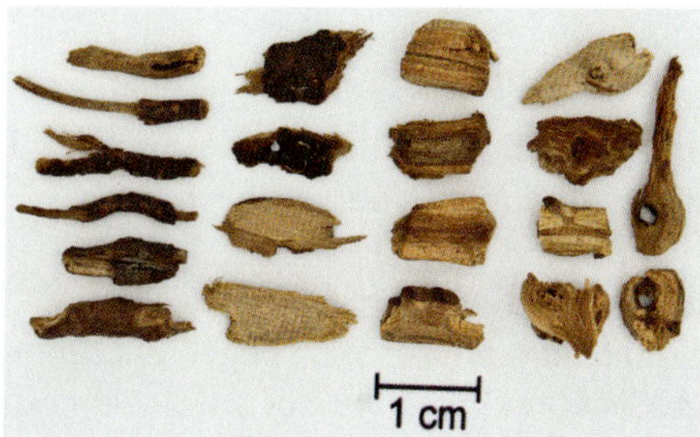

Andere Monographie: Ratanhiatinktur – Ph. Eur.

Ratanhia ist ein bis zu 1 m hoher Halbstrauch, der in den Bergregionen von Peru heimisch ist. Importe stammen aus Peru und Equador.

Definition der Droge
Ratanhiawurzel besteht aus den getrockneten, meist zerbrochenen, unterirdischen Organen.

Makroskopische Merkmale und Eigenschaften
Die rotbraunen Rindenstücke sind außen rau bis schuppig oder glatt, mit faserigem Bruch. Sie lösen sich leicht vom Holzkörper. Die braunroten Holzstücke haben ein dunkles Kernholz und gelbrotes Splintholz. Der Bruch ist splittrig. Die Rindenstücke schmecken schwach bitter und adstringierend, der Holzkörper ist fast geschmacksneutral.

Mikroskopische Merkmale

Das rotbraune Pulver enthält zahlreiche braune Korkbruchstücke, Fragmente von Fasern mit mäßig verdickten Wänden, Bruchstücke verschiedener Gefäße mit unterschiedlichen Tüpfeln, Reihen von Parenchymzellen des Phloems, die Prismen und kleine Kristalle aus Calciumoxalat enthalten. Im Wasserpräparat sind abgerundete, einfache oder zusammengesetzte Stärkekörner vorhanden.
Abbildungen zu den mikroskopischen Merkmalen siehe Ph. Eur.

Verfälschungen der Droge kommen häufiger vor, meist sind andere Krameria-Arten enthalten. Weil es schwierig ist, Droge in Arzneibuchqualität zu bekommen, wird der Austausch durch Tormentillwurzelstock empfohlen.

Hauptinhaltsstoffe

Catechingerbstoffe

Anwendungsgebiete und Wirkung

Ratanhiawurzel wird meist als Ratanhiatinktur zur lokalen Behandlung leichter Entzündungen der Mund- und Rachenschleimhaut verwendet. Die Gerbstoffe wirken adstringierend.

Nebenwirkungen

In seltenen Fällen kann es zu allergischen Schleimhautreaktionen kommen.

Dosierung

Ratanhiatinktur wird mehrmals täglich unverdünnt auf die Schleimhaut gepinselt oder einmassiert. Zum Spülen werden 5 bis 10 Tropfen Tinktur in ein Glas Wasser gegeben.
Die Teebereitung ist wenig üblich.

Hinweise an die Patienten

„Ratanhiatinktur hilft Ihnen gegen Entzündungen des Zahnfleisches und der Mundschleimhaut. Sie können die Tinktur aufpinseln oder zum Spülen mit Wasser verdünnen."

Ringelblumenblüten – Ph. Eur.

Calendulae flos

Flores Calendulae sine Calycibus

Calendula officinalis (Ringelblume) – Asteraceae (Korbblütler)

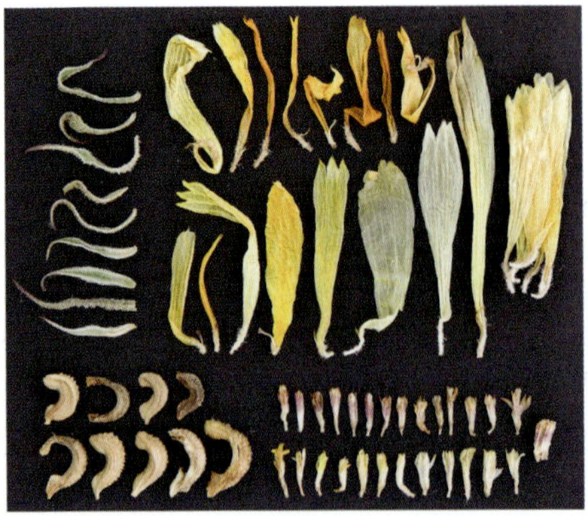

Die Ringelblume ist eine ein- bis zweijährige, bis 50 cm hohe Pflanze mit gelben bis orangefarbenen Blüten. Die ring- oder hakenförmigen Früchte geben der Pflanze ihren Namen. Zur Drogengewinnung werden gefüllt blühende Varietäten angebaut. Die Droge stammt aus Ägypten, Ost- und Südosteuropa.

Definition der Droge

Die Droge besteht aus den ganzen oder geschnittenen, völlig entfalteten, getrockneten und vom Blütenstandsboden befreiten Einzelblüten, die von kultivierten, gefüllten Varietäten geerntet werden.

Makroskopische Merkmale und Eigenschaften

Die Zungenblüten sind gelb bis orangegelb und länglich, die an der Spitze in drei Zähne auslaufen. Der untere Teil der Einzelblüte ist röhrenförmig, braun bis orangebraun und behaart. Der Geschmack ist schwach bitter.

Mikroskopische Merkmale

Das gelblich-braune Pulver enthält zahlreiche Bruchstücke der Blütenkronen mit hellgelben Öltröpfchen, einige der Fragmente mit ziemlich großen Spaltöffnungen vom anomocytischen Typ, andere mit Prismen und sehr kleinen Drusen aus Calciumoxalat. Stücke aus dem unteren Bereich der Zungenblüten haben 2- reihige, vielzellige und kegelförmige Deckhaare und vielzellige Drüsenhaare. Die zahlreichen Pollenkörner sind rundlich, spitzstachelig und haben 3 Keimporen.
Abbildungen zu den mikroskopischen Merkmalen siehe Ph. Eur.

Hauptinhaltsstoffe

Saponine, ätherisches Öl, Flavonoide, Carotinoide

Anwendungsgebiete und Wirkung

Zubereitungen aus Ringelblumen werden gegen Entzündungen von Haut- und Schleimhäuten, Riss-, Quetsch- und Brandwunden verwendet, vor allem, wenn die Wunden schlecht heilen. Auch bei Unterschenkelgeschwüren (Ulcus cruris) hilft Ringelblume. Die Inhaltsstoffe fördern die Wundheilung, sind entzündungshemmend und granulationsfördernd. In vielen Teemischungen dienen Ringelblumenblüten als Schmuckdroge.
Auch viele kosmetische Produkte enthalten Ringelblumenextrakte.

Nebenwirkungen

Es können allergische Reaktionen auftreten – Korbblütlerallergie. Dann sind auch andere Korbblütler, wie Kamille und Schafgarbe, zu meiden.

Kontraindikationen

Wegen fehlender Studien zur Unbedenklichkeit werden Ringelblumenblüten zur äußerlichen Anwendung für Kinder unter 6 Jahren, zur Anwendung im Mund- und Rachenraum unter 12 Jahren nicht empfohlen.

Dosierung

Droge

1 bis 2 Teelöffel (1 bis 2 g) Ringelblumenblüten werden mit 150 ml heißem Wasser übergossen und nach 10 Minuten durch ein Teesieb gegeben. Bei Entzündungen im Mund- und Rachenraum wird mit dem noch warmen Aufguss mehrmals täglich gespült oder gegurgelt. Zur Behandlung von Wunden wird Leinen oder ein ähnliches Material mit dem Aufguss durchtränkt und auf die Wunden gelegt. Die Umschläge werden mehrmals täglich gewechselt.

Tinktur

1 bis 2 Teelöffel Tinktur auf ¼ bis ½ l Wasser

Salben

Extrakte, die 4 bis 20 g Droge auf 100 g Salbe entsprechen.

Hinweise an die Patienten

„Ringelblumenblüten helfen Ihnen gegen Hautentzündungen und Wunden, auch solche, die schlecht heilen. Wenn Sie an einer Korbblütlerallergie durch z. B. Kamille oder Schafgarbe leiden, sollten Sie auf Ringelblumenpräparate verzichten."

Beispiele für Fertigarzneimittel

Calendula Wundsalbe, Calendumed ®

Salbeiblätter – Ph. Eur.

Salviae officinalis folium

Folia Salviae

Salvia officinalis (Echter Salbei) – Lamiaceae (Lippenblütler)

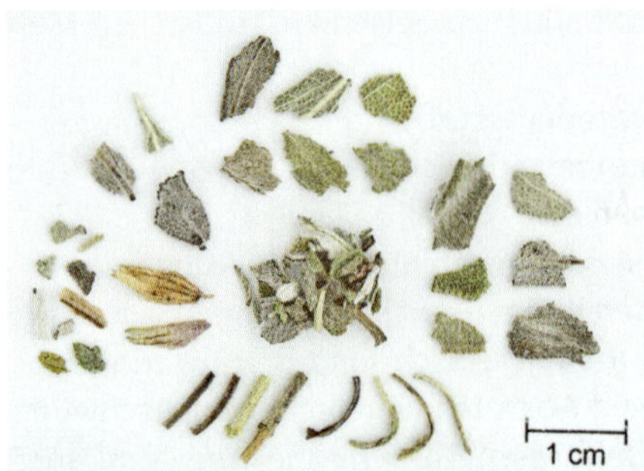

Dreilappiger Salbei – Ph. Eur.

Salviae trilobae folium

Folia Salviae trilobae

Salvia fruticosa (*Salvia triloba*) (Dreilappiger Salbei, griechischer Salbei) – Lamiaceae (Lippenblütler)

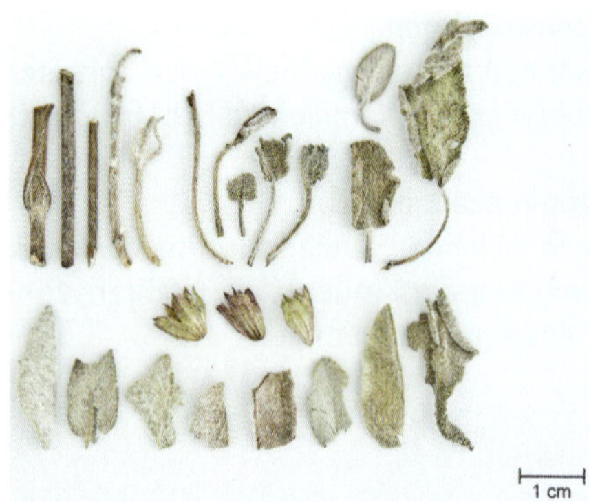

Andere Monographie: Salbeitinktur – Ph. Eur.

Die Salbei-Arten sind im Mittelmeergebiet heimische, ausdauernde Halbsträucher, wachsen aber auch bei uns in den Gärten. Salbei wurde schon im Mittelalter als Heilpflanze verwendet und galt als Allheilmittel. Die Drogen stammen aus Anbaugebieten in Südosteuropa.

Definition der Drogen

Salbeiblätter und dreilappiger Salbei bestehen aus den Laubblättern der jeweiligen Pflanzen.

Makroskopische Merkmale und Eigenschaften

Die Blattstücke sind filzig, graugrün und spröde. Sie hängen durch die starke Behaarung häufig zusammen und bilden lockere „Pakete“. Die kantigen Bruchstücke der Blattstiele sind ebenfalls behaart. Der dreilappige Salbei ist stärker behaart als der echte Salbei.
Im Geruch unterscheiden sich die beiden Salbeiarten: Salbeiblätter riechen typisch würzig, dreilappiger Salbei riecht beim Zerreiben nach Eucalyptus. Der Geschmack ist bei beiden Drogen leicht bitter, zusammenziehend und würzig.

Mikroskopische Merkmale

Die mikroskopischen Merkmale beider Salbeidrogen sind weitgehend gleich. Im grünlichen, filzigen Pulver sind Bruchstücke der oberen Epidermis mit in Aufsicht polygonalen, getüpfelten Zellen enthalten, Bruchstücke der unteren Epidermis haben wellig-buchtige Zellen und diacytische Spaltöffnungen, einzelne kleine Drüsenhaare und Lamiaceen-Drüsenschuppen.
Zu unterscheiden sind die Drogen durch ihre unterschiedlichen Haare:
Salbeiblätter enthalten gekrümmte Gliederhaare aus schmalen, langen Zellen und einer stark verdickten Basalzelle mit einem trichterförmigen, engen Lumen. Die Gliederhaare der Blattoberseite des dreilappigen Salbeis sind ebenfalls mehrzellig, aber derbwandig, gerade, haben eine breitere Haarbasis und sind breitlumiger. Außerdem hat der dreilappige Salbei auch auf der Blattoberseite Spaltöffnungen. So sind auch Bruchstücke aus polygonalen Zellen mit Spaltöffnungen vorhanden.
Abbildungen zu den mikroskopischen Merkmalen beider Drogen siehe Ph. Eur.
Weil die ätherischen Öle der beiden Salbeiarten unterschiedliche Inhaltsstoffe enthalten, ist die Unterscheidung auch durch eine Dünnschichtchromatographie möglich.

Hauptinhaltsstoffe

Ätherisches Öl, Gerbstoffe
Das Öl des echten Salbeis enthält viel Thujon und Campher, dazu wenig Cineol, das Öl des dreilappigen Salbeis hauptsächlich Cineol und wenig Thujon.

Anwendungsgebiete und Wirkung

Beide Salbeidrogen, ihre Extrakte oder Tinkturen werden gegen Entzündungen der Mund- und Rachenschleimhaut verwendet, z. B. als Salbeibonbons bei Halsschmerzen. Die Inhaltsstoffe wirken entzündungswidrig, antibakteriell, virustatisch und adstringierend. Als Tee wirkt der echte Salbei gegen Verdauungsbeschwerden mit leichten Krämpfen im Magen-Darm-Bereich, Völlegefühl und Blähungen. Der echte Salbei hat schweißhemmende Wirkung und wird als Bad gegen übermäßiges Schwitzen an Händen oder Füßen oder innerlich gegen Schweißbildung am ganzen Körper angewandt.

Nebenwirkungen

Nur für echten Salbei: Wegen des hohen Gehaltes an Thujon treten bei Einnahme hoher Dosen alkoholischer Auszüge (Tinktur) oder des reinen ätherischen Öls Tachykardie, Schwindel und Krämpfe auf. Das Trinken von Salbeitee hat keine Nebenwirkungen.

Kontraindikationen

Während der Schwangerschaft sollen das reine ätherische Öl und alkoholische Extrakte nicht eingenommen werden. Wegen fehlender Studien zur Unbedenklichkeit wird Salbei nur für Erwachsene ab 18 Jahren empfohlen.

Dosierung

Spül- und Gurgelmittel

Knapp 2 Teelöffel Droge (2,5 g) werden mit 100 ml kochendem Wasser übergossen und nach 10 Minuten durch ein Teesieb gegeben. Mehrmals täglich mit dem Tee gurgeln oder spülen. Anwendungsdauer: maximal eine Woche

Gegen Schwitzen

2 g echter Salbei werden mit 160 ml kochendem Wasser übergossen und nach 10 Minuten durch ein Teesieb gegeben. Den Tee kalt werden lassen und 3-mal täglich, bei nächtlichem Schwitzen eine Stunde oder direkt vorm Schlafengehen trinken. Anwendungsdauer: maximal 2 Wochen

Magen-Darm-Beschwerden

1 bis 1½ Teelöffel echten Salbei (1,5 bis 2 g) mit 150 ml kochendem Wasser zubereiten, 5 bis 10 Minuten ziehen lassen, 3-mal täglich trinken. Anwendungsdauer: maximal 2 Wochen Pro Tag sollen nicht mehr als 5 mg Thujon aufgenommen werden.

Hinweise an die Patienten

„Salbei hilft Ihnen bei Entzündungen der Mund- und Rachenschleimhaut, z. B. Halsschmerzen. Sie können Salbeitee ebenfalls gegen Verdauungsbeschwerden mit Blähungen und Völlegefühl trinken. Er mindert auch übermäßiges Schwitzen. Reines Salbeiöl und die Salbeitinktur sollen nicht in größeren Mengen und nicht in der Schwangerschaft eingenommen werden."

Beispiele für Fertigarzneimittel

Salvysat® Bürger, Salviathymol®N, Sweatosan®, Dallmanns Salbei Bonbons

Teebaumöl – Ph. Eur. **Melaleucae aetheroleum** **Oleum Melaleucae**	*Melaleuca alternifolia* (Australischer Teebaum) und andere Melaleuca-Arten – Myrtaceae (Myrtengewächse)

Der Teebaum ist ein großer Busch oder Baum, der in Australien heimisch ist. Er hat nichts mit dem Teestrauch, *Camellia sinensis*, zu tun, der die Teeblätter für den grünen oder schwarzen Tee liefert. Das ätherische Öl wird hauptsächlich aus Australien importiert.

Definition

Ätherisches Teebaumöl wird durch Wasserdampfdestillation aus den Blättern und Zweigspitzen gewonnen.

Eigenschaften

Das ätherische Öl ist eine klare, leicht bewegliche, farblose bis blassgelbe Flüssigkeit von charakteristischem Geruch.

Qualität

Auf dem Markt gibt es viele Verfälschungen des Teebaumöls. Es sollte nur Ware in Arzneibuchqualität empfohlen werden.

Anwendungsgebiete und Wirkung

Teebaumöl stammt aus der Erfahrungsheilkunde der Ureinwohner Australiens. Es wird empfohlen zur Wunddesinfektion, gegen Pilzerkrankungen, wie Fußpilz, leichte Akne sowie gegen Lippenherpes. Das Öl wirkt antibakteriell, antimykotisch, entzündungshemmend und evtl. virustatisch. Zur Absicherung der Wirksamkeit sind weitere Studien erforderlich. Es besteht keine Zulassung als Arzneimittel.

Nebenwirkungen

Besonders durch gealterte Öle, in denen sich durch Luftoxidation die Inhaltsstoffe verändert haben, entstehen häufig allergische Hautreaktionen.

Dosierung

Wenige Tropfen des Öls werden auf die erkrankten Hautstellen getupft oder es werden 0,5 bis 10 % Zubereitungen verwendet.

Hinweise an die Patienten

„Teebaumöl wird in der Erfahrungsheilkunde als Mittel gegen leichte Akne, Fußpilz, Lippenherpes und zur Wunddesinfektion empfohlen. Es treten häufig allergische Hautreaktionen auf. Bewahren Sie das Öl dunkel und dicht verschlossen auf, denn es verdirbt sonst und die Möglichkeit einer Allergie wird größer."

Aufgaben

3.8.1 **Karteikarten zum Lernen: Nehmen Sie für jede Droge eine Karteikarte und beschriften Sie die Vorderseite mit der deutschen Drogenbezeichnung, die Rückseite mit lateinischen Drogenbezeichnungen, Stammpflanze, Familie, makroskopischen Merkmalen und Stichworten zu Inhaltsstoffen, Indikation, Wirkung, Nebenwirkungen, Kontraindikationen, Dosierung, Beispielen für Fertigarzneimittel.**

3.8.2 **Welche pflanzlichen Inhaltsstoffe wirken gegen Erkrankungen der Haut und Schleimhäute? Wie wirken diese jeweils?**

3.8.3 **Warum dürfen Arnikablüten und ihre Zubereitungen nur äußerlich angewendet werden?**

3.8.4 **Was bedeutet „Korbblütlerallergie"?**

3.8.5 **Warum fehlt in vielen Packungsbeilagen von Fertigarzneimitteln, die Beinwellextrakte enthalten, der Hinweis auf die Beschränkung der Anwendungsdauer auf 4 bis 6 Wochen pro Jahr?**

3.8.6 **Was ist Hamameliswasser? Wie unterscheidet es sich von Hamamelisextrakten?**

3.8.7 **Myrrhe ist ein Gummiharz, woraus besteht es? Wie verändert sich die Myrrhentinktur beim Mischen mit Wasser?**

3.8.8 **Welche verschiedenen Salbeimonographien sind in der Ph. Eur. aufgeführt? Wie können die Drogen unterschieden werden? Wie unterscheiden sich die Salbeiarten in ihrer Wirkung?**

3.9 Drogen gegen klimakterische und prämenstruelle Beschwerden

„Ich hätte gern etwas Pflanzliches gegen meine Wechseljahresbeschwerden". Viele Kundinnen wünschen sich Hilfe ohne Nebenwirkungen gegen die neurovegetativen Symptome Schwindel, Hitzewallungen, Schwitzen, Nervosität und depressive Verstimmungen. Die Wechseljahre, die ab etwa dem 45. Lebensjahr beginnen, schränken ihre Lebensqualität stark ein. Ausgelöst werden die Beschwerden dadurch, dass die Eierstöcke die Hormonproduktion nach und nach einstellen, Gestagen- und Estrogenspiegel sinken ab. Folgeerkrankungen des niedrigen Hormonspiegels können Haut- und Schleimhautatrophien, Fettstoffwechselstörungen, Osteoporose und Bluthochdruck sein.

Wirkungen pflanzlicher Präparate gegen Wechseljahresbeschwerden

Einige Pflanzenwirkstoffe sollen ähnliche Wirkungen wie körpereigene Östrogene haben, sie werden daher Phyto-Östrogene genannt. Die Symptome sollen ohne Nebenwirkungen gebessert werden können.
Gegen depressive Verstimmungen werden häufig auch Johanniskrautextrakte verwendet. Sie wirken stimmungsaufhellend und antriebssteigernd (s. Seite 89).

Die „Tage vor den Tagen", das prämenstruelle Syndrom (PMS), sind für viele Frauen eine belastende Zeit. Physische und psychische Symptome, wie Abgeschlagenheit, Reizbarkeit, depressive Verstimmung, Kopfschmerzen, Ödeme und Spannungsgefühl in den Brüsten, verringern die Lebensqualität und belasten häufig auch zwischenmenschliche Beziehungen.

Wirkungen pflanzlicher Präparate gegen menstruelle Beschwerden

Eine Droge mit nachgewiesenen therapeutischen Wirkungen für diese Fälle ist Mönchspfeffer. Seine Extrakte normalisieren den Hormonhaushalt und lindern somit die Beschwerden.

Mönchspfefferfrüchte – Ph. Eur.
Agni casti fructus
Fructus Agni casti

Vitex agnus-castus (Mönchspfeffer) – Lamiaceae (Lippenblütler)

Andere Monographie: Mönchspfefferfrüchtetrockenextrakt – Ph. Eur.

Andere Drogenbezeichnung: Keusch-Lammfrüchte

Mönchspfeffer ist ein Strauch, der im Mittelmeerraum heimisch ist. Die Früchte sehen dem schwarzen Pfeffer ähnlich und schmecken ebenfalls scharf. Die Namen Keusch-Lamm-Früchte und Mönchspfeffer gehen auf die frühere Verwendung der Früchte in Klöstern zurück: Mönchspfeffer sollte den Mönchen helfen, ein keusches Leben zu führen. Die Droge stammt aus Wildsammlung und aus Anbau im Mittelmeergebiet. Sie wird ausschließlich als Extrakt in Fertigarzneimitteln verwendet.

Hauptinhaltsstoffe

Ätherisches Öl, lipophile Diterpene, lipophile Flavonoide

Anwendungsgebiete und Wirkung

Mönchspfefferextrakte werden zur Behandlung des prämenstruellen Syndroms (PMS), bei Zyklus-Unregelmäßigkeiten und zyklisch auftretenden Brustschmerzen verwendet. Die Extrakte senken den krankhaft erhöhten Prolactin-Spiegel, ein Hormon des Hypophysenvorderlappens. Damit wird die Normalisierung des Menstruationszyklus erreicht. Die Wirkung tritt erst nach mehreren Wochen ein, die Behandlung sollte mehrere Monate dauern und auch während der Menstruation nicht unterbrochen werden. Weil sich hinter Zyklusunregelmäßigkeiten und Brustschmerzen auch andere, evtl. sogar bösartige Erkrankungen verbergen können, muss die Ursache der Beschwerden immer ärztlich abgeklärt werden. Die Anwendung gegen klimakterische Beschwerden ist umstritten.

Nebenwirkungen
Gelegentlich können Kopfschmerzen, Müdigkeit, Beschwerden im Magen-Darm-Trakt und im Unterleib auftreten.

Wechselwirkungen
Eine gegenseitige Wirkungsabschwächung ist bei Einnahme von Dopamin-Rezeptor-Antagonisten, z. B. Sulpirid, möglich.

Kontraindikationen
Bei Hypophysentumoren und Brustkrebs darf Mönchspfeffer nicht angewendet werden. Wegen fehlender Studien zur Unbedenklichkeit wird die Droge nur für Erwachsene ab 18 Jahren empfohlen.

Hinweise an die Patientinnen
„Extrakte aus Mönchspfeffer helfen Ihnen gegen Ihre Beschwerden in den Tagen vor der Regelblutung. Nehmen Sie das Arzneimittel regelmäßig über mehrere Monate, auch während der Menstruation, ein. Vor der Einnahme sollten Sie jedoch abklären lassen, welche Ursache Ihre Beschwerden haben."

Beispiele für Fertigarzneimittel
Agnucaston®, Agnolyt ® Madaus

Cimcifugawurzelstock – Ph. Eur.
Cimicifugae rhizoma
Rhizoma Cimicifugae

Actaea racemosa (*Cimicifuga racemosa*) (Traubensilberkerze) – Ranunculaceae (Hahnenfußgewächse)

Die Traubensilberkerze, auch *Cimicifuga* genannt, stammt aus dem östlichen Nordamerika. Der Wurzelstock wird als Extrakt in Fertigarzneimitteln, nicht als Teedroge verwendet.

Hauptinhaltsstoffe
Triterpen-Glykoside, Phenylpropanoide

Anwendungsgebiete und Wirkung
Cimicifuga-Extrakte werden gegen prämenstruelle, dysmenorrhische und klimakterisch bedingte neurovegetative Beschwerden verwendet. Die Wirksamkeit ist umstritten, der Wirkungsmechanismus noch nicht geklärt. Es gibt Hinweise, dass die Inhaltsstoffe östrogenartig wirken, die klimakterischen Symptome lindern und vor Osteoporose schützen.

Die Wirkung auf die verschiedenen Östrogenrezeptoren im Körper soll unterschiedlich sein, das Zellwachstum des Brustgewebes oder der Gebärmutterschleimhaut wird nicht gefördert. Damit führt Cimicifuga im Unterschied zur Hormonersatztherapie zu keinem erhöhten Krebsrisiko. Aus diesem Grund werden die Extrakte auch mit den SERM – Selektiven Estrogen-Rezeptor-Modulatoren, wie Raloxifen, verglichen und als „Phyto-SERM“ bezeichnet.

Nebenwirkungen

Selten Gewichtszunahme, evtl. allergische Reaktionen und Magen-Darm-Beschwerden, Spannungsgefühl in den Brüsten und menstruationsähnliche Blutungen. Unter Anwendung von Cimicifuga sind Fälle von Leberschädigungen aufgetreten. Die Häufigkeit dieser Nebenwirkungen kann auf der Grundlage der verfügbaren Daten nicht abgeschätzt werden. Die Einnahme soll sofort beendet werden, wenn Zeichen einer Leberschädigung auftreten (Ikterus, dunkler Urin, Schmerzen im Oberbauch, Übelkeit, Appetitverlust, Müdigkeit).

Kontraindikationen

Bei östrogenabhängigen Tumorerkrankungen darf der Extrakt nicht eingenommen werden.

Hinweise an die Patientinnen

„Cimicifuga kann die Symptome des prämenstruellen Syndroms oder des Klimakteriums bessern. Falls Sie noch andere Arzneimittel gegen Ihre Beschwerden nehmen oder eine Krebserkrankung besteht, sprechen Sie bitte mit Ihrem Arzt. Bitte beachten Sie die möglichen Nebenwirkungen.“

Beispiele für Fertigarzneimittel

Cefakliman® mono, Remifemin®

Sojabohne

Glycine max (Sojapflanze) –
Fabaceae (Hülsenfruchtler)

Die in Ostasien heimische, einjährige Sojapflanze ist der einheimischen Gartenbohne ähnlich. Sie wird hauptsächlich in Ostasien, USA und Brasilien angebaut. Wegen ihres Gehaltes an Eiweiß und hochwertigem Fett ist die Sojabohne in vielen Teilen der Erde ein Grundnahrungsmittel. In Deutschland werden verschiedene Sojaprodukte angeboten, z. B. Sojamilch oder Sojaquark – Tofu. Sie sind auch für Vegetarier oder Menschen mit einer Lactose-Intoleranz geeignet.

Hauptinhaltsstoffe

Proteine, fettes Öl, Isoflavone (Phytoöstrogene)
Sojalecithin ist ein Extrakt aus der Sojabohne und besteht hauptsächlich aus einem Phospholipidgemisch und fettem Öl. Das deutsche Arzneibuch enthält die Monographie „Entöltes Sojalecithin – Sojae lecithinum desoleatum".
Das fette Sojaöl enthält als Hauptkomponenten Ölsäure und Linolsäure. Im Europäischen Arzneibuch sind die Monographien „Raffiniertes Sojaöl – Soiae oleum raffinatum" und „Hydriertes Sojaöl – Soiae oleum hydrogenatum" aufgeführt.

Anwendungsgebiete und Wirkung

Sojalecithin wird bei leichten Fettstoffwechselstörungen, besonders bei erhöhtem Cholesterinspiegel angewendet, wenn diätetische Maßnahmen nicht ausreichen. Es vermindert außerdem subjektive Beschwerden wie Appetitlosigkeit und Druckgefühl im rechten Oberbauch, die bei Leberschäden durch leberschädliche Stoffe, falsche Ernährung oder bei Hepatitis auftreten können.
Traditionell werden Sojalecithine als Kräftigungsmittel verwendet.
Die Isoflavone werden in Nahrungsergänzungsmitteln zur Linderung der Wechseljahresbeschwerden angeboten. Ihre Wirksamkeit ist stark umstritten, eine Zulassung als Arzneimittel gibt es bisher nicht.

Nebenwirkungen

Sojaprodukte können Allergien auslösen, es besteht eine Kreuzallergie zu Birkenpollen. Alle Lebensmittel, die Soja enthalten, müssen einen entsprechenden Hinweis auf der Verpackung haben.
Es wird diskutiert, ob angereicherte Isoflavone kropfbildend auf die Schilddrüse wirken.

Wechselwirkungen

Die tumorhemmende Wirkung von Tamoxifen, das bei östrogenabhängigen Tumoren verwendet wird, kann durch die Isoflavone beeinträchtigt werden. Die Soja-Produkte sollen dann nicht eingenommen werden.

Hinweise an die Patienten

„Extrakte aus Soja helfen Ihnen gegen einen erhöhten Cholesterinspiegel und bessern Ihre Beschwerden bei Lebererkrankungen. Auch Wechseljahresbeschwerden sollen gelindert werden. Falls Sie an einer hormonabhängigen Krebserkrankung leiden, sollten Sie keine Sojaprodukte anwenden. Soja kann Allergien auslösen."

Beispiel für Fertigarzneimittel

Essentiale® Kapsel (Phospholipide)

Aufgaben

3.9.1 Karteikarten zum Lernen: Nehmen Sie für jede Droge eine Karteikarte und beschriften Sie die Vorderseite mit der deutschen Drogenbezeichnung, die Rückseite mit lateinischen Drogenbezeichnungen, Stammpflanze, Familie, makroskopischen Merkmalen und Stichworten zu Inhaltsstoffen, Indikation, Wirkung, Nebenwirkungen, Kontraindikationen, Dosierung, Beispielen für Fertigarzneimittel.

3.9.2 Welche pflanzlichen Inhaltsstoffe werden gegen klimakterische Beschwerden verwendet, welche Wirkung sollen sie haben?

3.9.3 Warum können Johanniskrautextrakte bei klimakterischen Beschwerden sinnvoll sein?

3.9.4 Inhaltsstoffe der Traubensilberkerze werden als Phyto-SERM bezeichnet. Was bedeutet dies und wie wirken diese Stoffe?

3.9.5 Woraus besteht Sojalecithin und welche Wirkungen hat es?

3.9.6 Welche Wirkungen sollen die Isoflavone aus der Sojabohne haben, sind diese Wirkungen nachgewiesen?

3.9.7 Was bedeutet die Abkürzung „PMS“, welche Droge ist dagegen wirksam? Wie lange muss die Droge eingenommen werden?

3.10 Drogen gegen Rheuma und Schmerz

„Ich hätte gern ein Mittel gegen meine Schmerzen.“ Kein Tag in der Apotheke vergeht ohne die Abgabe von Schmerzmitteln. Arzneimittel gegen rheumatische Erkrankungen und andere Schmerzen sind die am häufigsten verwendeten Mittel. In erster Linie werden chemische Arzneistoffe verwendet, die teilweise ihren Ursprung in Pflanzen haben. Phytopharmaka werden bei leichten Beschwerden als Alternative zu chemischen Arzneimitteln angewendet, bei stärkeren Beschwerden können sie die Therapie unterstützen und helfen, Arzneimittel einzusparen und somit die Nebenwirkungen von z. B. nichtsteroidalen Antirheumatika (NSAR) abzumildern.
Innerlich angewendete Zubereitungen der Drogen wirken antiphlogistisch und analgetisch. Damit werden Symptome gelindert, kausal wirken die Pflanzeninhaltsstoffe nicht. So können sie Veränderungen an Gelenken nicht beeinflussen und z. B. die Knorpelschicht nicht wieder aufbauen.
Äußerlich angewendete Drogen reizen die Haut. Die Durchblutung wird dadurch verstärkt und analgetische und antiphlogistische Wirkungen ausgelöst. Verspannte Muskulatur entkrampft sich durch die Wärme.

D-Campher – Ph. Eur.
D-Camphora

Cinnamomum camphora (Campherbaum) – Lauraceae (Lorbeergewächse)

Racemischer Campher – Ph. Eur.
Camphora racemica
Camphora synthetica

Andere Schreibweise: Kampfer

Das Arzneibuch führt zwei Campher-Monographien auf: Den natürlichen D-Campher und den synthetischen racemischen Campher. Der natürliche Campher ist der bei Raumtemperatur feste Anteil des ätherischen Öls des Campherbaumes. Das Öl wird aus dem Holz älterer Bäume durch Wasserdampfdestillation gewonnen. Während der Destillation fällt schon ein Teil des Camphers aus, der Rest wird durch fraktionierte Destillation des Öls gewonnen. Der Campherbaum wird auf Formosa und in Japan angebaut.

Eigenschaften
Campher ist ein weißes bis fast weißes, kristallines Pulver oder eine krümelige, kristalline Masse, die selbst bei Raumtemperatur sehr flüchtig ist. Der Geruch ist charakteristisch durchdringend und frisch.

Anwendungsgebiete und Wirkung
Campher wird äußerlich gegen Muskelschmerzen, Prellungen und Erkältungshusten verwendet. Er wirkt durchblutungsfördernd und sekretolytisch. Kombinationspräparate zur inneren Anwendung werden bei funktionellen Herz-Kreislaufbeschwerden und hypotonen Regulationsstörungen des Kreislaufs angewendet. Campher wirkt hier kreislauftonisierend. In Herzsalben, die in der Herzgegend auf die Haut aufgetragen werden, soll Campher die Herzfunktion unterstützen.

Nebenwirkungen
Es können sich Kontaktekzeme bilden. Bei großflächiger Anwendung als Einreibung gegen Husten sind Vergiftungen bei Säuglingen und Kleinkindern entstanden.

Kontraindikationen
Campherzubereitungen sollen bei Säuglingen gar nicht und bei Kleinkindern nicht im Bereich des Gesichts angewendet werden, weil sie Atemstillstand hervorrufen können. Auf geschädigter Haut soll Campher ebenfalls nicht verwendet werden.

Dosierung
Die mittlere Tagesdosis bei innerer Anwendung beträgt 30 bis 300 mg, die Einzeldosis 10 bis 20 mg. Zubereitungen zur äußeren Anwendung enthalten 10 % Campher im Campherspiritus – Spiritus camphoratus, ansonsten bis 25 % Campher.

Hinweise an die Patienten

„Camphereinreibungen helfen Ihnen gegen Muskelschmerzen, aber auch gegen Husten. Wenden Sie die Einreibungen nur auf gesunder Haut an. Wenn Sie unter Störungen der Kreislaufregulation leiden, können Sie Präparate mit Campher einnehmen. Lassen Sie die Ursache Ihrer Beschwerden aber vorher ärztlich abklären. Säuglinge dürfen nicht mit Camphersalben behandelt werden, Kleinkinder nicht großflächig, da Vergiftungen entstehen können."

Beispiele für Fertigarzneimittel

Camphoderm®N, Korodin® Herz-Kreislauf-Tropfen, Korovit® Kreislaufkapseln

Cayennepfeffer – Ph. Eur.
Capsici fructus
Fructus Capsici frutescentis

Capsicum annuum var. minimum und kleinfrüchtige Varietäten von *Capsicum frutescens* –
Solanaceae (Nachtschattengewächse)

Andere Monographien: Eingestellte Cayennepfeffertinktur – Ph. Eur., Eingestelltes, raffiniertes Cayennepfefferölharz – Ph. Eur.

Cayennepfeffer ist hauptsächlich als rotes Pulver mit sehr scharfem Geschmack bekannt. Er wird durch Mahlen von Chilis hergestellt, den Früchten bestimmter Paprikasorten. Diese Pflanzen sind im tropischen Amerika heimisch und werden heute weltweit in warmen Klimazonen angebaut. Paprikaarten, die wenig Scharfstoffe enthalten, dienen als Gemüse.

Definition der Droge

Cayennepfeffer besteht aus den reifen, getrockneten Früchten verschiedener Paprikasorten.

Makroskopische Merkmale und Eigenschaften

Die Droge besteht aus orangefarbenen bis braunroten, schrumpeligen Stückchen der Fruchtwand, ganzen Samen und rötlichen Stücken der Scheidewände. Der Geruch ist schwach, der Geschmack sehr scharf, brennend

Mikroskopische Merkmale

Das rote Pulver enthält charakteristische Bruchstücke aus dem Endokarp der Fruchtwand mit Inselgruppen unregelmäßig verdickter Steinzellen, auch „Rosenkranzzellen" genannt. Bruchstücke der Samenschale haben Epidermiszellen mit starker Faltung und geschichteten, grünlich-gelben Verdickungen, die auch „Gekrösezellen" heißen. Die Parenchymfragmente des Endosperms enthalten rote Öltröpfchen und Aleuronkörner. Die Öltropfen liegen auch in großer Zahl frei im Präparat.
Abbildungen zu den mikroskopischen Merkmalen siehe Ph. Eur.

Hauptinhaltsstoffe
Capsaicin und andere Capsaicinoide, die zu den Alkaloiden gehören.

Anwendungsgebiete und Wirkung
Cayennepfeffer wird äußerlich in Pflastern, Salben und Einreibungen gegen schmerzhafte Muskelverspannungen im Schulter-Arm-Bereich sowie im Bereich der Wirbelsäule angewendet. Die Capsaicinoide wirken lokal reizend auf die Schmerz- und Wärmerezeptoren der Haut, die Durchblutung wird gefördert und es werden entzündungswidrige und analgetische Effekte ausgelöst. Bei innerer Anwendung in kleinen Mengen regt Cayennepfeffer die Speichel- und Magensaftsekretion und die Magenbewegung an. Dies wird aber nicht als arzneiliche Anwendung angesehen, sondern dem Gewürz zugeordnet.
Eine Zubereitung als Tee ist nicht üblich.

Wichtige Hinweise
Zusätzlich sollte keine Wärme angewendet werden. Weil Cayennepfeffer die Schleimhäute sehr stark reizt und schmerzhaftes Brennen erzeugt, dürfen die Arzneimittel nicht in die Augen und auf Schleimhäute gelangen. Um dies zu verhindern, kann man zum Einreiben Einmalhandschuhe tragen. Es ist auch möglich, die Hände erst mit einer Hautschutzsalbe einzucremen, dann die Paprikazubereitung anzuwenden und zum Schluss die Hände sehr gründlich zu waschen.

Nebenwirkungen
Es können selten Überempfindlichkeitsreaktionen der Haut entstehen. Bei längerer Anwendung oder bei höherer Dosierung werden die Nerven der Haut geschädigt und es können Blasen auftreten. Die Anwendungsdauer soll deshalb 2 Tage nicht überschreiten. Die erneute Anwendung auf derselben Hautstelle ist erst nach 14 Tagen empfehlenswert. Werden größere Mengen Chiligewürz gegessen, kann eine Gastritis entstehen.

Kontraindikationen
Cayennepfeffer darf nicht auf geschädigter Haut angewendet werden. Wegen fehlender Studien zur Unbedenklichkeit ist die Droge nur für Erwachsene ab 18 Jahren empfehlenswert.

Hinweise an die Patienten
„Cayennepfeffer hilft Ihnen gegen Muskelverspannungen im Schulter-Arm-Bereich oder des Rückens. Vermeiden Sie den Kontakt von Schleimhäuten und Augen mit dem Präparat. Wir können Ihnen Einmalhandschuhe oder eine Hautschutzsalbe zum Schutz empfehlen."

Beispiele für Fertigarzneimittel
Capsamol®-Salbe, Rheumamed® Salbe, Thermo Bürger® Creme

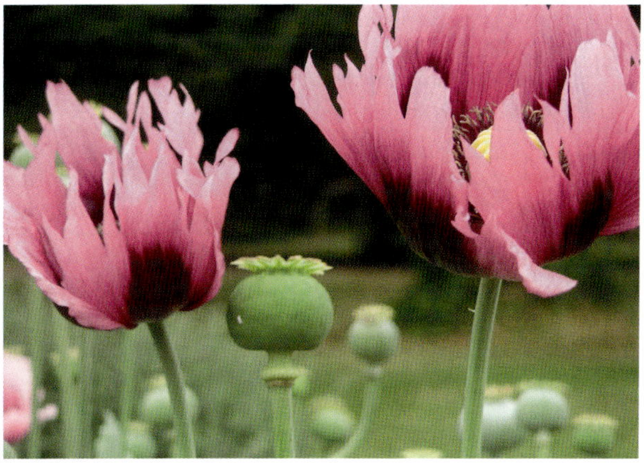

Abb. 3.10-1: Schlafmohn

Opium – Ph. Eur.
Opium
Opium crudum

Papaver somniferum (Schlafmohn) – Papaveraceae (Mohngewächse)

Opium und seine Zubereitungen sind Arzneimittel, die schon vor Jahrtausenden gegen Darmkoliken, Durchfall und Schmerzen verwendet wurden. Opium wird aus den unreifen Kapseln des Schlafmohns gewonnen. Der Schlafmohn wächst in warmen und in gemäßigten Klimazonen, auch in Deutschland, sein Anbau ist aber verboten. Er sieht anders als der bekannte Klatschmohn aus: Seine Blätter sind graugrün und die Blüten sind weiß bis lilafarben. Die grünen, unreifen Kapseln werden angeritzt, der weiße Milchsaft tritt aus und wird an der Luft braun und fest. Die Masse wird abgekratzt und zu Klumpen, dem Rohopium, geformt. Dieses dient zur Herstellung verschiedener legaler und illegaler Produkte. Zur Gewinnung der Alkaloide Morphin und Codein werden auch die übrigen Pflanzenteile, Mohnstroh genannt, verwendet. Anbaugebiete für Schlafmohn gibt es z. B. in Afghanistan, der Türkei und Mexico. Aus Morphin wird das Rauschmittel Heroin hergestellt.
Als Lebensmittel, z. B. Mohnkuchen, darf in Deutschland nur „Blaumohn“ verwendet werden, die Samen einer Schlafmohnsorte, die sehr wenig Morphin enthält.

Das Rohopium dient als Ausgangsmaterial zur Herstellung verschiedener Arzneiformen. Es darf nicht an den Endverbraucher abgegeben werden.
Das Europäische Arzneibuch enthält mehrere Monographien für eingestellte Zubereitungen aus Opium. „Eingestellt“ (lat. normatus) bedeutet, dass hier der Gehalt an Morphin festgelegt wird. Bei den meisten Drogen ist es üblich, nur einen Mindestgehalt zu fordern. Für stark wirksame und auch giftige Inhaltsstoffe muss aber ein Höchstgehalt festgelegt werden und daher sind diese Drogenzubereitungen auf einen bestimmten Gehalt eingestellt.

Monographie Ph. Eur.	Gehalt an Morphin und Codein
Opium Opium crudum	Morphin mindestens 10 % Codein mindestens 2 %
Eingestelltes Opiumpulver Opii pulvis normatus Pulvis Opii normatus	Morphin 9,5 % bis 10,5 % Codein mindestens 1 %
Eingestellte Opiumtinktur Opii tinctura normata Tinctura Opii normata	Morphin 0,95 % bis 1,05 % Codein mindestens 0,1 %
Eingestellter Opiumtrockenextrakt Opii extractum normatum siccum Extractum Opii siccum normatum	Morphin 19,6 % bis 20,4 % Codein mindestens 2 %

Anwendungsgebiete und Wirkung

Opium, seine Zubereitungen und die Rein-Alkaloide unterstehen dem Betäubungsmittelrecht und dürfen nur auf BtM-Rezept verordnet werden. Für Codein gibt es ausgenommene Zubereitungen, die auf einem normalen Rezept verschrieben werden können. Morphin wird als Reinsubstanz in Fertigarzneimitteln gegen starke Schmerzen, Codein als zentral wirksames Antitussivum angewendet.

Opiumtinktur wird in seltenen Fällen bei schweren Durchfällen verordnet. Morphin dockt an Opiatrezeptoren im Darm an und hemmt die Darmperistaltik. Die Wirkung tritt schnell ein und ist sehr stark.

Nebenwirkungen und Kontraindikationen

Opiumalkaloide führen zu einer Obstipation, es kann sich ein Darmverschluss entwickeln. Das Atemzentrum wird durch Morphin stärker, durch Codein schwächer beeinflusst, es wird eine Atemdepression ausgelöst, die bis zum Atemstillstand führen kann. Die Opiumalkaloide sind suchtauslösend, Morphin stärker als Codein. Morphin darf bei bestehendem Darmverschluss nicht angewendet werden.

Hinweise an die Patienten

„Ihr Arzt hat Ihnen ein stark wirksames Arzneimittel verordnet. Halten Sie sich genau an die Einnahmevorschriften. Um einer Verstopfung vorzubeugen, nehmen Sie das (meist ebenfalls verordnete) Abführmittel ein.“

Beispiele für Fertigarzneimittel

MST Retardtabletten in verschiedenen Stärken (Morphin), Codicaps® mono Kapseln (Codein). Diese Fertigarzneimittel zählen nicht zu den Phytopharmaka, weil sie isolierte Einzelsubstanzen enthalten.

Rosmarinblätter – Ph. Eur.
Rosmarini folium
Folia Rosmarini

Rosmarinus officinalis (Rosmarin) – Lamiaceae (Lippenblütler)

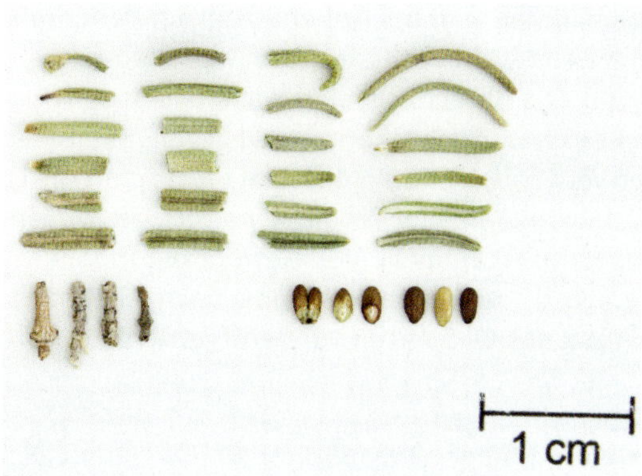

Andere Monographie: Rosmarinöl – Ph. Eur.

Der im Mittelmeerraum heimische Rosmarinstrauch ist immergrün, wird bis zu 2 Meter hoch und blüht im Frühjahr mit kleinen, blassblauen Blüten. In Deutschland ist die Pflanze nicht winterhart und überlebt im Garten nur in milden Wintern. Die Droge stammt aus Anbau in Mittelmeerländern.

Definition der Droge
Rosmarinblätter bestehen aus den ganzen, getrockneten Laubblättern.

Makroskopische Merkmale und Eigenschaften
Die graugrünen, ledrigen Blätter sehen nadelartig aus, weil sie nach unten eingerollt sind. Die Mittelrippe ist eingesenkt und als deutliche Linie zu sehen. Geruch und Geschmack sind charakteristisch.

Mikroskopische Merkmale
Das graugrüne bis gelblichgrüne Pulver enthält Bruchstücke der unteren Epidermis mit geraden bis wellig-buchtigen Zellwänden und zahlreichen diacytischen Spaltöffnungen. Blattbruchstücke im Querschnitt haben unterhalb der Epidermis Hypodermiszellen, die in das Palisadenparenchym hineinragen und es in sichelförmige Flächen teilen. Es sind mehrere Haartypen vorhanden: auffällig viele vielzellige, meistens stark verzweigte Deckhaare auf der unteren Epidermis oder Bruchstücke davon frei im Präparat, kleine Drüsenhaare und Lamiaceen-Drüsenschuppen mit 8 Drüsenzellen.
Abbildungen zu den mikroskopischen Merkmalen siehe Ph. Eur.

Hauptinhaltsstoffe
Ätherisches Öl, Bitterstoffe, Gerbstoffe

Anwendungsgebiete und Wirkung

Rosmarintee wird bei Appetitlosigkeit, Verdauungsstörungen, Blähungen und Völlegefühl angewendet. Das ätherische Öl wirkt spasmolytisch, appetitanregend und verdauungsfördernd. Die Bitterstoffe sind leicht cholagog wirksam.
Äußerlich wird das ätherische Öl gegen rheumatische Erkrankungen und Kreislaufbeschwerden verwendet. Es reizt die Haut und fördert die Durchblutung. Zur Anregung des Kreislaufs sind Rosmarinbäder empfehlenswert. Sie wirken anregend und vertreiben Müdigkeit.
Rosmarin ist ein beliebtes Gewürz der mediterranen Küche, sollte aber vorsichtig dosiert werden, da der Geschmack sonst unangenehm ist. Durch seine leicht antiseptische Wirkung schützt das Öl Speisen vor dem Verderb.

Nebenwirkungen

Größere Mengen Rosmarinöl können eine Gastritis auslösen, im Übrigen ist die Droge gut verträglich.

Kontraindikationen

Rosmarin darf in der Schwangerschaft nicht angewendet werden. Die Verwendung als Gewürz ist unproblematisch. Wegen fehlender Studien zur Unbedenklichkeit wird die Droge für Kinder unter 12 Jahren nicht empfohlen.

Dosierung

Innerlich: 1 Teelöffel (2 g) Rosmarinblätter wird mit 150 ml heißem Wasser übergossen und nach etwa 15 Minuten durch ein Teesieb gegeben. 2- bis 3mal täglich eine Tasse Tee zwischen den Mahlzeiten trinken. Von dem ätherischen Öl werden 10 bis 20 Tropfen eingenommen.
Äußerlich: 50 g Droge auf ein Vollbad; 6 bis 10 % ätherisches Öl in halbfesten und flüssigen Zubereitungen.
Wirksame Tagesdosis: 2 bis 6 g Droge

Hinweise an die Patienten

„Rosmarintee hilft Ihnen gegen Ihre Verdauungsbeschwerden. Rosmarinpräparate zum Einreiben lindern Ihre rheumatischen Beschwerden. Ein Rosmarinbad wirkt kreislaufanregend und vertreibt Müdigkeit. In der Schwangerschaft soll Rosmarin nicht angewendet werden."

Teufelskrallenwurzel – Ph. Eur.
Harpagophyti radix
Radix Harpagophyti

Harpagophytum procumbens und/oder *Harpagophytum zeyheri* – Pedaliaceae (Sesamgewächse)

Andere Monographie: Teufelskrallenwurzeltrockenextrakt – Ph. Eur.

Die Teufelskralle wächst in den Savannen des südlichen Afrika. Der Name wird auf die holzigen Früchte zurückgeführt, die krallenartige Haken haben, mit denen sich die Früchte an Tiere heften und so verbreitet werden. Die Droge stammt aus Wildvorkommen in Namibia und Südafrika.

Definition der Droge

Die Droge besteht aus den geschnittenen, getrockneten, knolligen, sekundären Wurzeln der Teufelskrallenarten.

Makroskopische Merkmale und Eigenschaften

Die Wurzelstücke sind beigefarben bis braun, wellig, oft ähnlich Tortenstücken geformt. Der Kork ist dunkler braun, mehr oder weniger nach innen gewölbt. Die Rinde hat eine radiale Streifung. Die Wurzelstücke sind schwer zu brechen, der Bruch ist glatt. Der Geschmack ist stark bitter.

Mikroskopische Merkmale

Das bräunlich-gelbe Pulver enthält zahlreiche Bruchstücke des Korks aus gelblich-braunen, dünnwandigen Zellen. Die Fragmente des Rindenparenchyms bestehen aus großen, dünnwandigen Zellen, die manchmal rötlich-braune, körnige Einschlüsse und vereinzelt gelbe Tröpfchen enthalten. Außerdem sind viele Netzgefäßstücke und selten Steinzellen mit dunklem, rötlich-braunen Inhalt vorhanden.
Abbildungen zu den mikroskopischen Merkmalen siehe Ph. Eur.

Hauptinhaltsstoffe

Bitter schmeckende Iridoidglykoside, vor allem Harpagosid.
Iridoide sind Stoffe, die als Grundgerüst ein Cyclopenta[c]pyran-Kohlenstoffgerüst und mindestens 2 O-Funktionen haben.

Anwendungsgebiete und Wirkung

Teufelskrallenextrakte werden zur unterstützenden Therapie degenerativer Gelenkerkrankungen, wie Knie- oder Hüftarthrose, und Rückenschmerzen verwendet. Die Inhaltsstoffe wirken analgetisch und antiphlogistisch. Der Schmerz wird vermindert und die Beweglichkeit der Gelenke verbessert. Die Zubereitungen sollten kurmäßig vier bis sechs Wochen angewendet werden.
Wegen der bitter schmeckenden Inhaltsstoffe wirkt Teufelskralle auch gegen Appetitlosigkeit und Verdauungsbeschwerden.

Nebenwirkungen

Es können Magen-Darm-Beschwerden, wie Übelkeit, Blähungen und Durchfall, auftreten.

Kontraindikationen

Bei bestehenden Magen- oder Darmgeschwüren darf Teufelskralle nicht angewendet werden, bei Gallensteinleiden nur nach Rücksprache mit dem Arzt. Wegen fehlender Studien zur Unbedenklichkeit wird die Droge nur für Erwachsene ab 18 Jahren empfohlen.

Dosierung

4,5 g fein geschnittene oder grob gepulverte Droge wird mit 500 ml siedendem Wasser übergossen und über Nacht stehen gelassen (etwa 8 Stunden). Dann wird abgeseiht und der Tee auf drei Portionen für den Tag verteilt.
Rheumatische Beschwerden: Tagesdosis 4,5 g Droge oder entsprechende Extrakte
Appetitlosigkeit: Tagesdosis 1,5 g Droge.

Hinweise an die Patienten

„Teufelskrallenwurzel hilft Ihnen gegen Ihre chronischen Gelenkbeschwerden. Wenden Sie den Tee oder Fertigpräparate über 4 bis 6 Wochen an, damit sie wirken können. Wenn Sie an Magen- oder Darmgeschwüren leiden, sollten Sie Teufelskralle nicht einnehmen. Bei Gallensteinleiden fragen Sie erst Ihren Arzt."

Beispiele für Fertigarzneimittel

Sogoon® Filmtabletten, Teltonal®480 TF

Weidenrinde – Ph. Eur.

Salicis cortex
Cortex Salicis

Verschiedene *Salix*-Arten –
Salicaceae (Weidengewächse)

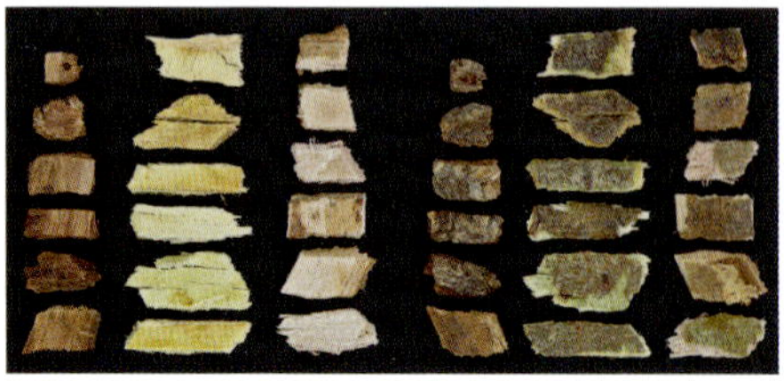

Andere Monographie: Weidenrindentrockenextrakt – Ph. Eur.

Weiden sind einheimische Sträucher und Bäume, die an feuchten Standorten wachsen. Auffällig sind im Frühjahr die silbrig-glänzenden Kätzchen, die männlichen Blüten der zweihäusigen Pflanzen. Schon vor Jahrtausenden (Hippokrates) war die schmerzstillende und fiebersenkende Wirkung der Rinde bekannt. Aus dem Hauptinhaltsstoff Salicin wurde vor über 100 Jahren die Acetylsalicylsäure entwickelt. Durch die chemische Synthese der Salicylsäure und der Acetylsalicylsäure nahm die Bedeutung der Weidenrinde jedoch ab. Die Droge wird aus osteuropäischen Ländern importiert.

Definition der Droge

Weidenrinde besteht aus der getrockneten Rinde junger Zweige oder aus ganzen, getrockneten Stücken junger Zweige des laufenden Jahres. Es werden verschiedene Weidenarten als Drogenlieferanten zugelassen, unter anderem auch *Salix purpurea* (Purpurweide), *Salix daphnoides* (Reifweide) und *Salix fragilis* (Bruchweide), sofern sie den geforderten Gehalt an Salicin erfüllen.

Makroskopische Merkmale und Eigenschaften

Die Rindenstücke sind dünn, teilweise eingerollt, außen glatt und glänzend oder schwach gerunzelt, grünlich-gelb bis bräunlich-grau. Die Innenseite ist glatt oder fein gestreift, je nach Stammpflanze weiß, blassgelb oder rötlich-braun. Der Bruch ist in den äußeren Rindenteilen kurz-, in den inneren Rindenteilen grobfaserig. Der Durchmesser der jungen Zweige des laufenden Jahres beträgt höchstens 10 mm. Das Holz ist weiß oder blassgelb. Der Geschmack ist zusammenziehend und bitter.

Mikroskopische Merkmale

Das Drogenpulver ist blassgelb, grünlich-gelb oder hellbraun. Es enthält Bündel schmaler Fasern, die von Kristallzellreihen begleitet werden. Bruchstücke des Rindenparenchyms haben derbe, getüpfelte, stark perlschnurartig verdickte Wände und große Calciumoxalatdrusen, die auch frei im Präparat liegen können. Außerdem sind einreihige Markstrahlen, verdickte Korkzellen, Bruchstücke verholzter Fasern und Gefäße vorhanden.
Abbildungen zu den mikroskopischen Merkmalen siehe Ph. Eur.

Hauptinhaltsstoffe

Salicin – ein Phenolglykosid, Flavonoide, Gerbstoffe

Anwendungsgebiete und Wirkung

Weidenrinde wird hauptsächlich gegen rheumatische Beschwerden, wie Arthrose, und Rückenschmerzen, auch gegen fieberhafte Erkrankungen sowie Kopfschmerzen verwendet. Das Salicin wird im Organismus zerlegt und sein Aglykon zu Salicylsäure oxidiert. Die Salicylsäure wirkt analgetisch, antipyretisch und antiphlogistisch. Die anderen Inhaltsstoffe sind wahrscheinlich an der Wirkung beteiligt. Im Vergleich zu Arzneimitteln, die synthetische Salicylate enthalten, ist die wirksame Menge relativ gering. Damit ist ihre Wirkung auch schwächer, kann aber bei leichteren Beschwerden ausreichen oder bei stärkeren Beschwerden als Ergänzung dienen.

Nebenwirkungen

Bei empfindlichen Personen kann Weidenrinde Übelkeit und Magenschmerzen auslösen. Direkte Schädigungen der Magenschleimhaut treten nicht auf, weil die Salicylsäure vermutlich erst in der Darmschleimhaut aus dem Salicin freigesetzt wird.

Kontraindikationen

Weidenrinde darf bei einer Überempfindlichkeit auf Salicylsäure nicht angewendet werden. Auch bei bestehenden Magen-Darm-Geschwüren, in der Schwangerschaft und Stillzeit darf Weidenrinde nicht eingenommen werden. Wegen fehlender Studien zur Unbedenklichkeit wird Weidenrinde nur für Erwachsene ab 18 Jahren empfohlen

Dosierung

1 bis 2 Teelöffel grob gepulverte Weidenrinde (etwa 1,5 bis 3 g) werden mit 150 ml kaltem Wasser angesetzt und zum Sieden erhitzt. Nach 5 Minuten wird abgeseiht. Mehrmals täglich eine Tasse Tee trinken.
Weidenrindenextrakte, die einer mittleren Tagesdosis von bis zu 240 mg Gesamtsalicin entsprechen.

Hinweise an die Patienten

„Weidenrinde hilft Ihnen gegen rheumatische Beschwerden und wirkt schmerzstillend und entzündungswidrig, auch gegen Fieber und Kopfschmerzen. Wenn Sie auf Salicylate überempfindlich reagieren, sollten Sie Weidenrinde nicht anwenden. Auch während Schwangerschaft und Stillzeit darf die Droge nicht angewendet werden.“

Rheumatees

Rheumatees werden begleitend zur Linderung der Beschwerden, auch über einen langen Zeitraum, getrunken, daher müssen sie gut verträglich sein. Die Zusammensetzung kombiniert häufig zwei verschiedene Therapieansätze: Einerseits werden antiphlogistisch und analgetisch wirkende Drogen verwendet, andererseits Drogen, die der alternativen, auf der Ausleitungslehre beruhenden Naturheilkunde zuzurechnen sind. Aus volksmedizinischer Sicht sollen Drogen, die die Ausscheidung fördern, auch die Veränderungen in den Gelenken positiv beeinflussen, Ablagerungen und schädliche Stoffe entfernen. In älteren Teerezepturen waren neben aquaretisch wirkenden Drogen auch häufig Anthranoid-Laxantien enthalten. Diese Rezepturen werden heute nicht mehr hergestellt, weil die Anthranoide nur noch kurzzeitig gegen eine Obstipation verwendet werden dürfen.

H & S® Rheumatee (Filterbeutel)

100 g Tee enthalten:

Brennnesselblätter	51,43 g
Birkenblätter	25,71 g
Weidenrinde	12,86 g
Kornblumenblüten	5,00 g
Ringelblumenblüten	5,00 g

Aufgaben

3.10.1 Karteikarten zum Lernen: Nehmen Sie für jede Droge eine Karteikarte und beschriften Sie die Vorderseite mit der deutschen Drogenbezeichnung, die Rückseite mit lateinischen Drogenbezeichnungen, Stammpflanze, Familie, makroskopischen Merkmalen und Stichworten zu Inhaltsstoffen, Indikation, Wirkung, Nebenwirkungen, Kontraindikationen, Dosierung, Beispielen für Fertigarzneimittel.

3.10.2 Welche Vorsichtsmaßnahmen sind bei der Anwendung von Salben, die Cayennepfeffer enthalten, zu beachten?

3.10.3 Woraus wird Opium gewonnen?

3.10.4 Wie wirken Rheumatees?

3.11 Drogen gegen Herz-, Kreislauf- und Gefäßerkrankungen

„Herz-Kreislauf-Erkrankung" ist der Oberbegriff für viele verschiedene Erkrankungen, die teilweise schwer und lebensbedrohlich sind. Sie sind die häufigsten Erkrankungen, stehen an der Spitze der Todesursachen in Deutschland und sind keine typischen Indikationen für Phytopharmaka. An erster Stelle steht bei Herz-Kreislauf-Beschwerden die ärztliche Diagnose und Therapie.
Isolierte Einzelsubstanzen aus Fingerhutarten werden bei Herzinsuffizienz vom Arzt im Rahmen seines Therapieplanes verordnet. Sie eignen sich nicht zur Selbstmedikation und sind verschreibungspflichtig. Hypertonie wird mit chemisch-synthetischen Arzneistoffen behandelt, pflanzliche Arzneimittel können nur begleitend verwendet werden. Bei Hypotonie werden nichtmedikamentöse Maßnahmen, wie Sport und Wechselbäder, durch Phytopharmaka ergänzt.
Herzbeschwerden ohne organische Ursache werden "funktionelle Herzbeschwerden" genannt. Die Patienten leiden unter Engegefühl, Herzstolpern, Herzklopfen. Häufig kommen weitere Symptome, wie Schlafstörungen, Nervosität und Erschöpfung, hinzu. Auslöser sind hier häufig psychische und soziale Probleme, sehr oft übermäßige Belastung und Stress. Phytopharmaka sind neben Entspannungs- und evtl. Psychotherapie gegen diese Beschwerden sehr gut geeignet. Die Wirkung der Weißdornpräparate, aber auch Baldrian, ist belegt.
Bei Gefäßerkrankungen wird zwischen arteriellen und venösen Erkrankungen unterschieden. Wichtigste Schädigung der Arterien sind Ablagerungen von Stoffwechselprodukten auf den Innenseiten der Gefäße. Sie werden als Arteriosklerose oder im Volksmund als Gefäßverkalkung bezeichnet. Sie führen im Gehirn zu vaskulärer Demenz, am Herzen zu Durchblutungsstörungen der Koronararterien bis zum Herzinfarkt, in den Beinen zur arteriellen Verschlusskrankheit.
Phytopharmaka können vorbeugend gegen Arteriosklerose wirken, indem sie die Blutfettwerte senken oder die Durchblutung fördern.
Pflanzliche Arzneimittel können auch zur Vorbeugung oder Behandlung von Venenleiden verwendet werden. Sie begleiten die nichtmedikamentösen Maßnahmen und werden über längere Zeit eingenommen. Deren Saponine und Flavonoide wirken antiexsudativ und ödemprotektiv auf die Venenwände, normalisieren die Durchlässigkeit der Gefäße, erhalten deren Elastizität und sind entzündungshemmend.

Digitalis-purpurea-Blätter – Ph. Eur.
Digitalis purpureae folium
Folia Digitalis purpureae

Digitalis purpurea (Roter Fingerhut) – Plantaginaceae (Wegerichgewächse)

Digitalis-lanata-Blätter
Digitalis lanatae folium
Folia Digitalis lanatae

Digitalis lanata (Wolliger Fingerhut)

Andere Monographien: Digoxin – Ph. Eur., Digitoxin – Ph. Eur.

Roter Fingerhut ist eine heimische Pflanze, die giftig ist und überall vorkommt. Die zweijährige Pflanze bildet im ersten Jahr eine bodenständige Blattrosette, im zweiten Jahr wächst ein etwa 1 m hoher, blütentragender Stängel. Die glockigen Blüten sind leuchtend rot gefärbt. Der Name „Fingerhut" (lat. digitus = Finger) soll auf die Blütenform zurückgehen. Der wollige Fingerhut stammt aus Südosteuropa und hat gelbliche Blüten mit einer braunen Aderung. Die Blüten und Blütenstiele sind stark behaart, daher der Name „Wolliger" Fingerhut. Die Drogen stammen aus Anbau.
Die Blätter dieser Drogen werden zur Extraktion der Inhaltsstoffe verwendet, die dann als Einzelsubstanzen zu Fertigarzneimitteln verarbeitet werden. Als Teedroge oder zur Herstellung anderer wässriger Auszüge wird Fingerhut wegen seiner geringen therapeutischen Breite nicht mehr verwendet.

Definition der Drogen
Die Drogen bestehen hauptsächlich aus den Blättern der Blattrosetten des 1. Kultivierungsjahres, die im Herbst geerntet werden.

Hauptinhaltsstoffe
Herzwirksame Steroide (Herzglykoside)
Roter Fingerhut enthält Digitoxin, Wolliger Fingerhut Digoxin als Hauptinhaltsstoff.

Anwendungsgebiete und Wirkung
Die herzwirksamen Glykoside werden gegen chronische Herzinsuffizienz verwendet. Sie wirken positiv inotrop und negativ chronotrop, d. h. sie steigern die Kontraktionskraft des Herzmuskels und vermindern dadurch die Schlagfrequenz. Pro Herzschlag wird mehr Blut durch das Herz gepumpt, die Sauerstoffversorgung des Herzmuskels wird verbessert und Ödeme ausgeschwemmt. Herzglykoside haben an Bedeutung verloren, seit z. B. ACE-Hemmer, AT1-Rezeptorenblocker und Diuretika zur Therapie der Herzinsuffizienz verwendet werden.

Nebenwirkungen

Appetitlosigkeit, Übelkeit, Erbrechen, Sehstörungen, Müdigkeit, evtl. Verwirrtheit, Pulsunregelmäßigkeiten. Diese Symptome werden häufig durch Überdosierung ausgelöst, denn Digitoxin hat eine sehr lange Halbwertszeit, weil es den enterohepatischen Kreislauf durchläuft. Dadurch kann es sich anreichern und schnell zu Vergiftungen führen. Digoxin wird schneller als Digitoxin ausgeschieden und ist daher besser verträglich.

Gegenanzeigen

Störungen des Elektrolythaushaltes, z. B. Hypokaliämie, Hyperkalzämie, andere Erkrankungen des Herzens.

Wechselwirkungen

Digitalisglykoside gehen mit vielen Arzneistoffen Wechselwirkungen ein. Deshalb muss immer ein Interaktionscheck durchgeführt werden.
Beispiele:
Johanniskraut schwächt die Wirkung der Herzglykoside ab, weil der Blutplasmaspiegel absinkt. Die gleichzeitige Einnahme von Quell-Laxantien oder Aktiv-Kohle vermindert die Resorption der Glykoside, damit ist ihre Wirkung ebenfalls abgeschwächt.
Nicht nur mit Arzneimitteln können Wechselwirkungen auftreten. Bei regelmäßigem Genuss größerer Mengen Lakritz (enthält Süßholzextrakt) erniedrigt sich der Kaliumspiegel und führt zur Wirkungsverstärkung der Herzglykoside.

Dosierung

Die Dosierung ist individuell für jeden Patienten durch den Arzt einzustellen.

Hinweise an die Patienten

„Ihr Arzt hat Ihnen ein Arzneimittel aus dem Fingerhut verordnet. Halten Sie sich genau an die Einnahmevorschriften, ändern Sie auf keinen Fall eigenmächtig die Dosis und lassen Sie vor jeder Einnahme eines weiteren Medikamentes prüfen, ob sich Wechselwirkungen mit dem Digitalispräparat ergeben."

Beispiele für Fertigarzneimittel

Die Fertigarzneimittel mit Einzelsubstanzen aus Digitalisarten gehören nicht zu den Phytopharmaka.
Digoxin: Lenoxin®, Lanicor® , Digacin®
Digitoxin: Digimerck®

Ginkgoblätter – Ph. Eur.
Ginkgo folium
Folia Ginkgo

Ginkgo biloba (Fächerblatt- oder Ginkgobaum) – Ginkgoaceae (Ginkgogewächse)

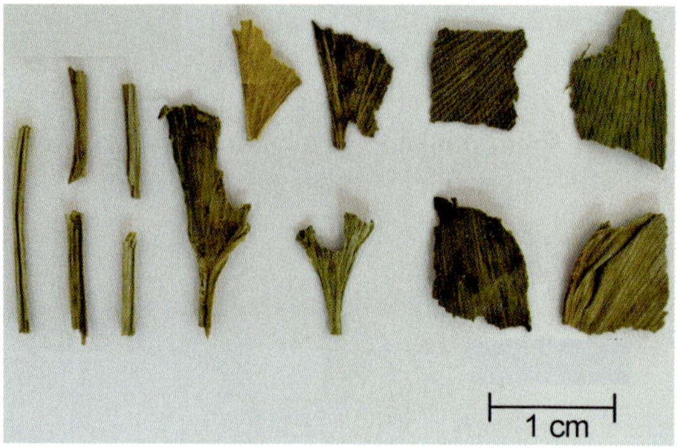

Andere Monographie: Quantifizierter, raffinierter Ginkgotrockenextrakt – Ph. Eur.

Der Name „Ginkgo", richtig gin-kyo, stammt aus dem Japanischen und heißt Silberaprikose, da die Samen Aprikosen entfernt ähnlich sehen. Der Ginkgobaum ist – entwicklungsgeschichtlich gesehen – ein lebendes Fossil. Versteinerungen von Ginkgoblättern, die gefunden wurden, sollen 270 Millionen Jahre alt sein. Obwohl er ein zweihäusiger Laubbaum ist, der im Winter seine typischen zweilappigen Blätter (Epitheton *biloba*) verliert, gehört er wie die Nadelhölzer zu den Nacktsamern. Der Baum kann sehr alt werden, in China und Japan wachsen Exemplare, die etwa 4000 Jahre alt sind. Nach Mitteleuropa ist der Ginkgo erst vor ungefähr 250 Jahren zurückgekommen, vorher war er dort ausgestorben. Heute wird er angepflanzt, weil er widerstandsfähig und „industriefest" ist. Da die Samen schnell verderben und dann unangenehm ranzig riechen, werden meist männliche Bäume angepflanzt. Die Droge stammt aus Kulturen in Frankreich und den USA oder aus Wildsammlung in China, Japan und Korea.

Definitionen der Droge und des Extraktes
Ginkgoblätter bestehen aus den ganzen oder geschnittenen Blättern. Der Trockenextrakt ist ein aus den Blättern hergestellter, raffinierter und quantifizierter Extrakt.

Hauptinhaltsstoffe
Flavonoide, Ginkgolide, Bilobalid, Ginkgolsäuren

Der Trockenextrakt wird nach der Extraktion der Blätter mit Aceton-Wasser-Gemisch in mehreren Stufen aufbereitet. So werden die erwünschten Inhaltsstoffe angereichert und die nicht erwünschten Stoffe, z. B. die Ginkgolsäuren, fast vollständig entfernt. Die Spezialextrakte verschiedener Firmen (als EGb 761 oder LI 1370 bezeichnet) entsprechen den Anforderungen des Arzneibuches.

Anwendungsgebiete und Wirkung

Ginkgospezialextrakte werden als Antidementiva angewendet. Sie dienen zur symptomatischen Behandlung von hirnorganisch bedingten Leistungsstörungen. Die verschiedenen Formen der Demenzerkrankungen sind die primär degenerative Demenz, die Alzheimer Krankheit und die vaskuläre Demenz, die infolge Arteriosklerose auf einer Minderdurchblutung des Gehirns beruht. Hauptsymptome sind zunehmende Gedächtnis- und Konzentrationsstörungen, depressive Verstimmung, nachlassende Leistungsfähigkeit, Schwindel und Kopfschmerz. Die Persönlichkeit des Patienten verändert sich und später kommen körperliche Symptome, wie Immobilität und Inkontinenz, hinzu. Ginkgoextrakte fördern die Durchblutung des Gehirns durch Verbesserung der Fließeigenschaften des Blutes (ohne Gefäßerweiterung) und wirken neuroprotektiv, d. h. sie schützen die Nervenzellen. So verzögern die Extrakte das Fortschreiten der Demenzerkrankung. Die Fertigarzneimittel mit den Spezialextrakten sind nicht verschreibungspflichtig.
Die durchblutungsfördernde Wirkung von Ginkgo bessert auch die Symptome der peripheren arteriellen Verschlusskrankheit. Die schmerzfreie Gehstrecke der Patienten wird länger, weil die Blutgefäße in den Beinen besser durchblutet werden. Auch gegen Schwindel und Tinnitus wird Ginkgo verwendet.
Nicht nur Kranke, sondern auch Gesunde scheinen von Ginkgo-Zubereitungen zu profitieren. Studien weisen darauf hin, dass die Leistungsfähigkeit und Stresstoleranz der Menschen, die viel am Computer arbeiten, durch Ginkgo verbessert wird.
Alle Wirkungen sind nur für die Spezialextrakte belegt. Die Zubereitung von Ginkgotee ist nicht sinnvoll und wegen der enthaltenen Ginkgolsäuren nicht zu empfehlen. Wellness-Getränke mit Ginkgoextrakten haben ebenfalls keine Wirkung und enthalten teilweise zu hohe Konzentrationen der stark allergisierenden Ginkgolsäuren.

Nebenwirkungen

Leichte Magenbeschwerden, Kopfschmerzen und allergische Hautreaktionen

Kontraindikationen

Bei bekannter Überempfindlichkeit, krankhaft erhöhter Blutungsneigung, Einnahme von Blutgerinnungshemmern und Epilepsie soll Ginkgo nicht eingenommen werden. Vor Operationen müssen Ginkgopräparate abgesetzt werden.

Wechselwirkungen

Bei gleichzeitiger Einnahme blutgerinnungshemmender Arzneistoffe, z. B. Phenprocoumon, Warfarin, wird die Gerinnungszeit verlängert. Es ist umstritten, wie stark diese Wechselwirkung ist.

Dosierung

Demenz: 120 bis 240 mg Spezialextrakt in 2 bis 3 Einzeldosen. Die höhere Dosierung wird heute bevorzugt.
Andere Indikationen: Entsprechend den Angaben der Fertigarzneimittel
Die Präparate sollen über mehrere Wochen eingenommen werden, die Wirkung tritt nach 3 bis 6 Wochen ein.

Hinweise an die Patienten

„Spezialextrakte aus Ginkgoblättern fördern die geistige Leistung und helfen gegen Schwindel, Ohrgeräusche und Durchblutungsstörungen in den Beinen. Bevor Sie Ginkgo-Arzneimittel anwenden, müssen Sie ärztlich abklären, welche Ursachen Ihre Beschwerden haben. Die Wirkung von Ginkgopräparaten tritt nach 3 bis 6 Wochen ein. Wenn Sie Arzneimittel einnehmen, die die Gerinnungszeit des Blutes herabsetzen, können Ginkgopräparate diese Wirkung evtl. verstärken."

Beispiele für Fertigarzneimittel

Gingium®, GINKOBIL® ratiopharm, Kaveri®, Rökan®, Tebonin®

Knoblauchpulver – Ph. Eur.

Allii sativi bulbi pulvis
Bulbus Allii sativi pulveratum

Allium sativum (Gewöhnlicher Knoblauch) – Amaryllidaceae (Amaryllisgewächse)

Knoblauch ist als Gewürz bekannt, das wegen seines Duftes oder Geruchs Freunde oder Gegner hat. Er wird schon seit der Antike auch als Heilmittel verwendet. Seine Heimat ist Zentralasien, angebaut wird er heute weltweit. Knoblauch wird nicht als Teedroge verwendet.

Definition der Droge

Knoblauchpulver besteht aus den geschnittenen, gefriergetrockneten oder bei einer Temperatur von höchstens 65 °C getrockneten, pulverisierten Zwiebeln.

Makroskopische Merkmale und Eigenschaften

Ganzdroge: Die Knoblauchzwiebel setzt sich zusammen aus einer im Inneren liegenden Hauptzwiebel, die von mehreren Nebenzwiebeln, den „Knoblauchzehen", umgeben ist. Jede der Zwiebeln besteht aus einem fleischig verdickten Blatt und ist von einer dünnen Trockenhaut umgeben. Die Zwiebelscheibe, an der die Zehen sitzen, ist flach. Der typische Geruch des Knoblauchs entwickelt sich erst, wenn die Zellstrukturen zerstört werden. Der Geschmack ist brennend.

Hauptinhaltsstoffe

Organische Schwefelverbindungen, z. B. Alliin

Alliin ist eine geruchlose Substanz, die nach Verletzung der Zellstrukturen (Schneiden, Quetschen) durch das Enzym Alliinase gespalten wird. Es entstehen Abbauprodukte, wie z B. Allicin, das für den würzigen Geruch des frischen Knoblauchs verantwortlich ist. Auch die Spaltprodukte sind nicht stabil und werden weiter abgebaut, wodurch sich die Geruchsqualität verändert.

In Fertigarzneimitteln sind unterschiedliche Knoblauchzubereitungen enthalten, die sich in ihren Inhaltsstoffen unterscheiden. Am häufigsten wird Knoblauchpulver verwendet, in dem durch schnelles Trocknen dünner Knoblauchscheiben die Spaltung des Alliins und die weitere Zersetzung des schon entstandenen Allicins verhindert wird.

Andere Knoblauchzubereitungen sind z. B. Ölmazerate, Destillationsprodukte und Saft.

Anwendungsgebiete und Wirkung

Knoblauch wird zur Vorbeugung altersbedingter Gefäßveränderungen (Arteriosklerose) verwendet. Erhöhte Blutfettwerte sinken, die Thromobozytenaggregation wird reduziert und der Blutdruck erniedrigt sich geringfügig. Außerdem wirkt Knoblauch antibakteriell und antimykotisch. Welche Inhaltsstoffe für die Wirkung verantwortlich sind, ist umstritten. Alliin und Allicin scheinen an der Wirkung beteiligt zu sein.
Die Präparate sollten über mehrere Wochen eingenommen werden.

Nebenwirkungen

Es können selten Magen-Darm-Beschwerden und allergische Reaktionen auftreten.
Geruch der Haut und Atemluft verändern sich.

Gegenanzeigen

Bei Blutgerinnungsstörungen und vermehrter Blutungsneigung soll Knoblauch nicht angewendet werden. Die Verwendung als Gewürz in kleinen Mengen ist unbedenklich.

Wechselwirkungen

Wenn gerinnungshemmende Arzneimittel eingenommen werden, soll Knoblauch nur nach Rücksprache mit dem Arzt angewendet werden.

Dosierung

Mittlere Tagesdosis: 4 g frische Knoblauchzwiebel oder Zubereitungen in entsprechender Dosierung

Hinweise an die Patienten

„Knoblauchpräparate eignen sich zur Vorbeugung der Gefäßverkalkung. Sie reduzieren die Blutfettwerte, senken den Blutdruck leicht und verdünnen das Blut ein wenig. Wenn Sie an Blutgerinnungstörungen leiden oder Arzneimittel einnehmen, die die Gerinnungszeit herabsetzen, sprechen Sie, bevor Sie Knoblauchpräparate anwenden, mit Ihrem Arzt.“

Beispiele für Fertigarzneimittel

Kwai®forte, Sapec®

Rosskastaniensamen – DAB
Hippocastani semen
Semen Hippocastani

Aesculus hippocastanum (Gewöhnliche Rosskastanie)
Sapindaceae (Seifenbaumgewächse)

Die Rosskastanie ist ein bekannter und beliebter Baum. Im Frühjahr fallen die großen Blütenstände auf, im Herbst die großen, glänzend braunen Samen. Der Name entstand dadurch, dass sie als Pferdefutter (gr. hippos – Pferd) verwendet wurden. Die arzneilich genutzte Rosskastanie hat weiße Blüten, daneben gibt es auch eine rotblühende Art. Die Frucht ist eine stachelige Kapsel, die aufspringt und einen oder zwei Samen freisetzt. Die Samenschale ist glänzend braun, das weiße Innere besteht hauptsächlich aus den

Keimblättern. Die Heimat der Kastanie ist der Balkan, die Droge wird hauptsächlich aus Osteuropa importiert.
Rosskastanie ist nicht mit der Esskastanie (*Castanea sativa*) verwandt, die die Maronen liefert.

Definition der Droge

Die Droge besteht aus den getrockneten Samen, die zur Herstellung von Extrakten dienen. Rosskastaniensamen sind keine Teedroge.

Wichtige Inhaltsstoffe

Saponingemisch Aescin, Flavonoide

Anwendungsgebiete und Wirkung

Rosskastanienextrakte werden gegen Beschwerden bei Erkrankungen der Beinvenen, z. B. chronisch venöser Insuffizienz, angewendet. Sie bessern die Symptome Schmerzen, Schwere- und Spannungsgefühl, Schwellungen, Juckreiz und nächtliche Wadenkrämpfe. Das Aescin wirkt antiexsudativ und dichtet die geschädigten Venenwände ab. Daher tritt weniger Flüssigkeit aus den Blutgefäßen in das umliegende Gewebe über, die Beine schwellen nicht an, Schwere- und Spannungsgefühl gehen zurück. Zusammen mit den weiteren Inhaltsstoffen wirkt der Extrakt venentonisierend und entzündungshemmend. Die Wirkungen bei oraler Einnahme sind durch Studien belegt.
Einreibemittel mit Zubereitungen aus Rosskastanien werden bei Sportverletzungen, Blutergüssen und venösen Beschwerden verwendet. Sie wirken durch die Massage und die Kühlung ihrer Gelgrundlagen. Die Wirkstoffmengen, die resorbiert werden, sind relativ gering.

Nebenwirkungen

In Einzelfällen Juckreiz, Übelkeit und Magenbeschwerden

Kontrainidikationen

Wegen fehlender Untersuchungen sollen Rosskastanienextrakte nicht ohne ärztlichen Rat während der Schwangerschaft und Stillzeit eingenommen werden. Die äußerliche Anwendung wird für Kinder ab 12 Jahren, die innerliche Anwendung für Erwachsene ab 18 Jahren empfohlen.

Dosierung

Es sollten Fertigarzneimittel empfohlen werden, die auf Aescin standardisiert sind und die wirksame Tagesdosis erreichen.
Wirksame Tagesdosis: 100 mg Aescin

Hinweise an die Patienten

„Rosskastanienextrakte helfen Ihnen gegen Beschwerden in den Beinen, die durch eine Venenerkrankung ausgelöst werden. Die Anwendung macht nicht die anderen therapeutischen Maßnahmen, z. B. Kompressionsstrümpfe, überflüssig."

Beispiele für Fertigarzneimittel

Auf 50 mg Aescin standardisiert: Aescusan®retard, VENENTABS-ratiopharm®, Veno plant®retard S

Rotes Weinlaub **Vitis viniferae folium** **Folia Vitis viniferae**	*Vitis vinifera* (Weinrebe) – Vitaceae (Weinrebengewächse)

Die Weinrebe ist ein aus dem Kaukasus stammender, kletternder Strauch, der sich mit Ranken festhält. Sie ist Lieferant der Weintrauben, die als Obst gegessen, getrocknet als Rosinen verwendet oder zu Wein vergoren werden. Wein wird heute überall da angebaut, wo das Klima dies ermöglicht. Die Blätter werden nach der Traubenlese geerntet, weil der Wirkstoffgehalt dann am höchsten ist. Daraus werden Extrakte hergestellt, als Teedroge wird rotes Weinlaub nicht verwendet.

Hauptinhaltsstoffe
Flavonoide

Anwendungsgebiete und Wirkung
Weinlaubextrakt wird gegen Beschwerden bei Erkrankungen der Beinvenen, z. B. chronisch venöser Insuffizienz, angewendet. Die Flavonoide wirken antiexsudativ, ödemprotektiv und verbessern die Durchblutung in den kleinen Blutgefäßen.

Nebenwirkungen
Selten können leichte Magenbeschwerden auftreten.

Kontraindikationen
Wegen fehlender Untersuchungen sollen Weinlaubextrakte während Schwangerschaft und Stillzeit nicht ohne ärztlichen Rat eingenommen werden. Sie sind nur für Erwachsene ab 18 Jahren empfehlenswert.

Dosierung
Empfohlene Tagesdosis: (4–6 : 1) Trockenextrakt, 360 mg Extrakt, sie kann auf 720 mg erhöht werden.

Hinweise an die Patienten
„Weinlaubextrakt hilft Ihnen gegen Beschwerden in den Beinen, die durch eine Venenerkrankung ausgelöst werden. Die Anwendung macht nicht die anderen therapeutischen Maßnahmen, z. B. Kompressionsstrümpfe, überflüssig."

Beispiel für Fertigarzneimittel
Antistax®

Weißdornblätter mit Blüten – Ph. Eur.

Crataegi folium cum flore
Folia Crataegi cum Floribus

Crataegus monogyna (Eingriffeliger Weißdorn), *Crataegus laevigata* (Zweigriffeliger Weißdorn), Kreuzungsprodukte beider Arten oder andere europäische *Crataegus*-Arten – Rosaceae (Rosengewächse)

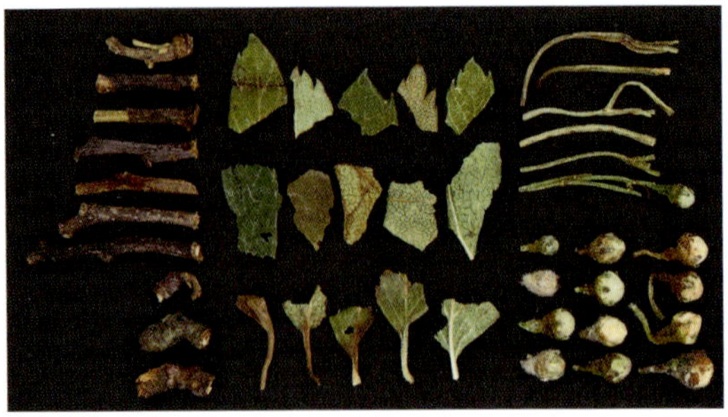

Andere Monographien: Quantifizierter Weißdornblätter-mit-Blüten-Fluidextrakt – Ph. Eur., Weißdornblätter-mit-Blüten-Trockenextrakt – Ph. Eur., Weißdornfrüchte – Ph. Eur., Weißdornblüten – DAC

Weißdorn ist ein mittelgroßer Strauch oder Baum, dessen zahlreiche Arten in Europa heimisch sind. Der Name stammt von den weißen Blüten im späten Frühjahr und von den spitzen Sprossdornen. Die Droge stammt aus Wildsammlung oder Kulturen in Osteuropa.

Definition der Droge

Weißdornblätter mit Blüten bestehen aus den getrockneten, Blüten tragenden Zweigen verschiedener Weißdornarten.

Makroskopische Merkmale und Eigenschaften

Die Blattstücke sind oberseits dunkelgrün bis bräunlich grün, unterseits heller graugrün mit hervortretender, dichter Netznervatur. Der Blattrand ist schlecht zu erkennen. Die bräunlichen Blüten sind klein, haben fünf Kronblätter und zahlreiche Staubblätter. Die Zweigstückchen sind tief dunkelbraun, relativ dünn. Der Geschmack ist schwach süßlich und bitter.

Mikroskopische Merkmale

Das gelblich-grüne Pulver enthält einzellige, dickwandige Deckhaare oder deren Bruchstücke, auch Blattstücke mit mehr oder weniger Deckhaaren. Ihre Menge ist von der Crataegusart abhängig. Blattbruchstücke mit anomocytischen Spaltöffnungen auf der Blattunterseite und kleinen Calciumoxalatdrusen im Mesophyll. Fragmente der Kronblätter haben papillöse Epidermiszellen mit einer deutlich gestreiften Cuticula. An den zahlreichen Stängelbruchstücken sind kollenchymatische Zellen, Tüpfelgefäße und Gruppen von Sklerenchymfasern vorhanden. Die Pollenkörner sind rundlich bis dreieckig, haben drei Keimporen und eine feinkörnige Exine.

Hauptinhaltsstoffe

Flavonoide, oligomere Procyanidine
Oligomere Procyanidine (OPC) des Weißdorns bestehen aus zwei bis sechs Catechinbausteinen.

Anwendungsgebiete und Wirkung

Weißdorntee und -extrakte werden als traditionelles, pflanzliches Arzneimittel zur Unterstützung der Herz-Kreislauf-Funktion verwendet. Sie bessern leichte, nervöse Herzbeschwerden, mildern Stresssymtome und wirken schlaffördernd. Patienten mit Herzbeschwerden müssen immer ärztlich abklären lassen, welche Ursache ihre Beschwerden haben und welche Behandlung geeignet ist.
In der früher gültigen Monographie der Kommission E wurden Weißdornextrakte als wirksam gegen leichte Herzinsuffizienz angesehen. Für diese Wirkung liegen nicht genügend wissenschaftliche Nachweise vor, deswegen hat der Ausschuss für pflanzliche Arzneimittel (HMPC) nur eine Verwendung als traditionelles Arzneimittel festgelegt.

Kontraindikationen

Weißdornpräparate gegen Herz-Kreislaufbeschwerden sollen nur Erwachsene ab 18 Jahren anwenden.

Dosierung

Fertigarzneimittel
Die HMPC-Monographie führt verschiedene Extrakte und ihre Dosierungen auf.

Teedroge
Ein knapper Teelöffel voll Droge (1,5 g) wird mit 150 ml siedendem Wasser übergossen und nach etwa 15 Min. abgeseiht. 3- bis 4-mal täglich eine Tasse Tee trinken, maximal 6 g pro Tag. Dauern die Symptome während der Behandlung länger als 2 Wochen an, ist ein Arzt aufzusuchen.

Hinweise an die Patienten

„Herzbeschwerden sind ernst zu nehmende Symptome, die immer ärztlich abgeklärt werden müssen. Weißdornpräparate helfen gegen Ihre leichten Herzbeschwerden und gegen Stresssymptome. Geht es Ihnen trotz der Arzneieinnahme nach zwei Wochen nicht besser, suchen Sie bitte wieder Ihren Arzt auf."

Beispiel für Fertigarzneimittel

Crataegutt®

Aufgaben

3.11.1 **Karteikarten zum Lernen: Nehmen Sie für jede Droge eine Karteikarte und beschriften Sie die Vorderseite mit der deutschen Drogenbezeichnung, die Rückseite mit lateinischen Drogenbezeichnungen, Stammpflanze, Familie, makroskopischen Merkmalen und Stichworten zu Inhaltsstoffen, Indikation, Wirkung, Nebenwirkungen, Kontraindikationen, Dosierung, Beispielen für Fertigarzneimittel.**

3.11.2 **Welchen Stellenwert haben Phytopharmaka bei der Behandlung von Herz- Kreislauferkrankungen?**

3.11.3 **Wie wirken Phytopharmaka bei Venenleiden?**

3.11.4 **Warum sind bei Venenleiden innerlich anzuwendende Präparate zu empfehlen?**

3.11.5 **Welche Ginkgo-Präparate sind wirksam? Warum sollte kein Ginkgo-Tee getrunken werden?**

3.11.6 **Unterscheiden Sie die Wirkungen von Weißdornextrakten in Fertigarzneimitteln und Weißdorntee.**

3.12 Drogen zur Stärkung des Immunsystems und der Leistungsfähigkeit

Während der Erkältungszeit möchten viele Kunden ihre Abwehrkräfte steigern und damit einer Erkältung vorbeugen oder den Verlauf einer Infektion abschwächen und verkürzen. Aber auch viele Patienten mit immer wiederkehrenden grippalen oder Harnwegsinfekten suchen Hilfe. In dieser Situation werden Immunstimulantien, auch Immunmodulatoren genannt, angewandt.
Neben der aktiven Immunisierung mit Impfstoffen und der passiven Immunisierung mit Sera ist die Gabe von Immunstimulantien eine weitere Möglichkeit, das Immunsystem zu beeinflussen. Im Unterschied zu Impfstoffen oder Sera, die antigen- bzw. erregerspezifisch sind, erzeugen Immunstimulantien eine Paraimmunisierung, die nicht antigenspezifisch ist. Das unspezifische Immunsystem wird gestärkt, indem seine Abwehrzellen, Granulozyten und Makrophagen, ihre Phagozytoserate („Auffressen" von fremden Organismen, z. B. Bakterien) steigern. Auf diese Weise werden eindringende Bakterien und Viren unschädlich gemacht. Auch natürliche Killerzellen, die virusinfizierte Zellen eliminieren, werden aktiviert. Ergänzt wird die unspezifische Abwehr durch im Blut lösliche Substanzen, z. B. Monokine, Interferone und Komponenten des Komplementsystems, die ebenfalls aktiviert werden.
Immunmodulatoren können zu Beginn eines Infektes, am besten bei den ersten Anzeichen, oder begleitend zu einer Antibiotikatherapie bei bakteriellen Infekten verwendet werden. Die Dauer der Einnahme ist entgegen früherer Empfehlungen auf maximal 2 Wochen be-

grenzt. Denn bei dauernder Einnahme kann sich die Wirkung umkehren: Das Immunsystem reagiert auf die ständige Reizung nicht mit einer immer besseren Abwehrstärke, sondern wird geschwächt und die Patienten werden öfter und schneller krank. Eine Intervalltherapie über mehrere Monate mit einer Woche Einnahme und zwei Wochen Pause im Wechsel ist möglich.

Ob Immunmodulatoren wirksam sind, wird teilweise angezweifelt. Es gibt Studien, die die Wirksamkeit belegen, und Studien, bei denen sich keine Wirksamkeit zeigte.

Bei Erkrankungen des Immunsystems dürfen Immunstimulantien nicht angewendet werden. Die Beeinflussung des Immunsystems geht dann nicht in die gewünschte Richtung, sondern die Krankheit verschlimmert sich. Beispiele sind Multiple Sklerose oder rheumatoide Arthritis. Kinder unter 2 Jahren sollen auch keine Immunstimulantien erhalten. Das beste Training für das Immunsystem ist die Auseinandersetzung mit Bakterien und Viren. Und wenn es auch für Kind und Eltern anstrengend ist, sind bis zu 10 banale grippale Infekte im Jahr bei Kleinkindern normal. Je mehr das Immunsystem im Kindesalter trainiert wird, desto stärker ist es in späteren Jahren.

Das Immunsystem kann auch durch andere Maßnahmen als Arzneimittel gestärkt werden. Dazu gehören gesunde, abwechslungsreiche Ernährung, Kaltwasseranwendungen, Wechselduschen, Stressabbau und Bewegung.

Von den Immunstimulantien sind Drogen zu unterscheiden, die die Leistungsfähigkeit des Organismus insgesamt steigern sollen. Sie werden „Adaptogene" (adaptieren – anpassen) genannt. Diese erhöhen die Widerstandsfähigkeit gegen Stressfaktoren. Der Wirkungsmechanismus ist nicht geklärt. Die Belastbarkeit der Menschen, die Adaptogene einnehmen, verbessert sich, sie werden nicht so schnell müde, können sich besser konzentrieren und kommen mit Stresssituationen besser zurecht. Adaptogene wirken auch immunstimulierend, die Erholung nach einer Erkrankung (Rekonvaleszenz) wird beschleunigt. Deshalb werden diese Drogen auch als Geriatrika, Mittel gegen das Altern (nicht gegen Erkrankungen im Alter), verwendet. Allerdings darf man keine Wunder erwarten, wie sie teilweise versprochen werden.

Ginsengwurzel – Ph. Eur.

Ginseng radix
Radix Ginseng

Panax ginseng (Ginseng) – Araliaceae (Araliengewächse)

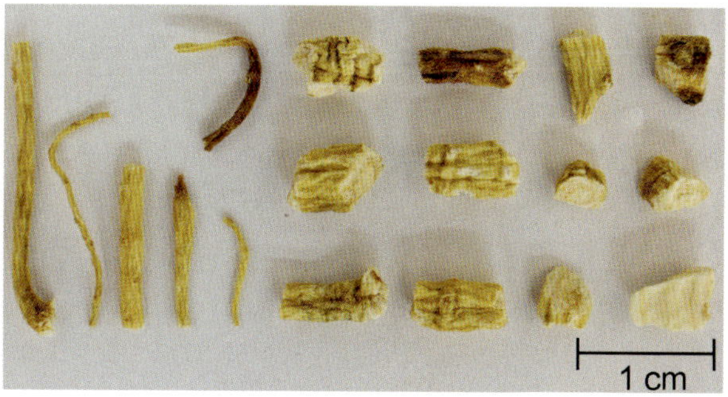

Andere Monographie: Ginsengtrockenextrakt – Ph. Eur.

Ginseng ist eine mehrjährige Staude, die in Ostasien heimisch ist. Er wird schon seit etwa 2000 Jahren in der chinesischen Medizin als tonisierendes (kräftigendes) Mittel bei

Schwächezuständen aller Art verwendet und kam im 17. Jahrhundert nach Europa. Der Name *Panax ginseng* bedeutet „allheilende Menschenwurzel". Der Name weist auf seine vielfältigen Wirkungen und das menschenähnliche Aussehen der Wurzel hin. Die Droge stammt aus Anbau, vor allem in Südkorea.

Definition der Droge

Ginsengwurzel besteht aus den ganzen oder geschnittenen, getrockneten Wurzeln. Im Handel sind zwei verschiedene Ginsengsorten: Der weiße und der rote Ginseng. Der rote Ginseng erhält seine Farbe durch eine vor dem Trocknen durchgeführte Wasserdampfbehandlung. In ihren Inhaltsstoffen unterscheiden sich die Sorten, sie sind aber beide nach dem Europäischen Arzneibuch zugelassen.
Andere Ginsengarten, z. B. *Panax quinquefolium*, haben keine oder eine nur schwache Wirkung und sind deshalb nicht offizinell.

Hauptinhaltsstoffe

Saponingemisch: Ginsenoside, hauptsächlich in der Wurzelrinde.

Anwendungsgebiete und Wirkung

Ginseng ist kein Heilmittel gegen eine spezifische Erkrankung. Er wird als Adaptogen zur Stärkung und Kräftigung bei Müdigkeits- und Schwächegefühl, nachlassender Leistungs- und Konzentrationsfähigkeit sowie in der Rekonvaleszenz verwendet. Die Ginsenoside steigern die Gehirnaktivität, verbessern die Gedächtnisleistung und die Sauerstoffversorgung, sind immunstimulierend und fördern die Anpassung an Stresssituationen. Nach Erkrankungen und Operationen erholen sich die Patienten schneller. Ginsengpräparate werden häufig für ältere Menschen empfohlen, um die körperliche und geistige Leistungsfähigkeit zu erhalten. Die Wirkungen treten erst nach längerer Einnahme ein, empfohlen werden 3 Monate. Darauf soll eine Einnahmepause von 3 Monaten folgen. Nur Präparate mit ausreichend hoher Dosierung haben die erwünschte Wirkung. Viele freiverkäufliche Mittel, die am Markt vertrieben werden, sind unterdosiert.
In der Volksmedizin wird Ginseng gegen Unfruchtbarkeit und Impotenz empfohlen. Die Wirkung ist wissenschaftlich nicht belegt.

Nebenwirkungen

Selten können Magenbeschwerden, Übelkeit und leichter Durchfall auftreten. Die Einnahme über längere Zeit und in hoher Dosierung kann hormonartige Wirkungen, bei Frauen in den Wechseljahren Blutungen auslösen.

Gegenanzeigen

Während Schwangerschaft und Stillzeit, bei Patienten unter 18 Jahren, Diabetes mellitus und der Einnahme blutgerinnungshemmender Arzneimittel darf Ginseng nicht eingenommen werden.

Wechselwirkungen

Die Wirkung blutgerinnungshemmender Arzneimittel kann abgeschwächt werden.

Dosierung

Weißer Ginseng: 1 – 2 g Droge werden mit 150 ml Wasser als Abkochung zubereitet. 2 – 3-mal täglich trinken.
Dosierung von Extrakten siehe HMPC-Monographie.
Anwendungsdauer: maximal 3 Monate.

Hinweise an die Patienten

„Ginseng hilft Ihrem Körper, sich besser an unterschiedliche Belastungen anzupassen. Sie halten Stress besser aus, das Gehirn wird aktiviert, Sie sind körperlich leistungsfähiger und überstehen Krankheiten schneller. Nur ausreichend hoch dosierte Arzneimittel sind wirksam. Wenn Sie Arzneimittel nehmen, die die Gerinnungszeit des Blutes herabsetzen, oder unter der Zuckerkrankheit leiden, sprechen Sie vor der Einnahme von Ginseng mit Ihrem Arzt."

Beispiele für Fertigarzneimittel

Ginsana® G 115, Orgaplasma®

Mistelkraut – DAB
Visci herba
Herba Visci albi

Viscum album (Weißbeerige Mistel) – Santalaceae (Sandelholzgewächse)

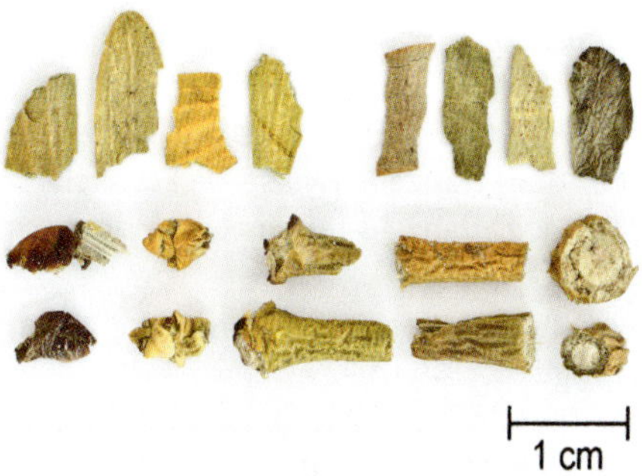

Mistel ist ein diözischer, kleiner, heimischer Strauch, der als immergrüner Halbschmarotzer auf Bäumen wächst und besonders im Winter durch seine kugelige Form auffällt. Halbschmarotzer heißt, dass die Mistel sich mit ihren Senkern aus der Wirtspflanze mit Wasser und Mineralsalzen versorgt, aber selbst Photosynthese betreibt und ihre eigenen organischen Stoffe synthetisiert. Es gibt verschiedene Unterarten der Mistel, die jeweils nur auf bestimmten Bäumen wachsen, also wirtsspezifisch sind, z. B. Tannen-, Kiefern- und Laubholzmisteln. Die Droge wird aus den Balkanländern, der Türkei und Russland importiert. Für die Gewinnung spezieller Extrakte werden Bäume, wie z. B. Eichen, mit Misteln infiziert.

Definition der Droge

Mistelkraut besteht aus den ganzen oder geschnittenen, jüngeren Zweigen mit Blättern, Blüten und vereinzelten Früchten.

Makroskopische Merkmale und Eigenschaften

Die Droge ist auffällig gelbgrün und besteht aus harten Stückchen. Die Zweigstücke sind außen grün, etwas rau und leicht längs gestreift, im Querschnitt mit einem weißen, strahligen Holzkörper. Die Stängelteile sind an den Verzweigungsstellen und Abbruchstellen der Blätter verdickt. Die Blattstücke sind gelbgrün, lederartig, runzelig und ganzrandig. Auf der Unterseite treten drei bis fünf parallele Nerven hervor. Gelegentlich sind Teile der gelbgrünen, unscheinbaren Blüten enthalten, selten Früchte oder Fruchtteile, grün, rötlich oder weiß. Die Droge schmeckt bitter.

Mikroskopische Merkmale

Das gelbgrüne Pulver enthält Stängel- und Blattbruchstücke mit paracytischen Spaltöffnungen, deren Schließzellen tief eingesenkt sind und von mehr oder weniger stark gewölbten Nebenzellen teilweise überdeckt sind. Die Stängelbruchstücke junger Zweige haben eine papillöse Epidermis, die Epidermiszellen der Laubblätter eine stark verdickte Cuticula. Bruchstücke des Mesophylls bestehen aus rundlichen bis gestreckten Zellen und enthalten feinzackige Calciumoxalatdrusen, im Innern mit einem grauen, scharf begrenzten Hof.

Hauptinhaltsstoffe

Lectine: Mistellectin I bis III, Viscotoxine (Polypeptide)

Lectine sind Glykoproteine, die mit bestimmten Zuckern reagieren. So führen einige Lectine zur Zusammenballung der Erythrozyten, weil sie sich mit den Zuckern auf deren Zelloberfläche verbinden. Lectine haben keine Enzymaktivität und sind auch keine Antikörper. Sie dienen der Pflanze teilweise als Fraßschutz, für den Menschen sind wenige giftig: Ricin aus der Ricinuspflanze oder das Lectin in den grünen Bohnen. Mistellectine ähneln dem Ricin.

Anwendungsgebiete und Wirkung

Teedroge

Misteltee wird zur begleitenden Behandlung von leichtem Bluthochdruck und Schwindel empfohlen. Viscotoxine sollen wirksam sein, werden aber als Peptide im Magen-Darm-Trakt abgebaut und sind somit unwirksam. Misteltee ist ein Placebotee.

Extrakte

Spezialextrakte mit Mistellektinen werden im Rahmen der alternativen, anthroposophischen Heillehre zur begleitenden Behandlung von Krebserkrankungen verwendet. Die Mistellektine, die parenteral angewendet werden müssen, wirken zytotoxisch (zellschädigend), fördern den Eintritt des natürlichen Zelltodes und wirken immunmodulierend, sie regen die Aktivitäten des Immunsystems an. Auf diese Weise soll dem Organismus geholfen werden, gegen die Krebszellen anzugehen. Die Schulmedizin sieht die Misteltherapie teilweise sehr kritisch und als wirkungslos oder sogar schädlich an.

Nebenwirkungen

Bei parenteraler Gabe Schüttelfrost, hohes Fieber, Kopfschmerzen, Herzbeschwerden, orthostatische Kreislaufstörungen und allergische Reaktionen.

Gegenanzeigen

Eiweiß-Überempfindlichkeit, chronisch fortschreitende Infektionen, z. B. Tuberkulose.

Dosierung

1 Teelöffel fein geschnittenes Mistelkraut (2,5 g) wird mit 150 ml kaltem Wasser übergossen und bei Raumtemperatur über Nacht 10 bis 12 Stunden stehen gelassen. Dann abgießen und 1 bis 2 Tassen täglich trinken.

Hinweise an die Patienten

„Misteltee können Sie begleitend zu Ihrer Therapie gegen Bluthochdruck trinken. Sie dürfen aber die vom Arzt verordneten Arzneimittel nicht absetzen.
Mistelextrakte zur ergänzenden Behandlung gegen bösartige Erkrankungen werden vom Arzt gespritzt. Lassen Sie sich intensiv von Ihrem Arzt über diese alternative Heilmethode beraten."

Beispiele für Fertigarzneimittel

Präparate der anthroposophischen Heillehre enthalten Mistelextrakte, die jeweils nur auf einer bestimmten Baumart gewachsen sind, z. B. abnobaVISCUM® Abietis (Tannemistel), Helixor® M (Apfelbaummistel), Iscador® Qu (Eichenmistel).

Sonnenhut – Ph. Eur.
Echinacea

Das Europäische Arzneibuch enthält vier verschiedene Monographien zu Sonnenhut:

Deutsche Drogenbezeichnung	Lateinische Drogenbezeichnungen	Stammpflanze
Purpur-Sonnenhut-Kraut	Echinaceae purpureae herba Herba Echinaceae purpureae	*Echinacea purpurea* Purpursonnenhut
Purpur-Sonnenhut-Wurzel	Echinaceae purpureae radix Radix Echinaceae purpureae	*Echinacea purpurea* Purpursonnenhut
Blasser-Sonnenhut-Wurzel	Echinaceae pallidae radix Radix Echinaceae pallidae	*Echinacea pallida* Blassfarbener Sonnenhut
Schmalblättriger-Sonnenhut-Wurzel	Echinaceae angustifoliae radix Radix Echinaceae angustifoliae	*Echinacea angustifolia* Schmalblättriger Sonnenhut

Die Gattung *Echinacea* stammt aus dem mittleren Westen und dort aus den Mittelgebirgen Nordamerikas; sie ist eine Heilpflanze der Indianer. Weiße Siedler übernahmen die Anwendung von Echinacea und sie verbreitete sich Anfang des 20. Jahrhunderts bis nach Europa. Für die Herstellung von Presssäften oder Extrakten werden verschiedene Echinacea-Arten verwendet. Die Drogen stammen aus Anbau, auch in Deutschland oder Spanien. Die rotblühenden Korbblütler sind als Gartenstauden beliebt, teilweise unter der alten Gattungsbezeichnung „Rudbeckie".
Für Blasser-Sonnenhut-Wurzel und Purpur-Sonnenhut-Kraut ist die Wirksamkeit schon seit längerer Zeit anerkannt.

Purpur-Sonnenhut-Kraut ist sehr häufig in Fertigarzneimitteln enthalten. Hier wird nicht die getrocknete Droge verarbeitet, sondern der Presssaft aus dem frischen, blühenden Kraut. Die Verwendung als Teedroge ist nicht üblich.

Hauptinhaltsstoffe der Echinacea – Arten

Wasserlösliche Polysaccharide, Flavonoide, z. B. Cichoriensäure

Anwendungsgebiete und Wirkung

Arzneimittel aus Purpursonnenhutkraut werden innerlich zur unterstützenden Behandlung grippaler Infekte und bei Harnwegsinfekten verwendet, vor allem bei immer wiederkehrenden Infekten. Bei äußerlicher Anwendung wird die Heilung oberflächlicher Wunden verbessert. Ihre Polysaccharide wirken immunstimulierend, die Wirksamkeit ist am größten, wenn bei den ersten Anzeichen einer Infektion mit der Einnahme begonnen wird. Sonnenhut-Inhaltsstoffe wirken auch antibakteriell und antiviral, so dass auch Lippenbläschen (Herpes simplex labialis) mit einer entsprechenden Salbe behandelt werden können.
Echinacea-Präparate aus anderen Sonnenhut-Arten oder Pflanzenteilen haben ähnliche Indikationen, blasse Sonnenhutwurzel wird zur Behandlung grippaler Infekte empfohlen.

Nebenwirkungen

Es können allergische Reaktionen auftreten, z. B. „Korbblütlerallergie".

Kontraindikationen

Patienten mit schweren Erkrankungen, wie Tuberkulose oder Leukämie, mit Erkrankungen des Immunsystems, wie HIV-Infektion, Autoimmunerkrankungen, wie multiple Sklerose oder rheumatoide Arthritis (entzündlichem Gelenkrheuma), dürfen Echinacea-Präparate nicht einnehmen. Während Schwangerschaft und Stillzeit ist Echinacea kontraindiziert, für Kinder unter 12 Jahren nicht empfehlenswert.

Dosierung

Die Dosierung richtet sich nach den Angaben in den Fertigarzneimitteln.
Immunstimulantien sollen höchstens 2 Wochen lang angewendet werden. Vor der nächsten Einnahme ist eine Pause von 2 Wochen einzuhalten. So wird die Gegenregulation des Immunsystems verhindert, die zur Abwehrschwäche führen kann.

Hinweise an die Patienten

„Echinacea-Präparate unterstützen Ihre Abwehrkräfte bei Erkältung oder Blasenentzündung. Auch zur Wundheilung können Sie Echinacea-Salben verwenden. Nehmen Sie die Arzneimittel bei den ersten Anzeichen einer Infektion ein, aber nicht länger als 14 Tage. Wenn Sie auf Korbblütler, z. B. Kamille, allergisch reagieren, sollten Sie auch Echinacea-Präparate meiden. Ist Ihr Immunsystem von einer Erkrankung betroffen, z. B. durch eine HIV-Infektion oder eine Autoimmunerkrankung, dürfen Sie Echinacea nicht anwenden. Bei anderen schweren Erkrankungen sprechen Sie vor der Anwendung mit Ihrem Arzt."

Beispiele für Fertigarzneimittel

Frisches Purpursonnenhutkraut: Echinacea-Generika, Echinacin®, Esberitox® mono
Blasser-Sonnenhut-Wurzel: aar® vir, Lymphozil®

Taigawurzel – Ph. Eur. **Eleutherococci radix** **Radix Eleutherococci**	*Eleutherococcus senticosus* (Taigawurzel, sibirischer Ginseng) – Araliaceae (Araliengewächse)

Andere Drogenbezeichnung: Eleutherokokkwurzel

Die Taigawurzel stammt von einem mehrjährigen Strauch, der in Nordchina, Korea, Japan und Sibirien wächst. Wie der echte Ginseng, *Panax ginseng*, wurde die Taigawurzel ebenfalls schon vor etwa 2000 Jahren als Mittel zur Kräftigung und gegen Infektionen verwendet. Sie diente auch als Ersatzdroge für den sehr teuren Ginseng, der Name „sibirischer Ginseng" weist darauf hin, dass die Droge aus Wildsammlung in Russland stammt.

Definition der Droge

Taigawurzel besteht aus den unterirdischen Organen der Pflanze, Wurzelstock und Wurzel. Aus ihr werden Extrakte hergestellt, die Verwendung als Teedroge ist nicht üblich.

Hauptinhaltsstoffe

Lignane, Phenylpropane, Polysaccharide

Anwendungsgebiete und Wirkung

Taigawurzel gehört zu den Adaptogenen und wird als Tonikum (Kräftigungsmittel) zur Stärkung und Kräftigung bei Müdigkeits- und Schwächegefühl, nachlassender Leistungs- und Konzentrationsfähigkeit sowie in der Rekonvaleszenz (Erholung nach einer Erkrankung) verwendet. Lignane und Phenylpropane wirken adaptogen, Polysaccharide immunstimulierend. Der Extrakt hat außerdem eine antivirale Wirkung, damit scheint die Anwendung bei Atemwegsinfekten sinnvoll.

Gegenanzeigen

Bei Bluthochdruck, während Schwangerschaft und Stillzeit und bei Kindern unter 12 Jahren darf Taigawurzel nicht angewendet werden.

Dosierung

Wirksame Tagedosis: 0,5 bis 4 g Droge. Diese Menge soll entsprechend dem Extraktgehalt der Fertigarzneimittel bei Einnahme erreicht werden. Die Einnahmedauer beträgt bis zu 2 Monaten, danach ist eine mehrwöchige Pause empfehlenswert.

Hinweise an die Patienten

„Taigawurzel hilft Ihrem Körper, sich besser unterschiedlichen Belastungen anzupassen. Belastbarkeit und Leistungsfähigkeit werden gefördert, Krankheiten schneller überstanden. Nur ausreichend hoch dosierte Arzneimittel sind wirksam. Bei Bluthochdruck Taigawurzel nicht anwenden."

Beispiele für Fertigarzneimittel

Eleu Curarina®

Aufgaben

3.12.1 **Karteikarten zum Lernen: Nehmen Sie für jede Droge eine Karteikarte und beschriften Sie die Vorderseite mit der deutschen Drogenbezeichnung, die Rückseite mit lateinischen Drogenbezeichnungen, Stammpflanze, Familie, makroskopischen Merkmalen und Stichworten zu Inhaltsstoffen, Indikation, Wirkung, Nebenwirkungen, Kontraindikationen, Dosierung, Beispielen für Fertigarzneimittel.**

3.12.2 **Wie wirken Immunstimulantien, bei welchen Erkrankungen werden sie häufig angewendet?**

3.12.3 **Warum dürfen Immunstimulantien nicht über längere Zeit angewendet werden?**

3.12.4 **Was sind Adaptogene?**

3.12.5 **Welche Wirkung hat Misteltee?**

3.12.6 **Welche Sonnenhut-Drogen sind hauptsächlich in Fertigarzneimitteln enthalten?**

3.13 Drogen in Haustees

Kaffee und schwarzen Tee möchte nicht jeder den ganzen Tag über trinken. Dies ist wegen des enthaltenen Coffeins auch nicht sinnvoll. So gibt es den Wunsch nach einem warmen, gut verträglichen und angenehm schmeckenden Tee. Die so genannten „Haustees“ oder „Frühstückstees“ erfüllen diese Anforderungen. Sie enthalten Drogen ohne Coffein, mit keiner oder nur schwacher Wirkung und angenehmem Geschmack. Viele Kräutertees des Lebensmittelhandels enthalten als Einzeldrogen oder Mischungen diese Hausteedrogen, teilweise sind unterschiedliche natürliche oder synthetische Aromen zugesetzt.

Brombeerblätter – DAC
Rubi fruticosi folium
Folia Rubi fruticosi

Rubus fruticosus (nicht fructicosus!) (Echte Brombeere) – Rosaceae (Rosengewächse)

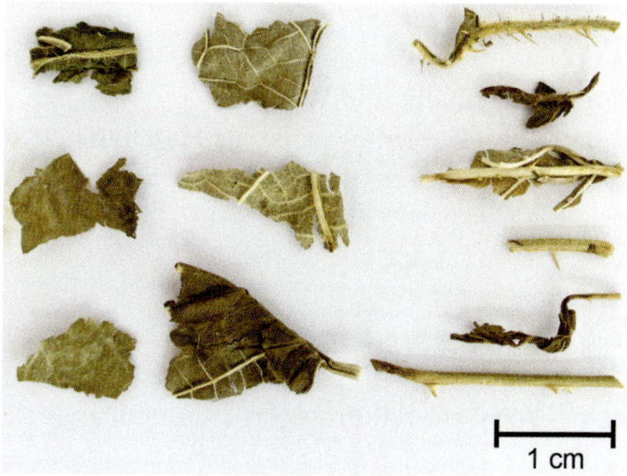

Brombeere ist eine einheimische Kletterpflanze mit meist stacheligen Sprossen, die bis zu 3 m hoch werden kann. Im Herbst reifen blauschwarze Brombeeren, die zu den Sammelsteinfrüchten gehören. Die fruchttragenden Triebe sterben nach der Fruchtreife ab. Die Droge stammt aus Wildsammlung in verschiedenen europäischen Ländern.

Definition der Droge
Brombeerblätter bestehen aus den während der Blütezeit gesammelten und getrockneten Laubblättern.

Makroskopische Merkmale und Eigenschaften
Die Blattstücke sind unregelmäßig, mit dunkelgrüner, wenig behaarter Oberfläche und hellgrüner, mehr oder weniger behaarter Unterseite. Die Mittelrippe und die Teile der Blattstiele tragen unterseits meist zahlreiche harte, weißlich gelbe, leicht zurückgekrümmte Stacheln. Der Geschmack ist zusammenziehend.
Es gibt auch fermentierte Brombeerblätter. Die Blätter sind schwärzlich, der Geschmack ist intensiver und ähnelt dem schwarzen Tee.

Mikroskopische Merkmale
Das Pulver ist graugrün und enthält wenige, aber typische Drüsenhaare mit einem mehrzelligen Stiel und mehrzelligem, dunkel gefärbten Köpfchen. Die Zellen sind meist geschrumpft, Büschelhaare zahlreich vorhanden. In den Blattbruchstücken sind durchscheinend Calciumoxalatdrusen vorhanden, die auch frei im Präparat liegen. Bruchstücke mit der unteren Epidermis in Aufsicht enthalten anomocytische Spaltöffnungen und Abbruchstellen der Büschelhaare.
Abbildungen zu den mikroskopischen Merkmalen siehe DAC.

Verfälschung
Hauptsächlich durch Verwechslung mit Himbeerblättern. Diese haben makroskopisch erkennbar eine starke Behaarung der Blattunterseite. Im mikroskopischen Bild sind viele einzellige, lange, vielfach gewundene und ineinander verflochtene Haare zu sehen.

Hauptinhaltsstoffe
Gerbstoffe, Pflanzensäuren

Anwendungsgebiete und Wirkung
Brombeerblätter werden meist als Haustee getrunken. Wegen ihrer Gerbstoffe wirken sie schwach gegen Durchfall oder leichte Schleimhautentzündungen im Mund- und Rachenraum.

Dosierung
2 Teelöffel Droge werden mit 150 ml siedendem Wasser übergossen und nach 10 Min. abgeseiht. Der Tee wird getrunken oder zum Spülen oder Gurgeln verwendet.
Werden Brombeerblätter gegen Durchfall angewendet, ist die wirksame Tagesdosis 4,5 g Droge.

Hinweise an die Patienten
„Brombeerblätter helfen gegen leichten Durchfall und Entzündungen im Mund- und Rachenraum. Der Tee ist coffeinfrei."

Hagebuttenschalen – Ph. Eur.
Rosae pseudo-fructus
Fructus Cynosbati sine Semine

Verschiedene *Rosa*-Arten –
Rosaceae (Rosengewächse)

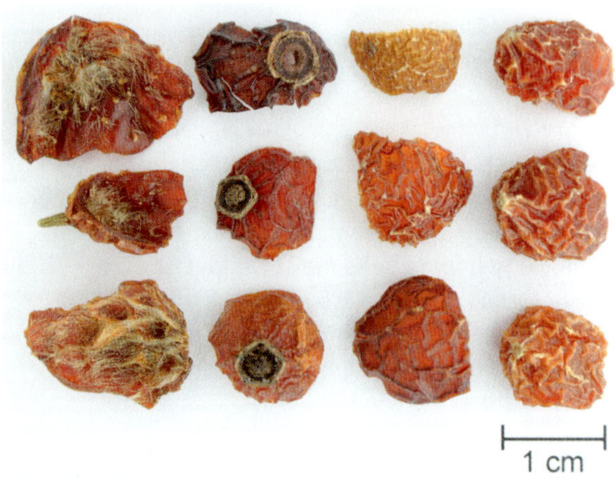

Hagebutten – DAC
Rosae pseudofructus cum fructibus
Fructus Cynosbati cum Semine

Hagebutten sind die Früchte verschiedener einheimischer Heckenrosen, z. B. der Hundsrose – *Rosa canina*. Im Herbst fallen sie an den Sträuchern als leuchtend rote Früchte auf. Die Früchte sind Scheinfrüchte, die Blütenachse wird fleischig und rot und „Achsenbecher" genannt. Er umschließt die „Kerne", die eigentlichen Nussfrüchte. Deswegen ist die neue lateinische Bezeichnung für die Hagebuttenschalen – Rosae pseudo-fructus auch korrekter als die alte lateinische Bezeichnung Fructus Cynosbati sine Semine – Hagebuttenfrüchte ohne Samen. Hagebutten werden im Oktober geerntet. Das Europäische Arzneibuch verwendet nur die Schalen, der DAC die ganzen Früchte. Die Drogen stammen aus Wildsammlungen in Südosteuropa.

Definition der Drogen

Hagebuttenschalen sind die von den Nüsschen befreiten, mit Resten der getrockneten Kelchblätter behafteten Achsenbecher.
Hagebutten sind die reifen, aus Achsenbechern und Früchten bestehenden Scheinfrüchte.

Makroskopische Merkmale und Eigenschaften

Hagebuttenschalen
Die rotbraunen Stücke sind hart, gewölbt, glänzend und gerunzelt, innen mit hellen, steifen Haaren ausgekleidet. Einzelne drei- bis mehrkantige, hellbraune, harte Früchte können vorkommen. Der Geschmack ist süß-sauer.
Hagebutten
Außer den roten Stücken sind hier in großer Anzahl die Früchte enthalten.

Mikroskopische Merkmale

Hagebuttenschalen
Das orangegelbe Pulver enthält zahlreiche Bruchstücke des Achsenbechers, dessen äußere Epidermiszellen mit einer dicken Cuticula versehen sind. Teile des Parenchyms bestehen aus dickwandigen Zellen mit orangefarbenen Chromoplasten, Calciumoxalatdrusen und gelegentlich Calciumoxalatprismen. Bruchstücke der inneren Epidermis enthalten sehr lange, dickwandige, scharf zugespitzte Haare oder Teile davon. Haare und deren Bruchstücke liegen auch frei im Präparat.
Hagebutten
Das rotbraune Pulver hat die Merkmale der Schalen und außerdem Bruchstücke der Früchte. Es sind Teile des reich getüpfelten Steinzellengewebes der Fruchtwand mit einzelnen dünnwandigen Zellen, die Calciumoxalatkristalle enthalten, vorhanden. Die Epidermis besteht aus Zellen, die im Querschnitt rechteckig und nach außen stark verdickt sind.

Hauptinhaltsstoffe

Vitamin C, Fruchtsäuren, Galaktolipide

Anwendungsgebiete und Wirkung

Hagebuttenschalen haben keine nachgewiesene arzneiliche Wirkung. Sie werden wegen ihres Gehalts an Vitamin C zur Vorbeugung oder Behandlung von Erkältungen empfohlen. Der Vitamin C-Gehalt in der Droge nimmt sehr schnell ab, deshalb ist ihre Wirkung unsicher. Für die Galaktolipide wird eine Linderung rheumatischer Beschwerden diskutiert. Wird der Tee in größeren Mengen getrunken, wirken die Fruchtsäuren mild laxierend. Beide Drogen sind dem Lebensmittelbereich zuzuordnen. Sie sind in vielen „roten" Tees neben Hibiscusblüten als Hauptbestandteil enthalten und schmecken gut und erfrischend. In Arzneitees werden sie als Geschmackskorrigens verwendet.

Dosierung
1/2 Teelöffel Droge (2 bis 2,5 g) wird mit 150 ml siedendem Wasser übergossen und nach etwa 10 bis 15 Min. durch ein Teesieb gegeben.

Hinweise an die Patienten
„Hagebuttentee hat keine arzneiliche Wirkung. Er kann als erfrischender Tee getrunken werden.“

Hibiscusblüten – Ph. Eur.
Hibisci sabdariffae flos
Flores Hibisci

Hibiscus sabdariffa (Afrikanische Malve, Roselle) – Malvaceae (Malvengewächse)

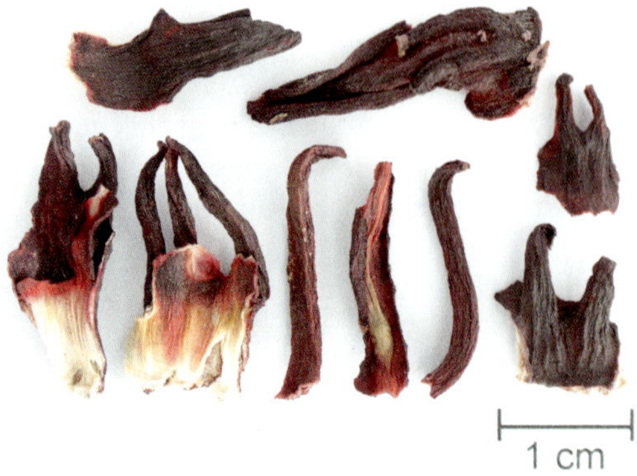

Hinweis: Hibiscusblüten heißen im Lebensmittelhandel häufig „Malventee“.

Die afrikanische Malve ist eine einjährige Pflanze, deren Heimat Asien oder Afrika ist. Die Droge stammt aus Anbau, z. B. im Sudan oder in Ägypten.

Definition der Droge
Hibiscusblüten bestehen aus den während der Fruchtzeit geernteten Kelchen und Außenkelchen. Diese Blütendroge besteht nicht aus Blüten, wie man dem Namen nach erwarten würde, sondern wird erst zur Zeit der Fruchtreife geerntet. Die große Blüte der afrikanischen Malve, den Blüten der Hibiscus-Topfpflanzen ähnlich, hat einen Kelch, der aus einem fünflappigen Innenkelch und einem vielblättrigen Außenkelch besteht. Nach dem Verblühen wird der Kelch rot und fleischig und umschließt die sich bildende Kapsel. Der gesamte fleischige Kelch liefert die Droge „Hibiscusblüten“.

Makroskopische Merkmale und Eigenschaften
Die Kelchstücke sind derb, leicht brüchig, tief dunkelrot bis violett. Die Innenseiten sind teilweise heller rötlich bis braunrötlich. Der Geschmack ist erfrischend säuerlich.

Mikroskopische Merkmale
Das rote bis purpurrote Pulver enthält rote Parenchymbruchstücke mit vielen Calciumoxalatdrusen und einigen Schleimzellen. Die Epidermis der Außenseite der Kelchbruchstücke

besteht aus polygonalen Zellen mit anisocytischen Spaltöffnungen. Außerdem sind zahlreiche Bruchstücke vom Leitgewebe mit Netz- und Spiralgefäßen und Sklerenchymfasern mit breitem Lumen vorhanden. Selten sind typische einzellige, gebogene Deckhaare oder deren Bruchstücke zu finden. Die Pollenkörner sind rund und haben eine stachelige Exine. Abbildungen zu den mikroskopischen Merkmalen siehe Ph. Eur.

Hauptinhaltsstoffe

Fruchtsäuren, z. B. Citronensäure, Ascorbinsäure (Vit. C), Farbstoffe Anthocyane

Anwendungsgebiete und Wirkung

Hibiscusblüten werden als erfrischendes, coffeinfreies Getränk zubereitet. Häufig werden sie mit Hagebuttenschalen kombiniert in roten Tees oder Früchtetees verwendet. Diese schmecken erfrischend und werden heiß oder kalt getrunken. In größeren Mengen getrunken, können die Fruchtsäuren laxierend wirken.

In vielen Tees sind Hibiscusblüten als Schmuckdroge oder Geschmackskorrigens enthalten. Der im Lebensmittelbereich übliche Name „Malventee“ darf nicht mit der Schleimdroge „Malvenblüten“ von *Malva sylvestris* verwechselt werden. Diese eignen sich als reine Schleimdroge nicht für Haustees.

Dosierung

Etwa ein halber Teelöffel fein geschnittener Hibiscusblüten (1,5 g) wird mit 150 ml siedendem Wasser übergossen und nach etwa 10 Minuten durch ein Teesieb gegeben.

Hinweise an die Patienten

„Hibiscusblüten- oder Malventee ist ein erfrischender Tee ohne arzneiliche Wirkung. In größeren Mengen kann der Tee leicht abführend wirken.“

Himbeerblätter – DAC
Rubi idaei folium
Folia Rubi Idaei

Rubus idaeus (Himbeere) – Rosaceae (Rosengewächse)

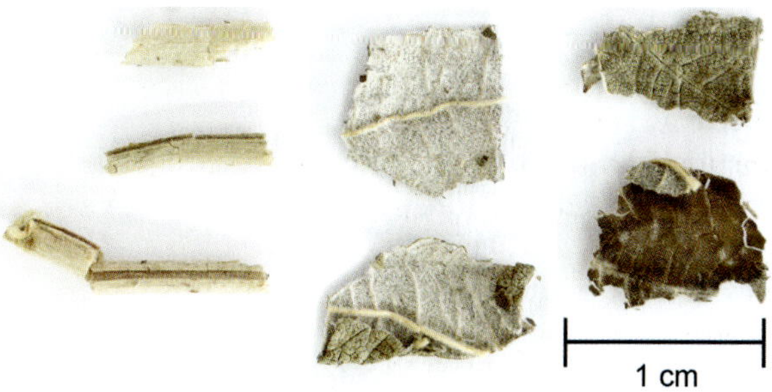

Die Himbeere ist eine 1 bis 2 m hohe Pflanze, die in Europa heimisch ist. Aus dem ausdauernden Wurzelsystem treiben zweijährige Sprosse, die nach der Fruchtreife im 2. Jahr absterben. Die Droge wird aus Mittel- und Osteuropa importiert.

Definition der Droge

Himbeerblätter bestehen aus den im Frühjahr und Frühsommer gesammelten Laubblättern.

Makroskopische Merkmale und Eigenschaften

Die Blattstücke sind auf der Oberseite kaum behaart und dunkel- bis blaugrün. Die Unterseite sieht durch die dichte Behaarung weiß filzig aus. Teile der Blattstiele sind grün, vereinzelt auch rötlich, auf der Oberseite schwach rinnenförmig und haben vereinzelt kleine, gerade Stacheln. Der Geschmack ist schwach zusammenziehend und bitter.

Mikroskopische Merkmale

Das grüne Pulver enthält sehr viele einzellige, gebogene und miteinander verschlungene Haare oder deren Bruchstücke. Blattbruchstücke mit der Blattoberseite in Aufsicht enthalten wenige, derbwandige Deckhaare und keine Spaltöffnungen, die Calciumoxalatdrusen des Mesophylls scheinen durch. Auf der Blattoberseite kommen Drüsenhaare mit zweireihigem Stiel und vielzelligem Köpfchen vor.
Abbildungen zu den mikroskopischen Merkmalen siehe DAC

Verfälschung

Hauptsächlich durch Verwechslung mit Brombeerblättern. Diesen fehlt die starke Behaarung der Blattunterseite. Im mikroskopischen Bild fehlen deshalb die vielen einzelligen, langen, vielfach gewundenen und ineinander verflochtenen Haare.

Hauptinhaltsstoffe

Gerbstoffe, Flavonoide

Anwendungsgebiete und Wirkung

Himbeerblätter sind Bestandteil von Haustees. Es sind auch fermentierte Himbeerblätter im Handel, die im Geschmack dem schwarzen Tee ähnlich sind. In der Volksmedizin wird die Droge wegen des Gerbstoffgehaltes gegen leichte Durchfallerkrankungen und Entzündungen im Mund- und Rachenraum verwendet.
Himbeerblätter sind in Teemischungen verschiedener Indikationen enthalten. Sie haben dort keine arzneiliche Wirkung, sondern sollen mit ihrer starken Behaarung die Entmischung des Tees behindern und dienen so als Stabilisierungsdroge.

Dosierung

2 Teelöffel Himbeerblätter (1,5 g) werden mit 150 ml siedendem Wasser übergossen und nach 5 bis 10 Minuten durch ein Teesieb gegeben.

Hinweise an die Patienten

„Himbeerblättertee können Sie als coffeinfreien Tee trinken. Bei leichten Durchfallerkrankungen oder Entzündungen im Mund- und Rachenraum hat der Tee eine sehr schwache Wirkung."

Rooibostee
Aspalathi linearis herba
Herba Aspalathi linearis

Aspalathus linearis (Rooibos, Rotbusch) –
Fabaceae (Hülsenfrüchtler)

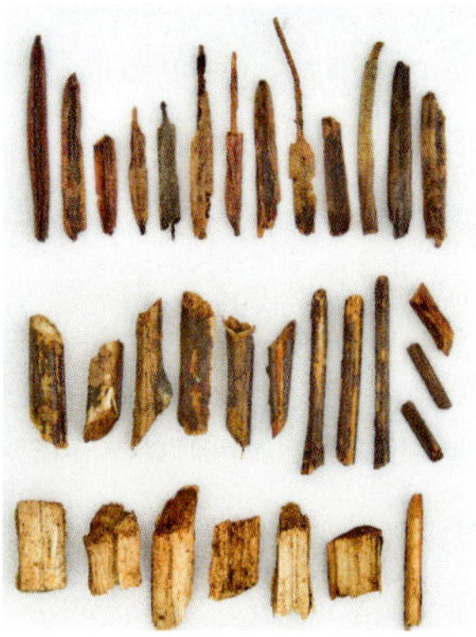

Die Rooibos-Pflanze, auch als Rotbusch bezeichnet, wächst in Südafrika und wird dort auch angebaut. Sie ist eine speziell gezüchtete Kreuzung verschiedener Aspalathusarten. Der Rotbusch ist ein immergrüner, stark verzweigter, buschiger Strauch, der unserem heimischen Ginster ähnelt. Geerntet werden die Zweige mit den nadelförmigen Blättern. Diese werden zerkleinert, gequetscht, angefeuchtet und anschließend fermentiert. Dabei entstehen die rote Farbe und das Aroma. Rooibostee wird u. a. auch als „Rotbuschtee“ oder „Massai-Tee“ angeboten, häufig mit Zusatz von natürlichen oder synthetischen Aromen.

Definition der Droge
Rooibostee besteht aus den fermentierten Blättern und Stängeln der Pflanze.

Wichtige Inhaltsstoffe
Flavonoide, Gerbstoffe (weniger als in schwarzem Tee), wenig ätherisches Öl.
Es ist kein Coffein enthalten.

Anwendungsgebiete und Wirkung
Rooibostee dient als coffeinfreier, angenehm schmeckender Tee. In Südafrika wird er von der einheimischen Bevölkerung auch als Arzneitee verwendet, z. B. gegen krampfartige Magen-Darm-Beschwerden bei Kindern, gegen Schlafstörungen oder äußerlich gegen Entzündungen der Haut. Diese Wirkungen sind bisher wissenschaftlich nicht ausreichend belegt. So gilt Rooibostee in Deutschland als reiner Haustee.

Dosierung
1 Teelöffel (2 g) Rooibostee wird mit 150 ml siedendem Wasser übergossen und nach einigen Minuten abgeseiht. Der Tee kann auch kalt, allein oder mit Fruchtsäften gemischt, genossen werden.

Hinweise an die Patienten
„Rooibostee können Sie als coffeinfreien Tee trinken. Die arzneilichen Wirkungen, die ihm teilweise zugeschrieben werden, sind wissenschaftlich nicht belegt.“

Haustee

Himbeerblätter	15,0 g
Brombeerblätter	15,0 g
Hagebuttenschalen	10,0 g
Hibiscusblüten	10,0 g
Bittere Orangenschale	10,0 g

Zubereitung
2 bis 3 Teelöffel Teemischung werden mit 250 ml siedendem Wasser übergossen und nach etwa 10 Minuten durch ein Teesieb gegeben. Nach Geschmack süßen. Der Tee schmeckt heiß oder kalt.

Aufgaben

3.13.1 Karteikarten zum Lernen: Nehmen Sie für jede Droge eine Karteikarte und beschriften Sie die Vorderseite mit der deutschen Drogenbezeichnung, die Rückseite mit lateinischen Drogenbezeichnungen, Stammpflanze, Familie, makroskopischen Merkmalen und Stichworten zu Inhaltsstoffen, Indikation, Wirkung.

3.13.2 Stellen Sie einen Haustee zusammen.

3.14 Schmuckdrogen, Geschmacks- und Geruchskorrigentien

Drogen, die schön aussehen, werden klassischen Teemischungen gern zugesetzt. Sie haben selbst nur eine schwache Wirkung, machen aber eine Mischung attraktiver. Drogen, die den schlechten Geschmack anderer Drogen überdecken oder der Teemischung überhaupt erst einen Geschmack geben, sind beinahe noch wichtiger. Die Zeiten, in denen eine gute Arznei bitter und schlecht schmecken musste, sind vorbei. Das wichtigste Geschmackskorrigens sind die Pfefferminzblätter. Sie überdecken fast jeden schlechten Geschmack und Geruch, sogar den des Baldrians. Andere Drogen mit ätherischen Ölen, wie Anis, Fenchel Koriander und bittere Orangenschale, die Saponindroge Süßholzwurzel, die Fruchtsäuren enthaltenden Drogen Hagebuttenschalen und Hibiscusblüten eignen sich als Geschmackskorrigentien.

Kornblumenblüten – DAC
Cyani flos
Flores Cyani

Centaurea cyanus (Kornblume) – Asteraceae (Korbblütler)

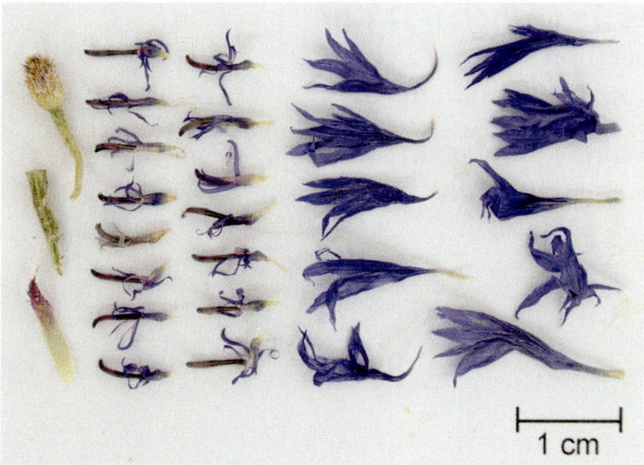

Die Kornblume stammt aus dem Mittelmeerraum, ist jedoch in Europa weit verbreitet. Sie wächst als Ackerwildkraut zusammen mit dem Klatschmohn an den Rändern der Getreidefelder, dort, wo Unkrautvernichtungsmittel nicht verwendet werden. Ab Juni blüht sie mit leuchtend blauen Blüten, die Droge stammt aus Kulturen.

Definition der Droge
Kornblumenblüten bestehen aus den vom Blütenboden und Hüllkelch abgetrennten Strahlenblüten und in geringem Maß auch aus den meistens vom Fruchtknoten abgetrennten Röhrenblüten.

Makroskopische Merkmale und Eigenschaften
Die Blüten sind intensiv blau gefärbt. Die Strahlenblüten sind röhrenförmig und teilen sich an der Spitze in mehrere Lappen. Die Röhrenblüten sind im unteren Teil schmal, ungefärbt und laufen in fünf lineare Zipfel aus. Die Staubgefäße sind zu einer Röhre verwachsen, der Fruchtknoten hat einen haarigen Pappus.

Verwendung
Nur als Schmuckdroge in Teemischungen. Die leuchtend blaue Farbe der Kornblumenblüten bleibt bei sachgerechter Trocknung erhalten.

Rotes Sandelholz – DAC
Santali rubri lignum
Lignum Santali rubrum

Pterocarpus santalinus (Sandelbaum) – Fabaceae (Hülsenfrüchtler)

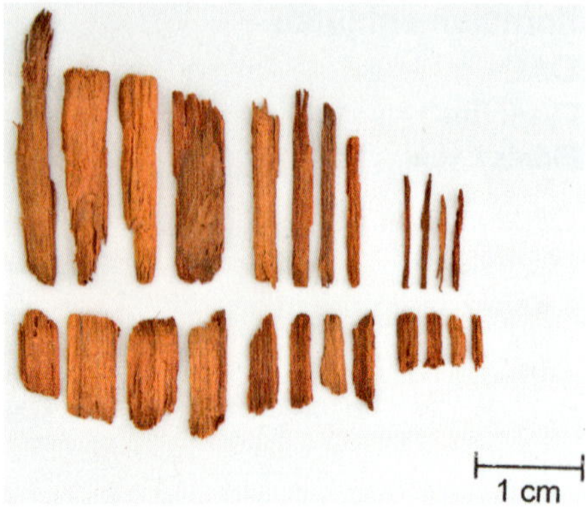

Der bis zu 7 m hohe Sandelbaum wächst in Indien, auf Sri Lanka und den Philippinen. Die Droge darf nur aus Kulturen stammen, der Baum steht unter Naturschutz.

Definition der Droge
Rotes Sandelholz besteht aus dem von der Rinde und dem weißlichen Splint befreiten Kernholz.

Makroskopische Merkmale und Eigenschaften
Die Holzstücke sind hart, braunrot und können in Längsrichtung leicht gespalten werden. Auf der Oberfläche sind seidig glänzende Fasern vorhanden. Die Wasserleitungsbahnen sind im Querschnitt als Punkte oder Löcher, im Längsschnitt als Rinnen zu erkennen. Die Droge hat einen schwachen Geruch.

Verwendung
Nur als Schmuckdroge in Teemischungen.
Hinweis: Das weiße Sandelholz stammt von einer anderen Pflanze, *Santalum album*. Das Holz enthält ein duftendes ätherisches Öl, das in der Parfümindustrie verwendet wird.

Tabelle: Drogen nach Inhaltsstoffgruppen

Mehrfachnennungen sind dadurch bedingt, dass eine Droge mehrere wirksame Gruppen Inhaltsstoffe enthält.

Inhaltsstoffgruppe	Droge	Wirkung
Ätherische Öle	Angelikawurzel	appetitanregend, verdauungsfördernd
	Anis	spasmolytisch, carminativ, expektorierend
	Bitterorangenschale	appetitanregend, verdauungsfördernd
	Campher	durchblutungsfördernd, sekretolytisch
	Curcumawurzelstock	cholagog
	Fenchel, bitterer	spasmolytisch, carminativ, expektorierend
	Fichtennadelöl	expektorierend
	Gewürznelken	antimikrobiell, lokalanästhetisch
	Hopfenzapfen	sedativ, appetitanregend
	Ingwerwurzelstock	appetitanregend, verdauungsfördernd, antiemetisch
	Javanische Gelbwurz	cholagog
	Kalmuswurzelstock	appetitanregend, verdauungsfördernd
	Kamillenblüten	antiphlogistisch, spasmolytisch, antimikrobiell
	Koriander	appetitanregend, spasmolytisch, carminativ
	Kiefernnadelöl	expektorierend
	Kümmel	spasmolytisch
	Latschenkiefernöl	expektorierend
	Lavendelblüten	sedativ, entspannend
	Liebstöckelwurzel	aquaretisch, appetitanregend
	Melissenblätter	sedativ, antiviral

Inhaltsstoffgruppe	Droge	Wirkung
	Myrrhe	adstringierend, desinfizierend, antiphlogistisch
	Pfefferminzblätter	spasmolytisch, cholagog
	Rosmarinblätter	appetitanregend, spasmolytisch, durchblutungsfördernd
	Salbeiblätter	antiphlogistisch, desinfizierend, schweißhemmend
	Salbei, Dreilappiger	antiphlogistisch, desinfizierend
	Schafgarbenkraut	antiphlogistisch, spasmolytisch
	Teebaumöl	antiphlogistisch, desinfizierend
	Thymian	expektorierend, bronchospasmolytisch
	Wacholderbeeren	aquaretisch, verdauungsfördernd
	Wermutkraut	appetitanregend, verdauungsfördernd
	Zimtrinde	appetitanregend, verdauungsfördernd
Alkaloide	Cayennepfeffer	hautreizend, durchblutungsfördernd
	Chinarinde	appetitanregend, gegen Malaria, Herzrhythmusstörungen
	Ipecacuanhawurzel	expektorierend, emetisch
	Mateblätter	anregend
	Opium	narko-analgetisch, obstipierend
	Teeblätter, schwarze	anregend, antidiarrhoisch
Anthranoide	Cascararinde	laxierend
	Curaçao-Aloe	laxierend
	Faulbaumrinde	laxierend
	Kap-Aloe	laxierend
	Rhabarberwurzel	laxierend
	Sennesblätter	laxierend
	Sennesfrüchte, Alexandriner	laxierend
	Sennesfrüchte, Tinnevelly	laxierend
Bitterstoffe	Angelikawurzel	appetitanregend, verdauungsfördernd
	Artischockenblätter	appetitanregend, cholagog, cholesterinsenkend, leberschützend

Inhaltsstoffgruppe	Droge	Wirkung
	Bitterorangenschale	appetitanregend, verdauungsfördernd
	Condurangorinde	appetitanregend, verdauungsfördernd
	Enzianwurzel	appetitanregend, verdauungsfördernd
	Hopfenzapfen	sedativ, appetitanregend
	Kalmuswurzelstock	appetitanregend, verdauungsfördernd
	Löwenzahnkraut mit Wurzel	appetitanregend, cholagog, aquaretisch
	Tausendgüldenkraut	appetitanregend, verdauungsfördernd
	Teufelskrallenwurzel	analgetisch, antiphlogistisch
	Wermutkraut	appetitanregend, verdauungsfördernd
Flavonoide	Birkenblätter	aquaretisch
	Bohnenschalen	aquaretisch
	Brennnesselblätter, -kraut	aquaretisch
	Ginkgoblätter	antidementiv
	Goldrutenkraut, Echtes Goldrutenkraut	aquaretisch
	Hauhechelwurzel	aquaretisch
	Holunderblüten	diaphoretisch
	Kamillenblüten	spasmolytisch, antiphlogistisch, antimikrobiell
	Katzenpfötchen/ Ruhrkrautblüten	cholagog
	Lindenblüten	antitussiv, diaphoretisch
	Mädesüßblüten/ -kraut	diaphoretisch
	Mariendistelfrüchte	leberschützend
	Orthosiphonblätter	aquaretisch
	Passionsblumenkraut	sedativ
	Rosskastaniensamen	venentonisierend
	Rotes Weinlaub	venentonisierend
	Schachtelhalmkraut	aquaretisch
	Schafgarbenkraut	antiphlogistisch, spasmolytisch
	Weißdornblätter mit Blüten	positiv inotrop

Inhaltsstoffgruppe	Droge	Wirkung
Gerbstoffe	Brombeerblätter	antidiarrhoisch
	Eichenrinde	antiphlogistisch, adstringierend
	Frauenmantelkraut	antidiarrhoisch
	Hamamelisblätter/ -rinde	adstringierend, antiphlogistisch
	Heidelbeeren	antidiarrhoisch
	Himbeerblätter	antidiarrhoisch
	Melissenblätter	sedativ, antiviral
	Pfefferminzblätter	spasmolytisch, cholagog
	Ratanhiawurzel	adstringierend
	Tannin	antidiarrhoisch
	Teeblätter, schwarze	antidiarrhoisch, anregend
	Tormentillwurzelstock	antidiarrhoisch
Kohlenhydrate	Eibischwurzel/ -blätter	antitussiv
	Flohsamen	laxierend
	Flohsamen, indische	laxierend
	Flohsamenschalen, indische	laxierend
	Huflattichblätter	antitussiv
	Isländisches Moos	antitussiv
	Königskerzenblüten/ Wollblumen	antitussiv, expektorierend
	Leinsamen	laxierend
	Lindenblüten	antitussiv, diaphoretisch
	Malvenblüten/ – blätter	antitussiv
	Queckenwurzelstock	aquaretisch
	Spitzwegerichblätter/ -kraut	antitussiv
Saponine	Efeublätter	expektorierend, bronchospasmolytisch
	Ginsengwurzel	adaptogen
	Goldrutenkraut, Echtes Goldrutenkraut	aquaretisch
	Königskerzenblüten/ Wollblumen	expektorierend, antitussiv
	Primelwurzel	expektorierend
	Ringelblumenblüten	antiphlogistisch
	Rosskastaniensamen	venentonisierend
	Süßholzwurzel	expektorierend, antiphlogistisch

Inhaltsstoffgruppe	Droge	Wirkung
Steroide	Brennnesselwurzel	blasenfunktionsstärkend
	Digitalis-purpurea-Blätter	positiv inotrop
	Digitalis-lanata-Blätter	positiv inotrop
	Kürbissamen	blasenfunktionsstärkend
	Sägepalmenfrüchte	blasenfunktionsstärkend
	Uzarawurzel	peristaltikhemmend, spasmolytisch
Diverse Inhaltsstoffe	Arnikablüten	antiphlogistisch
	Bärentraubenblätter	harndesinfizierend
	Baldrianwurzel	sedativ, spasmolytisch
	Beinwellwurzel	antiphlogistisch
	Johanniskraut	antidepressiv
	Knoblauchpulver	antiarteriosklerotisch
	Mistelkraut	immunmodulierend
	Mönchspfefferfrüchte	zyklusnormalisierend
	Pelargoniumwurzel	expektorierend, antiviral, antibakteriell
	Rizinusöl	laxierend
	Sonnenhut-Arten	immunstimulierend
	Taigawurzel	adaptogen
	Traubensilberkerzenrhizom	zyklusnormalisierend, gegen klimakterische Beschwerden
	Weidenrinde	analgetisch, antiphlogistisch, antipyretisch

Lösungen der Aufgaben

Botanik

Zytologie

Z 1. Zellenlehre

Z 2. A 2, B 3, C 1

Z 3. Tüpfel richtig, Inkrusten falsch – muss Akkrusten heißen, Akkrusten falsch – muss Inkrusten heißen, Vakuolen richtig.

Z 4. Vergleichen Sie mit Abb. 2.2-5

Z 5. Merkmale der Stärkekörner: Größe, Form, Spalten, Trockenrisse, Schichtungslinien, Lage des Bildungszentrums

Histologie

H 1. Gewebelehre, Bildungsgewebe, die Produktion von Zellen, Bildungsgewebe, Leitbündelkambium oder Korkkambium

H 2. Dauergewebe sind nicht teilungsaktiv, Zellen sind ausdifferenziert, lebend oder tot, verschiedenen Funktionen.
Einteilung nach der Funktion in Grundgewebe, Abschlussgewebe, Leitgewebe, Festigungsgewebe, Ausscheidungsgewebe.

H 3. Zellzwischenräume, dienen der Durchlüftung oder Speicherung

H 4. Parenchym; Zellen meist isodiametrisch, lebend, schwach verdickte Zellwände, große Vakuolen, Interzellularen.

H 5. eine Einzelzelle im Grundgewebe mit besonderer Form und Funktion.

H 6. Epidermis einschichtig, ohne Interzellularen, Zellwände nach außen verdickt, von Cuticula überzogen, wasserabweisend und gasundurchlässig. Abschlussschicht aller grünen Pflanzenteile.

H 7. A 4, B 3, C 1, D 2

H 8. Einteilung nach Aufbau und Funktion, einzellig-mehrzellig, verzweigt- unverzweigt, tote Haare-Deckhaare, lebende Haare-Drüsenhaare

H 9. ein- bis mehrzelliger Stiel mit einem ein- bis mehrzelligen Köpfchen aus Drüsenzellen; das Exkret wird durch die Zellwand abgegeben, dadurch hebt sich die Cuticula ab; es bildet sich ein Subcuticularraum.

H 10. Rosen haben Stacheln. Emergenzen aus Epidermiszellen und darunter liegendem Gewebe, leicht zu entfernen.

H 11. a) Rhizodermis: äußere Schicht der Wurzel in der Wurzelhaarzone. Aufnahme von Wasser und gelösten Salzen.
b) Endodermis: Innere Schicht des Rindenparenchyms der primären Wurzel. Reguliert die Wasser- und Salzaufnahme zum Leitgewebe hin.

H 12. Periderm, drei, Korkkambium (Phellogen), Kork (Phellem), Kork, Gase und Wasser, Korkrinde (Phelloderm), Rindenparenchymzellen.

H 13. Lentizellen, Gasaustausch, Wasserdampfabgabe.

H 14. Borke ist die äußere Schicht von Ästen und Stämmen und besteht aus den abgestorbenen Gewebeschichten außerhalb des funktionsfähigen Periderms.

H 15. röhrenförmigen, Holzteil, Wasser und gelösten Salzen, Tracheen oder Tracheiden oder Gefäße, verholzt, Unterdruck, Ring-, Schrauben-, Netz-, Tüpfelgefäße, Siebröhren, Siebteil, Stoffwechselprodukte, Siebteil und Holzteil, Blattadern oder Nervatur.

H 16. geschlossen kollateral: Siebteil und Holzteil liegen nebeneinander und haben eine gemeinsame Seite; offen kollateral: Sieb- und Holzteil liegen nebeneinander, sind durch ein Kambium voneinander getrennt, radial: Der Holzteil liegt in der Mitte und bildet mehrere Arme, zwischen denen die Siebteile liegen. Geschlossen und offen kollateral im Spross, radial in der Wurzel.

H 17. Kollenchym, lebende Zellen, Zellwände nur stellenweise mit Cellulose verdickt, Ecken- und Plattenkollenchym.

H 18. Sklerenchym, Zellen tot, Zellwände allseitig verdickt und verholzt, Steinzellen (Sklereiden) und Sklerenchymfasern.

H 19. Asteraceen-Drüsenschuppe: 2 Reihen von Zellen übereinander gestapelt, die unteren sind Stielzellen, die weiteren Drüsenzellen, die äth. Öl durch die Zellwand abgeben. Dadurch wird die Cuticula angehoben, es bildet sich ein mit Öl gefüllter Subcuticularraum. Lamiaceen-Drüsenschuppe: Eine große Stielzelle, auf der alle Drüsenzellen in einer Ebene sitzen.

H 20. Lysigener Ölbehälter entsteht durch Auflösung der Drüsenzellen. Beispiel: Zitrusfrüchte. Schizogener Ölbehälter entsteht durch Auseinanderweichen der Drüsenzellen, die die Begrenzung des Ölraumes bilden. Beispiel: Fenchel, Anis, Kümmel.

Morphologie

M 1. Kormus, Stängel, Blatt, Wurzel, Wasser, Salzen, Licht, Internodien, Achselknospe, Seitenzweig.

M 2. A) richtig, B) falsch (Leitbündel auf einer Kreislinie), C) richtig, D) falsch (nach innen Holz), E) falsch (keine Bastfasern), F) richtig, G) richtig.

M 3. a) axillär; b) Monopodium: Hauptachse vorherrschend, Seitenzweige untergeordnet; Sympodium: Hauptachse stellt Wachstum ein, Seitenzweige setzen das Wachstum fort.

M 4. Kraut botanisch: grüne Pflanzen, ein- bis zweijährig; Krautdroge: oberirdische Teile der Pflanze zur Zeit der Blüte; Küchenkraut: Pflanzenteile zum Würzen, unabhängig vom verwendeten Pflanzenteil.

M 5. Kräuter sind ein- bis zweijährig, Stauden mehrjährig bis ausdauernd, weil sie unterirdische Überwinterungsorgane haben. Halbsträucher sind bodennah verholzt und haben krautige Sommertriebe, die zum Winter zurückfrieren, Sträucher sind insgesamt verholzt. Sträucher verzweigen sich basal, Bäume bilden einen Stamm, später Kronenbildung durch Verzweigung.

M 6. Photosynthese, Gasaustausch, Wasserdampfabgabe (Transpiration)

M 7. Blattspreite, Blattstiel, Blattgrund, Nervatur.

M 8. Keimblätter, Primär- oder Jugendblätter, Alters- oder Folgeblätter, Hochblätter.

M 9. Blattdimorphismus: verschieden geformte Laubblätter an einer Pflanze;
Anisophyllie: verschieden große Blätter an einem Knoten.

M 10. ....., dass einfache Blätter keine tiefen Einschnitte der Blattspreite haben. .... mehreren einzelnen Fiederblättern, die an der Blattspindel sitzen.

M 11. Bifaziales Blatt von oben nach unten: Obere Epidermis mit Cuticula, Palisadenparenchym, Schwammparenchym, untere Epidermis mit Spaltöffnungen und Cuticula. Äquifaziales Blatt: Spaltöffnungen an Blattober- und Blattunterseite, ein weiteres Palisadenparenchym zur Blattunterseite hin.

M 12. Verankerung der Pflanze im Boden, Wasser- und Salzaufnahme, Speicherung.

M 13. Von außen nach innen: Rhizodermis mit Wurzelhaaren, Exodermis schon angelegt, Rindenparenchym, Endodermis, Zentralzylinder mit Perizykel und radialem Leitbündel.

M 14. Von außen nach innen: Periderm, Bast, Kambiumring, Holz.

M 15. Pflanzen wandeln ihre Pflanzenorgane um, um sich an die Bedingungen ihres Lebensraumes anzupassen.

M 16. Rhizom, Erdspross; Sprossmetamorphose, unterirdisch wachsender, häufig verdickter Sprossabschnitt, der als Speicherorgan zur Überwinterung dient.

M 17. Kelchblätter, Kronblätter, Staubblätter, Fruchtblätter (Stempel).

M 18. Androeceum, männlichen, Staubfaden, Staubbeutel (Anthere), Staubbeutelfächer (Theken), Pollenkörnern, vier.

M 19. Form, Größe; Struktur der Exine; Anzahl, Form und Anordnung der Keimstellen.

M 20. Gynoeceum, weiblichen, Stempel, Narbe, Griffel, Fruchtknoten, Samenanlagen, Eizellen.

M 21. Eingeschlechtliche Blüten tragen entweder Staubblätter oder Fruchtblätter. Monözische Pflanzen sind einhäusig, sie tragen männliche und weibliche Blüten.
Diözische Pflanzen sind zweihäusig; es gibt eine weibliche Pflanze mit weiblichen Blüten und eine männliche Pflanze mit männlichen Blüten.

M 22. Ein Blütenstand besteht aus mehreren Einzelblüten, die sich meist an der Sprossspitze sammeln, die übrigen Bereiche der Pflanze tragen keine
Blüten. Die Blütenstände werden nach der Art ihrer Verzweigung eingeteilt in racemöse und zymöse Infloreszenzen.

M 23. Eine Frucht ist aus der Fruchtwand (Perikarp) und einem oder mehreren Samen aufgebaut.
Blüte, Fruchtwand, Exokarp, Mesokarp, Endokarp, Samen, Samenschale, Nährgewebe, Embryo.

M 24. Einteilung nach der Öffnungsweise in Schließfrüchte und Spring-, Streufrüchte.

M 25. 1) C, E; 2) H, E; 3) B, E; 4) K, E; 5) D, F; 6) G, F; 7) A, F; 8) I, F.

M 26. Aus einer Blüte mit vielen Stempeln.

M 27. An der Bildung der Frucht ist nicht nur der Fruchtknoten beteiligt, sondern auch die Blütenachse.

M 28. Ein Fruchtstand sieht aus wie eine Einzelfrucht, entsteht aber aus den vielen Blüten eines Blütenstandes unter Beteiligung der Blütenstandsachse und der Hochblätter.

Systematik

S 1. Die wissenschaftliche Bezeichnung einer Pflanze besteht aus zwei Wörtern: Gattungsname und Epitheton. Diese Bezeichnung ist international gültig.

S 2. Die Systematik erstellt eine Übersicht des Pflanzenreiches, in der die Pflanzen nach ihrer Verwandtschaft eingeordnet sind. Diese Übersicht ist das natürliche System.

S 3. Die Stammpflanze ist die Pflanze, von der eine Droge gewonnen werden darf. Das Arzneibuch nennt die Stammpflanze zu einer Droge in der jeweiligen Monographie.

Drogenkunde

1 Allgemeines

1.1 **Droge: getrocknete Pflanzen oder Pflanzenteile oder illegale Suchtmittel; Drogenkunde ist die Wissenschaft von den Drogen; Pharmakognosie ist die Lehre der biogenen Arzneimittel; Phytopharmakon ist ein pflanzliches Fertigarzneimittel, das einen oder mehrere Extrakte oder gepulverte Droge enthält; Phytotherapie ist die Heilbehandlung mit pflanzlichen Arzneimitteln.**

1.2 **Ja, es ist ein Phytopharmakon, weil es einen Extrakt aus einer Pflanze enthält. Dieser setzt sich aus vielen Einzelsubstanzen zusammen und repräsentiert die Pflanze.**

1.3 **Die gewünschten Inhaltsstoffe verteilen sich nicht auf die ganze Pflanze, sondern meist nur auf bestimmte Teile, die deswegen verwendet werden. Beispiele s. S. 100.**

1.4 **Kräuter geschnittten, Sieb 4000; Wurzeldrogen geschnitten, Sieb 2800.**

1.5 **Beim Anbau ist eine Optimierung der Bedingungen möglich, z. B. Düngung, Bewässerung, Einsatz von Pestiziden, Auswahl des Saatgutes, keine Verwechslungen.**

1.6 **Trocken, vor Licht geschützt, dicht verschlossen.**

1.7 **Drogenmonographien**

A. Titel ist die deutsche, Untertitel die neue lateinische Drogenbezeichnung.
B. Stammpflanze ist die Pflanze, von der die Droge gewonnen werden darf. Sie wird im Arzneibuch mit ihrer wissenschaftlichen Bezeichnung eindeutig benannt.
C. Geruch und Geschmack unterstützen die Identifizierung einer Droge. Verderb kann z. B. an Schimmelgeruch, ranzigem Geruch oder Verlust des Geruchs bemerkt werden.
D. Fremde Bestandteile sind Pflanzenteile, die nicht in eine Droge gehören. Dies können Teile der Stammpflanze sein, die in der Droge nicht erlaubt sind oder Teile fremder Pflanzen.
E. Kleine braune Käfer, Verklumpungen, Fraßlöcher, viel Pulveranteil.

1.8 **Die klassische Teemischung ist individuell, sie kann nach den Wünschen des Kunden zusammengestellt werden. Nachteile: Entmischung, ungenaue Dosierung, schlechte Extraktion, aufwendige Zubereitung.**

1.9 **Filterbeutel sind nicht individuell, aber schnell zuzubereiten, die Dosis stimmt, keine Entmischung, die Extraktion ist gut und sie sind preiswert.**

1.10 **Granulat-Tees und Sprühextrakt-Tees.**

1.11 Granulate und Sprühextrakte sind schnell zuzubereiten, haben gleichmäßige Zusammensetzung. Sprühextrakte haben einen hohen Wirkstoffgehalt, ätherische Öle sind mikroverkapselt, Nachteil ist die Hygroskopizität. Granulate schmecken gut, haben aber einen relativ geringen Wirkstoffgehalt und sind, wenn Zucker als Granulatbasis verwendet wird, kariogen. Diabetiker müssen den Zuckergehalt beachten.

1.12 Der Hauptmassenanteil soll aus wirksamen Drogen bestehen, die zu der Indikation passen, max. 7 Bestandteile, zu denen auch Geschmacks- und Geruchskorrigentien und Schmuckdrogen gehören.

1.13 Der Tee ist falsch zusammengesetzt: Enzianwurzel darf nur maximal 15 % enthalten sein, Koriander als sonstiger Bestandteil nur maximal 5 %.

1.14 In den Standardzulassungen oder im NRF – Neues Rezeptur-Formularium.

1.15 Ein Aufguss wird hergestellt, indem man die Droge mit kochendem Wasser übergießt, ziehen lässt und dann abseiht. Eine Abkochung wird hergestellt, indem man die Droge mit kaltem Wasser ansetzt, evtl. quellen lässt, dann aufkocht, die angegebene Zeit kochen lässt und dann abseiht. Ein Kaltauszug wird hergestellt, indem man die Droge mit kaltem Wasser übergießt, die angegebene Zeit stehen lässt, dann abseiht und zum Trinken erwärmt.

1.16 Arzneimittel

1.17 HMPC: Committee on Herbal Medicinal Products; der Ausschuss für pflanzliche Arzneimittel bei der europäischen Zulassungsbehörde bewertet Drogen und erstellt Monographien zu z. B. Indikation und Dosierung.

1.18 Ein Phytopharmakon der rationalen Phytotherapie hat eine von Kommissionen anerkannte oder nachgewiesene Wirksamkeit. Mit dem Phytopharmakon sind Studien durchgeführt worden, es hat eine Zulassung nach AMG.

1.19 Das Phytopharmakon hat eine Registrierungsnummer, es enthält einen Pflichttext: „Das Arzneimittel ist ein traditionelles Arzneimittel,.......“. Im Unterschied zur normalen Zulassung muss die Wirksamkeit nicht nachgewiesen, sondern nur plausibel sein aufgrund langjähriger Anwendung der Droge in der Volksmedizin.

1.20 Medizinprodukte wirken auf physikalischem Weg. Es ist das „CE-Zeichen“ aufgedruckt.

1.21

	Lebensmitteltee	**Arzneitee**
Indikation	Nein	Ja
Filterbeutel in Schutzfolie	Nicht notwendig	Ja
Arzneibuchqualität	Nein	Ja

1.22 Nahrungsergänzungmittel gehören zu den Lebensmitteln. Es dürfen keine Anwendungsgebiete aufgeführt sein. NEM kommen einzeldosiert in Form von Tabletten, Brausetabletten usw. in den Handel.

1.23 Die Extraktqualität wird bestimmt durch: Qualität des Saatgutes, Anbau, Ernte, Extraktionsmittel, Herstellungsverfahren des Extraktes.

1.24 Eingestellte Extrakte, Quantifizierte Extrakte, Andere Extrakte

1.25 Weil das Droge-Extrakt-Verhältnis nicht angegeben ist, kann die Menge Droge pro Dragee nicht ermittelt werden. Damit ist eine Aussage, ob dieses Arzneimittel den Anforderungen der Monographien entspricht, nicht möglich.

1.26 Es fehlen Studien zur Unbedenklichkeit der Drogen bei Kindern unter 12 Jahren.

1.27 Ein Austausch von Phytopharmaka ist nur möglich, wenn die enthaltenen Extrakte identisch sind. Weil das Herstellungsverfahren für die Extrakte nur der Hersteller kennt, sind Extrakte im Prinzip nicht austauschbar.

2 Inhaltsstoffgruppen

2.1 Kohlenhydrate, Fette, Eiweiße. Sie sind für Wachstum und Entwicklung der Pflanzen notwendig.

2.2 Sekundärstoffwechsel, artspezifisch, Flavonoide, Alkaloide, ätherische Öle.

2.3 Nichtzuckeranteil, Aglykon, -genin, Zuckern. Wasser, lipophil, Vakuole, Nichtzuckeranteil.

2.4 Kohlenhydrate sind Zucker, zuckerähnliche Verbindungen und deren Polymere. Einteilung in Mono-, Oligo- und Polysaccharide. Sie sind Energielieferanten, Zellwandbausteine, Bestandteil von Glykosiden.

2.5 Vervollständigen Sie die Tabelle:

Bezeichnung	andere Namen	Einteilung	Aufbau	Verwendung
Glucose	Traubenzucker, Dextrose	Monosaccharid	Einfachzucker	Energielieferant, parenterale Ernährung, Durchfall, Hypoglykämie
Fructose	Fruchtzucker	Monosaccharid	Einfachzucker	Energielieferant
Mannitol	Mannit	Monosaccharid	Zuckeralkohol	Osmotisches Laxans, Kapselfüllmasse

Bezeichnung	andere Namen	Einteilung	Aufbau	Verwendung
Lactose	Milchzucker	Disaccharid	Glucose-Galactose-Molekül	Osmotisches Laxans, Hilfsstoff
Saccharose	Haushaltszucker, Kristallzucker, Rübenzucker, Rohrzucker, Sucrose	Disaccharid	Glucose-Fructose-Molekül	Energielieferant, Hilfsstoff

2.6 Homopolysaccharide sind aus einer Zuckerart als Baustein aufgebaut, Heteropolysaccharide aus verschiedenen Zuckerarten und Zuckersäuren.

2.7 Stärke ist ein Glucosepolymer und besteht aus zwei verschiedenen Polysacchariden: Amylose, Amylopektin. Stärke ist in kaltem Wasser unlöslich, beim Erhitzen in Wasser verkleistert sie. Sie dient als Hilfsstoff bei der Tablettenherstellung, als Pudergrundlage und zum Nachweis von Jod.

2.8 Vier Stärken s. S. 129.

2.9 Cellulose ist ein Homopolysaccharid, dessen Glucosebausteine ß-glykosidisch verknüpft sind. Sie bildet fadenförmige Moleküle, ist in Wasser nicht löslich und quillt kaum.

2.10 Baumwolle besteht zum großen Teil aus Cellulose; Cellulose ist wichtiger Ballaststoff in der Ernährung.

2.11 Heteropolysacchariden, Wundverschluss, Wasserspeicher, Kohlenhydratreserve, Mucilago, Mucilaginosa, lokal, Magen-Darm-Trakt.

2.12 Bei Verstopfung als Quellstofflaxans, reizlindernd bei Entzündungen im Magen-Darm-Trakt und trockenem Reizhusten, Hilfsstoff in der Galenik

2.13 Ätherische Öle sind flüssige, flüchtige, lipophile Substanzgemische mit charakteristischem Geruch. Harze sind lipophile, feste, amorphe Substanzgemische. Balsame bestehen aus in ätherischem Öl gelösten Harzen. Gummiharze sind Gemische aus lipophilen Harzen und hydrophilen Gummen.

2.14 ..., weil das Arzneibuch nur natürliche Öle zulässt, am Markt aber viele synthetische oder gestreckte Öle angeboten werden, deren Qualität in der Apotheke nicht geprüft werden kann, weil die Analysengeräte dafür fehlen.

2.15 Erkrankungen der Atemwege, des Magen-Darm-Traktes und der Haut.

2.16 Flavonoide sind phenolische Verbindungen mit Grundgerüst Flavan oder Isoflavan. Sie liegen in der Pflanze als Glykoside vor, können lipohil oder hydrophil sein. Der Name leitet sich von flavus = gelb ab.

2.17 Sie wirken harntreibend.

2.18 Flavonoidextrakte bei Herz-Kreislauf-Erkrankungen, Venenleiden, Lebererkrankungen, Magen-Darm-Krämpfen, als Antioxidantien.

2.19 Anthranoide sind glykosidische Verbindungen mit 1,8-Dihydroxyanthrachinon als Nichtzuckeranteil. Anthracenderivate, Emodine, Dihydroxyanthrachinonglykoside, Anthraglykoside.

2.20 Anthranoide wirken antiresorptiv und hydragog und damit im Dickdarm kräftig laxierend.

2.21 Gerbstoffe sind phenolische Verbindungen mit gerbender, adstringierender Wirkung. Sie werden eingeteilt in Gallotannine (hydrolysierbar) und Catechingerbstoffe (nicht hydrolysierbar).

2.22 Adstringierend = zusammenziehend.

Gerbstoffe verbinden sich mit Eiweißen der Haut und Schleimhäute zu einem Niederschlag, der Koagulationsmembran. Dadurch wird die Drüsensekretion vermindert, Entzündungen und Schmerzen gelindert.

2.23 Bitterstoffe wirken über ihren bitteren Geschmack appetitanregend und verdauungsfördernd.

2.24 Dazu zählen nur Drogen, die über ihren bitteren Geschmack appetitanregend und verdauungsfördernd wirken, ihre bitteren Inhaltsstoffe haben keine anderen pharmakologischen Wirkungen.

2.25 Amara pura: reine Bitterdrogen; Amara aromatica: aromatische Bitterdrogen, die zusätzlich ätherisches Öl enthalten; Amara adstringentia: Bitterdrogen, die zusätzlich Gerbstoffe enthalten; Amara acria, die hauptsächlich Scharfstoffe enthalten.

2.26 Nein, weil Herzglykoside zwar bitter schmecken, aber herzwirksam sind.

2.27 Saponine sind seifenähnliche Pflanzenstoffe, die in Wasser stabile Schäume bilden.

2.28 Saponine sind glykosidische Verbindungen mit Tensideigenschaften. Der Nichtzuckeranteil kann aus Steroiden oder Triterpenen bestehen.

2.29 Produktiver Husten, Magen-Darm-Entzündungen, Venenleiden.

2.30 Alkaloide sind organische, basische Verbindungen mit heterozyklisch gebundenem Stickstoff.

2.31 Endung –in. Coffein, Morphin, Nikotin, Codein,.....

2.32 Alkaloide haben starke Wirkung auf das Nervensystem, häufig schon in geringen Mengen toxisch.

2.33 Herzglykoside bestehen aus einem Steroidgrundgerüst und seltenen Zuckern, sie wirken positiv inotrop und negativ chronotrop.

2.34 Sie haben eine sehr kleine therapeutische Breite, Überdosierungen mit toxischer Wirkung sind leicht möglich. Bei wässrigen Auszügen ist die extrahierte Glykosidmenge zu ungenau.

3.1 Drogen gegen Nervosität, Schlafstörungen und Depressionen

3.1.1 Karteikarten

3.1.2 Pflanzliche Sedativa wirken mild, machen nicht abhängig und verändern weder das Schlafprofil noch das Reaktionsvermögen.

3.1.3 Lignane: Substanz Olivil; Wirkung sedativ, Wirkungseintritt nach etwa 2 Wochen

3.1.4 Baldrianwurzel hat keine Wechselwirkungen mit anderen Arzneistoffen.

3.1.5 Gegen ängstliche Unruhe; nur für Personen ab 18 Jahren; nicht zur Selbstmedikation für Patienten, die schon Psychopharmaka vom Arzt verordnet bekommen.

3.1.6 Sedierend, ätherische Öl, antiviral, Gerbstoffe.

3.1.7 Johanniskraut, Hypericine, Hyperforin, Wirkung: stimmungsaufhellend und antriebssteigernd; die Wirkung tritt nach etwa 2 Wochen ein. Fertigarzneimittel enthalten ausreichend hohe Wirkstoffmengen, im Tee nicht zu erreichen.

3.1.8 Indikation mittelschwere Depressionen, weil diese ärztlicher Behandlung bedürfen.

3.1.9 Kein Johanniskraut, weil Blutgerinnung verändert wird. Empfehlung Arzt aufsuchen.

3.1.10 Empfehlung, zusätzlich zu verhüten, weil durch das Johanniskraut die Wirkung der „Pille" unsicher wird.

3.1.11 Wechselwirkungen mit Antikoagulantien vom Cumarin-Typ, oralen Kontrazeptiva, Theophyllin, Digoxin, Arzneimitteln gegen HIV-Infektionen, Immunsuppressiva, Antidepressiva. Kontraindikationen ergeben sich aus den Wechselwirkungen.

3.1.12 Siehe Standardzulassungen

3.2 Drogen gegen Blasen-Nieren-Erkrankungen, Blasenschwäche, Blutreinigungstees

3.2.1 Karteikarten

3.2.2 Bärentraubenblätter wirken harndesinfizierend, wirksam ist das aus Arbutin gebildete Hydrochinon.
Empfehlung eines Extraktes, weil die Dosierung zuverlässig ist. Außerdem kein schlechter Geschmack und keine umständliche Zubereitung.
Keine Langzeitanwendung. Wegen der Lebertoxizität nur maximal 1 Woche lang einnehmen und nicht mehr als 5 Wochen im Jahr.

3.2.3 Preiselbeerblätter; Angelikawurzel; Sumpfschachtelhalm und andere Equisetum-Arten.

3.2.4 Schachtelhalmkraut; Orthosiphonblätter

3.2.5 Aquaretika wirken mild harntreibend, sie verändern den Elektrolythaushalt nicht.

3.2.6 Bohnenschalen haben keine Wirkung auf den Blutzucker. Wichtig ist, die ärztlichen Empfehlungen zur Diabetes-Therapie zu befolgen.

3.2.7 Goldrutenkraut: Solidaginis herba, Herba Solidaginis giganteae; Echtes Goldrutenkraut: Solidaginis virgaureae herba, Herba Solidaginis virgaureae. Goldrutenkraut darf von 2 Stammpflanzen stammen: *Solidago gigantea* und *Solidago canadensis*, Echtes Goldrutenkraut nur von *Solidago virgaurea*. Alle drei Solidago-Arten wirken aquaretisch, nur Solidago virgaurea enthält Phenolglykoside, die entzündungshemmend wirken.

3.2.8 Liebstöckelwurzel und Wacholderbeeren dürfen nicht bei entzündlichen Erkrankungen der Niere angewendet werden, weil die ätherischen Öle die Entzündung verschlimmern würden. Bei gesunden Nieren dürfen die Arzneipflanzen angewendet werden und schädigen nicht.

3.2.9 Blasen-Nieren-Tee I oder VI Standarzulassung oder selbst zusammengestellte Mischungen ohne Bärentraubenblätter, Liebstöckelwurzel und Wacholderbeeren.

3.2.10 Karteikarten

3.2.11 Pflanzliche Arzneimittel können leichte Symptome einer Blasenschwäche lindern. Sie wirken erst nach längerer Einnahme, eine ärztliche Überwachung der Prostata bei BPH ist notwendig.

3.2.12 Giftstoffe, die sich während des Winters angesammelt haben, sollen aus dem Körper entfernt werden, man wird sich gesunder fühlen.

3.2.13 Die Schulmedizin sieht die Ausleitungstherapien als wirkungslos an, in alternativen Heilverfahren haben sie große Bedeutung.

3.2.14 In Blutreinigungstees können gut verträgliche aquaretische Drogen enthalten sein, zusätzlich bittere, aromatische und carminative Drogen. Der Tee wird über 4 Wochen regelmäßig getrunken, gesunde Ernährung und Bewegung sind vorteilhaft.

3.3 Drogen gegen Atemwegserkrankungen

3.3.1 Karteikarten

3.3.2 Pflanzliche Arzneimittel sind bei leichten Erkältungen als alleinige Therapie ausreichend, bei schweren Infektionen zur begleitenden Behandlung zu empfehlen.

3.3.3 Expektorantien wirken schleimlösend, Antitussiva hustenstillend. Ätherische Öle und Saponine wirken expektorierend, Schleime antitussiv.

3.3.4 Cineol. Nach oraler Einnahme wird Cineol resorbiert, gelangt über die Blutbahn in den Lungenkreislauf und tritt dort in den Bronchialraum über. Wirkungen: sekretolytisch, antiviral, antibakteriell.

3.3.5 Bitterer Fenchel, Foeniculi amari fructus und Süßer Fenchel, Foeniculi dulcis fructus. Es ist bitterer Fenchel zu verwenden. Unterscheidung durch Dünnschichtchromatographie: süßer Fenchel enthält fast kein Fenchon.

3.3.6 Extrakt aus der Pelargoniumwurzel, Pelargonii radix, Cumarine, Gerbstoffe. Wirkungen: expektorierend, antiviral, antibakteriell, immunstimulierend. Kontraindikation: Einnahme von blutgerinnungshemmenden Arzneimitteln, schwere Leber- und Nierenerkrankungen, Schwangerschaft und Stillzeit. Behandlung noch einige Tage nach Abklingen der Symptome fortsetzen, maximal 3 Wochen.

3.3.7 Lakritzenwurzel; expektorierend bei produktivem Husten, antiphlogistisch bei Entzündungen der Magenschleimhaut. Durch mineralcorticoide Wirkung Störung des Elektrolythaushaltes: Kaliummangel, Natriumüberschuss.

3.3.8 Nein, Ipecacuanhawurzel ist verschreibungspflichtig.

3.3.9 Quendelkraut, seine Blättchen sind wenig eingerollt, viele Stängelstücke in der Droge. Dünnschichtschichtchromatographie der ätherischen Öle.

3.3.10 Pyrrolizidinalkaloide, lebertoxisch, Anbau, keine giftigen Alkaloide enthält.

3.3.11 Richtig: Isländische Flechte, Symbiose aus Pilz und Grünalge. Verwechslung mit Irländisch Moos – Carrageen wegen der Namensähnlichkeit.

3.3.12 Wollblumen werden unter einem Trockenmittel gelagert, weil sie sehr feuchtigkeitsempfindlich sind.

3.3.13 Klären, ob gegen Husten, dann die Malvenblüten. Meist meint der Kunde Hibicusblüten.

3.3.14 Hustentee ist expektorierend und/oder antitussiv und wirkt gegen Husten, Erkältungstee wird volksmedizinisch als hauptsächlich schweißtreibendes Mittel angewendet. Er soll die Erkältung insgesamt lindern.

3.3.15 Lindenblüten, Holunderblüten, Mädesüßblüten. Schweißtreibende Wirkung durch das Trinken des heißen Tees, keine schweißtreibenden Inhaltsstoffe bekannt.

3.3.16 z. B. Hustentee Standardzulassung (s. S. 231)

3.3.17 a) Erkältungstee

b) Mädesüßblüten, Holunderblüten: schweißtreibend; Lindenblüten: antitussiv, schweißtreibend; Thymian: expektorierend; Weidenrinde: analgetisch, antipyretisch

3.4 Drogen gegen Magen-Darm-Erkrankungen

3.4.1 Karteikarten

3.4.2 Appetitlosigkeit, Verdauungsbeschwerden, Blähungen, entzündliche und krampfartige Beschwerden.

3.4.3 Bitterstoffe bewirken über ihren bitteren Geschmack eine Steigerung der Speichel- und Magensaftsekretion, der Produktion von Gallen- und Verdauungssäften.

3.4.4 Ätherische Öle wirken carminativ, antiphlogistisch oder spasmolytisch, Flavonoide wirken spasmolytisch.

3.4.5 Ingwerwurzelstock

A. Amara acria
B. Ingwer macht nicht müde.
C. Darf nicht bei Schwangerschaftserbrechen eingenommen werden.

3.4.6 Pfefferminzblätter

a) „x" bedeutet, dass Mentha piperita ein Kreuzungsprodukt aus verschiedenen Menthaarten ist.
b) Pfefferminztee wird bei krampfartigen Magen-Darm-Beschwerden und funktionellen Gallenbeschwerden verwendet. Pfefferminzöl wird in Kapseln gegen Reizdarm, äußerlich bei Kopfschmerzen und Erkältung angewendet.
c) Pfefferminzöl stammt von *Mentha piperita*, Minzöl von *Mentha canadensis*. Minzöl hat einen höheren Mentholgehalt, aber schlechteren Geschmack.

3.4.7 Thujon löst in höheren Dosen Krämpfe aus, soll auch halluzinogen wirken. In Tee ist Thujon nur in Spuren enthalten, weil es schlecht wasserlöslich ist.

3.4.8 Tee gegen Blähungen; Anis, Fenchel, Korianderfrüchte und Kümmel wirken carminativ, Zimtrinde ist Geschmackskorrigens.

3.4.9 Tee gegen entzündliche und krampfartige Magen-Darm-Beschwerden, z. B. Gastritis. Die enthaltenen Drogen wirken antiphlogistisch, bis auf Süßholzwurzel auch spasmolytisch.

3.4.10 Tee gegen Appetitlosigkeit und Verdauungsbeschwerden. Bis auf Zimtrinde enthalten die Drogen Bitterstoffe, die appetitanregend wirken. Zimtrinde ist Geschmackskorrigens.

3.4.11 Magentees haben verschiedene Indikationen. Ein Tee aus Bitterdrogen wirkt appetitanregend und verdauungsfördernd, er regt die Magensäuresekretion an. Bei entzündlichen Magenbeschwerden darf er nicht angewendet werden. Ein Magentee aus antiphlogistischen und spasmolytischen Drogen wird bei entzündlichen Erkrankungen, wie Gastritis, verwendet. Die Tees dürfen nicht verwechselt werden.

3.5 Drogen gegen Leber-Gallenbeschwerden

3.5.1 Karteikarten

3.5.2 Tee wirkt cholagog und verdauungsfördernd, Extrakt wirkt leberschützend.

3.5.3 Cholagoge Drogen: Pfefferminzblätter, Löwenzahn, Curcumawurzelstock, Mariendistelfrüchte. Kümmel als carminative Droge, weil bei Gallenbeschwerden die Fettverdauung gestört ist und Blähungen entstehen.

3.5.4 Artischocke

a. Extrakte wirken appetitanregend, cholagog, leberschützend und senken den Blutcholesterinspiegel. Extrakte aus Blättern.
b. Nicht bei Verschluss der Gallenwege, Gallensteinleiden, Korbblütlerallergie
c. Gemüse besteht aus den Blütenknospen.

3.5.5 Leber-Galle-Beschwerden; Kümmel wirkt carminativ, die anderen Drogen cholagog.

3.6 Drogen gegen Verstopfung

3.6.1 Karteikarten

3.6.2 Tabelle:

	Schleime	Anthranoide	Ricinusöl
Stoffgruppe	primäre Pflanzenstoffe Heteropolysaccharide	sekundäre Pflanzenstoffe Anthracenderivate	primäre Pflanzenstoffe Triglyceride
Indikation	chronische Obstipation	akute Obstipation	akute Obstipation
Wirkung	Quellstofflaxans	antiresorptiv, hydragog im Dickdarm	antiresorptiv, hydragog im Dünndarm
Wirkungseintritt nach	1 bis 2 Tagen	8 bis 10 Stunden	2 bis 4 Stunden (dosisabhängig)
Anwendungsdauer	unbegrenzt	maximal 2 Wochen	maximal 1 bis 2 Wochen
In der Schwangerschaft? Ja/Nein	Ja	Nein	Nein

3.6.3 Wirkstärke von stark nach milder: Aloe / Sennesblätter / Alexandriner-Sennesfrüchte / Tinnevelly-Sennesfrüchte / Faulbaumrinde / Rhabarberwurzel

3.6.4 Akute Nebenwirkungen: Bauchkrämpfe und rotbraune Verfärbung des Urins.

3.6.5 Kontraindikationen: Schwangerschaft, Stillzeit, Darmverschluss, entzündliche Darmerkrankungen, Kinder unter 12 Jahren.

3.6.6 Nach längerer Einnahme kann es zum Wirkungsverlust kommen, die Obstipation tritt wieder auf. Es entwickelt sich ein Kaliummangel, der zur Verminderung der Darmperistaltik führt und damit die Verstopfung verstärkt. Es ist eine immer höher werdende Dosis an Anthranoiden nötig, um eine abführende Wirkung zu erzielen. Es besteht die Gefahr einer Abhängigkeit.

3.6.7 Aloe

a. Der gelbe Milchsaft aus den Exkretzellen des Blattrandes wird zur Abführdroge verarbeitet, traditionell durch Einkochen, Ausgießen und Zerkleinern oder andere Verfahren.
b. Besondere Kontraindikationen: Menstruation und hämorrhoidale Beschwerden.
c. Aloe vera ist ein Produkt, das aus dem Wasserspeichergewebe der Aloeblätter hergestellt wird. Es enthält keine Anthranoide. Es wirkt kühlend, hydratisierend, antibakteriell,

antiphlogistisch und wird zur Hautpflege und bei Hauterkrankungen verwendet. Bei innerlicher Anwendung hat es keine nachgewiesenen Wirkungen.

3.6.8 Sennes

a. Sennesblätter: Sennae folium, Folia Sennae, *Cassia angustifolia*, *Senna alexandrina*; Tinnevelly-Sennesfrüchte: Sennae fructus angustifoliae, Folliculi Sennae Tinnevelly, *Cassia angustifolia*; Alexandriner-Sennesfrüchte: Sennae fructus acutifoliae, Folliculi Sennae Alexandriner, *Senna alexandrina*
b. Wirkstärke: Sennesblätter > Alexandriner-Sennesfrüchte > Tinnevelly-Sennesfrüchte

3.6.9 Rizinus

a. 1 Teelöffel voll wirkt nach 8 Stunden, 1 bis 2 Esslöffel voll schon nach 2 bis 4 Stunden.
b. Ricin ist ein toxisches Eiweiß in Rizinussamen. Es hemmt die Proteinbiosynthese der Zellen, diese sterben ab, rote Blutkörperchen werden zerstört. Ricin ist nicht im Rizinusöl enthalten.

3.6.10 Schleime quellen im Darm, dadurch Volumenzunahme und über Dehnungsreiz Anregung der Darmperistaltik, außerdem bleibt der Stuhl durch das gebundene Wasser weicher.

3.6.11 Leinsamen

A. Leinsamen quellen im Darm, regen die Darmbewegung an und machen den Stuhl weicher.
B. Ganze oder geschrotete Leinsamen wirken gleich gut, aber geschrotete Leinsamen werden schnell ranzig und haben durch das freigesetzte Leinöl viele Kalorien. Einnahme: 2- bis 3-mal täglich 1 bis 1 ½ Esslöffel mit viel Flüssigkeit, Wirkung nach 1 bis 2 Tagen. Leinsamen können in der Schwangerschaft eingenommen werden, haben keine schädlichen Wirkungen. Leinsamen sind nicht giftig, enthaltene Stoffe werden kaum freigesetzt und kleinste Mengen vom Körper abgebaut.

3.6.12 Indische Flohsamenschalen

a. Flohsamenschalen quellen im Darm, regen die Darmbewegung an und machen den Stuhl weicher. Andere Wirkungen: lindernd bei Reizdarm und hämorrhoidalen Beschwerden, zur Senkung des Cholesterinspiegels, gegen Durchfall, zur Unterstützung der Gewichtsabnahme.
b. 3,5 g Droge in ein Glas Wasser klumpenfrei einrühren, sofort trinken, noch ein Glas Wasser hinterher. Indische Flohsamenschalen quellen 10-fach stärker als ganze Flohsamen, sind also besser wirksam.

3.6.13 Abführtee

Abführtee aus Anthranoiddrogen, dazu Drogen, die spasmolytisch wirken, um die Nebenwirkungen der Anthranoide abzumildern. Als Geschmackskorrigens eignen sich Pfefferminzblätter, die den bitteren Geschmack der Anthranoide überdecken.

3.7 Drogen gegen Durchfall

3.7.1 Karteikarten

3.7.2 Gerbstoffe fällen im Darm die Eiweiße der Schleimhautoberfläche aus, die Schleimhaut wird weniger durchlässig, Sekretion vermindert, Toxine können die Darmschleimhaut weniger reizen, Peristaltik normalisiert sich. Gerbstoffe wirken direkt antibakteriell und antiviral.

3.7.3 Frauenmantelkraut wird weniger gegen Durchfall als hauptsächlich traditionell gegen Frauenleiden aller Art verwandt.

3.7.4 Tannin

a. Tannin ist ein weißes bis gelbes Pulver, Gerbstoffgemisch. Gewonnen wird es aus Pflanzengallen.

b. Verwendung als Tanninalbuminat. Tannin würde die Magenschleimhaut reizen, im Dünndarm gespalten und damit unwirksam werden. Aus Tanninalbuminat wird Tannin erst im Darm freigesetzt und ist so wirksam.

3.7.5 Schwarzer Tee gegen Durchfall aus gerbstoffreichen Sorten zubereiten, lange ziehen lassen (10 Minuten), Glucose und Salz zusetzen. Grüner Tee wirkt auch.

3.7.6 Uzarawurzel

a. Steroidglykoside – Uzaron, peristaltikhemmend und spasmolytisch, mit Loperamid vergleichbar.

b. Kontraindikationen sind Therapie mit Herzglykosiden, Schwangerschaft und Stillzeit.

3.7.7 Tee gegen Durchfall besteht aus Gerbstoffdrogen, wie Tormentillwurzelstock oder getrockneten Heidelbeeren, und spasmolytischen Drogen, wie Kamillenblüten und Pfefferminzblättern.

3.8 Drogen gegen Erkrankungen der Haut und des Mund- und Rachenraums

3.8.1 Karteikarten

3.8.2 Ätherische Öle und Gerbstoffe. Ätherische Öle wirken entzündungswidrig, wundheilungsfördernd und desinfizierend. Gerbstoffe wirken adstringierend und dadurch wird die Vermehrung von Bakterien behindert, die Drüsensekretion vermindert und die Heilung unterstützt.

3.8.3 Arnikainhaltsstoffe wirken bei innerlicher Anwendung giftig. Neben Durchfall und Erbrechen kommt es zu gefährlichen Herzrhythmusstörungen.

3.8.4 Inhaltsstoffe aus Drogen aus der Familie der Korbblütler, wie Kamillenblüten, Arnikablüten, Ringelblumenblüten etc., lösen allergische Reaktionen aus. Reagiert man z.B. auf Arnika allergisch, ist das Risiko hoch, auch andere Korbblütler nicht zu vertragen.

3.8.5 Weil die Konzentration der lebertoxischen Alkaloide so gering ist, dass keine schädigende Wirkung zu erwarten ist.

3.8.6 Hamameliswasser ist ein Destillat aus frischen Blättern und Zweigen der Zaubernuss. Es enthält im Unterschied zu Extrakten keine Gerbstoffe, aber ätherisches Öl.

3.8.7 Myrrhe besteht aus lipophilen Inhaltsstoffen, wie ätherischem Öl und Harz, sowie hydrophilen Gummisubstanzen. Myrrhentinktur wird beim Mischen mit Wasser milchigtrübe.

3.8.8 Salbeiblätter – *Salvia officinalis*, echter Salbei; Dreilappiger Salbei – *Salvia triloba*, dreilappiger Salbei. Unterscheidung der Drogen mit DC: die ätherischen Öle sind unterschiedlich zusammengesetzt. Mikroskopisch: Unterschiedliche Haare. Nur der echte Salbei hat eine schweißhemmende Wirkung.

3.9 Drogen gegen klimakterische und prämenstruelle Beschwerden

3.9.1 Karteikarten zum Lernen: Nehmen Sie für jede Droge eine Karteikarte und beschriften Sie die Vorderseite mit der deutschen Drogenbezeichnung, die Rückseite mit lateinischen Drogenbezeichnungen, Stammpflanze, Familie, makroskopischen Merkmalen und Stichworten zu Inhaltsstoffen, Indikation, Wirkung, Nebenwirkungen, Kontraindikationen, Dosierung, Beispiel für Fertigarzneimittel.

3.9.2 Phyto-Östrogene sollen ähnliche Wirkungen wie körpereigene Östrogene haben und so die klimakterischen Symptome lindern.

3.9.3 Während der Wechseljahre kommt es häufig zu depressiven Verstimmungen. Johanniskrautextrakte wirken antidepressiv.

3.9.4 SERM: Selektive Estrogen-Rezeptor-Modulatoren, wirken nicht auf alle Östrogenrezeptoren ein, deshalb ist durch die Einnahme das Risiko von Brust- oder Gebärmutterkrebs nicht erhöht – Unterschied zur Hormonersatztherapie.

3.9.5 Sojalecithin besteht aus Phospholipiden und fettem Öl. Es senkt einen erhöhten Cholesterinspiegel und wirkt gegen Appetitlosigkeit und Oberbauchbeschwerden, die durch Lebererkrankungen bedingt sind.

3.9.6 Isoflavone aus Sojabohnen sollen Wechseljahresbeschwerden lindern. Die Wirkungen sind wissenschaftlich nicht bewiesen.

3.9.7 PMS: Prämenstruelles Syndrom. Mönchspfefferfrüchte normalisieren den Hormonhaushalt, sie werden mehrere Monate lang eingenommen, auch während der Menstruation.

3.10 Drogen gegen Rheuma und Schmerz

3.10.1 Karteikarten

3.10.2 Zum Einreiben Einmalhandschuhe tragen oder die Haut mit einer Hautschutzsalbe schützen, nach dem Auftragen die Hände gründlich waschen. So wird verhindert, dass Salbenreste auf Schleimhäute oder in die Augen gelangen.

3.10.3 Opium wird aus dem Milchsaft der unreifen Kapseln des Schlafmohns gewonnen.

3.10.4 Rheumatees wirken entzündungswidrig und schmerzstillend, wenn sie entsprechende Drogen, wie Weidenrinde, enthalten. Enthalten Sie aquaretische Drogen, wie Birkenblätter, sollen sie die Ausscheidung von schädlichen Stoffen aus dem Körper fördern. Diese Wirkung ist umstritten.

3.11 Drogen gegen Herz-, Kreislauf- und Gefäßerkrankungen

3.11.1 Karteikarten

3.11.2 Gegen Herzinsuffizienz werden Weißdornextrakte und Digitalisglykoside in Fertigarzneimitteln verwendet. Gegen funktionelle Herzbeschwerden ohne organische Ursache wirken z. B. Weißdornextrakte und Baldrian. Eine Anwendung ohne ärztliche Diagnose ist abzulehnen, weil hinter den Beschwerden eine ernste Herzerkrankung stehen kann.

3.11.3 Bei Venenleiden können zur Vorbeugung oder Therapie Phytopharmaka, z. B. Rosskastanienextrakte, verwendet werden, sie wirken venentonisierend und antiödematös. Sie unterstützen die physikalische Therapie.

3.11.4 Bei innerer Anwendung wirken die Pflanzenextrakte besser, die Resorption durch die Haut aus Salben und Gelen ist wesentlich geringer. Hier ist eher ein Massage- und Kühleffekt vorhanden.

3.11.5 Nur Ginkgo-Präparate, die einen Spezialextrakt enthalten, sind wirksam. Ginkgo-Tee enthält Ginkgolsäuren, die stark allergisierend wirken. Er sollte deshalb nicht getrunken werden.

3.11.6 Weißdornextrakte wirken positiv inotrop und durchblutungsfördernd bei leichten Stadien der Herzinsuffizienz. Weißdorntee hat keine Wirkung bei Herzinsuffizienz, sondern wird traditionell als Herz-Kreislauf-Tee ohne nachgewiesene Wirkung verwendet.

3.12 Drogen zur Stärkung des Immunsystems und der Leistungsfähigkeit

3.12.1 Karteikarten

3.12.2 Immunstimulantien wirken paraimmunisierend, sie aktivieren das unspezifische Immunsystem. Häufig angewendet bei Erkältungskrankheiten.

3.12.3 Das Immunsystem wird durch eine dauernde Einnahme nicht gestärkt, sondern geschwächt.

3.12.4 Adaptogene steigern die Leistungsfähigkeit des Körpers. Sie wirken paraimmunisierend, zusätzlich wird der Organismus belastbarer, kommt mit Stresssituationen besser zurecht.

3.12.5 Keine Wirkung, wirksame Inhaltsstoffe werden im Magen abgebaut.

3.12.6 Purpur-Sonnenhut-Kraut: Extrakt aus dem Presssaft des frischen, blühenden Krautes, Extrakt aus Blasser-Sonnenhut-Wurzel

3.13 Drogen in Haustees

3.13.1 Karteikarten

3.13.2 Haustee besteht aus gut verträglichen Drogen, wichtig sind guter Geschmack und Aussehen. Beispiel s. S. 368.

Stichwortverzeichnis

C